Hauterkrankungen in der Zahnmedizin, der Mund-Kiefer-Gesichtschirurgie, der Augenheilkunde und der Hals-Nasen-Ohrenheilkunde

Esther von Stebut · Falk Ochsendorf
(Hrsg.)

Hauterkrankungen in der Zahnmedizin, der Mund-Kiefer-Gesichtschirurgie, der Augenheilkunde und der Hals-Nasen-Ohrenheilkunde

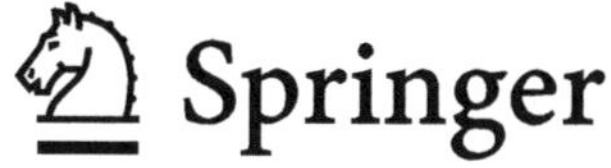

Hrsg.
Esther von Stebut
Klinik für Dermatologie und Venerologie
Universitätsklinikum Köln
Köln, Deutschland

Falk Ochsendorf
Klinik für Dermatologie, Venerologie und Allergologie
Universitätsklinikum Frankfurt
Frankfurt, Deutschland

ISBN 978-3-662-66732-3 ISBN 978-3-662-66733-0 (eBook)
https://doi.org/10.1007/978-3-662-66733-0

Die Deutsche Nationalbibliothek verzeichnet diese Publikation in der Deutschen Nationalbibliografie; detaillierte bibliografische Daten sind im Internet über ► http://dnb.d-nb.de abrufbar.

Planung: Diana Kraplow
Springer ist ein Imprint der eingetragenen Gesellschaft Springer-Verlag GmbH, DE und ist ein Teil von Springer Nature.
Die Anschrift der Gesellschaft ist: Heidelberger Platz 3, 14197 Berlin, Germany

Vorwort

Liebe Leserinnen und Leser,

das vorliegende Buch richtet sich in erster Linie an Studierende der Zahnmedizin, aber auch an Ärztinnen und Ärzte, die vornehmlich im Bereich des Kopfs und des Halses arbeiten. Es ist also besonders geeignet für die Disziplinen Zahnmedizin, Mund-Kiefer-Gesichtschirurgie, Augenheilkunde und Hals-Nasen-Ohrenheilkunde.

Warum braucht es ein eigenes Buch für Dermatologie für diese Disziplinen?

Zum einen, weil der Lernzielkatalog für das Studium der Zahnmedizin sich von dem der Humanmedizin unterscheidet. Im September 2021 wurde eine neue Approbationsordnung für Zahnmediziner verabschiedet. Diese bezieht sich auf den Nationalen Kompetenzbasierten Lernzielkatalog Zahnmedizin (▶ http://www.nklz.de/kataloge/nklz/lernziel/uebersicht). Dessen Inhalte wurden für dieses Buch berücksichtigt. In diesem Buch werden alle für das Zahnmedizinstudium und -examen relevanten Themen behandelt, sodass es zur Prüfungsvorbereitung geeignet ist.

Zum anderen, weil es ein praxistaugliches Nachschlagewerk sein soll für alle diejenigen Ärztinnen und Ärzte, die ganz besonders diese Körperregion ihrer Patienten einsehen und behandeln. Die Dermatosen, welche sich im Kopf-/Halsbereich manifestieren, stehen im Fokus des Buches. Es soll helfen, Differentialdiagnosen aus dieser Sichtweise einzugrenzen und auf Anzeichen für Systemerkrankungen, die sich in dieser Lokalisation manifestieren können, hinzuweisen. Das Buch möchte auch Therapieprinzipien darstellen, insbesondere für die einfachen Dermatosen, und ermutigen, diese als Kopf-/Halsmediziner auch selbst zu initiieren.

Im interdisziplinären Austausch gibt es verschiedene Sichtweisen auf die Beschwerden des Patienten. Diesem Diskurs Rechnung zu tragen, war ein weiteres Anliegen des Buches. So haben wir Frau Priv.-Doz. Dr. med. dent. Rink-Notzon gebeten, die zahnmedizinische Relevanz der Hauterkrankungen zu formulieren. Welche Konsequenz hat das Vorliegen einer Dermatose für die zahnmedizinische Behandlung? Muss ich vorher etwas abklären? Kann die Behandlung ungestört verlaufen oder mit welchen Komplikationen muss ich ggf. rechnen? Sie finden diese Hinweise jeweils am Ende eines Kapitels in einer hervorgehobenen Box.

Der Aufbau des Buchs folgt einem klassischen Prinzip: Nach einleitenden Kapiteln mit Begriffsdefinitionen, handwerklichen Hinweisen und Techniken folgt systematisch die Darstellung von infektiösen, autoimmunen und entzündlichen Dermatosen, gefolgt von der Onkologie und Genodermatosen. Dem kompetenzorientierten Ansatz folgend wird der Text durch ein praxisorientiertes Kapitel mit Differentialdiagnosen zu bestimmten Leitsymptomen und eine Fallsammlung zur praktischen Anwendung der theoretischen Kenntnisse abgeschlossen.

Wir möchten uns bedanken bei all denjenigen Kollegen, die das Anliegen, ein gutes Lehrbuch für Kopf-/Hals-Mediziner und Zahnmediziner anbieten zu wollen, das auch als lebenslanges Nachschlagewerk dienen kann, so tatkräftig unterstützt haben. Alle Autoren dieses Buchs sind ausgewiesene Experten für diese Erkrankungen und haben sich der Aufgabe gestellt, ihr Spezialgebiet speziell für die Kopf-/Hals-Medizin darzustellen. Nicht zuletzt möchten wir uns auch beim Springer Verlag für die tatkräftige Unterstützung bedanken (insbesondere Frau Wilbertz), ohne die das vorliegende Lehrbuch in dieser Form nicht hätte entstehen können. Insbesondere die reichhaltige Bebilderung ist für ein dermatologisches Lehrbuch wichtig. Ganz persönlicher Dank gilt meinem Vater, Dr. med. dent. Immo von Stebut, für die Anregung und Ermunterung, dieses Werk anzugehen und damit eine Lücke in der Lehrbuchversorgung zu schließen. Wir hoffen, dass das Werk den von uns angestrebten Nutzen beim Studium und in der Praxis leisten kann.

Esther von Stebut
Falk Ochsendorf
Köln und Frankfurt
April 2023

Inhaltsverzeichnis

I Grundbegriffe/Effloreszenzen/Untersuchungstechniken

1 **Anatomie der Haut** ... 3
Almut Böer-Auer

2 **Effloreszenzen** ... 9
Falk Ochsendorf
2.1 **Primäreffloreszenzen** ... 10
2.2 **Sekundäreffloreszenzen** ... 12

3 **Dermatologische Grundbegriffe** ... 15
Falk Ochsendorf
3.1 **Klinische Begriffe** ... 16
3.2 **Histologische Begriffe** ... 17

4 **Dermatologischer Untersuchungsgang** ... 19
Falk Ochsendorf
4.1 **Initiale Anamnese („Subjektiv")** ... 20
4.2 **Untersuchung („Objektiv")** ... 20
4.3 **Beurteilung („Assessment")** ... 20
4.4 **Weiteres Vorgehen („Plan")** ... 20

5 **Prozeduren/Techniken** ... 21
Falk Ochsendorf
5.1 **Einfache Techniken** ... 22
5.2 **Technische Hilfsmittel** ... 22
5.3 **Hautbiopsie** ... 22
5.4 **Mikrobiologische Nachweisverfahren** ... 23
5.5 **Allergologische Tests** ... 23

6 **Allergologie – Grundlagen** ... 25
Joachim Saloga und Annice Heratizadeh
6.1 **Begriffsdefinitionen** ... 26
6.2 **Allergische Reaktionstypen** ... 26
6.2.1 Typ I (IgE-vermittelte Allergie vom Soforttyp) ... 26
6.2.2 Typ II (zytotoxische Immunreaktion) ... 27
6.2.3 Typ III (Immunkomplexreaktion) ... 28
6.2.4 Typ IV (T-Zell-vermittelte Allergie vom verzögerten Typ) ... 28
6.3 **Allergietests** ... 28
6.3.1 IgE-Diagnostik ... 28
6.3.2 Prick-Test ... 29
6.3.3 Intrakutantest ... 29
6.3.4 Epikutantest ... 29

7 **Grundsätzliche Prinzipien der pharmakologischen Behandlung** ... 31
Jan Ehrchen
7.1 **Topische Therapie** ... 32
7.1.1 Galenische Grundlagen ... 32
7.1.2 Wirkstoffe in der Lokaltherapie ... 32
7.2 **Systemtherapie** ... 34
7.2.1 Systemische Kortikosteroide ... 34
7.2.2 Immunmodulierende Medikamente ... 34

II Infektionserkrankungen

8 **Bakterielle Infektionen** ... 37
Petra Spornraft-Ragaller
8.1 **Impetigo contagiosa** ... 38
8.2 **Erysipel (Wundrose)** ... 39
8.3 **Follikulitis, Furunkel, Karbunkel** ... 40
8.4 **Abzess** ... 42
8.5 **Phlegmone** ... 43
8.6 **Staphylococcal Scalded Skin Syndrome (SSSS)** ... 44
8.7 **Lyme-Borreliose** ... 44
8.8 **Tuberkulose** ... 46

9 **Mykosen** ... 51
Pietro Nenoff
9.1 **Candida** ... 52
9.2 **Dermatophytosen** ... 53
9.3 **Aktinomykosen** ... 56

10 **Parasitosen** ... 59
Esther von Stebut
10.1 **Skabies** ... 60
10.2 **Pedikulosis** ... 61
10.3 **Leishmaniasis** ... 61

11 **Virale Hauterkrankungen** ... 65
Domenica Varwig-Janßen
11.1 **Mollusca contagiosa** ... 66
11.2 **Humane Papillomviren (HPV)** ... 67
11.3 **Herpes-simplex-Virus (HSV)-Infektionen** ... 68
11.4 **Varizellen und Herpes-Zoster-Virus (VZV)-Infektion** ... 69
11.5 **Epstein-Barr-Virus (EBV)-Infektionen** ... 71

12 **Sexually-transmitted diseases (STI)** ... 73
Martin Hartmann
12.1 **Dermatologische Kopf- und Schleimhautmanifestationen bei HIV-Infektion** ... 74
12.1.1 Pilzinfektionen: Orale Candidose ... 74
12.1.2 Bakterielle Infektionen: Parodontalerkrankungen ... 75
12.1.3 Virale Infektionen: HSV, VZV und HPV ... 75
12.2 **Syphilis** ... 76
12.3 **Gonorrhoe** ... 78

III Allergologie

13 **Soforttyp-Allergien und ähnliche Krankheitsbilder** ... 83
Joachim Saloga
13.1 **Urtikaria und Angioödeme** ... 84
13.2 **Mastozytose** ... 86
13.3 **Allergische Rhinokonjunktivitis und Asthma bronchiale** ... 88
13.4 **Anaphylaxie** ... 89
13.5 **Insektengiftallergie** ... 91
13.6 **Zahnärztlich relevante Soforttyp-Allergien/Intoleranzreaktionen: Latex, Lokalanästhetika, Analgetika, Antibiotika** ... 92

13.6.1 Latex-Allergie ... 92
13.6.2 Unverträglichkeit von Lokalanästhetika ... 93
13.6.3 Analgetikaintoleranz ... 93
13.6.4 Antibiotika-Allergie vom Soforttyp ... 94

14 **Spättyp-Allergien** ... 97
Annice Heratizadeh
14.1 **Ekzeme** ... 98
14.2 **Allergische Stomatitis** ... 101

IV Entzündliche Dermatosen

15 **Entzündliche Dermatosen** ... 107
Florian Butsch
15.1 **Psoriasis** ... 108
15.2 **Morbus Behçet** ... 109
15.3 **Lichen ruber** ... 109
15.4 **Sarkoidose** ... 111
15.5 **Melkersson-Rosenthal-Syndrom** ... 112

16 **Talgdrüsenerkrankungen** ... 115
Falk Ochsendorf
16.1 **Acne vulgaris** ... 116
16.2 **Rosazea** ... 117
16.3 **Periorale Dermatitis – Synonym: Rosazea-artige Dermatitis** ... 118

17 **Bullöse Autoimmundermatosen** ... 119
Falk Ochsendorf, Thorsten Hornung und Esther von Stebut
17.1 **Pemphigus vulgaris** ... 120
17.2 **Bullöses Pemphigoid** ... 122

18 **Kollagenosen** ... 125
Esther von Stebut, Falk Ochsendorf und Thorsten Hornung
18.1 **Lupus erythematodes** ... 126
18.2 **Progressiv systemische Sklerodermie** ... 128
18.3 **Zirkumskripte Sklerodermie (Morphea)** ... 129
18.4 **Dermatomyositis** ... 130

V Genodermatosen

19 **Genodermatosen** ... 135
Steffen Emmert
19.1 **Genodermatosen im Überblick** ... 136
19.2 **Epidermolysis bullosa hereditaria (EBH)** ... 138

VI Benigne Neubildungen

20 **Benigne Tumoren melanozytären Ursprungs** ... 143
Christoph R. Löser
20.1 **Melanozytärer Nävus (Nävuszellnävus/Nävus bleu)** ... 144
20.2 **Atypischer/Dysplastischer Nävus** ... 145
20.3 **Lentigo simplex** ... 146

21 **Nicht-melanozytäre benigne Tumoren** 149
Christoph R. Löser
21.1 Seborrhoische Keratose 150
21.2 Hämangiom 151
21.3 Nävus flammeus 152
21.4 Atherom (Epidermalzyste/Trichilemmalzyste) 153
21.5 Fibrom/Nasenpapel 154
21.6 Keloid, Narbe 155
21.7 Granuloma pyogenicum 156

VII Pigmentstörungen/Verfärbungen

22 **Hyper- und Hypopigmentierungen** 161
Almut Böer-Auer
22.1 Postinflammatorische Hyper-/Hypopigmentierung inklusive Melasma 162
22.2 Amalgamtätowierung 163
22.3 Vitiligo 164

VIII Dermato-Onkologie

23 **Maligne epitheliale Tumoren** 169
Luisa Bopp und Doris Helbig
23.1 Basalzellkarzinom 170
23.2 Aktinische Keratosen und Cheilitis actinica 172
23.3 Leukoplakie 174
23.4 Plattenepithelkarzinom 177

24 **Maligne melanozytäre Tumoren** 181
Sebastian Mastnik und Max Schlaak
24.1 Lentigo maligna 182
24.2 Malignes Melanom 183

25 **Seltene Tumore** 187
Sebastian Mastnik und Max Schlaak
25.1 Weichteiltumore und Hautanhangstumore 188
25.2 Mycosis fungoides 189

IX Mundschleimhautveränderungen

26 **Mundschleimhautveränderungen als Folgeerkrankung** 195
Doris Helbig
26.1 Morbus Crohn 196
26.2 Diabetes mellitus 198

27 **Mundschleimhautveränderungen aufgrund externer Einwirkungen** 201
Michael Sticherling
27.1 Mundschleimhautveränderungen als Therapiefolge 202
27.2 Angioödem, ACE-Hemmer 204
27.3 Schleimhauterkrankungen aufgrund physikalischer Noxen 205
27.4 Verletzungen der Mundschleimhaut 206

X Andrologie

28 **Andrologie** ... 211
Falk Ochsendorf
28.1 **Begriffsdefinitionen** ... 212
28.2 **Physiologische Grundlagen** ... 212
28.3 **Männliche Infertilität und Zusammensetzung des Ejakulats** ... 213
28.4 **Hypogonadismus** ... 215
28.5 **Klinefelter-Syndrom** ... 217
28.6 **Erektile Dysfunktion** ... 217

XI Befundorientierte Differenzialdiagnose

29 **Befundorientierte Differentialdiagnose** ... 221
Luisa Bopp und Esther von Stebut
29.1 **Papel/Nodus im Gesicht** ... 222
29.2 **Ulzerationen im Gesicht** ... 226
29.3 **Cheilitis (Lippenentzündung)** ... 227
29.4 **Lippenschwellung** ... 228
29.5 **Papel/Nodus an der Lippe** ... 228
29.6 **Erosive Veränderungen der Mundschleimhaut und Lippe** ... 229
29.7 **Enorale Verfärbungen** ... 231

XII Praktische Übung/Kompetenzüberprüfung anhand von typischen Fallbeispielen

30 **Praktische Übungen** ... 237
Falk Ochsendorf
30.1 **Solitäres Knötchen** ... 238
30.2 **Rotes Gesicht** ... 239
30.3 **Rötung am Hals** ... 240
30.4 **Brauner Flecke an der Stirn** ... 241
30.5 **Pickel im Gesicht** ... 242
30.6 **Rotes Gesicht** ... 242
30.7 **Schuppen und Knoten auf dem Kopf** ... 243
30.8 **Ausschlag am Auge** ... 244
30.9 **Krusten am Mund** ... 245
30.10 **Gesichtsschwellung** ... 246

Serviceteil ... 247
Stichwortverzeichnis ... 249

Autorenverzeichnis

Almut Böer-Auer
Dermatologikum Hamburg, Hamburg, Deutschland; Klinik für Hautkrankheiten, Universitätsklinikum Münster, Münster, Deutschland

Luisa Bopp
Klinik für Dermatologie und Venerologie DTZ, Ebene 3 Universitätsklinikum Köln, Köln, Deutschland

Florian Butsch
Hautklinik und Poliklinik, Universitätsmedizin der Johannes Gutenberg-Universität Mainz, Mainz, Deutschland

Jan Ehrchen
Klinik für Hautkrankheiten, Universitätsklinikum Münster, Münster, Deutschland

Steffen Emmert
Klinik und Poliklinik für Dermatologie und Venerologie, Universitätsmedizin Rostock, Rostock, Deutschland

Martin Hartmann
Hautklinik, Universitätsklinikum Heidelberg, Heidelberg, Deutschland

Doris Helbig
Klinik für Dermatologie und Venerologie, Universitätsklinikum Köln, Köln, Deutschland

Annice Heratizadeh
Klinik für Dermatologie, Allergologie und Venerologie, Medizinische Hochschule Hannover, Hannover, Deutschland

Thorsten Hornung
Klinik und Poliklinik für Dermatologie und Allergologie, Universitätsklinikum Bonn, Bonn, Deutschland

Christoph R. Löser
Hautklinik, Hauttumorzentrum, Klinikum der Stadt Ludwigshafen am Rhein gGmbH, Ludwigshafen, Deutschland

Sebastian Mastnik
Klinik und Poliklinik für Dermatologie und Allergologie, Klinikum der Universität München, München, Deutschland

Pietro Nenoff
labopart – Medizinische Laboratorien, Labor Leipzig-Mölbis, Mölbis, Deutschland

Falk Ochsendorf
Klinik für Dermatologie, Venerologie und Allergologie, Universitätsklinikum Frankfurt, Frankfurt, Deutschland

Joachim Saloga
Hautklinik und Poliklinik, Universitätsmedizin der Johannes Gutenberg-Universität Mainz, Mainz, Deutschland

Max Schlaak
Klinik für Dermatologie, Venerologie und Allergologie, Charité – Universitätsmedizin Berlin, Berlin, Deutschland

Petra Spornraft-Ragaller
Klinik und Poliklinik für Dermatologie, Universitätsklinikum Carl Gustav Carus Technische Universität Dresden, Dresden, Deutschland

Michael Sticherling
Hautklinik Universitätsklinikum Erlangen Psoriasiszentrum, Deutsches Zentrum Immuntherapie (DZI), Erlangen, Deutschland

Domenica Varwig-Janßen
Klinik und Poliklinik für Dermatologie und Venerologie, Universitätsklinikum Hamburg-Eppendorf, Hamburg, Deutschland

Esther von Stebut
Klinik für Dermatologie, Venerologie, Universitätsklinikum Köln, Köln, Deutschland

Grundbegriffe/Effloreszenzen/Untersuchungstechniken

Anatomie der Haut

Almut Böer-Auer

Weiterführende Literatur – 8

E. von Stebut und F. Ochsendorf (Hrsg.), *Hauterkrankungen in der Zahnmedizin, der Mund-Kiefer-Gesichtschirurgie, der Augenheilkunde und der Hals-Nasen-Ohrenheilkunde*,
https://doi.org/10.1007/978-3-662-66733-0_1

Tab. 1.1 Funktionen der Haut

Funktion	Vermittelt durch
Abgrenzung des Organismus gegenüber der Außenwelt	Gesamte Haut, v. a. Epidermis
Schutz vor Austrocknung	Str. corneum, Talgdrüsen
Schutz vor pathogenen Keimen	Str. corneum, Langerhans-Zellen, Immunabwehr
Schutz vor Sonnenlicht	Str. corneum, Melanin, DNA-Reparatur in Keratinozyten, Haare
Temperaturregulation	Durchblutung (90 % relevant für Thermoregulation), Schweißdrüsen
Mechanischer Schutz	Kollagenes/elastisches Bindegewebe der Dermis, Fettgewebe, Nägel
Speicherung von Wasser	Dermis
Speicherung von Fett	Subkutis
Vitamin-D-Synthese	Keratinozyten
Sinnesorgan (Berührung, Druck, Schmerz, Vibration, Temperatur)	Spezialisierte Nervenenden, Paccini Lamellenkörperchen, Meissner Tastkörperchen
Immunorgan	Langerhans-Zellen, Lymphozyten u. a. Zellen der Immunabwehr gelangen aus dem Blut in die Haut
Kontaktorgan	Aussehen (u. a. Haare), apokrine Duftdrüsen, Nervenzellen

Einleitung

Die Haut (Integumentum commune) ist das mit 1,8 m^2 größte Organ des Menschen und sie hat vielfältige Funktionen (Tab. 1.1). Es werden drei Schichten unterschieden (Abb. 1.1 und 1.2): die Epidermis, die Dermis (Corium) und das darunter liegende Unterhautfettgewebe (Subkutis). In Dermis und Subkutis finden sich die Hautanhangsgebilde (Hautadnexe): Haarfollikel, Talg-, Duft-, Schweißdrüsen und Nagelorgan.

Epidermis

Die Epidermis ist ein mehrschichtiges, verhornendes Plattenepithel aus keratinbildenden Zellen (Keratinozyten) (Abb. 1.3). Keratinozyten sind durch Zell-Zell-Kontakte (Desmosomen) verbunden (Abb. 1.4a). Die Basalzellreihe (Stratum basale) besitzt die Zellteilungsfähigkeit. Suprabasal differenziert das Epithel zur Stachelzellschicht (Stratum spinosum), gefolgt von der Granularzellschicht (Stratum granulosum), in der sich die Kerne der Zellen auflösen. Das Reifungsprodukt der Epidermis ist die kernfreie Hornschicht (Stratum corneum), welche kontinuierlich tote Hornzellen (Korneozyten) abschilfert. Die Zeit von der Basalzelle bis zum Korneozyt beträgt ca. 28 Tage. Basalzellen sind an der Basalmembran über Hemidesmosomen (Abb. 1.4b) mit der Dermis verbunden. Die dermo-epidermale Grenze bezeichnet man als Junktionszone oder Interface.

Neben den Keratinozyten enthält die Epidermis basal pigmentbildende Melanozyten (neuroektodermale Herkunft). Über Dendriten gelangt das Pigment Melanin in die Keratinozyten, wo es die Chromosomen vor UV-Licht schützt. Ebenfalls basal liegen Merkelzellen (Mechanorezeptoren). Im Stratum spinosum finden sich Langerhanszellen (immunologische Funktion).

Dermis

Die Dermis ist ein überwiegend aus Kollagen bestehendes Bindegewebe, das in papilläre und retikuläre Dermis unterteilt wird. Die epidermalen Retezapfen sind mit der papillären Dermis verzahnt. Aus den Kapillaren der papillären Dermis wird die gefäßfreie Epidermis über Diffusion ernährt. Die retikuläre Dermis bietet durch netzartige Anordnung breiter Kollagenfasern und dazwischen liegende elastische Fasern mechanischen Schutz und Elastizität. Zwischen den Fasern liegende Fibroblasten sind für die Synthese

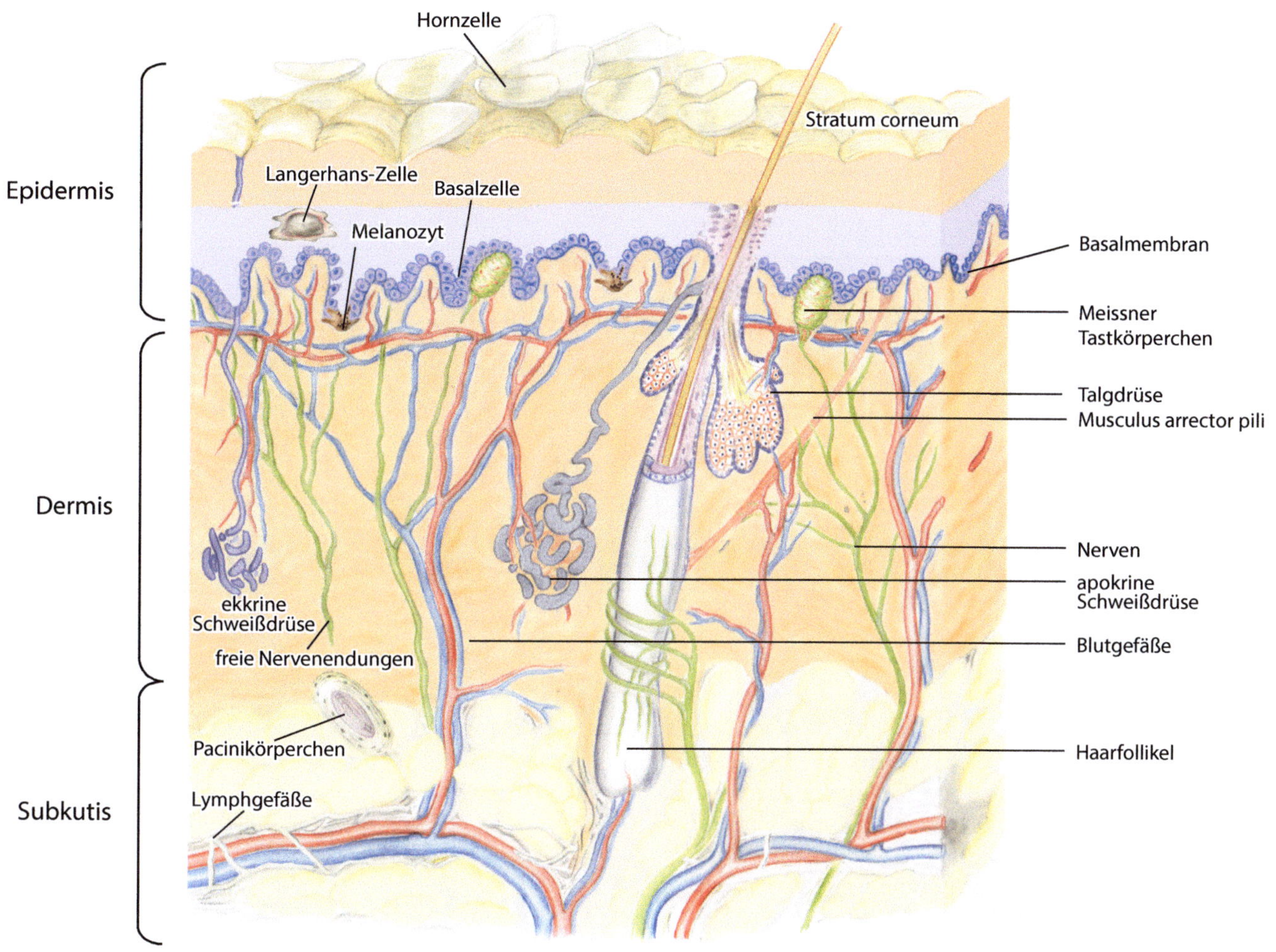

Abb. 1.1 Aufbau der Haut (aus Hamm 2017)

des Bindegewebes verantwortlich. In der Dermis verlaufen der obere und tiefe Gefäßplexus, Lymphgefäße und Nerven. Vor allem an Handflächen und Fußsohlen finden sich Nervenorgane für Druck-/Vibrationsempfinden (Paccini Lamellenkörperchen) und Tastempfinden (Meissner Tastkörperchen).

Subkutis

Das subkutane Fettgewebe (Subkutis) dient zur Isolation und Polsterung sowie als Energiespeicher. Es besteht aus läppchenförmig aggregierten Fettzellen (Adipozyten), durchzogen von gefäß- und nervenführenden bindegewebigen Septen.

Hautadnexe

Haarfollikel, Talgdrüse und apokrine Drüse gehen embryologisch aus einer gemeinsamen Anlage hervor und stehen an der Follikelmündung (Infundibulum) in Verbindung (Abb. 1.5 a–c). Der Haarfollikel produziert den Haarschaft. Nach Größe werden Terminalhaarfollikel (Kopfhaut) von Vellushaarfollikeln (Körperhaut) unterschieden. Talgdrüsen bilden über holokrine Sekretion den fettreichen Talg (Sebum), während die überwiegend axillär und genital angelegten Duftdrüsen Pheromone sezernieren (apokrine Sekretion). Aus jeweils separaten Anlagen entstehen ekkrine Schweißdrüsen bzw. Nagelorgan. Ekkrine Drüsen bilden den thermoregulatorisch wichtigen Schweiß (merokrine Sekretion). Das Nagelorgan bildet die aus Keratin bestehende Nagelplatte.

▪ Topographische Unterschiede

Je nach Lokalisation variiert die Dicke der Haut zwischen 1,5 und 4 mm. An Handflächen und Fußsohlen bilden Epidermis und papilläre Dermis längliche Leisten (Leistenhaut), die auch die dermatoglyphischen Linien (Fingerabdruck) erklären; es finden sich nur ekkrine Drüsen; die Hornschicht zeigt zusätzlich das Stratum lucidum (ölige Zellschicht mit Schutzfunktion). Am übrigen Integument besteht die Verzahnung aus Zapfen (Felderhaut); es sind Haarfollikel und Talgdrüsen angelegt. Große Terminalhaarfollikel finden sich an der Kopfhaut und in Arealen der Sekundärbehaarung, die auch apokrine Duftdrüsen aufweisen. Talgdrüsen sind im Gesichtsbereich prominent. Als Talgdrüsenfollikel bezeichnet man einen Follikeltyp, der durch ein verhältnismäßig kleines Haar, eine große Talgdrüse und einen sehr weiten Follikelkanal gekennzeichnet ist. Sie finden sich vor allem im Gesicht und an Brust und Rücken.

▪ Schleimhaut

Die inneren Oberflächen des Körpers werden ebenfalls von einem mehrschichtigen Plattenepithel, der Schleimhaut oder Mucosa, bedeckt. Im Gegensatz zur Epidermis bilden Schleimhäute meist kein Stratum corneum aus (◘ Abb. 1.6). Hautadnexe fehlen, jedoch finden sich schleimproduzierende kleine Speicheldrüsen.

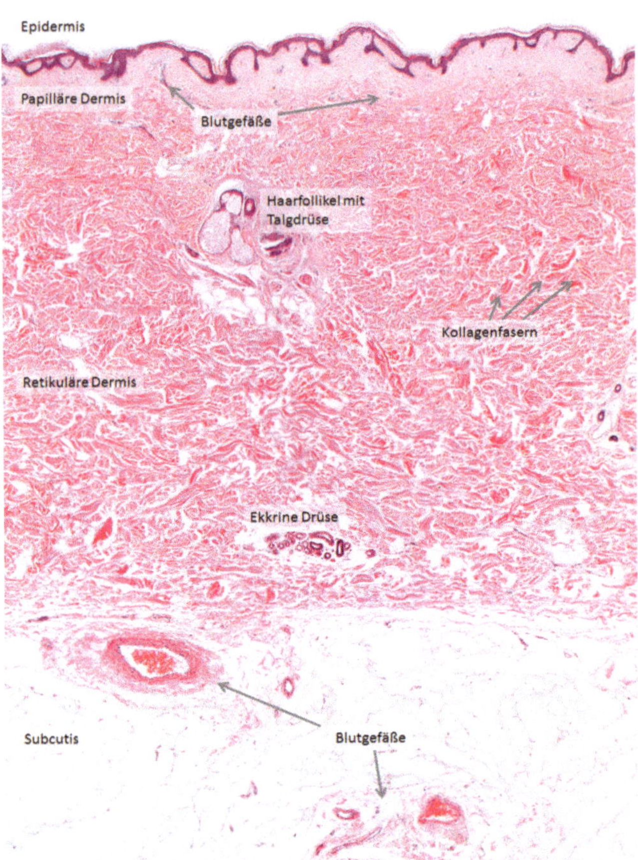

◘ **Abb. 1.2** Histologie der Haut. Je nach Lokalisation ist die Haut zwischen ca. 1,5–4 mm dick. Die Epidermis wird über die Gefäße der Dermis versorgt, die in dermalen Papillen mit der Epidermis verzapft sind

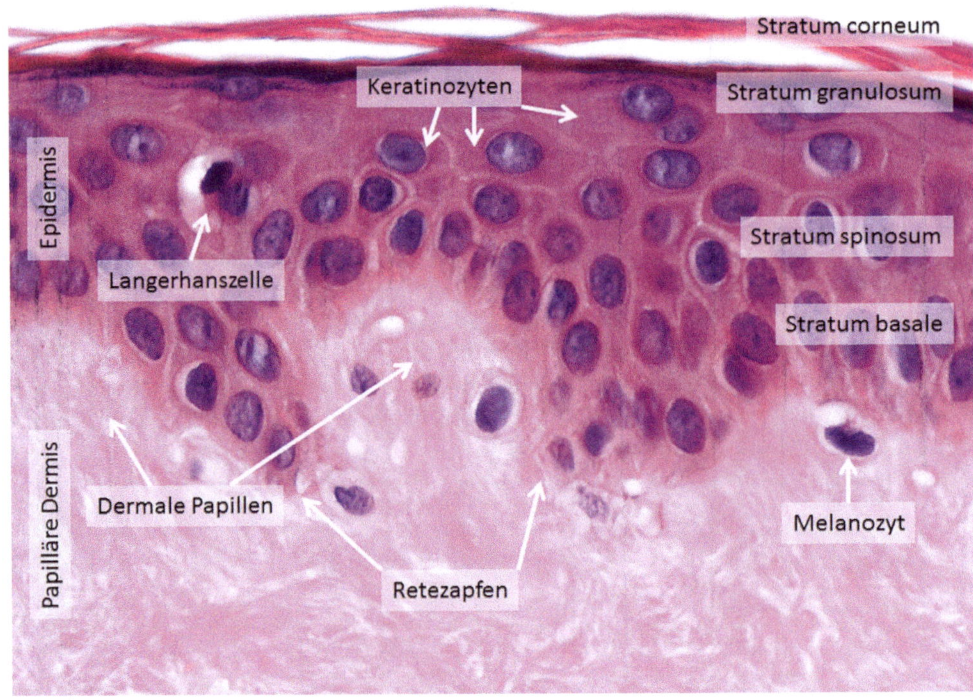

◘ **Abb. 1.3** Die Epidermis hat in vivo eine Dicke von 0,03–0,05 mm. An Handflächen und Fußsohlen kann sie durch eine ausgeprägte Hyperkeratose auch einige Millimeter dick werden

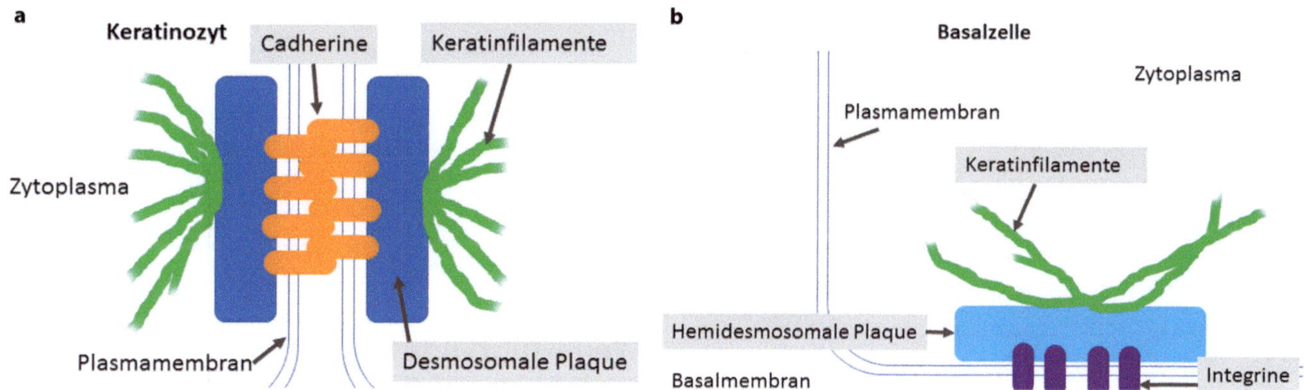

Abb. 1.4 **a** Desmosomen sind Zell-Zell-Kontakte, die den Zellverband stabilisieren. Sie bilden an der Zellmembran die Verankerung für Keratinfilamente, die über das Zytoskelett die Form der Zelle aufrechterhalten. Cadherine bewirken als transmembrane Glykoproteine die Zell-Zell-Adhäsion und sind an der Gewebedifferenzierung beteiligt. **b** Hemidesmosomen sorgen für die Haftung der Epithelzellen an der darunterliegenden Basalmembran. Integrine sind Adhäsionsmoleküle, die intrazellulär an Keratinfilamenten verankert sind und extrazellulär an Laminin-Proteine der Basalmembran binden

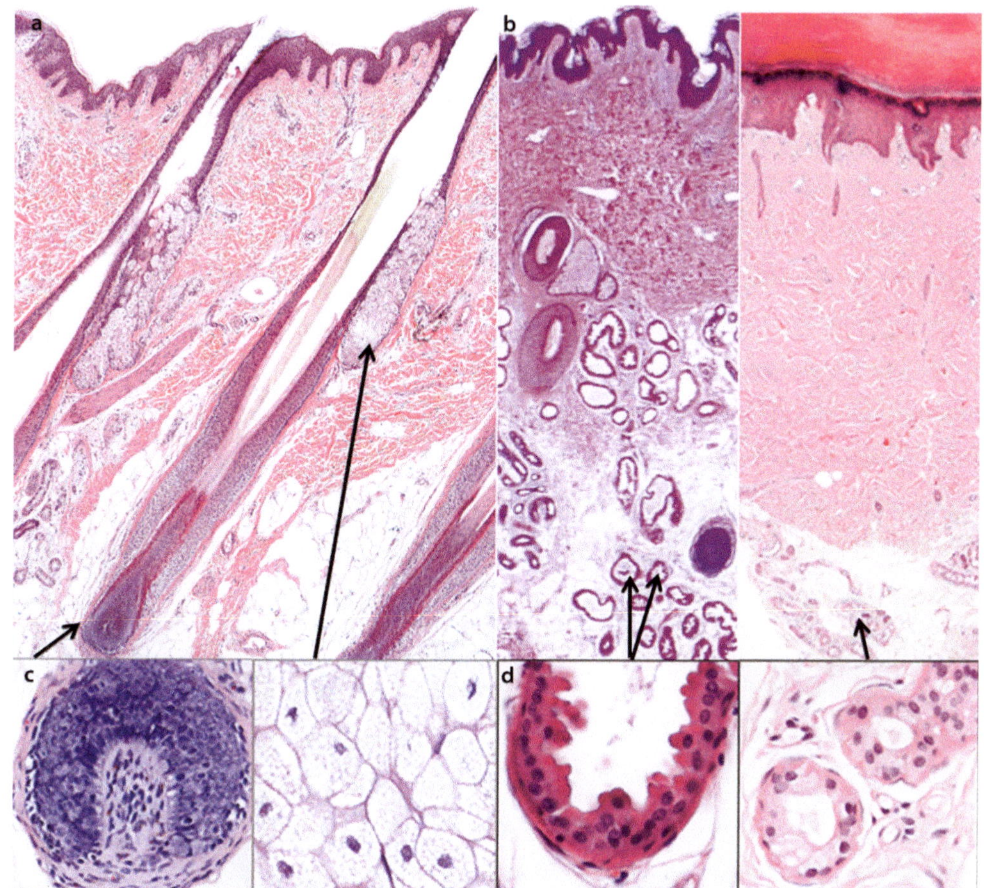

Abb. 1.5 Hautanhangsgebilde (Hautadnexe). **a, b** Der Haarfollikel bildet den Haarschaft. In den Haarkanal mündet die Talgdrüse, die den Talg produziert. **c** Apokrine Duftdrüsen münden ebenfalls in den Haarkanal und sind hauptsächlich axillär und genital ausgebildet. **d** Die ekkrinen Schweißdrüsen produzieren den Schweiß, der über den Ausführungsgang direkt an die Oberfläche der Epidermis gelangt

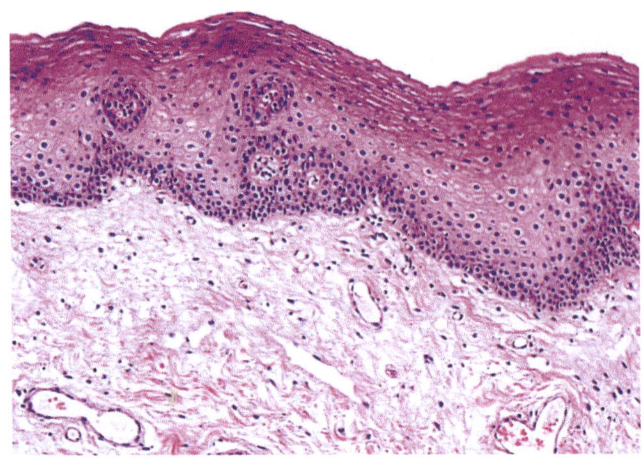

◘ **Abb. 1.6** Mucosa: Im Vergleich zu ◘ Abb. 1.3 zeigt sich keine Verhornung

Relevanz für die Zahnmedizin/zahnmedizinische Behandlung

Grundkenntnisse der Anatomie der Haut sind zum Verständnis von Hauterkrankungen unerlässlich, da sich die sichtbaren Veränderungen an den beschriebenen Strukturen abspielen.

Weiterführende Literatur

Hamm H (2017) Grundlagen. In: Goebeler M, Hamm H (Hrsg) Basiswissen Dermatologie. Springer-Lehrbuch. Springer, Berlin. ► https://doi.org/10.1007/978-3-662-52811-2_1

Kerl H, Cerroni L et al. (2016) Histopathologie der Haut. Springer, Berlin

Effloreszenzen

Falk Ochsendorf

Inhaltsverzeichnis

2.1 Primäreffloreszenzen – 10

2.2 Sekundäreffloreszenzen – 12

Weiterführende Literatur – 14

E. von Stebut und F. Ochsendorf (Hrsg.), *Hauterkrankungen in der Zahnmedizin, der Mund-Kiefer-Gesichtschirurgie, der Augenheilkunde und der Hals-Nasen-Ohrenheilkunde*,
https://doi.org/10.1007/978-3-662-66733-0_2

Die Haut reagiert auf exogene oder endogene Reize mit einer Änderung ihres normalen physiologischen Verhaltens. Es resultiert eine nicht mehr „normal“ aussehende Haut. Als erste Reaktion entstehen die „Primär“-Effloreszenzen, aus denen sich die „Sekundär“-Effloreszenzen entwickeln. Auch wenn international teilweise auf diese Unterscheidung verzichtet wird, hilft diese Einteilung bei der pathophysiologischen Beurteilung.

2.1 Primäreffloreszenzen

Die Definition der Primäreffloreszenzen ist in ■ Tab. 2.1 zusammengefasst. Schematisch sind die Primäreffloreszenzen in den ■ Abb. 2.1, 2.2, 2.3, 2.4, 2.5, 2.6 und 2.7 dargestellt. Dermatologen fassen oft längere Erklärungen in einem Begriff zusammen und verwenden aus historischen Gründen deutsche,

■ Tab. 2.1 Primäreffloreszenzen der Haut

Effloreszenz	ILDS-Nomenklatur	Definition	Kommentar
1. Macula, Fleck (■ Abb. 2.1)	Macule	„Farbänderung im Hautniveau“: eine ebene, umschriebene, nicht palpable Läsion, die sich in der Farbe von der umgebenden Haut unterscheidet. Sie kann jegliche Form und Farbe haben	Durchmesser, Begrenzung, Form und Farbe sollten hier beschrieben werden
2. Urtica, Quaddel (■ Abb. 2.2)	Wheal	„Flüchtige Erhabenheit über dem Hautniveau“: Eine transiente Elevation der Haut durch ein dermales Ödem, häufig mit zentraler Abblassung und umgebendem Erythem	Ohne Veränderung der Epidermis
3. A) Papel, Knötchen (■ Abb. 2.3)	Papule	„Substanzvermehrung über dem Hautniveau“: eine einzelne, erhabene, palpable Läsion mit einem Durchmesser < 1 cm	Durchmesser, Begrenzung, Oberflächenstruktur, Form und Farbe sollten hier beschrieben werden. Das Ausmaß der Erhebung und der Tasteindruck können ergänzt werden
3. B) Plaque, Platte (■ Abb. 2.4)	Plaque	„Flächige Substanzvermehrung“: eine umschriebene, palpable Läsion mit einem Durchmesser > 1 cm. Meistens erhaben. Sie können durch Konfluenz von Papeln entstehen	
3. C) Nodus, Knoten (■ Abb. 2.5)	Nodule	Eine einzelne, erhabene, palpable Läsion mit einem Durchmesser > 1 cm, typischerweise in Dermis oder Subcutis lokalisiert. Der größte Anteil der Läsion kann entweder exophytisch oder unterhalb des Hautniveaus sein	
4. A) Vesikel, Bläschen (■ Abb. 2.6a und 2.6b)	Vesicle	„Kleiner flüssigkeitsgefüllter Hohlraum“: eine umschriebene Läsion mit einem Durchmesser < 1 cm, die mit Flüssigkeit (klar, serös oder hämorrhagisch) gefüllt ist	Kleines Bläschen
4. B) Bulla, Blase	Bulla	„Großer flüssigkeitsgefüllter Hohlraum“: eine umschriebene Läsion mit einem Durchmesser > 1 cm, die mit Flüssigkeit (klar, serös oder hämorrhagisch) gefüllt ist	Großes Bläschen, Blase
5. Pustula, Pustel (■ Abb. 2.7)	Pustule	„Eitergefüllter Hohlraum“: eine umschriebene Läsion, welche Eiter (Pus) enthält	

(ILDS = International League of Dermatological Societies)

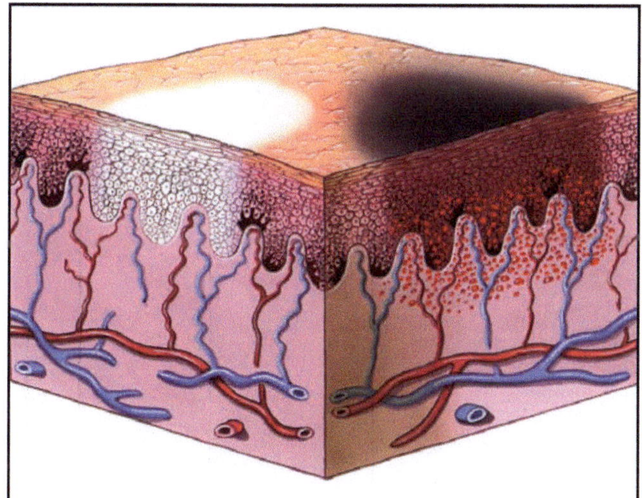

Abb. 2.1 Macula (Fleck): *Links* depigmentierte Macula wie bei Vitiligo, *rechts* hyperpigmentierte Macula wie bei Epheliden (aus Wolff 2005)

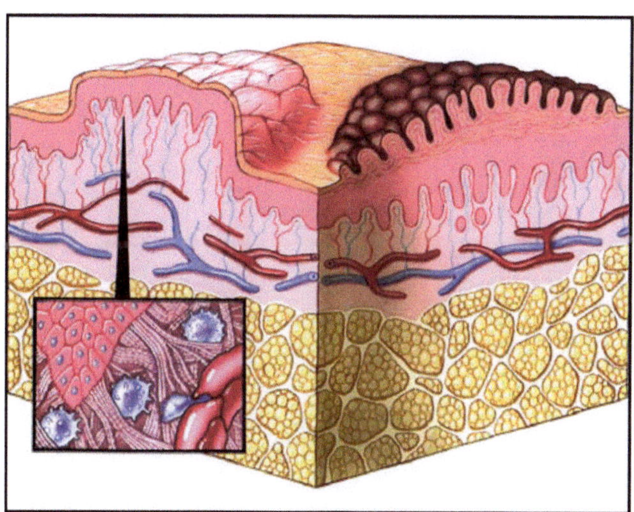

Abb. 2.3 Papula (Papel): *Links* inflammatorische dermale Papel wie bei Lichen ruber, *rechts* epidermale Proliferation wie bei einem epidermalen Nävus (aus Wolff 2005)

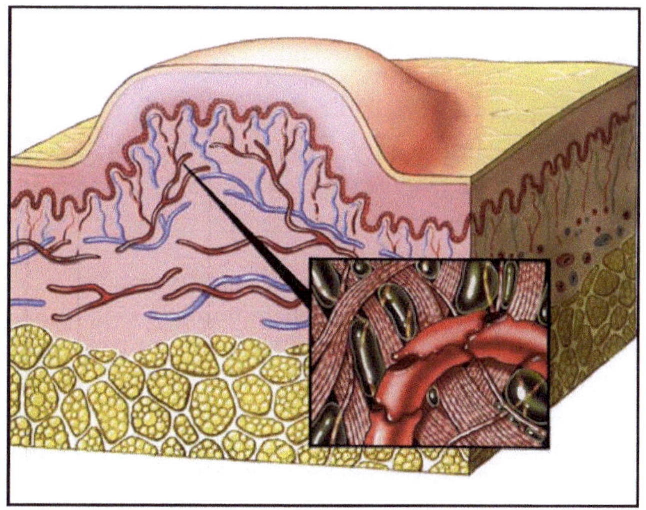

Abb. 2.2 Urtica (Quaddel): Durch Gefäßdurchlässigkeit bedingte Schwellung und Abblassung (aus Wolff 2005)

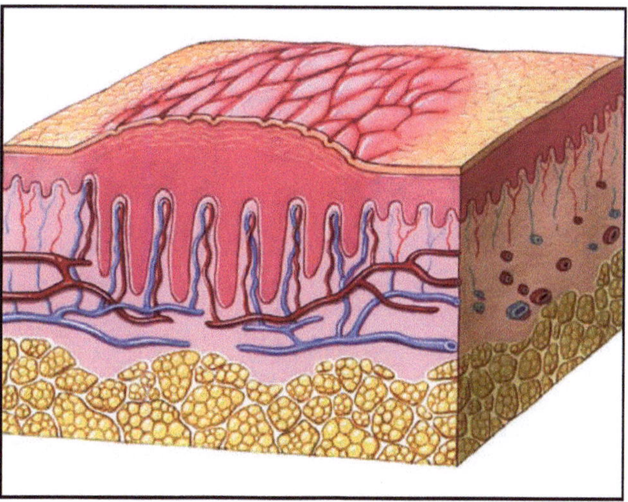

Abb. 2.4 Plaque: Hier durch Lichenifikation mit Vergröberung der Hautfelderung, Akanthose und dermaler Gefäßvermehrung (aus Wolff 2005)

lateinische, griechische und englische Begriffe. Dadurch erscheint die Nomenklatur oft chaotisch. Einmal verstanden, erleichtern diese „Vokabeln" aber die Kommunikation sehr, ähnlich dem Begriff „Schimmel" statt „weißes Pferd". Daher existieren bei den fünf primären Reaktionsmöglichkeiten der Haut teils auch mehrere Begriffe für qualitativ gleiche Prozesse.

Fleck (Macula)

Essentiell ist es, die Farbe des Flecks zu bezeichnen! Die Farbe ist Teil der Definition und erlaubt es abzuleiten, welche Pathophysiologie sich in der Haut abspielt (roter Fleck: Gefäßerweiterung ODER Einblutung; brauner Fleck: mehr Melanin; weißer Fleck: Gefäßengstellung ODER Fehlen von Melanin). Kurzfassung: Erythem statt „roter Fleck".

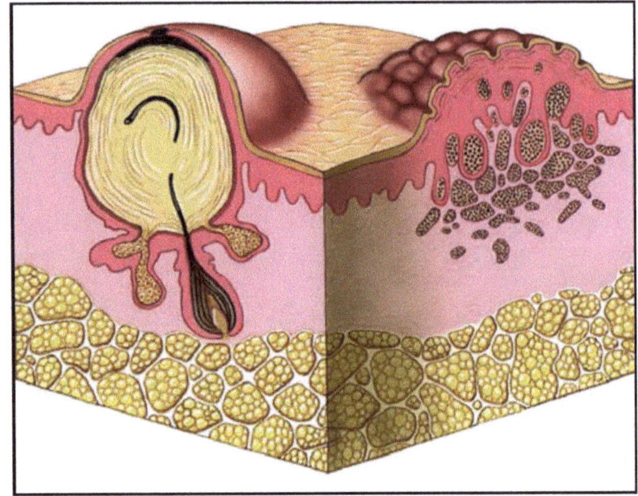

Abb. 2.5 Nodus (Knoten): *Links* epidermale Zyste, *rechts* melanozytärer Nävus vom Compound-Typ (aus Wolff 2005)

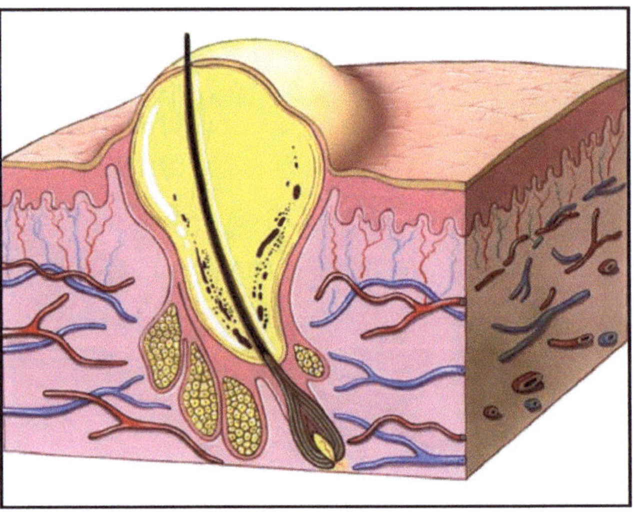

Abb. 2.7 Pustula (Pustel): Perifollikulär, klinisch als Follikulitis bezeichnet (aus Wolff 2005)

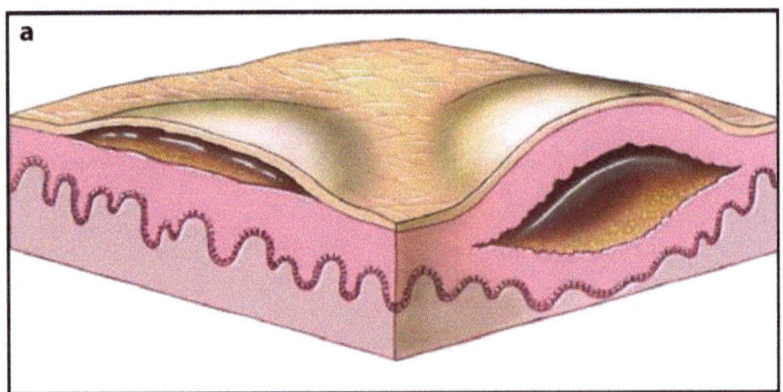

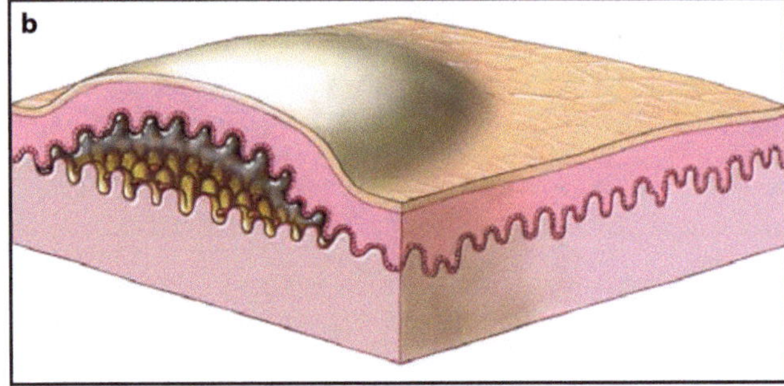

Abb. 2.6 **a** Intraepidermales Bläschen: *Links* subkorneal gelegen, *rechts* tiefer gelegener intraepidermaler Spalt. **b** Subepidermales Bläschen (aus Wolff 2005).

Quaddel (Urtica)

Durch eine Mediator-vermittelte Gefäßerweiterung (führt zur Rötung) und folgende Permeabilitätserhöhung der Gefäßwand (führt zur Schwellung) entsteht die Quaddel. Diese ist flüchtig (Bestand maximal 24 h!), da das Ödem wieder resorbiert wird. Durch das Ödem werden auch Gefäße komprimiert, sodass man klinisch oft eine Aufhellung um eine Rötung herum sieht.

Knötchen (Papel)

Die Substanzvermehrung kann klein (Papel), mittelgroß (Nodus), groß (Tumor) oder flächig (Plaque) sein.

Bläschen (Vesicula)

Die Flüssigkeitsansammlung in einem Hohlraum kann klein (Bläschen) oder groß (Blase) sein.

Pustel

Bei Anwesenheit neutrophiler Granulozyten, die in der Folge verfetten, entstehen „eitergefüllte“ Hohlräume. Deshalb kann eine Pustel eine Primär-Effloreszenz sein, wenn die Erkrankung primär mit Pusteln beginnt (Beispiele: „Psoriasis pustulosa“, sterile Pusteln; „Staphylokokken-Follikulitis“, infektiös bedingt) bzw. sekundär aus vorbestehenden Bläschen entstehen.

> Die Haut reagiert auf Veränderungen ihrer Homöostase mit den fünf „Primär“-Effloreszenzen Fleck, Quaddel, Knötchen, Bläschen oder Pustel.

2.2 Sekundäreffloreszenzen

Aus den Primäreffloreszenzen entwickeln sich über die Zeit „Sekundär-Effloreszenzen“ („Life of lesions“). Diese sind in Tab. 2.2 zusammengefasst und in den Abb. 2.8, 2.9, 2.10, 2.11 und 2.12 illustriert.

In der Regel wird man nicht eine einzige, sondern verschiedene Effloreszenzen vorfinden. Hier muss man abgrenzen, ob es sich um Varianten der gleichen Erkrankung, um die gleiche Erkrankung in verschiedenen Entwicklungsstadien oder um verschiedene Erkrankungen handelt. Daher versucht man, den Ablauf der Erkrankung anhand der Effloreszenzen abzuleiten (Bsp.: Pusteln → gelbe Krusten → Erosionen → randständige Schuppung). Nur wenn sich die Effloreszenzen nicht einem solchen logischen Ablaufschema zuordnen lassen, sollte man an die Möglichkeit zweier unabhängiger Erkrankungen denken. Sind nur Sekundäreffloreszenzen vorhanden, versucht man, aus diesen auf das initiale Geschehen zurückzuschließen (Bsp.: Erosionen und Krusten: vorher Bläschen oder Pusteln).

◘ Tab. 2.2 Übersicht über die Sekundäreffloreszenzen

Effloreszenz	ILDS-Nomenklatur	Definition	Kommentar/Beispiele
Crusta, Kruste (◘ Abb. 2.8)	Crust	„Eingetrocknetes Sekret": getrocknetes Serum, Blut oder Eiter an der Hautoberfläche	Entsteht aus einem Bläschen oder einer Pustel; die Farbe des Sekrets gibt Hinweise auf die Art der eingetrockneten Flüssigkeit
Squama, Schuppe (◘ Abb. 2.9)	Scale	„Umschriebene Ansammlung locker zusammenhängender Hornlamellen": eine sichtbare Ansammlung von Keratin, die sich als flache Platte oder Flocke zeigt	Arten von Schuppen: Kleieförmig (dünn, kleinlamellös: z. B. Pityriasis versicolor); Silbrig (u. größer, z. B. Psoriasis) Fettig (z. B. seborrhoische Dermatitis) Rau, sandig (z. B. aktinische Keratose) Ichthyosiform (fischschuppenartig, „polygonal") (z. B. Ichthyose) Collerette-artige (halskrausenartige) Schuppung: feine weiße Schuppung als Umrandung einer entzündlichen Läsion oder eines in Abheilung befindlichen entzündlichen Prozesses wie bei Pityriasis rosea, abheilender Follikulitis oder abheilender Furunkulose
Hyperkeratose/ Keratose	Hyperkeratosis (keratotic)	Verdickung des Stratum corneum, üblicherweise mit einer rauhen Oberfläche	Hypertrophe aktinische Keratose, Plattenepithelkarzinom, seborrhoische Keratose
Kallus/Schwiele	Callus	Reaktive Hyperkeratose, typischerweise durch Reibung und/oder Druck	Palmoplantare Hyperkeratose
Erosio, Erosion (◘ Abb. 2.10)	Erosion	„Oberflächlicher epidermaler Substanzdefekt": Teilverlust oder kompletter Verlust der Epidermis	Sie kann nach Verlust des Blasendaches entstehen wie bei Impetigo bullosa; der Substanzdefekt betrifft nur die Epidermis
Excoriatio, Exkoriation (◘ Abb. 2.10)	Excoriation	„Oberflächlicher Substanzdefekt bis in die obere Lederhaut": Verlust der Epidermis und von Teilen der Dermis durch Kratzen oder andere exogene Einflüsse	Sie kann linear oder auch punktuell sein. Hier reicht der Substanzdefekt bis in die Lederhaut, sodass die Papillenspitzen eröffnet werden und Blut zu sehen ist
Ulcus, Geschwür (◘ Abb. 2.10)	Ulcer	„Tief reichender Substanzdefekt": kompletter Verlust der Epidermis und von Teilen der Dermis mit möglicher Ausbreitung bis in das Subkutangewebe	Die Größe, Form und Tiefe sollte beschrieben werden, sowie der Wundgrund, das umgebende Gewebe und die Beschaffenheit des Randes
Atrophie	Atrophy	„Substanzverlust": Verringerung der Gewebsdicke (epidermal, dermal, subkutan), Atrophie = Gewebsabnahme	Epidermal: Lichen sclerosus Dermal: Anetodermie Subkutan: Lipatrophie
Nekrose	Necrosis	„Zell- oder Gewebstod" = abgestorbene Zellen oder Gewebe	Septische Embolie, im Zentrum einer kutanen Metastase; klinisch: schwarze Haut
Fissur/Rhagade (◘ Abb. 2.11)	Fissure	„Hautriss durch Dehnung krankhaft veränderter Haut": linearer Defekt des Stratum corneum, ggf. mit Ausbreitung in die Dermis	Chronisches Handekzem, Cheilitis angularis
Narbe (◘ Abb. 2.12)	Scar	Minderwertiger Gewebsersatz nach Zerstörung der normalen Hautstruktur	z. B. nach Verbrennung, Akne; Narben können atroph oder hypertroph sein

(ILDS = International League of Dermatological Societies)

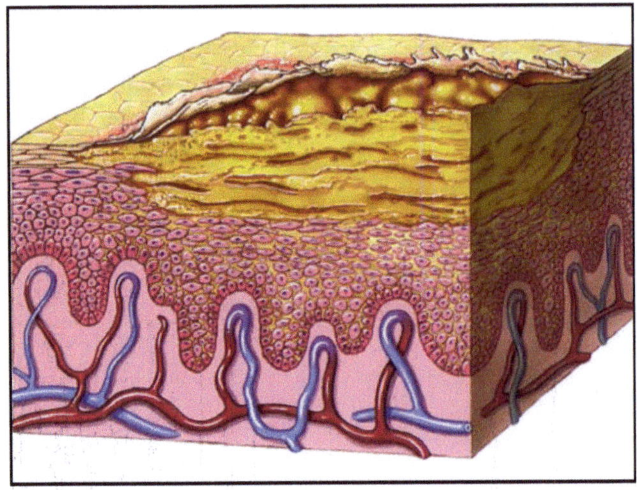

Abb. 2.8 Crusta (Kruste): Aufgelagertes eingetrocknetes Sekret (aus Wolff 2005)

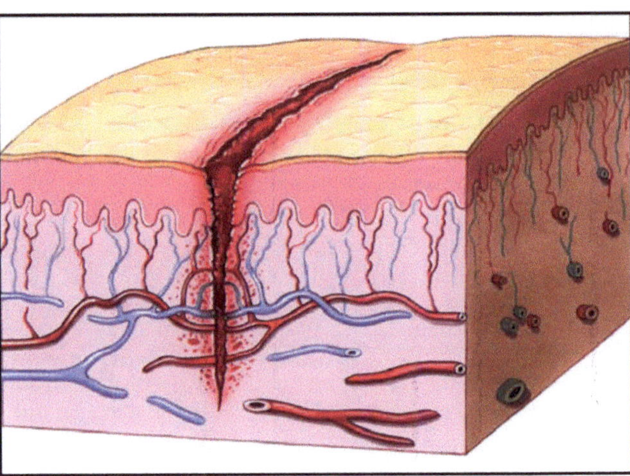

Abb. 2.11 Rhagade (aus Wolff 2005)

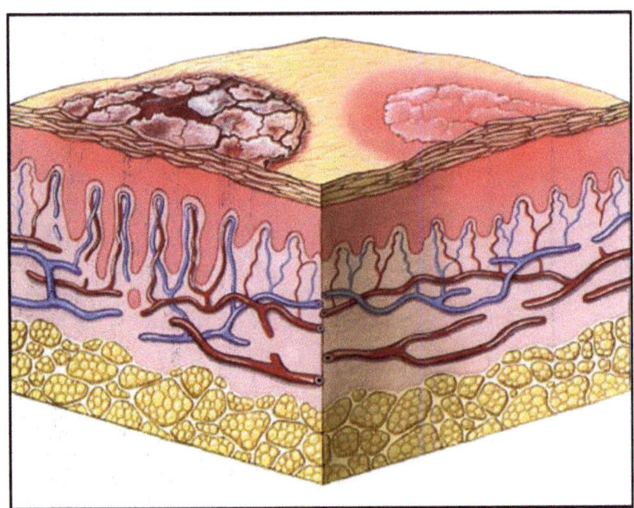

Abb. 2.9 Squama (Schuppe): *Links* psoriasiforme Schuppung mit epidermaler Verdickung und prominenten dermalen Gefäßen, *rechts* pityriasiforme (kleieartige) feinere Schuppung wie bei Pityriasis rosea (aus Wolff 2005)

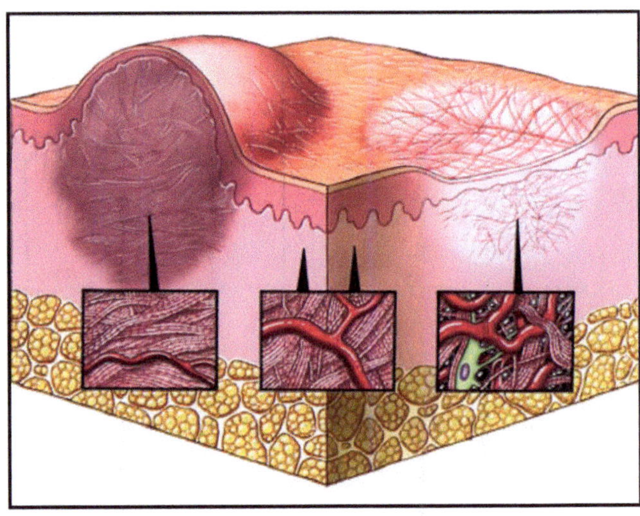

Abb. 2.12 Cicatrix (Narbe): *Links* hypertrophe Narbe mit Kollagenvermehrung, *rechts* atrophe Narbe mit prominenten Gefäßen, zum Vergleich normales Korium (Mitte) (aus Wolff 2005)

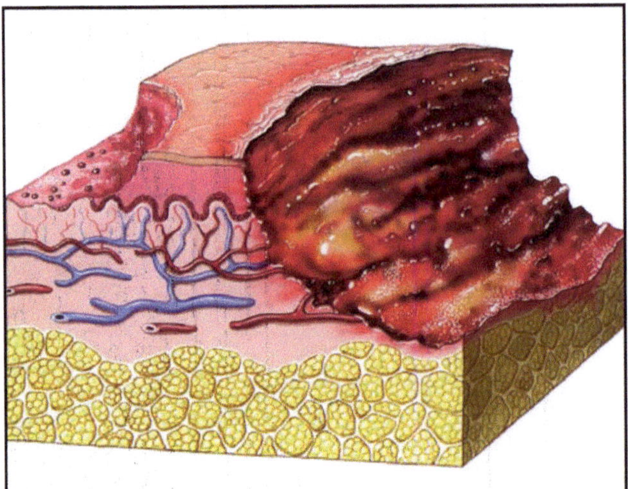

Abb. 2.10 Substanzdefekt: *Links* Erosio (Erosion), Defekt nur intraepidermal, *rechts* Ulcus, tiefer Defekt in geschädigter Haut (aus Wolff 2005)

> Anhand der Sekundäreffloreszenzen versucht man abzuleiten, wie der Krankheitsprozess ablief.

Weiterführende Literatur

Wolff HH (2005) Einführung. In: Braun-Falco O, Plewig G, Wolff HH, Burgdorf WHC, Landthaler M (Hrsg) Dermatologie und Venerologie, 5. Aufl. Springer, Berlin. ▶ https://doi.org/10.1007/3-540-26624-0_1

Dermatologische Grundbegriffe

Falk Ochsendorf

Inhaltsverzeichnis

3.1 Klinische Begriffe – 16

3.2 Histologische Begriffe – 17

E. von Stebut und F. Ochsendorf (Hrsg.), *Hauterkrankungen in der Zahnmedizin, der Mund-Kiefer-Gesichtschirurgie, der Augenheilkunde und der Hals-Nasen-Ohrenheilkunde*,
https://doi.org/10.1007/978-3-662-66733-0_3

Wie in jeder Sprache wird auch in der Dermatologie ein Fachvokabular verwendet. Dies verwirrt oft. Im Grunde beschreiben die Begriffe aber nur das, was man sieht.

3.1 Klinische Begriffe

Die Definition der Effloreszenzen ist in ► Kap. 2, diejenige der Befundbeschreibung in ► Kap. 4 dargestellt.

Folgende Begriffe werden oft verwechselt. Deshalb werden sie in ◻ Tab. 3.1. zusammengefasst.

◻ Tab. 3.1 Synopsis und Definition häufig im klinischen Alltag verwendeter Begriffe

Begriff	Definition	Bezeichnet ein/eine/einen	Beispiel
Alopezie	Fehlen von Haaren	Klinisches Bild	Hormonell bedingte Alopezie
Aphthe	Runde oder ovale, meist wenige mm große, mit Fibrinbelag belegte Erosion mit rötlichem Rand	Klinisches Bild	Habituelle Aphthen, M. Behcet
Diffus	Flächige Anordnung der Effloreszenzen, höchstens Inseln normaler Haut	Verteilung	Sonnenbrand, Erythrodermie
Disseminiert	Regellose Verteilung von Effloreszenzen	Verteilung	Psoriasis guttata
Ekzem	Epidermal-dermale Entzündungsreaktion	Typisches klinisches Bild, Befund	Kontaktekzem, atopisches Ekzem
Enanthem	Aussaat von Effloreszenzen an der Mundschleimhaut	Verteilung	Virusenanthem (wie Masern, Varizellen)
Erythem	Roter Fleck	Effloreszenz	Erythema migrans
Erythrodermie	Generalisierte Rötung der Haut	Effloreszenz u. Verteilung	Psoriasis, Arzneimittelreaktion
Exanthem	Generalisierte Aussaat von Effloreszenzen über den ganzen Körper	Verteilung	Virusexanthem (wie Röteln)
Fistel	Angeborene oder erworbene epitheliale Verbindung zwischen einem Hohlorgan oder Abszess zur Hautoberfläche	Befund	Halsfistel, odontogene Fistel
Impetiginisation	Superinfektion einer Hauterkrankung (ähnlich einer primären Impetigo)	Befund	Superinfiziertes = impetiginisiertes Kontaktekzem
Komedo	Offen: dilatiertes Haarinfundibulum mit oxidiertem (schwarzem) Hornmaterial (blackhead); geschlossen: Aufweitung des Haarinfundibulums durch infrainfundibuläre Hyperkeratose, üblicherweise ohne sichtbare Verbindung zur Hautoberfläche (whitehead)	Typisches klinisches Bild, Befund	Acne vulgaris
Köbner-Phänomen	Auftreten der für die Dermatose typischen Befunde ca. zwei Wochen nach einer meist mechanischen Irritation der Haut	Befund	Psoriasis, Lichen ruber, Vitiligo
Lichenifikation	Betonung der Hautlinien, häufig durch Reibung	Befund	Atopisches Ekzem
Petechie	Punktförmige Einblutung	Befund	Einzelherde einer Vasculitis allergica
Purpura	Disseminierte stecknadelkopfgroße lividrote, nicht wegdrückbare Flecken	Typisches klinisches Bild, Befund	Vasculitis allergica
Sklerose	Verdickung der Haut durch flächige Zunahme kollagener Fasern	Befund	Sklerodermie
Teleangiektasie	Permanent erweiterte Kapillaren	Befund	Rosazea

3.2 Histologische Begriffe

Bei der Beschreibung von histologischen Befunden werden bestimmte Begriffe häufig verwendet. Diese und ihre Definition werden in Tab. 3.2 zusammengefasst.

Die Dermatologie hat wie jedes Fach ihre eigene Nomenklatur. Die Kenntnis der Vokabeln ist Voraussetzung zum Verständnis.

Tab. 3.2 Histologische Grundbegriffe und ihre Definition

Begriff	Definition	Beispielerkrankung
Akantholyse	Lösen der Verhaftung der Epidermalzellen voneinander, sodass die losgelösten Zellen als runde Zellen zu sehen sind	Pemphigus vulgaris
Akanthose	Verbreiterung der Epidermis	Psoriasis
Atrophie	Verdünnung der Epidermis bis auf wenige Zelllagen bzw. Abnahme des Bindegewebes	Alterung der Haut, Folge einer Kortisontherapie
Dyskeratose	Vorzeitige Einzelzellverhornung in der Epidermis unterhalb des Stratum corneum	Aktinische Keratose, M. Bowen
Hypergranulose	Verdickung des Stratum granulosum	Lichen planus
Hyperkeratose	Verdickung der Hornschicht	Schwiele
Hyperplasie	Verbreiterung der Epidermis, regelmäßig mit verlängerten Reteleisten (psoriasiform), irregulär, pseudoepitheliomatös (Hyperplasie der Epidermis und Adnexen)	Psoriasis Karzinom
Interface Dermatitis	Vakuolisierung der dermo-epidermalen Junktionszone mit zytotoxischen Lymphozyten und apoptotischen Keratinozyten	Lichen ruber, Lupus erythematodes
Lichenoides Infiltrat	Bandförmige Ansammlung von Lymphozyten an der dermo-epidermalen Grenzzone	Lichen ruber, Arzneimittelreaktion
Orthohyperkeratose	Verdickung der Hornschicht, das Stratum corneum ist normal aufgebaut	Schwiele
Parakeratose	Verdickung der Hornschicht mit Zellkernresten im Stratum corneum	Psoriasis
Papillomatose	Vermehrung, Verlängerung und Verdünnung der dermalen Papillen	Viruswarzen
Spongiose	Interzelluläres Ödem in der Epidermis, dadurch Erweiterung des Interzellularraums, in der Maximalvariante Abreißen der Zell-Zell-Verbindungen und Bildung eines Bläschens	Akute Dermatitis (z. B. Sonnenbrand)

Dermatologischer Untersuchungsgang

Falk Ochsendorf

Inhaltsverzeichnis

4.1 Initiale Anamnese („Subjektiv") – 20

4.2 Untersuchung („Objektiv") – 20

4.3 Beurteilung („Assessment") – 20

4.4 Weiteres Vorgehen („Plan") – 20

E. von Stebut und F. Ochsendorf (Hrsg.), *Hauterkrankungen in der Zahnmedizin, der Mund-Kiefer-Gesichtschirurgie, der Augenheilkunde und der Hals-Nasen-Ohrenheilkunde*,
https://doi.org/10.1007/978-3-662-66733-0_4

Wie in der Zahnmedizin erhebt man in der Dermatologie nur eine kurze Anamnese und schaut sich dann den Befund strukturiert an. Dieser Ablauf wird auch als „SOAP"-Schema bezeichnet (S = Subjektiv = kurze Anamnese; O = Objektiv = Befundbeschreibung; A = Assessment = Beurteilung/Verdachtsdiagnosen; P = Plan = Planung des weiteren Vorgehens). Beispielhaft wird das entsprechende Vorgehen an Fallbeispielen im ► Kap. 30 vorgestellt.

4.1 Initiale Anamnese („Subjektiv")

Man beschränkt sich auf drei „S"-Fragen, da man die Antwort auf diese Fragen nicht sehen kann!

▪ Seit wann?
Die Frage erlaubt eine grobe Einteilung in Kategorien (z. B. seit Geburt – V. a. Genodermatose, seit gestern – akute Erkrankung).

▪ Symptome
Die Frage erlaubt ebenfalls eine Einschätzung in Kategorien bzw. die Dringlichkeit des Vorgehens (z. B. Fieber – Infektionserkrankung; Juckreiz – überschießende Immunreaktion, Atemnot – rasches Handeln nötig).

▪ „Salben" (= Vortherapie)
Die Frage erlaubt es, abzuschätzen, ob die Erkrankung aussieht wie im Lehrbuch bzw. wie sich bestimmte Maßnahmen/Therapien auf die Erkrankung ausgewirkt haben.

> Nach einer kurzen Anamnese („3-S-Fragen") folgt sofort die Untersuchung des Patienten.

4.2 Untersuchung („Objektiv")

Die schriftliche Dokumentation des Befundes zwingt, sich diesen genauer anzusehen. Auch die mündliche Beschreibung nach dem folgenden Schema induziert analytische Denkprozesse, die ausbleiben, wenn man sich den Befund ausschließlich ansieht, ohne die Details schriftlich oder mündlich zu beschreiben. Als standardisiertes Vorgehen hat sich bewährt: vom Großen zum Kleinen.

▪ Lokalisation
Hier werden alle veränderten Hautareale aufgezählt („Es finden sich Hautveränderungen an der Stirn, der Nase und beiden Wangen").

▪ Verteilung
Folgende Begriffe werden häufig verwendet:

- bilateral oder symmetrisch (spricht für eine endogene Noxe (z. B. Virusexanthem))
- einseitig/umschrieben (spricht eher für einen exogenen Einfluss (z. B. Kontaktekzem))
- systematisiert (folgen zugrunde liegenden Strukturen wie den Blaschko'schen Wachstumslinien oder Gefäßen)
- segmental (folgen dem Versorgungsgebiet sensibler Nerven, z. B. Zoster)
- gruppiert (zusammenstehende Effloreszenzen, typisch für Herpes-Virus-Erkrankungen).
- diffus (flächenhaft, s. ► Kap. 3)
- disseminiert (regellos verstreut, s. ► Kap. 3)

▪ Form
Es folgt die Beschreibung der Form (horizontal: rund/diskoid, oval, anulär (= randbetont ringförmig), gyriert/figuriert/polyzyklisch (= der Rand ist wellenförmig analog der Küstenlinie einer Insel), serpiginös (= wie eine Schlangenlinie), retikulär (= netzförmig); vertikal: eingesunken, vorgewölbt, plan, papillomatös (= multiple Vorsprünge wie bei einer Brustwarze), gestielt, genabelt, verruciform/warzenförmig (= wie bei einer Warze).

▪ Effloreszenz
Schließlich werden die Effloreszenzen beschrieben (s. ◘ Tab. 2.1 und 2.2).

4.3 Beurteilung („Assessment")

Zusammen mit der Anamnese und dem Befund werden nun Hypothesen, d. h. Verdachtsdiagnosen („Differentialdiagnosen"), entwickelt. Hier gilt zu überlegen, ob die Klinik, d. h. sowohl die Dauer der Erkrankung, die subjektiven Beschwerden und der Befund, zur jeweiligen Verdachtsdiagnose passen.

4.4 Weiteres Vorgehen („Plan")

Im nächsten Schritt werden diagnostische Maßnahmen zur Bestätigung oder zum Ausschluss der einzelnen Differentialdiagnosen veranlasst oder durchgeführt (s. ► Kap. 5). Dazu gehört je nach Krankheitsbild eine ergänzende, sich auf die typische Klinik der vermuteten Erkrankung beziehende Anamnese (wie Einnahme von Medikamenten bei V. a. auf Arzneimittelreaktion, Auftragen von Externa bei Verdacht auf Kontaktekzem). Eine ungezielte Anamnese, die einfach „alles" abfragt, führt nicht zum Ziel! Weiterhin können bestimmte Techniken eingesetzt werden (siehe ► Kap. 5).

> Durch Integration der kurzen Anamnese mit dem Befund werden Verdachtsdiagnosen abgeleitet. Diese werden durch die ergänzende Diagnostik sukzessive ausgeschlossen oder bestätigt.

Prozeduren/Techniken

Falk Ochsendorf

Inhaltsverzeichnis

5.1 Einfache Techniken – 22

5.2 Technische Hilfsmittel – 22

5.3 Hautbiopsie – 22

5.4 Mikrobiologische Nachweisverfahren – 23

5.5 Allergologische Tests – 23

Weiterführende Literatur – 24

E. von Stebut und F. Ochsendorf (Hrsg.), *Hauterkrankungen in der Zahnmedizin, der Mund-Kiefer-Gesichtschirurgie, der Augenheilkunde und der Hals-Nasen-Ohrenheilkunde*,
https://doi.org/10.1007/978-3-662-66733-0_5

Eine detaillierte Beschreibung der Techniken sprengt den Rahmen dieses Buches. Hierzu gibt es entsprechende Monographien (s. „Weiterführende Literatur"). Im Folgenden werden nur die relevantesten Verfahren, deren Indikationen sowie Charakteristika kurz dargestellt.

5.1 Einfache Techniken

Mit einfachen Mitteln lassen sich hilfreiche Zusatzinformationen gewinnen.

Glasspatel („Diaskopie")

Mit einem Glasspatel lassen sich Erytheme vollständig wegdrücken, Einblutungen dagegen nicht. Das Abdrücken der erweiterten Gefäße erlaubt es, bei Sarkoidose oder Tuberkulose die typischen apfelgeleefarbenen Infiltrate zu erkennen (◘ Abb. 5.1 und 5.2).

Dermographismus

Das Bestreichen der normalen Haut mit einem Holzspatel führt üblicherweise zu einer Rötung (roter Dermographismus). Bei Menschen mit atopischer Diathese färbt sich die Haut weiß. Bei hyperreagiblen Mastzellen führt dies nach einigen Minuten zum Anschwellen (Leistendermographismus, Urticaria factitia, ◘ Abb. 5.3 und 5.4.).

5.2 Technische Hilfsmittel

Dermatoskop

Mithilfe eines Auflichtmikroskops (= Dermatoskopie) lassen sich vor allem die Pigmentnetze von pigmentierten Hautveränderungen besser beurteilen. Dies erhöht die Treffsicherheit bei der Differenzierung maligner und benigner Pigmentflecke bzw. Tumore. Diese Technik erfordert Erfahrung (Details z. B. bei ▶ https://dermoscopy-ids.org/). Zudem können hiermit Ektoparasitosen, wie Skabiesmilben, leichter erkannt und die Gefäße der Nagelfalz zur Diagnostik von Kollagenosen beurteilt werden.

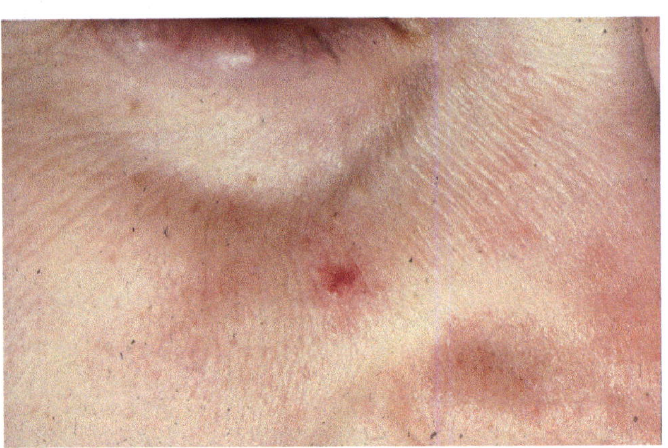

◘ **Abb. 5.1** Erweitertes Blutgefäß

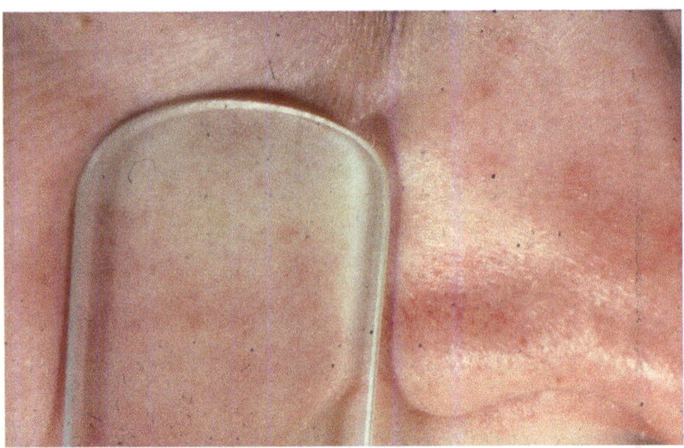

◘ **Abb. 5.2** Gefäßerweiterung (Spider-Nävus) nach Glasspateldruck

Wood-Licht

Die Bestrahlung der Haut mit langwelligem UV-Licht („Blacklight") erlaubt es, anhand der Farbe der Fluoreszenz auf bestimmte Erreger zurückzuschließen (Mikrosporie grün, Erythrasma rot, Pityriasis versicolor gelblich). Pigmentierungen lassen sich besser einordnen: Hypopigmentierte Hautareale können gut von der Umgebung abgegrenzt werden, epidermales Pigment erscheint nach Beleuchtung dunkler, während dermale Pigmente unverändert bleiben.

Bildgebende Verfahren

Mittels der Sonographie lassen sich je nach Frequenz des Ultraschallgeräts Raumforderungen in Dermis und Subkutis, die Lymphknoten bzw. Veränderungen der Epidermis (hochfrequenter US) näher charakterisieren. Dem Spezialisten vorbehalten sind neuere Techniken, wie optische Kohärenztomographie, zur Beurteilung des Stratum corneum.

5.3 Hautbiopsie

Stanzbiopsie

Zur histologischen Untersuchung des Gewebes kann in Lokalanästhesie ein rundes Hautstück mittels einer Hautstanze (Durchmesser 2–8 mm) entnommen werden. Der Zylinder erfasst sämtliche Hautschichten bis zur Subcutis. Der Defekt wird mit einer Einzelknopfnaht verschlossen, bis 4 mm große Stanzen kann man auch sekundär heilen lassen. Größere Hautstücke werden als (spindelförmige) Exzisionsbiopsie mit dem Skalpell entnommen. Entscheidend ist jeweils die richtige Auswahl der biopsierten Stelle: nach Möglichkeit

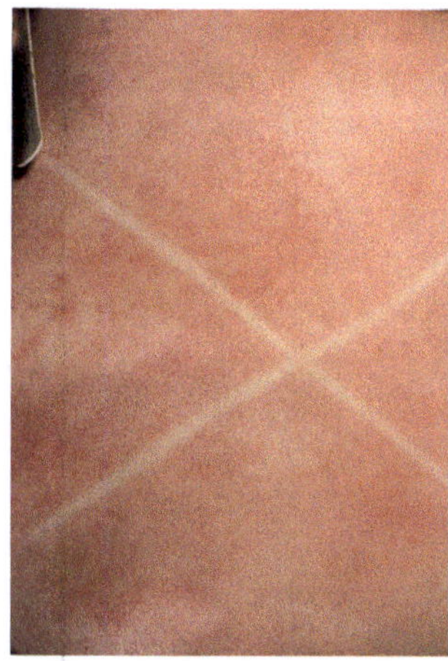

Abb. 5.3 Weißer Dermographismus nach Holzspatelstrich

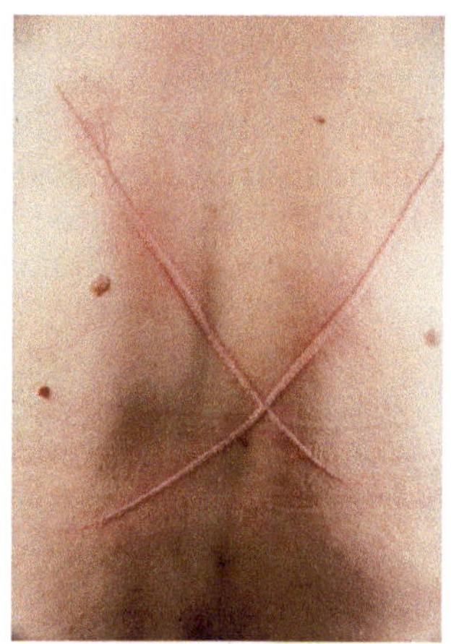

Abb. 5.4 Urtikarieller Dermographismus („Urticaria factitia“)

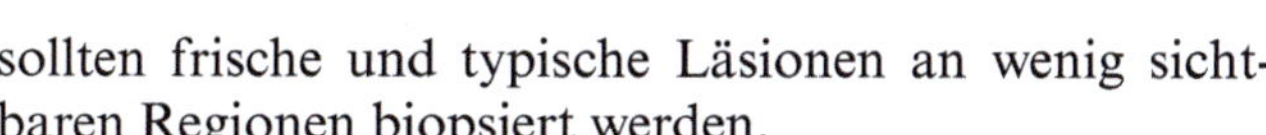

sollten frische und typische Läsionen an wenig sichtbaren Regionen biopsiert werden.

▪ Kürettage

Oberflächliche epitheliale Hautveränderungen, wie aktinische oder seborrhoische Keratosen, können mit einem Ringmesser (= Kürette) in Lokalanästhesie oberflächlich abgeschabt werden (analog dem Schälen einer Kartoffel). Man kann das Gewebe mit entsprechendem Druck und Aufsatzwinkel der Kürette aber auch bis in die Lederhaut abtragen („Shave Biopsie“, z. B. dermale Nävi). Es entsteht eine Erosion/Exkoriation, die bei oberflächlichem Abtragen narbenlos abheilt. Das entfernte Gewebe kann histologisch untersucht werden.

5.4 Mikrobiologische Nachweisverfahren

Bei Verdacht auf eine Infektionserkrankung ist der direkte Erregernachweis am besten geeignet, den ursächlichen Erreger zu identifizieren. Vor der Entnahme von Material ist aber stets zu überlegen:

- Welcher Erreger wird gesucht?
- Wo lebt dieser Erreger?
- Welches Material ist deshalb zu entnehmen?
- Welcher Abstrichtupfer ist dafür am besten geeignet?

▪ Abstrich

Bei Eiter/Pusteln und Verdacht auf eine bakterielle Infektion werden das Sekret/der Pustelinhalt zur Erregeranzucht und Resistenzbestimmung mit Antibiogramm in einem Standardtupfer eingeschickt. Da Hefepilze auf der Schleimhaut leben, wird auch hier ein Abstrich der Beläge/der Schleimhaut eingeschickt. Bei der Anforderung ist auf die Angabe „Untersuchung auf Hefepilze“ zu achten.

Da Viren intrazelluläre Erreger sind, müssen bei Verdacht auf eine Virusinfektion Zellen des Bläschengrunds zur Kultur oder PCR in speziellen Röhrchen eingeschickt werden.

▪ Schuppenpräparat

Da Dermatophyten sich in der Hornschicht vermehren, müssen hier Hornschuppen entnommen werden. Diese können direkt im Mikroskop analysiert werden („Direktpräparat“), kulturell angezüchtet oder mit PCR identifiziert werden.

▪ Molekularbiologische Nachweisverfahren

Bestimmte Erreger lassen sich schlecht anzüchten. Hier erfolgt der Erregernachweis mittels molekularbiologischer Methoden in einer entnommenen Hautbiopsie (Beispiel: Leishmaniasis, Tuberkulose).

> Auch die sensitivste Technik kann einen Erreger nicht identifizieren, der nicht im Material enthalten ist – die korrekte Probenentnahme ist daher entscheidend für einen erfolgreichen Erregernachweis!

▪ Serologie

Der Nachweis von Antikörpern gegen bestimmte Erreger (z. B. Syphilis) erlaubt eine Diagnosestellung auch ohne direkten Erregernachweis. Diese Immunantwort gegen körpereigene Strukturen der Haut wird auch zur Diagnostik von Autoimmun-Dermatosen (z. B. Anti-Desmoglein-AK) verwendet.

5.5 Allergologische Tests

Anhand der klinischen Beschwerden von Patienten lässt sich ableiten, ob und welche Immunreaktionen hierfür verantwortlich sein könnten. Dementsprechend wählt man geeignete Testverfahren. „In-vivo“-Tests werden am Patienten selbst durchgeführt, „In-vitro"-Tests an dessen Blut. Jedes Testergebnis ist bezüglich der klinischen Relevanz mit den klinischen Symptomen des Patienten abzugleichen. So ist ein positiver Prick-Test auf Birkenpollen ohne jede Heuschnupfensymptomatik keine Allergie, sondern nur eine „Sensibilisierung" und wird nicht behandelt!

- **Karenztest**

Das Meiden potenzieller Noxen/Antigene, wie Weglassen einer Prothese oder eines Arzneimittels, führt, unabhängig vom Auslösemechanismus, zur Besserung der Klinik.

- **Expositionstest**

Expositionstestungen werden durchgeführt, wenn diese

a) gefahrlos möglich sind, z. B. bei juckendem Ausschlag in der Anamnese, aber nicht bei anamnestisch angegebenem anaphylaktischen Schock, und
b) keine standardisierten Testungen möglich sind oder
c) der Mechanismus der Reaktion nicht-immunologisch vermittelt ist (z. B. Irritation, Intoleranzreaktion).

Bei Verdacht auf allergische Kontaktekzeme erfolgt dieser Expositionstest in Form des Gebrauchstest (= ROAT: repeated open application test). Das verdächtige Produkt wird zweimal täglich für eine Woche in der Ellenbeuge aufgetragen und dann die Reaktion beurteilt (beispielsweise bei Verwendung zahlreicher Kosmetika zur primären Eingrenzung potenzieller Auslöser).

- **Reibtest, Pricktest, i.c. Test**

Diese dienen dem Nachweis von Typ-I (= IgE-vermittelten) Immunreaktionen, wie sie Rhinokonjunctivitis allergica, Asthma bronchiale, Insektengift-, Nahrungsmittel- oder Medikamentenallergien zugrunde liegen können. Die Durchführung wird in ► Kap. 6 beschrieben.

Die Ablesung erfolgt nach ca. 20 min, indem die Reaktion der Antigenlösung mit derjenigen der Negativ- und Positivkontrolle verglichen wird.

- **Spezifisches IgE**

Als Screening-Instrument für Typ-I-Allergien wird das Gesamt IgE bestimmt (nl < 20 KU/L, > 100 KU/L: Atopie wahrscheinlich). Dieser Wert kann aber nur zusammen mit der übrigen Klinik interpretiert werden.

- **Epikutantest**

Zur Diagnostik von Typ-IV-Reaktionen („Spättyp-Reaktionen", vermittelt durch T-Lymphozyten) wird ein Epikutantest (= Patchtest) durchgeführt. Klinisch besteht bei den Patienten der Verdacht auf ein allergisches Kontaktekzem. Die Durchführung wird in ► Kap. 6 beschrieben. Die Ablesung erfolgt nach 48 und 72 h.

> Positive Allergietests sind nicht gleichbedeutend mit dem Vorhandensein einer Allergie! Dies kann nur anhand der klinischen Symptome entschieden werden.

Weiterführende Literatur

Marghescu S, Wolff HH (1982) Untersuchungsverfahren in Dermatologie und Venerologie. Bergmann Verlag, München

Korting HC, Sterry W (1997) Diagnostische Verfahren in der Dermatologie. Blackwell, Berlin-Wien

Allergologie – Grundlagen

Joachim Saloga und Annice Heratizadeh

Inhaltsverzeichnis

6.1 Begriffsdefinitionen – 26

6.2 Allergische Reaktionstypen – 26
6.2.1 Typ I (IgE-vermittelte Allergie vom Soforttyp) – 26
6.2.2 Typ II (zytotoxische Immunreaktion) – 27
6.2.3 Typ III (Immunkomplexreaktion) – 28
6.2.4 Typ IV (T-Zell-vermittelte Allergie vom verzögerten Typ) – 28

6.3 Allergietests – 28
6.3.1 IgE-Diagnostik – 28
6.3.2 Prick-Test – 29
6.3.3 Intrakutantest – 29
6.3.4 Epikutantest – 29

Literatur – 30

E. von Stebut und F. Ochsendorf (Hrsg.), *Hauterkrankungen in der Zahnmedizin, der Mund-Kiefer-Gesichtschirurgie, der Augenheilkunde und der Hals-Nasen-Ohrenheilkunde*,
https://doi.org/10.1007/978-3-662-66733-0_6

6

Einleitung

Allergische Reaktionen können entsprechend den sie bedingenden immunologischen Mechanismen nach Coombs und Gell in vier Reaktionstypen unterteilt werden.

Bei der **allergischen Reaktion vom Soforttyp (Typ I),** wie sie der allergischen Rhinokonjunktivitis, dem Asthma, der Urtikaria/dem Angioödem, der Nahrungsmittelallergie oder der Anaphylaxie z. B. bei Insektengiftallergie oder Medikamentenallergien zugrunde liegen können, entsteht zunächst eine allergenspezifische Th2-Immunantwort, die eine ebenfalls allergenspezifische IgE-Produktion induziert. Das allergenspezifische IgE bindet an FcεRI auf Basophilen im Blut und Mastzellen im Gewebe (Sensibilisierungsphase). In der Auslösephase kommt es nach Allergenreexposition zur massiven Freisetzung von Entzündungsmediatoren aus diesen Zellen, die zur Symptomatik der o. g. Krankheiten führen.

In der Pathogenese einer **Allergie vom verzögerten Typ/Spättyp (Typ IV),** wie dem allergischen Kontaktekzem, werden ebenfalls zwei Phasen unterschieden: eine klinisch stumme Sensibilisierungsphase und zweitens eine Auslösephase mit Manifestation eines allergischen Kontaktekzems. Hierbei liegt eine kontaktallergenspezifische T-Zell-Reaktion zugrunde. Beim atopischen Ekzem liegt ein Zusammenwirken einer Typ-I- und Typ-IV-Allergie vor.

Entsprechend den immunologischen Mechanismen eignen sich zur Diagnostik allergischer Krankheiten vom Typ I die Bestimmung von **allergenspezifischem IgE im Serum** und der **Prick-Test** an der Haut, bei dem die dortigen Mastzellen durch lokale Allergenzufuhr zur Degranulation gebracht werden und eine Quaddel mit Reflexerythem auslösen, und zur Diagnostik von Typ-IV-Allergien der **Epikutantest,** bei dem nach längerer örtlicher Kontaktallergenzufuhr ein kleiner Ekzemherd durch Anlocken und Aktivierung von spezifischen T-Zellen ausgelöst wird.

6.1 Begriffsdefinitionen

Als **Allergie** wird eine krankmachende Überempfindlichkeit gegen einen äußeren Stoff bezeichnet, die spezifisch immunologisch vermittelt ist. Der auslösende äußere Stoff wird als **Allergen** bezeichnet. Dabei kann es sich um ein **Vollantigen** (meistens Proteine aus biologischen Quellen) handeln oder um ein **Hapten** (meistens reaktive chemische Substanzen), welches erst nach Bindung an einen Träger (Carrier, oft ein körpereigenes Protein) zum Vollantigen wird. Haptene können auch direkt immunologisch relevante Moleküle binden/verändern und dadurch das Immunsystem aktivieren (sog. **Adjuvanzeffekte**). Adjuvanzeffekte haben großen Einfluss auf die **Allergenität** eines Stoffes, also seine Fähigkeit, allergische Immunantworten herbeizuführen.

Wenn eine spezifisch immunologische Auslösung von Überempfindlichkeitsreaktionen nicht nachweisbar ist, sollten die Oberbegriffe **Intoleranzreaktion** (hier muss noch nicht einmal eine Hypersensitivität, also überschießende Reaktionslage, vorliegen) oder oder **Hypersensitivitätsreaktion** verwendet werden. Auch hierbei spielt die Aktivierung von Komponenten des Immunsystems oft eine wesentliche Rolle, aber auch andere Faktoren wie Enzymmangelzustände oder Stoffwechselbesonderheiten.

Der Begriff **Pseudoallergie** steht für Reaktionen, die klinisch ähnlich echten allergischen Reaktionen in Erscheinung treten, aber nicht spezifisch durch Antikörper oder T-Zellen vermittelt werden.

Als **Atopie** bezeichnet man die genetisch verankerte Bereitschaft, IgE-Immunantworten hervorzubringen, was zu einer erhöhten IgE-Produktion führt, einem gemeinsamen Kennzeichen **atopischer Krankheiten:**

- gE-vermittelte Nahrungsmittelallergie,
- atopisches Ekzem (Neurodermitis),
- allergische Rhinokonjunktivitis,
- allergisches Bronchialasthma.

Die sequenzielle Entwicklung dieser Krankheiten im Kindesalter wird als **„atopischer Marsch"** bezeichnet.

Immunreaktionen gegen körpereigene Strukturen/Moleküle werden als Autoimmunreaktionen bezeichnet und führen häufig zu **Autoimmunkrankheiten.**

6.2 Allergische Reaktionstypen

Die immer noch gängigste Klassifikation von Hypersensitivitätsreaktionen stammt aus den 1960er-Jahren von **Coombs und Gell** und unterscheidet **vier Reaktionstypen** (vergl. auch ◘ Abb. 6.1).

6.2.1 Typ I (IgE-vermittelte Allergie vom Soforttyp)

Hierbei kommt es – speziell bei atopisch veranlagten Individuen – nach (wiederholter) Allergenexposition zur Induktion von **allergenspezifischen Th2-Zellen,** die B-Zellen Hilfe zur ebenfalls allergenspezifischen IgE-Produktion leisten. Hierbei spielen neben weiteren Signalen vor allem die Zytokine Interleukin (IL) 4 und IL-13 eine Schlüsselrolle. Das **allergenspezifische IgE** bindet dann an die hochaffinen IgE-Rezeptoren auf Mastzellen im Gewebe (Sensibilisierungsphase). Nach Allergenreexposition kommt es durch Kreuzvernetzung des allergenspezifischen IgE auf seinen

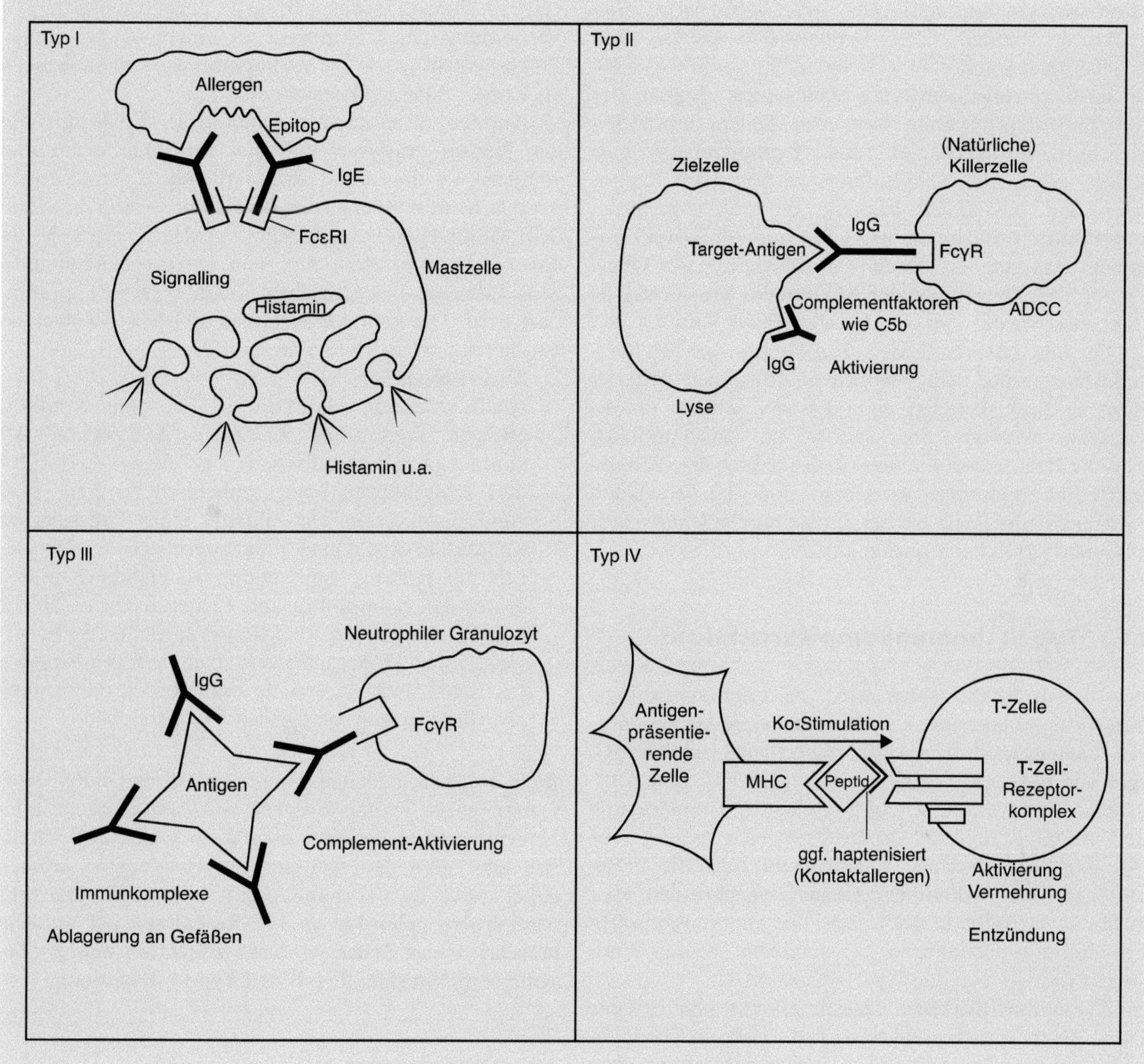

Abb. 6.1 Hypersensititvitätsreaktionen nach Coombs und Gell (Gell und Coombs 1963)

Rezeptoren zur **Degranulation der Mastzellen** mit massiver Freisetzung von **Entzündungsmediatoren** wie Histamin, Leukotrienen, Zytokinen und Enzymen (wie z. B. Tryptase). Dies führt zur Gefäßweitstellung und Plasmaextravasation, ggf. Schleimproduktion und Kontraktion der Bronchialmuskulatur. Hierdurch entstehen allergische Reaktionen wie Rötung/Flush, Quaddeln/Gewebsschwellung, Bronchokonstriktion, Rhinorrhoe bzw. nasale Obstruktion, Ödem/Kontraktionen der Darmwand und Blutdruckabfall, wie sie typisch sind für die Symptomatik bei **Neurodermitis (partiell), Urtikaria, Angioödemen, allergischer Rhinokonjunktivitis, Asthma bronchiale, Nahrungsmittelallergie und anaphylaktischem Schock.** Solche Reaktionen entwickeln sich sehr rasch innerhalb von Minuten nach Resorption des jeweiligen Allergens und werden deswegen auch als allergische Reaktionen vom Soforttyp bezeichnet.

Eine Mastzelldegranulation kann auch durch nicht IgE- und IgE-Rezeptor-vermittelte Einflüsse vermittelt werden (vgl. Arzneireaktionen). Diese werden dann als **anaphylaktoid** bezeichnet, da sie im klinischen Erscheinungsbild aufgrund der ähnlichen pathophysiologischen Endstrecke allergischen Reaktionen vom Soforttyp ähneln.

6.2.2 Typ II (zytotoxische Immunreaktion)

Dieser Reaktionstyp wird hauptsächlich durch **antigen-/haptenspezifische IgG- (und IgM-) Antikörper** vermittelt, die an zell- oder matrixassoziierte Zielstrukturen binden (z. B. haptenisierte Zellen) und das Komplementsystem aktivieren. So kommt es z. B. zu **medikamenteninduzierten Zytopenien.** Neben der komplementvermittelten Lyse von Zellen durch den Membranangriffskomplex des Komplementsystems (C5b) sind an der Entzündungsreaktion auch Phagozyten und NK-Zellen beteiligt, die durch Komplementfaktoren (Opsonine wie C3b) und Antikörper angelockt und aktiviert werden (Opsonisierung der Oberfläche). Der Zeitrahmen der Abläufe des Reaktionstyps II (ebenso wie des Typs III) beträgt etliche Stunden.

An der Mehrzahl der Typ-II-Hypersensitivitätsreaktionen sind keine exogenen Allergene/Antigene/Haptene direkt beteiligt, sodass es sich seltener um allergische, sondern überwiegend um autoimmunologische Reaktionen handelt (wobei jedoch eine Kreuzreaktivität zwischen exogenen und körpereigenen Antigenen eine Rolle bei der Entstehung solcher Autoimmunerkrankungen spielen kann).

6.2.3 Typ III (Immunkomplexreaktion)

Bei diesem Reaktionstyp wird die Immunpathologie durch die Ablagerung von **Immunkomplexen aus antigen-/haptenspezifischen Antikörpern (hauptsächlich IgG, IgM und IgA)** und von ihnen erkannten löslichen Antigenen (auch körpereigenen) ausgelöst. Die Ablagerung der Immunkomplexe konzentriert sich häufig auf kleine (enge) Blutgefäße. Entsprechend führt dieser Reaktionstyp zu **Vaskulitiden**, **Glomerulonephritiden,** aber auch zur **Alveolitis** in der Lunge. Die immunologischen Entzündungsmechanismen entsprechen in der Endstrecke dann denen der Typ-II-Reaktion.

Als **Arthus-Reaktion** bezeichnet man die örtliche Form einer Typ-III-Reaktion, z. B. nach örtlicher Injektion eines Antigens oder örtlicher Injektion von Antikörpern (inverse Arthusreaktion) beim Impfen.

6.2.4 Typ IV (T-Zell-vermittelte Allergie vom verzögerten Typ)

In der Pathogenese einer Typ-IV-Allergie **(Kontaktekzem)** werden zwei immunologische Phasen unterschieden:

1. **Sensibilisierungsphase**
In dieser klinisch stummen Phase kommt es durch wiederholte Exposition gegenüber einer eine Kontaktallergie auslösenden Substanz (sogenanntes **„Hapten"**) zur Induktion von spezifischen T-Zellen. Haptene sind durch ein niedriges Molekulargewicht und die Fähigkeit, in die Haut einzudringen, gekennzeichnet. Die Verbindung eines Haptens mit einem körpereigenen Trägerprotein (z. B. der Zellmembran) wird schließlich als Kontaktallergen bezeichnet.
Antigenpräsentierende Zellen in der Epidermis und der Dermis reagieren auf das Kontaktallergen und wandern in den lokal drainierenden Lymphknoten, wo das Kontaktallergen in Peptide prozessiert und mit dem Major-Histokompatibilitäts- (MHC-) Komplex an naive T-Lymphozyten mit dem entsprechenden antigen- (allergen-) spezifischen T-Zell-Rezeptor präsentiert wird. Die **kontaktallergenspezifischen T-Zellen** expandieren und rezirkulieren in die Haut.
2. **Auslösephase**
Nach erneutem Hautkontakt mit dem Kontaktallergen kommt es zu einer Aktivierung der kontaktallergenspezifischen T-Zellen in Haut und Lymphknoten und schließlich zu einer Entzündungsreaktion in Form eines **allergischen Kontaktekzems.** Diese präsentiert sich als Dermatitis mit Rötung, Infiltration, Bläschenbildung und später ggf. Schuppung und Lichenifikation. Solche kontaktallergischen Reaktionen erreichen typischerweise ihren Höhepunkt erst nach wenigen Stunden bis Tagen nach Auslösung und werden daher auch als **Allergien vom verzögerten Typ** bezeichnet.

Beim **atopischen Ekzem** können spezifische T-Zell-Antworten gegen Proteinantigene wie Aeroallergene oder Nahrungsmittelallergene, aber auch gegen mikrobielle Antigene gefunden werden. Proteinallergene können dabei durch das Vorhandensein von **spezifischen IgE-Antikörpern gebunden an IgE-Rezeptoren auf antigenpräsentierenden Zellen verstärkt präsentiert werden (Zusammenwirken einer Typ-I- und Typ-IV-Reaktion).**

6.3 Allergietests

6.3.1 IgE-Diagnostik

Zum Nachweis des Sensibilisierungsspektrums bei IgE-vermittelten **Allergien vom Soforttyp** eignet sich die hauptsächlich serologisch durchgeführte IgE-Diagnostik. Dabei werden neben dem **Gesamt-IgE** als Bezugsgröße im Serum des Patienten die **allergenspezifischen IgE-Antikörper** bestimmt. Neueste Verfahren verwenden Chips, auf die in festgelegter Anordnung über hundert verschiedene Allergene aufgebracht sind, sodass gar keine durch die **Anamnese geleitete Auswahl der zu testenden Allergene** mehr stattfindet. Wichtig ist in jedem Falle die Notwendigkeit zur klinischen Korrelation und

Bewertung der gefundenen IgE-Nachweise (Sensibilisierungen), welche **klinische Aktualität/Relevanz** sie für den Patienten haben, also ob sie tatsächlich allergische Reaktionen auslösen. Die Notwendigkeit der klinischen Korrelation und Bewertung gilt auch für alle nachfolgend beschriebenen Testverfahren.

6.3.2 Prick-Test

Ebenfalls zum Nachweis von **Allergien vom Soforttyp** eignet sich der Prick-Test. Hierbei werden Allergene in wässriger Lösung in kleinen Tropfen auf die hauterscheinungsfreie Volarseite der Unterarme getropft und nachfolgend mit einer standardisierten **Prick-Lanzette** durchstoßen, sodass eine minimale Menge der jeweiligen Allergene in die Dermis gelangt, wo sich die IgE-besetzten Mastzellen befinden und degranulieren, sofern sie passendes allergenspezifisches IgE tragen. Dies führt zu einer Quaddelbildung mit neurogenem Reflexerythem, welche **nach 15 bis 20 min abgelesen** wird. Die Bewertung erfolgt am zweckmäßigsten durch Notieren der Quaddeldurchmesser in Millimetern (beurteilungsrelevant) und Erythemdurchmesser (wenig relevant). Als positiv gilt ein Test ab größer zwei Millimetern Quaddeldurchmesser (◘ Abb. 6.2)..

Neben dem Prick-Test mit kommerziell erhältlichen, zugelassenen Testlösungen kann man mit geeigneten Allergenen (nicht unspezifisch irritativ, nicht infektiös) auch einen nativen **Prick-zu-Prick-Test** durchführen. Dabei geht man mit der Prick-Lanzette zunächst in die Allergenquelle und dann in die Haut. Dies ist insbesondere bei instabilen Allergenen aus dem Bereich der Nahrungsmittel hilfreich.

6.3.3 Intrakutantest

Der Intrakutantest eignet sich zur Diagnostik des gleichen Allergietyps wie der Prick-Test. Hierbei werden ca. 30 µl der jeweiligen minderkonzentrierten wässrigen Allergenlösung mit einer Tuberkulinspritze und feinen Nadel intrakutan in die Haut gespritzt.

Vorteilhaft ist die höhere Sensitivität im Vergleich zum Prick-Test (nur relevant bei schwächer konzentrierten Allergenlösungen), nachteilig ist die höhere Nebenwirkungsrate mit ggf. sogar systemischen allergischen Reaktionen (beim Prick-Test sehr selten), die stärkere Abhängigkeit vom Untersucher und der höhere Aufwand/Kosten.

6.3.4 Epikutantest

Zur Abklärung einer Kontaktallergie (Allergie vom verzögerten Typ, Hypersensitivitätsreaktion Typ IV nach Coombs und Gell) dient der Epikutantest (siehe ◘ Abb. 6.3).

Es handelt sich um ein standardisiertes Testverfahren, wobei die als Auslöser verdächtigten Kontaktallergene in der Regel für zwei Tage auf die Haut am Rücken mittels eines Pflastertests epikutan aufgebracht werden. Hierfür stehen standardisierte und von der Deutschen Kontaktallergiegruppe (DKG) definierte Epikutan-Testreihen mit einer je nach Fragestellung gruppierten Zusammenstellung von Allergenzubereitungen zur Verfügung (▶ https://dkg.ivdk.org/). Für spezifische Fragestellungen im zahnheilkundlichen bzw. zahntechnischen Bereich stehen beispielsweise die DKG-Testreihen „Dentalmetalle" und die „Zahntechniker-Hauptreihe" zur Verfügung (▶ https://dkg.ivdk.org/testreihen.html#a028).

In der Regel nach 48 h der Applikation am Rücken wird das Testpflaster mit den Kontaktallergenen wieder entfernt, und es erfolgt eine erste Ablesung der Testreaktion gemäß standardisierten Ablesekriterien.

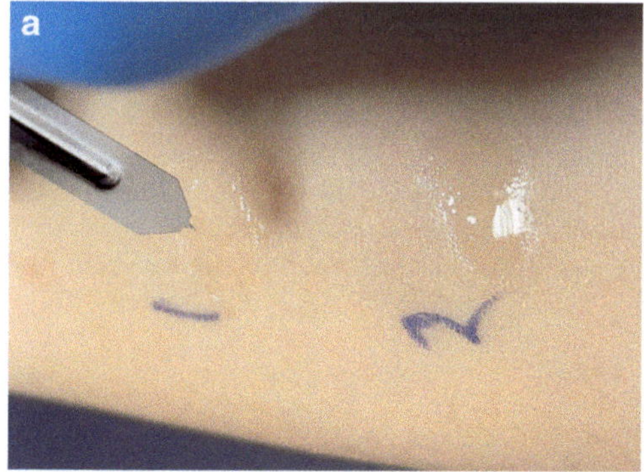

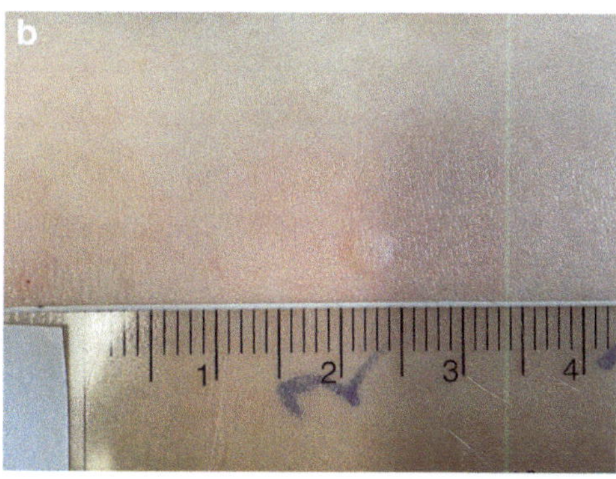

◘ **Abb. 6.2** Durchführung und Ablesung des Prick-Tests **a** Applikation der Testlösungen und Anwendung der Prick-Lanzette, **b** Resultierende Quaddel und Reflexerythem nach 15 min

6

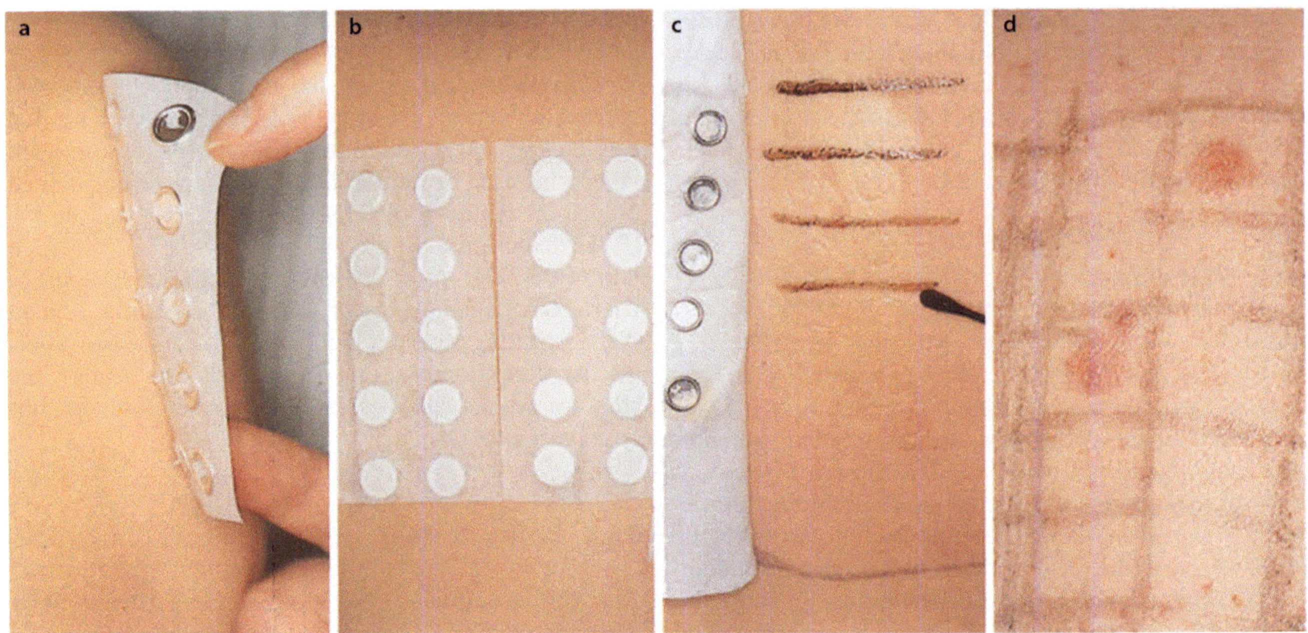

Abb. 6.3 **Epikutantest.** **a** Aufkleben der Teststreifen, **b** fixierte Teststreifen auf der Haut, **c** Abnahme der Teststreifen nach 48 h und Markierung der Festfelder, **d** 2 positive Epikutantests (aus Röcken 2016)

Eine solche Ablesung durch eine allergologisch erfahrene ärztliche Fachkraft wird ein zweites Mal 72 h oder 96 h nach Applikation durchgeführt. Je nach Fragestellung und appliziertem Kontaktallergen (u. a. Metalle) wird eine weitere Ablesung nach 7–10 Tagen empfohlen.

Mit der Epikutantestung soll überprüft werden, ob ein Patient spezifisch sensibilisiert ist und der Organismus kontaktallergenspezifische T-Zellen aufweist (Typ-IV-Hypersensitivitätsreaktion). Im positiven Fall, d. h. im Falle einer vorhandenen epikutanen Sensibilisierung, manifestiert sich dies in der Epikutantestung durch eine positive kontaktallergische Ekzemreaktion unterschiedlicher Intensität (Rötung, Infiltrat, Papeln, Bläschen) im Bereich der Applikationsstelle des jeweiligen Kontaktallergens.

Literatur

Arbeitsgemeinschaft wissenschaftlicher Fachgesellschaften (AWMF)-Leitlinien: In-Vitro-Allergiediagnostik: ► https://www.awmf.org/leitlinien/detail/ll/061-017.html

Heriditäres Angioödem durch C1-Inhibitormangel: ► https://www.awmf.org/leitlinien/detail/ll/061-029.html

Allergische Rhinitis: ► https://www.awmf.org/leitlinien/detail/anmeldung/1/ll/061-014.html

Allergenspezifische Immuntherapie (AIT) bei IgE-vermittelten allergischen Erkrankungen: ► https://www.awmf.org/leitlinien/detail/ll/061-004.html

Anaphylaxie, Akuttherapie und Management: ► https://www.awmf.org/leitlinien/detail/ll/061-025.html

Bienen- und Wespengiftallergie, Diagnostik und Therapie: ► https://www.awmf.org/leitlinien/detail/ll/061-020.html

Überempfindlichkeitreaktionen auf Arzneimittel, Allergologische Diagnostik: ► https://www.awmf.org/leitlinien/detail/ll/061-021.html

Diagnostik bei Verdacht auf eine Betalaktamantibiotika-Überempfindlichkeit: ► https://www.awmf.org/leitlinien/detail/ll/061-032.html

Nationale Versorgungsleitlinie Asthma, ► https://www.awmf.org/leitlinien/detail/ll/nvl-002.html

Europäische Leitlinien: The EAACI/GA²LEN/EDF/WAO Guideline for the Definition, Classification, Diagnosis and Management of Urticaria: ► https://doi.org/10.1111/all.13414

Kontaktekzem: 013-055l_S1_Kontaktekzem_2021-11.pdf (awmf.org)

Epikutantest: 013-018l_S3_Durchfuehrung-Epikutantest-Kontaktallergene-Arzneimittel_2019-05-verlaengert.pdf (awmf.org)

Einzelzitate

Röcken, M. (2016). Hauttestung: Typ-I- und Typ-IV-Allergien. In: Biedermann, T., Heppt, W., Renz, H., Röcken, M. (eds) Allergologie. Springer, Berlin, Heidelberg. ► https://doi.org/10.1007/978-3-642-37203-2_43

P.G.H. Gell, R.R.A. Coombs: The classification of allergic reactions underlying disease. In: R.R.A. Coombs, P.G.H. Gell (Eds.), Clinical Aspects of Immunology, Blackwell Science (1963)

Ring, H. Laubenthal and K. Meßmer: Incidence and Classification of Adverse Reactions to Plasma Substitutes. Klin Wochenschr 60: 997–100 (1982)

Grundsätzliche Prinzipien der pharmakologischen Behandlung

Jan Ehrchen

Inhaltsverzeichnis

7.1 Topische Therapie – 32
7.1.1 Galenische Grundlagen – 32
7.1.2 Wirkstoffe in der Lokaltherapie – 32

7.2 Systemtherapie – 34
7.2.1 Systemische Kortikosteroide – 34
7.2.2 Immunmodulierende Medikamente – 34

Weiterführende Literatur – 34

E. von Stebut und F. Ochsendorf (Hrsg.), *Hauterkrankungen in der Zahnmedizin, der Mund-Kiefer-Gesichtschirurgie, der Augenheilkunde und der Hals-Nasen-Ohrenheilkunde*,
https://doi.org/10.1007/978-3-662-66733-0_7

■ **Einführung**
Die Bandbreite der Pharmakotherapie in der Dermatologie ist sehr groß und wird krankheitsspezifisch dargestellt. In diesem Kapitel werden daher nur einige für die Dermatologie besonders typische Behandlungsprinzipien besprochen. Es werden Grundkenntnisse der dermatologischen Lokaltherapie, einige systemtherapeutische Besonderheiten sowie Therapieoptionen im Bereich der Mundschleimhaut vermittelt.

7.1 Topische Therapie

Die lokale Behandlung von Hauterkrankungen ist ein wesentliches Charakteristikum der Dermatologie. Sie hat ein günstiges Verhältnis von erwünschten zu unerwünschten Wirkungen, ist allerdings zeitaufwendiger. Leider ist die Adhärenz der Patienten bei einer Lokaltherapie sehr schlecht. Nur 10–50 % der Patienten wenden Lokaltherapeutika wie empfohlen an. Möglichkeiten, die Therapieadhärenz zu fördern, sind z. B. ein früher Kontrolltermin, eine gute Arzt-Patient-Kommunikation, eine individuelle Rezeptur sowie einfache Anwendungsschemata.

7.1.1 Galenische Grundlagen

In der Lokaltherapie hat nicht nur der Wirkstoff, sondern auch die galenische Grundlage einen therapeutischen Effekt (◘ Abb. 7.1). Der Begriff Salbe bezeichnet eine einphasige Grundlage, die nur aus Lipiden besteht. Diese verhindern das Verdunsten des Wassers. Zweiphasige Grundlagen enthalten zusätzlich zu den Fetten Wasser, eine Wasser-in-Fett (Öl)-Emulsion (W/Ö) wird als Fettcreme bezeichnet. Eine Creme ist eine Fett-in-Wasser-Emulsion (Ö/W) mit höherem Fettanteil, eine Lotion (Milch) eine mit geringem Fettanteil. Je mehr Wasser die Emulsion enthält, desto leichter lässt sie sich verstreichen. Durch das Verdunsten entsteht ein Kühleffekt, und die Haut trocknet eher aus („Cold-Cream").

Entscheidend ist die korrekte Wahl der Galenik in Abhängigkeit von der behandelten Erkrankung: Akute, nässende Dermatosen erfordern wasserreiche Grundlagen (Lösungen, Lotionen), um eine Krustenbildung zu verhindern und die Abtrocknung zu fördern („feucht auf feucht gibt trocken"). Chronische, trockene Hautzustände sollten mit fettreicheren Grundlagen behandelt werden. Dies wirkt hydratisierend, da durch die fettreiche Grundlage der transepidermale Wasserverlust reduziert wird („trocken + fett gibt feucht") (◘ Abb. 7.2). Eine Lotion (Schüttelmixtur) trocknet aus, z. B. bei Zosterbläschen. Eine Paste ist für Areale, wo Haut auf Haut aufliegt, geeignet, z. B. der Po bei Säuglingen. Puder trocknen noch mehr aus und werden prophylaktisch, z. B. bei Hyperhidrose, verwendet.

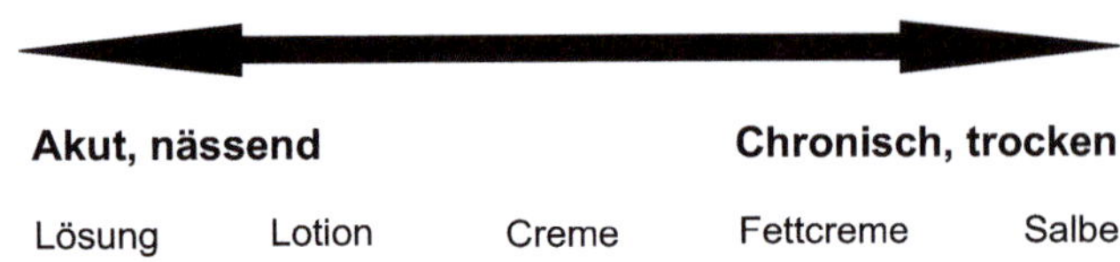

◘ Abb. 7.1 Korrekte Galenik in Abhängigkeit vom Hautzustand

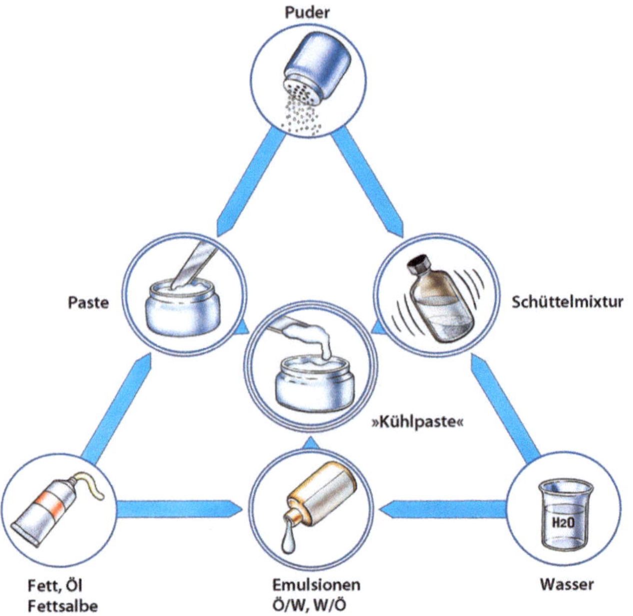

◘ Abb. 7.2 Grundlagen der äußerlichen Dermatotherapie. (Aus Garbe und Wolf 2005)

7.1.2 Wirkstoffe in der Lokaltherapie

Entzündliche Haut- und Schleimhauterkrankungen

Lokale Kortikosteroide

Kortikosteroide (Kortison) wirken über vielfältige Mechanismen entzündungshemmend. Topische Kortisonpräparate werden entsprechend ihrer entzündungshemmenden Wirkstärke in 4 Klassen eingeteilt (1 = schwach, 4 = sehr stark. Wirkstoffe z. B. ► https://www.pharmawiki.ch/wiki/index.php?wiki=Topische_Glucocorticoide). Die häufigsten Nebenwirkungen der lokalen Anwendung von Kortison sind Hautatrophie, Gefäßfragilität, das Maskieren von Infektionen und die systemische Resorption. Trotz dieser unbestreitbaren Risiken sind bei vielen Patienten überzogene Ängste vor den Nebenwirkungen einer Kortisontherapie vorhanden; dies sollte in der Kommunikation mit dem Patienten berücksichtigt werden. Das Risiko für Nebenwirkungen variiert erheblich je nach anatomischer Lokalisation. Besonders schnell treten Nebenwirkungen bei der Anwendung im Gesicht und im Genitalbereich auf. Daher sollten in diesen Hautarealen nur mittelpotente Präparate (Klasse 2) kurzzeitig über wenige Tage angewendet werden.

Bei der lokalen Kortisontherapie sind wenige Grundprinzipien zu beachten, um effizient und nebenwirkungsarm zu behandeln. Gerade am Anfang der Therapie ist es wichtig, ein ausreichend starkes Kortison zu verwenden (im Gesicht und Genitalbereich sollten allerdings die Klassen 3 und 4 vermieden werden). Nach 2–3 Tagen Anwendung sollte eine Besserung sichtbar sein. Eine einmal tägliche Anwendung ist ausreichend. Bei klinischer Besserung kann die Anwendung auf jeden 2. Tag reduziert und schließlich beendet werden („ausschleichen"). Bei chronischen Erkrankungen mit häufigen Krankheitsschüben ist eine sogenannte proaktive Therapie möglich, dabei werden die vormals betroffenen Hautareale an 2 oder 3 Tagen der Woche (z. B. Mo, Mi, Fr oder Sa-Mi) vorbeugend mit Kortison behandelt. Dies führt verglichen mit einer Therapie der akuten Krankheitsschübe zu einer besseren Krankheitskontrolle.

Auch an der Gingiva und Mundschleimhaut kann lokal mit Kortison behandelt werden. Die Haftung der Präparate an der feuchten Schleimhaut ist unabhängig vom konkreten Wirkstoff allerdings schlechter als am Integument. Es existieren Rezepturen mit speziellen Haftpasten (◘ Tab. 7.1), allerdings werden diese von vielen Patienten als unangenehm empfunden. Fertigpräparate für die Haut, insbesondere Salbenformulierungen, können angenehmer in der Anwendung sein und ebenfalls wirksam. Praktisch sollte die betroffene Schleimhaut z. B. durch Anwendung einer Kompresse kurz getrocknet werden, anschließend wird das Präparat ca. 30 s mit einem Wattetupfer einmassiert. Danach sollte 30–60 min nichts gegessen oder getrunken werden. An der Gingiva können Zahnschienen verwendet werden, bei denen die Gingiva mit abgedeckt sein muss. Diese sollten nach der Applikation für ca. 10–20 min belassen werden. Die Durchführung der Lokaltherapie im Mund ist somit komplizierter als an der Haut. Dies ist ein Faktor, der sich negativ auf die Therapieadhärenz auswirken kann.

Bei lokalisierten Entzündungen, z. B. bei therapieresistenten Läsionen der blasenbildenden Dermatosen oder bei der Cheilitis granulomatosa können auch Depotkortisonpräparate intraläsional injiziert werden (alle 2–4 Wochen bis zur Besserung); ein entscheidender Vorteil dieser Methode ist die Kontrolle der Therapieadhärenz.

Weitere antiinflammatorische Wirkstoffe

Die topischen Calcineurininhibitoren Tacrolimus und Pimecrolimus hemmen die Aktivierung von T-Zellen, wirken aber auch modulierend auf andere Immunzellen. Die Wirkstärke entspricht ungefähr einem Klasse-2-Kortison. Tacrolimus liegt in einer Salbengrundlage vor, Pimecrolimus als Creme. Dies ist bei der Anwendung zu beachten. Typische Nebenwirkungen der Präparate sind brennende Missempfindungen zu Beginn der Therapie, die im Normalfall nach wenigen Tagen abklingen. Der wichtigste Vorteil gegenüber den lokalen Steroiden ist, dass die Calcineurininhibitoren nicht mit einem Atrophierisiko einhergehen. Der Einsatz ist daher insbesondere im Gesicht eine gute Alternative. Zugelassen sind die Präparate zur Therapie des atopischen Ekzemes, sie sind aber auch bei anderen entzündlichen Dermatosen wirksam. Die kommerziell

◘ Tab. 7.1 Rezepturbeispiele

Betamethasonvalerat-Haftpaste 0,1 % (NRF 7.11.)	
Betamethasonvalerat*	0,1 g
Dickflüssiges Paraffin	1,0 g
Hypromellose-Haftpaste 40 % (NRF S. 42.)	zu 100,0 g
Aufbrauchfrist 3 Monate (Tube)	
*Analog zu NRF 7.11. kann auch eine potentere Clobetasol-Haftpaste angefertigt werden, dabei statt des Betamethasonvalerat: Clobetasol-17-propionat 0,05 g	
Lidocainhydrochlorid-Lösung 1 % mit Dexpanthenol (NRF 7.13.)	
Lidocainhydrochlorid (Monohydrat)	1,0 g
Glycerol 85 %	3,0 g
Dexpanthenol	5,0 g
Natriummonohydrogenphosphat-Dodecahydrat	0,05 g
Konserviertes Wasser (NRF S. 6.)	zu 100,0 g
Aufbrauchfrist 6 Monate (Glasflasche)	

erhältlichen Präparate können „off-label“ auch an der Mundschleimhaut angewendet werden, wichtig ist dabei die entsprechende Aufklärung der Patienten.

Bei akuten entzündlich-erosiven Läsionen im Mund haben sich Spülungen bewährt, bei denen das schleimhautregenerierende Dexpanthenol mit Lokalanästhetika kombiniert wird (◘ Tab. 7.1). Lokalanästhetika stehen auch als Fertigpräparate in Gelform zur Verfügung.

Infektionen

Bakterielle Infektionen der Haut sollten bevorzugt mit modernen Antiseptika (wie z. B. Octenidin und Polihexanid) behandelt werden. Beide stehen als Fertigprodukte auch für den Einsatz im Mund zur Verfügung.

Antimykotika werden bei limitierten Infektionen bevorzugt lokal angewendet, so z. B. Nystatin oder Amphomoronal bei der oralen Candidose. Einige Antimykotika wie Ciclopirox haben zusätzlich eine antibiotische und antiinflammatorische Wirkung.

Lokale Tumortherapie

In-situ Karzinome der Haut können lokal behandelt werden, dabei kommen antiproliferativ wirkende und immunstimulierende Medikamente zum Einsatz (z. B. Diclofenac, 5-Fluorouracil, Imiquimod). Es ist wichtig zu wissen, dass letztere eine ausgeprägte, jedoch therapeutisch erwünschte Entzündung der Haut bewirken. Da Präkanzerosen häufig im Gesicht auftreten, sollten diese Therapien in der Zahnmedizin bekannt sein.

7.2 Systemtherapie

Die Systemtherapie ist aus der Dermatologie nicht mehr wegzudenken und umfasst sehr viele Wirkstoffe. Insbesondere bei den entzündlichen Dermatosen (z. B. der Psoriasis) und den Hauttumoren wurden in den letzten 10 Jahren viele neuartige Medikamente (Antikörper, Fusionsproteine, zielgerichtete kleine Moleküle) zugelassen. Dies wird in den entsprechenden Kapiteln besprochen. Im Folgendem werden kurz einige für die Dermatologie besonders typische Medikamente vorgestellt.

7.2.1 Systemische Kortikosteroide

In der Akutphase schwerwiegender Dermatosen, z. B. beim Pemphigus, wird häufig hochdosiert systemisches Kortison angewendet. Die Einnahme erfolgt im Normalfall einmal täglich morgens. Aufgrund der immer auftretenden Nebenwirkungen sollte möglichst kurz therapiert werden. Wenn eine Dauertherapie unumgänglich ist, wird die niedrigste mögliche Dosis angestrebt (5 mg Prednisolonäquivalent oder weniger pro Tag – selbst eine Reduktion um 1 mg/Tag ist sinnvoll).

7.2.2 Immunmodulierende Medikamente

In der Dermatologie werden häufig immunmodulierende Medikamente eingesetzt:

Tetrazykline wirken nicht nur antibiotisch, sondern auch immunmodulierend und werden daher z. B. beim bullösen Pemphigoid oder der Rosazea dauerhaft über Monate bis Jahre eingesetzt. Zu beachten sind die UV-Empfindlichkeit (vor allem Doxycyclin) und Hyperpigmentierungen (Haut und Schleimhäute, vor allem Minozyklin).

Dapson ist ein Sulfon mit guter immunmodulierender Wirkung und besonders geeignet bei Erkrankungen mit einer Beteiligung der neutrophilen Granulozyten. Vor der Therapie muss die Aktivität der Glucose-6-Phosphat-Dehydrogenase bestimmt werden, wichtige Nebenwirkungen sind allergische Reaktionen, Anämie und Methämoglobulinämie.

Systemische Retinoide wirken immunmodulierend und differenzierungsfördernd. Sie werden z. B. bei der Akne eingesetzt und sind für die Zahnmedizin relevant, da sie häufig eine Xerostomie verursachen.

Weiterführende Literatur

Garbe, C., Wolf, G. (2005). Topische Therapie. In: Braun-Falco, O., Plewig, G., Wolff, H.H., Burgdorf, W.H.C., Landthaler, M. (eds) Dermatologie und Venerologie, 5. Auflage. Springer, Berlin, Heidelberg. ► https://doi.org/10.1007/3-540-26624-0_104

Infektionserkrankungen

Bakterielle Infektionen

Petra Spornraft-Ragaller

Inhaltsverzeichnis

8.1 Impetigo contagiosa – 38

8.2 Erysipel (Wundrose) – 39

8.3 Follikulitis, Furunkel, Karbunkel – 40

8.4 Abzess – 42

8.5 Phlegmone – 43

8.6 Staphylococcal Scalded Skin Syndrome (SSSS) – 44

8.7 Lyme-Borreliose – 44

8.8 Tuberkulose – 46

Literatur – 48

E. von Stebut und F. Ochsendorf (Hrsg.), *Hauterkrankungen in der Zahnmedizin, der Mund-Kiefer-Gesichtschirurgie, der Augenheilkunde und der Hals-Nasen-Ohrenheilkunde*,
https://doi.org/10.1007/978-3-662-66733-0_8

■ **Einleitung**
Die Kenntnis der Klinik bakterieller Infektionen von Haut und Unterhaut ist auch für die Zahnmedizin relevant, zumal insbesondere im Gesichtsbereich eine rasche Intervention und antibiotische Therapie erforderlich werden kann.

8.1 Impetigo contagiosa

■ **Definition**
Eine Impetigo ist eine Pyodermie der Hautoberfläche (Epidermis) durch Staphylokokken oder Streptokokken, die bevorzugt im Kindesalter auftritt und hoch ansteckend ist. Sie ist nicht an die Hautanhangsgebilde gebunden.

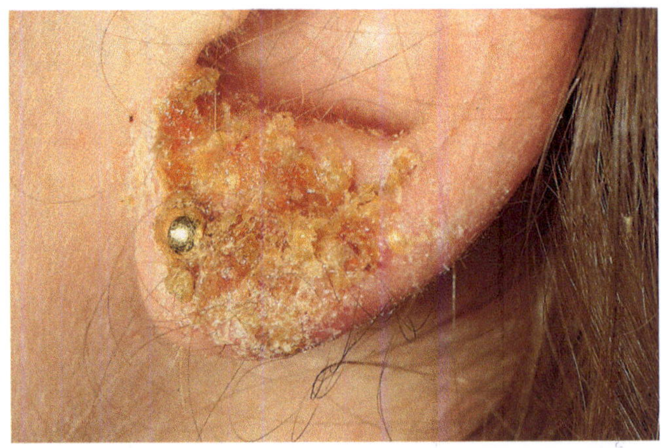

Abb. 8.1 Impetiginisation« eines Nickel-Kontaktekzems. (Aus Fritsch 2004)

8

■ **Ätiologie/Pathophysiologie**
Erreger:
Überwiegend *Staphylococcus(S.) aureus* , seltener *Streptococcus (S.) pyogenes* (zu S. pyogenes und S. aureus vgl. Abschn. 8.2 Erysipel und Abschn. 8.3 Follikulitis).

Infektion:
Die Infektion erfolgt durch direkten Hautkontakt. Die empfindlichere Haut der Kinder erleichtert hierbei das Eindringen der Bakterien. Prädisponierend sind beengte Lebensverhältnisse, feucht-warmes Klima und, bei Erwachsenen, Immundefizienz (HIV-Infektion). In Kindergärten und Schulen kann es besonders in der warmen Jahreszeit zu kleineren Ausbrüchen kommen.

■ **Klinik**
Überwiegend im Gesicht, meist perioral, aber auch an den Extremitäten kommt es zunächst zum Auftreten oberflächlicher dünnwandiger Bläschen, die rasch erodieren und zu rundlichen, serös-eitrigen bis borkenartig verkrusteten Läsionen führen (typisches Bild honiggelber Krusten). Die staphylogene Form neigt zur Ausbildung größerer Blasen (großblasige Impetigo) als die streptogene Form (kleinblasige Impetigo), wobei der zugrunde liegende Erreger klinisch kaum sicher zu unterscheiden ist (Abb. 8.1 und 8.2). Es besteht eine periphere Ausbreitungstendenz. Als Komplikation können eine Otitis media oder eine Poststreptokokken-Glomerulonephritis auftreten.

■ **Differentialdiagnose**
Superinfizierter Herpes simplex, der anamnestisch jedoch rezidivierend auftritt; Tinea faciei bzw. Tinea corporis mit zwar ebenfalls rundlichen, sich peripher ausdehnenden schuppenden Läsionen, aber deutlich langsamerem Verlauf und meist geringerer Exsudation.

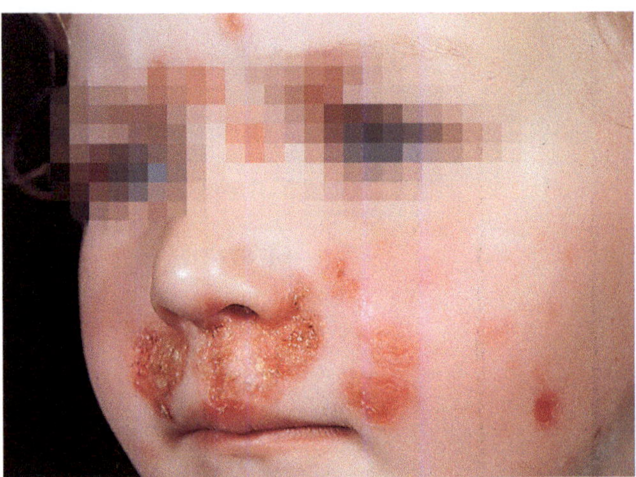

Abb. 8.2 Impetigo contagiosa (Streptokokken-Impetigo). Honiggelbe nummuläre, scharf begrenzte, konfluierende Krusten der Gesichtsmitte. (Aus Fritsch 2004)

■ **Diagnosestellung**
Nachweis der Erreger in Abstrichmaterial im Nativpräparat (grampositive Kokken) sowie in der Kultur mit Antibiogramm.

■ **Therapieprinzipien**
Abweichen der Krusten mit desinfizierenden Gelen oder Olivenöl, Behandlung der zutage tretenden Erosionen ebenfalls lokal desinfizierend (Polyhexanid, Octenidin). Topische Antibiotika (Mupirocin, Fusidinsäure) sollten wegen der Gefahr der Resistenzbildung und zur Erhaltung ihrer Wirksamkeit gegen MRSA möglichst zurückhaltend eingesetzt werden. Infrage kommt Retapamulin, das kaum Potenzial zu Kreuzresistenzen aufweist und nicht zur systemischen

Therapie vorgesehen ist. Aktuelle Leitlinien aus England favorisieren eine antiseptische Therapie zu Vermeidung von Antibiotika (NICE Guideline Impetigo).

Personen mit *S.-pyogenes*-Infektionen (auch Verdacht), z. B. Impetigo contagiosa oder Scharlach, dürfen nach § 34 IfSG keine Tätigkeiten in Gemeinschaftseinrichtungen mit Kontakt zu Betreuenden ausüben (RKI-Ratgeber S. pyogenes).

Relevanz für die Zahnmedizin/zahnmedizinische Behandlung

Bei älteren Personen findet sich häufig eine Impetiginisierung im Bereich der Mundwinkel als sog. Angulus infectiosus (syn. Cheilits angularis, Perlèche) bei Mundwinkel-Rhagaden, Speichelfluss, schlechtsitzenden Prothesen und prädisponierenden Grunderkrankungen wie Diabetes mellitus. Hier besteht häufig eine Mischinfektion aus Staphylokokken oder Streptokokken mit Candida albicans.

8.2 Erysipel (Wundrose)

▪ Definition

Beim Erysipel handelt es sich um eine meist akut verlaufende, nicht eitrige Infektion der Dermis unter Einbeziehung der Lymphspalten und -gefäße, hervorgerufen in der Regel durch ß-hämolysierende Streptokokken der Gruppe A (*Streptococcus pyogenes*).

▪ Ätiologie/Pathophysiologie

Erreger:

Streptokokken, in Ketten angeordnete grampositive Kokken, sind Bestandteil des Schleimhautmikrobioms. Sie werden klassifiziert nach ihrem Hämolyseverhalten auf hammelbluthaltigen Nährböden, wobei die Gruppe der β-hämolysierenden Streptokokken (vollständige Hämolyse) entsprechend unterschiedlicher Antigene des C-Polysaccharids in der Zellwand in die Serogruppen A–T nach Lancefield eingeteilt wird.

Das wichtigste, nahezu ausschließlich humanpathogene Bakterium dieser Gruppe ist *Streptococcus (S.) pyogenes* der Gruppe A. Virulenzfaktoren sind u. a. Streptokinase (fibrinolytisch), das M-Protein (Phagozytosehemmung), ebenso Exotoxine bei Scharlach oder beim Streptokokken-induzierten Toxic Shock Syndrome.

S. pyogenes ist für zahlreiche klassische Krankheitsbilder verantwortlich:

- eitrige Pharyngitis und Tonsillitis („Angina"). Komplikation: Peritonsillarabszess
- Scharlach: meist ausgehend von einer Pharyngitis mit Exotoxin-bedingtem Exanthem
- eitrige Infektionen der Hautoberfläche: Impetigo contagiosa
- Infektionen der Dermis und Subkutis (Erysipel, Ecthyma), sowie tieferer Hautschichten (Phlegmone) bis hin zur nekrotisierenden Fasziitis
- **Streptokokken-Toxic-Shock-Syndrome (STSS)** durch bakterielle Exotoxine (Superantigene) mit polyklonaler unkontrollierter Stimulation zirkulierender T-Zellen. Die Letalitätsrate durch Schock und Multiorganversagen beträgt ca. 30 % (RKI-Ratgeber S. pyogenes).
- Puerperalsepsis („Kindbettfieber"), heute selten
- Immunologische Folgeerkrankungen: Erythema nodosum, akutes rheumatisches Fieber, akute Glomerulonephritis, neurologische Symptome

Infektion:

Reservoir von *S. pyogenes* ist der Mensch. Die Übertragung erfolgt durch Tröpfcheninfektion von Mensch zu Mensch (Pharyngitis, Scharlach), bei oberflächlichen Hautinfektionen durch direkten Kontakt, oft in Gemeinschaftseinrichtungen (z. B. Kindergärten, Schulen, Heime), oder, beim Erysipel, durch Inokulation auf Läsionen der Haut wie Rhagaden oder Ulcera cruris.

▪ Klinik

Die Inkubationszeit von akuten *S.-pyogenes*-Infektionen beträgt 1–3 Tage. Beim Erysipel kommt es ausgehend von der Eintrittsstelle der Bakterien zu einer flächenhaften, flammenden Rötung, Überwärmung und Schwellung der betroffenen Hautregionen, mit rascher Ausbreitung und Schwellung regionaler Lymphknoten. Die Epidermis ist nicht betroffen; d. h. die Hautoberfläche bleibt glatt. In schweren Fällen können sich jedoch hämorrhagische Blasen ausbilden (bullöses Erysipel). Meist besteht hohes Fieber und Schüttelfrost, verbunden mit Allgemeinsymptomen wie Übelkeit und Abgeschlagenheit. Paraklinisch finden sich eine ausgeprägte Leukozytose, CRP-Erhöhung bzw. Sturz-Senkung.

Prinzipiell kann ein Erysipel an jeder Körperstelle auftreten; am häufigsten betroffen sind jedoch die Unterschenkel. Eintrittspforte ist hier vor allem eine Interdigitalmykose.

Prädisponierende Faktoren sind Diabetes mellitus, chronisch venöse Insuffizienz mit Störung der Mikrozirkulation und Ulcera cruris, die ebenfalls als Eintrittspforte infrage kommen. Weitere Prädilektionsstellen sind Ödeme anderer Genese, z. B. am Arm nach axillärer Lymphadenektomie bei Mamma-Karzinom.

Durch Rhagaden oder Erosionen im Bereich der Nase, z. B. bei respiratorischen Infekten, kann es zu einem Gesichtserysipel kommen, das zentrofazial auch doppelseitig ausgeprägt sein kann (◘ Abb. 8.3). Als

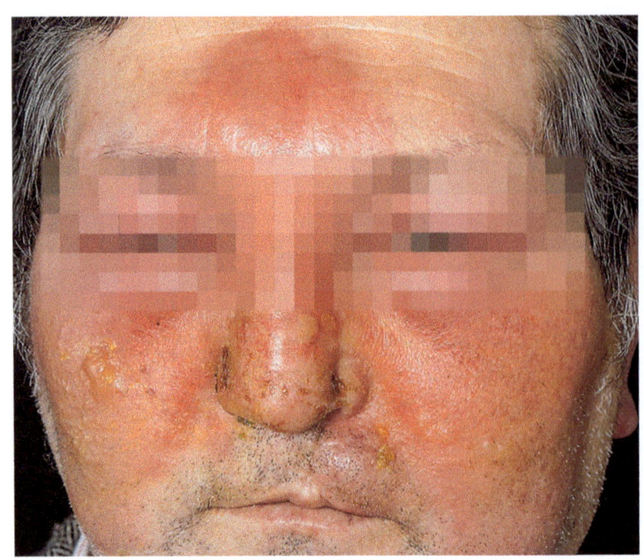

Abb. 8.3 Gesichtserysipel. Wegen der oft massiven Schwellung (Lidödeme!) ist bei Gesichtserysipelen die Begrenzung häufig unscharf. (Aus Fritsch 2004)

Komplikation durch den venösen Abfluss im Augenwinkel ist hierbei eine Sinus-cavernosus-Thrombose zu nennen.

Wenn prädisponierende Faktoren für das Erysipel nicht behandelt oder beseitigt werden können, kommt es häufig zu Rezidiven, die dann in der Regel milder verlaufen. Sie können durch eine chronische Verlegung der Lymphspalten ihrerseits zu sekundären Ödemen führen.

Differentialdiagnose

Zu nennen sind hierbei **Hautinfektionen durch andere Bakterien,** in erster Linie Staphylokokken, die jedoch zur Ausbildung von Abszessen mit Eiterbildung neigen. Bei kleineren Befunden an den Händen kommt auch ein **Schweinerotlauf** (Zoonose, bedingt durch *Erysipelothrix rusiopathiae*) in Frage; bei rundlichen Erythemen ein **Erythema migrans** (kutane Borreliose). Flächenhafte Ausbreitung, fehlende epidermale Beteiligung und ausgeprägte Allgemeinsymptomatik mit Fieber weisen auf ein Erysipel hin.

Bei Lokalisation am Unterschenkel kommt bei chronisch venöser Insuffizienz auch eine **Stauungsdermatitis** infrage, bei Ausbildung kleiner Papulovesikel oder Schuppung eine **Kontaktdermatitis** auf Lokaltherapeutika, z. B. bei Ulcus cruris. In diesen Fällen sind Rötung und Überwärmung weniger ausgeprägt und es fehlt die Allgemeinsymptomatik. Dies gilt ebenso für eine **tiefe Beinvenenthrombose.** Akute **kardiale Beinödeme** können ebenfalls gerötet sein, sind aber in der Regel symmetrisch.

Im Gesicht kann gelegentlich eine Unterscheidung von einem beginnenden **Herpes zoster,** noch ohne Bläschenbildung, schwierig sein; bei diesem bestehen meist ausgeprägtere Schmerzen. Im Gesicht stellen ein **systemischer Lupus erythematodes mit** Schmetterlingserythem oder eine **Rosazea** weitere Differentialdiagnosen dar; hierbei ist der Verlauf deutlich weniger akut.

Diagnosestellung

Die Diagnose erfolgt in der Regel klinisch. Aufgrund der Ausbreitung der Bakterien in den Lymphspalten ist ein Bakteriennachweis mittels Hautabstrich meist nicht zielführend; in Zweifelsfällen bzw. bei Nichtansprechen der Therapie käme ggf. Biopsiematerial infrage. Bei Verdacht auf Sepsis sind Blutkulturen erforderlich. Das Auftreten von Abszessen innerhalb eines Erysipels deutet auf eine Mischinfektion hin; hier sollte Abstrich- oder Punktionsmaterial gewonnen werden, auch für das Antibiogramm.

Therapieprinzipien

Antibiotikum der Wahl bei Erysipel ist Penicillin G, 3 × 10 (Sunderkötter et al. 2019, S2k-Leitlinie 2018) oder 4 × 5 Mio E i.v. unter stationären Bedingungen über 7–14 Tage, meist über 10 Tage, ggf. über 5–7 Tage mit nachfolgender Oralisierung. In leichten Fällen (jedoch nicht im Gesicht!) kann eine orale Gabe versucht werden (3 × 1,2–1,5 Mio E für 7–14 Tage). Problematisch ist hierbei die erforderliche Ruhigstellung und Hochlagerung der betroffenen Region, die ambulant meist nicht eingehalten wird. Bei Gesichtserysipel erfolgt die Ruhigstellung durch vorübergehendes Sprechverbot und passierte Kost. In schweren Fällen, besonders bei bullösen Erysipelen und Mischinfektionen, kann eine längere Antibiotikagabe bzw. Anpassung der Antibiotika erforderlich sein. Abszesse bei Mischinfektionen sollten eröffnet und drainiert werden. Bei rezidivierenden Erysipelen kommt eine Antibiotika-Prophylaxe infrage. Wichtig zur Vermeidung von Rezidiven ist die Optimierung der Behandlung von Grundkrankheiten und prädisponierenden Faktoren (Interdigitalmykose!).

> **Relevanz für die Zahnmedizin/zahnmedizinische Behandlung**
> Insbesondere das Gesichtserysipel ist eine ernste Infektion, die rasch erkannt und einer stationären Behandlung zugeführt werden sollte.

8.3 Follikulitis, Furunkel, Karbunkel

Definition

Eine **bakterielle Follikulitis** ist eine umschriebene, eitrige, abszedierende Entzündung des Haarfollikelausgangs, insbesondere durch *Staphylococcus aureus*. Bei Befall des gesamten Haarfollikels spricht man von einem **Furunkel,** bei Konfluieren mehrerer Furunkel von einem **Karbunkel.**

▪ Ätiologie/Pathophysiologie

Erreger:

Staphylokokken besiedeln Haut und Schleimhäute des Oropharynx beim Menschen und bei Tieren. Es handelt sich um grampositive, katalasepositive Kokken, die einzeln, als kurze Ketten oder traubenförmige Anhäufungen angeordnet sind. Sie sind fakultativ pathogen, wobei *S. aureus* die höchste Pathopotenz aufweist. Zunehmende Bedeutung erlangen Infektionen mit MRSA (Methicillinresistente *S. aureus*), sowohl krankenhausassoziiert, als auch **bei der nicht hospitalisierten Bevölkerung (community acquired MRSA, „cMRSA").**

S. aureus produziert eine Reihe von Virulenzfaktoren wie Zellwandproteine (Protein A, Verklumpungsfaktor u. a.) und extrazelluäre Produkte mit wahrscheinlicher Assoziation zur Pathogenität wie z. B. Hyaluronudase, Fibrinolysin, aber auch Leukozidine (Panton-Valentin) mit Neigung zu tiefen Hautinfektionen (RKI-Merkblatt Staphylokokken). Bis zu 20 % der Isolate produzieren das Toxic-Shock-Syndrome-Toxin-1 (TSST-1). Weiterhin können exfoliative Toxine insbesondere bei Kindern ein Staphylococcal Salded Skin Syndrome hervorrufen.

Seltenere Erreger: **Streptokokken, gramnegative** Erreger, **Pilze.**

Infektion:

Hauptreservoir für *S. aureus* ist der Mensch, wobei vor allem der Nasen-Rachen-Raum besiedelt ist. Auch Tiere können betroffen sein. Etwa 15–40 % der gesunden Erwachsenen sind asymptomatische Träger von meist antibiotikasensiblen *S. aureus* (RKI). Ausgehend vom Nasenvorhof können auch andere Hautregionen (u. a. Hände, intertriginöse Räume) und Schleimhäute (z. B. Rachen) kolonisiert werden. Eine Besiedlung ist häufiger bei Personal im Gesundheitswesen, Patienten mit großflächigen oder chronischen Wunden oder Haut-Ulcera, Vorhandensein von Fremdmaterial (z. B. Tracheostoma, Katheter, Dialyse), ferner bei Diabetes, längerer Pflegebedürftigkeit und i.v. Drogenabhängigkeit. Patienten mit Neurodermitis sind fast immer mit *S. aureus* besiedelt.

S. aureus einschließlich MRSA-Stämmen können sowohl zu endogenen Infektionen führen, d. h. ausgehend von der eigenen Besiedelung, oder exogen von anderen Menschen, Tieren oder über kontaminierte Gegenstände (z. B. Handtücher, Rasierer) übertragen werden. Wichtigster Übertragungsweg sind die Hände, z. B. des Personals in Krankenhäusern und Gemeinschaftseinrichtungen.

Prädisponierend für Follikulitiden und tiefergehende Haarbalgentzündungen wirken ferner feuchtwarme Klimazonen, Okklusion und ungenügende Hygiene (Schmierinfektionen, Rasur).

▪ Klinik

Bei nur oberflächlichem Befall des Haarfollikels besteht eine Ostiofollikulitis mit nur geringer umschriebener Rötung um den Haarfollikel und im Verlauf mit zentralem Eiterpfropf (Pustel). Follikultiden finden sich häufig in talgdrüsenreichen Arealen (Gesicht, axillär, inguinal), häufig auch im Bart- und Intimbereich durch Rasur. Bei tiefergehenden Entzündungen des Haarfollikels (Furunkel) kommt es zu größeren schmerzhaften entzündlichen Papeln und Knoten (>5 mm) unter Einbeziehung der Umgebung (Perifollikulitis), mit fluktuierender Einschmelzung und spontaner Entleerung von Pus. Karbunkel können mehrere Eiterpfröpfe aufweisen.

Tiefere Entzündungen können narbig abheilen. Als Komplikation ist eine Lymphangitis mit regionaler Lymphknotenschwellung möglich.

Staphylokokken spielen wahrscheinlich auch eine Rolle bei eher seltenen chronisch vernarbenden follikulären Entzündungen wie der Folliculitis sclerotisans nuchae bzw. Acne keloidalis nuchae (insbesondere bei Männern im Nackenbereich) oder bei der Folliculitis decalvans mit narbiger Alopezie und Ausbildung von Büschelhaaren.

Staphylokokken sind für weitere lokalisierte Infektionen der Haut und Hautanhangsgebilde verantwortlich, wie das Hordeolum im Bereich der Wimpern („Gerstenkorn"), Paronychie („Umlauf"), Schweißdrüsenabszess, **Hidradenitis suppurative** sowie für andere Entzündungen unter Einbeziehung der Haut wie Wundinfektionen oder Mastitis puerperalis.

▪ Differentialdiagnose

Follikulitiden durch andere Erreger, wie gramnegative Keime (gramnegative Follikulitis, Whirlpool-Follikulitis durch Pseudomonas aeruginosa), Pilze (Dermatophyten bei tiefer Trichophytie, Candida spp., Pityrosporum-Follikulitis) oder Parasiten (Demodex-Follikulitis durch die Haarbalgmilbe). Bei generalisierten oberflächlichen Pusteln, z. B. durch *Pseudomonas aeruginosa,* sind differentialdiagnostisch eine **Psoriasis pustulosa** (sterile Pusteln) oder seltene Erkrankungen wie eine sterile eosinophile Pustulose und die akute generalisierte exanthematische Pustulose (AGEP), ebenfalls jeweils mit sterilen Pusteln, zu erwägen. Die AGEP ist eine Form einer Arzneimittelreaktion. Weitere pustulöse Hauterkrankungen betreffen den Formenkreis der **Akne und Rosazea** (siehe dort).

▪ Diagnosestellung

Nachweis der Erreger in Abstrichmaterial bzw. aus Eiter im Nativpräparat (grampositive Kokken) sowie in der Kultur mit Antibiogramm; Blutkultur bei systemischen Infektionen (Sepsis).

▪ **Therapieprinzipien**

Für die oberflächlichen Follikulitiden ist in der Regel eine desinfizierende Lokaltherapie ausreichend, z. B. mit Polyhexanid, Octenidin, Povidon-Jod oder verdünnter Kaliumpermanganat-Lösung (hellrosa). Zur Förderung der Reifung von tiefergehenden Furunkeln kann die Anwendung von Ammoniumbituminosulfonat-haltiger Zugsalbe sinnvoll sein. Eine mechanische Manipulation sollte unterbleiben (nicht „ausdrücken"); bei reifen Furunkeln oder Abszessen Entlastung durch Inzision und ggf. Drainage, Ruhigstellung der betroffenen Region, bei Gesichtsfurunkeln Sprechverbot, passierte Kost.

Bei deutlicher Rötung und Induration des umgebenden Gewebes oder bei größeren, noch nicht gereiften Furunkeln oder Abszessen ist eine antibiotische Therapie angezeigt (Sunderkötter et al. S2k-Leitlinie 2018): Orale Cephalosporine der Gruppe 1 oder 2 (Cefadroxil, Cefalexin) oder gezielt Flucloxacillin, wenn S. aureus nachgewiesen ist; bei tieferen Entzündungen bzw. Wunden auch Clindamycin (3 × 600 mg/Tag). Bei Allgemeinsymptomen und bei zentrofazialem Befall ist eine intravenöse Therapie indiziert (s. u.)

Relevanz für die Zahnmedizin/zahnmedizinische Behandlung

Bei tiefen, noch nicht gereiften Furunkeln im Gesicht, besonders zentrofazial, besteht, wenn auch selten, aufgrund der Nähe zum Augenwinkel die Gefahr von Komplikationen wie einer Sinus-cavernosus-Thrombose, Orbitaphlegmone oder Meningitis. Hier ist eine rasche intravenöse antibiotische Therapie erforderlich. Mittel der ersten Wahl: Cefazolin oder Flucloxacillin jeweils 3 × 1 g/d i.v. über 5–7 Tage (Sunderkötter et al. 2019, S2k-Leitlinie 2018).

Nach Ausreifung des Furunkels erfolgt die chirurgische Eröffnung.

8.4 Abzess

▪ **Definition**

Ein kutaner Abszess ist ein größerer, entzündlicher, abgekapselter, mit Eiter gefüllter Hohlraum in der Dermis und Subkutis; die Epidermis ist nicht betroffen.

▪ **Ätiologie/Pathophysiologie**

Erreger:

Der Erreger ist wie bei den oberflächlicheren Infektionen im Bereich des Haarfollikels überwiegend *Staphylococcus aureus.*

Infektion:

S. aureus gelangt in die Haut durch traumatische Inokulation nach Verletzung bzw. Manipulation (z. B. Kratzen). Bei ungewöhnlich rascher oder rezidivierender Ausbreitung mehrerer (hier eher kleiner) Abszesse, insbesondere bei Mitbefall von Familienmitgliedern, sollte an einen PVL (Panton-Valentin-Leukozidin)-produzierenden Stamm gedacht werden.

▪ **Klinik**

Abszesse imponieren als schmerzhafte, kutan-subkutane, meist erhabene und je nach Reifegrad fluktuierende abgegrenzte entzündlich gerötete Läsionen, die spontan perforieren können und Pus entleeren. Sie weisen typischerweise alle klassischen Entzündungszeichen auf (Calor, Rubor, Tumor, Dolor und Functio laesa) (◘ Abb. 8.4). In intertriginösen Räumen wird die Entstehung durch Okklusion und Schwitzen gefördert, z. B. in Form von Schweißdrüsenabszessen.

▪ **Differentialdiagnose**

Abszedierende Entzündungen durch andere Erreger: tiefe Pilzinfektionen (z. B. Kälberflechte); Lymphknotentuberkulose, bevorzugt am Hals (Tuberculosis cutis colliquativa); zervikofaziale Form der Aktinomykose im Hals-/Kieferbereich mit brettharten entzündlichen Infiltraten und teils eitrigen Fistelgängen; Lymphogranuloma venereum (Chlamydia trachomatis, Subtyp L1–L3), mit fluktuierenden entzündlich geschwollenen Lymphknoten in der Leiste.

▪ **Diagnosestellung**

Möglichst Gewinnung von reichlich Pus oder Gewebe zur bakteriologischen Diagnostik mit Resistenzbestimmung, z. B. durch Punktion bei noch fehlender Sekretion, zumindest aber Abstrich aus der Lokalisation des Abszesses.

▪ **Therapieprinzipien**

Diese erfolgt in aller Regel durch Abszesseröffnung mittels Inzision und Drainage.

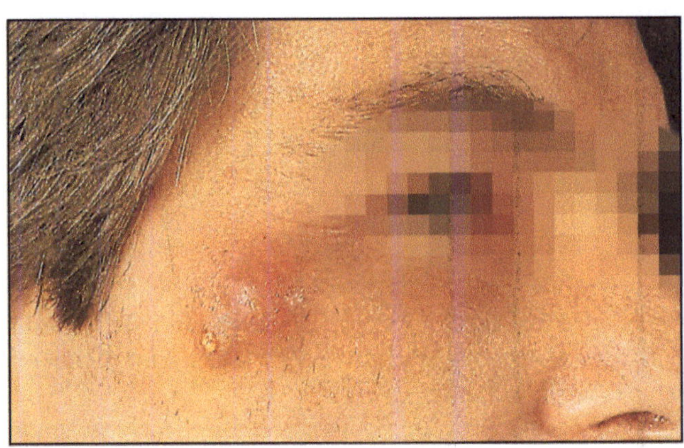

◘ **Abb. 8.4** Furunkel. (Aus Abeck 2005)

In besonderen Lokalisationen (Gesicht, Hände, genitoanal) oder Komplikationen, z. B. schwieriger Drainage, bei Immundefizienz oder diffuser Ausbreitung (Mischinfektionen) ist eine zusätzliche Antibiose indiziert, je nach Tiefe und Schweregrad meist i.v. Aufgrund des abgegrenzten Prozesses sind Abszesse einer Antibiotikatherapie nur schwer zugänglich. Bei *S. aureus* kommen Cephalosporine der Gruppe 1 und 2, Flucloxacillin und Clindamycin infrage (vgl. Furunkel). Bei Anaerobiern oder gramnegativen Keimen wurden Erfolge mit Amoxicillin/Clavulansäure, Piperacillin/Tazobactam und Moxifloxacin beschrieben (Sunderkötter et al. 2019, S2k-Leitlinie 2018, Gyssens et al. 2011).

Relevanz für die Zahnmedizin/zahnmedizinische Behandlung

Bei Abszessen gilt zunächst die Unterscheidung, ob es sich um einen odontogenen Abszess oder einen kutanen Abszess handelt. Im Gesichts-/Halsbereich besteht aufgrund der Gefahr von Komplikationen die Indikation zu einer zusätzlichen antibiotischen Therapie sowie zur chirurgischen Eröffnung der Abszesshöhle (vgl. auch Furunkel).

Bei perimandibulären Abszessen ist der Unterkieferrand nicht durchtastbar, die Mundöffnung ist deutlich eingeschränkt und die Patienten klagen mitunter über Schluckbeschwerden. Hier ist häufig die gleichzeitige intra- und extraorale Eröffnung notwendig. Alle eröffneten Abszessräume müssen drainiert werden.

8.5 Phlegmone

■ Definition

Es handelt sich um eine akute, bakterielle, sich im Gewebe diffus ausbreitende subkutane Infektion, die auch tieferliegende Strukturen betrifft (Faszien, Muskulatur) und zu nekrotischer Einschmelzung des Gewebes führen kann.

■ Ätiologie/Pathophysiologie

Erreger:

Staphylokken, Streptokokken, Mischflora, gramnegative Keime

Infektion:

Diese geht meist von Verletzungen, Wunden oder präexistenten Hautinfektionen aus, z. B. bei Erysipel oder Abszessen.

■ Klinik

Es kommt zur raschen Ausbreitung mit diffuser Rötung, Überwärmung und ödematöser Schwellung der betroffenen Region, bei Gewebseinschmelzung zu Fluktuation und ggf. Perforation (◘ Abb. 8.5). Es besteht eine Verschlechterung des Allgemeinzustandes mit Fieber und Gefahr der Generalisation (Lymphangitis, Lymphadenitis, Sepsis). Weitere Formen sind z. B. die fulminant verlaufende nekrotisierende Fasziitis, Orbitaphlegmone, Mundbodenphlegmone und im Genitalbereich die Fournier'sche Gangrän.

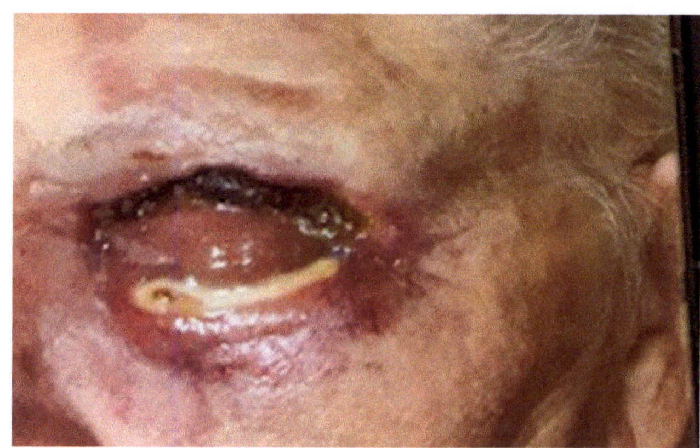

◘ Abb. 8.5 Orbita-Phlegmone. (Copyright: Klinik und Poliklinik für Dermatologie, Universitätsklinikum Carl Gustav Carus Dresden)

■ Differentialdiagnose

Erysipel (beschränkt auf die Subkutis), phlegmonöse Entzündungen durch seltene Erreger (*Acinetobacter Baumanii*, Vibrio spp.: *Vibrio vulnificus* in der Ostsee! (Leng et al. *Vibrio vulnificus*).

■ Diagnosestellung

Abstrich von Sekret oder Anteilen von nekrotischem Gewebe zur bakteriellen Untersuchung mit Antibiogramm, Blutkulturen.

■ Therapieprinzipien

Bei einschmelzenden Prozessen breite Inzision bzw. Débridement, zunächst Breibandantibiotika i.v., anschließend Therapie nach Antibiogramm, Ruhigstellung und Hochlagerung der betroffenen Region, desinfizierende Umschläge. Die antibiotische Therapie richtet sich nach den vorherrschenden Keimen.

Relevanz für die Zahnmedizin/zahnmedizinische Behandlung

Eine Mundbodenphlegmone oder bei Einschmelzung ein Mundbodenabszess hat häufig odontogene Ursachen und kann Zunge, Mundboden und die Halsregion betreffen. Klinisch imponiert eine Schwellung des Mundbodens mit angehobener Zunge. Wichtig sind eine rasche breite antibiotische Therapie und ggf. HNO- oder MKG-ärztliche Sofortmaßnahmen zur Freihaltung der Atemwege. Mundbodenphlegmonen sind schon in ihrer Entstehung als Notfälle anzusehen. Eine Verzögerung therapeutischer Maßnahmen kann zum Tode führen.

8.6 Staphylococcal Scalded Skin Syndrome (SSSS)

■ **Definition**
Potenziell lebensbedrohliche, großflächige Dermatitis mit intraepithelialer Blasenbildung und Ablösung der Epidermis, induziert durch Staphylokokken-Toxine. (Syn.: Dermatitis exfoliativa neonatorum; Morbus Ritter von Rittershain).

■ **Ätiologie/Pathophysiologie**
Es handelt sich um eine Infektion mit Toxin-bildendenden *S.-aureus*-Stämmen, wobei die Toxine (Exfoliatin A, B) als Serinproteasen spezifisch die desmosomalen interzellulären Verbindungen zwischen den Keratinozyten (Desmoglein 1) der Epidermis auflösen. Dadurch kommt es zu einer oberflächlichen, großflächigen Ablösung der Epidermis. Die Übertragung erfolgt häufig durch erwachsene Träger von S. aureus; die Einhaltung der Hygiene, z. B. auf Neugeborenen-Stationen, ist von wesentlicher Bedeutung (Mishra et al. 2016).

■ **Klinik**
Betroffen sind überwiegend Neugeborene und Kleinkinder, selten auch immungeschwächte Erwachsene. Zunächst besteht ein beugenbetontes, scharlachartiges Exanthem, verbunden mit Allgemeinsymptomen und Fieber, ggf. Rhinitis und Konjunktivitis. Das Nikolski-Zeichen ist positiv. Nach 24–48 h bilden sich auf generalisiert geröteter Haut oberflächliche Blasen, wobei die feuchte Epidermis von der darunterliegenden Haut wie nach einer Verbrühung großflächig „abschwimmt". Nach Abtrocknung im Verlauf lässt sich die Epidermis in großen, dünnen, weißlichen Fetzen abziehen. Nach frühzeitiger antibiotischer Therapie, ggf. unter intensivmedizinischen Bedingungen, kommt es innerhalb einer Woche zur Reepithelisierung.

■ **Differentialdiagnose**
Medikamentös bedingte toxische epidermale Nekrolyse (TEN), Pemphigus vulgaris (bei Kindern selten).

■ **Diagnosestellung**
Histologisch subkorneale, akantholytische Blasenbildung. Nach Entnahme eines Stücks der Blasendecke Feststellung der Höhe der Blasenbildung mittels Kryostat-Schnellschnitt. Abstriche zur Identifizierung des Erregers von der Haut, aus der Nase, dem Rachen und bei Neugeborenen vom Nabel, ebenso von Kontaktpersonen. Nachweis der Toxine möglich, aber keine Routinemethode (Mishra et al. 2016).

■ **Therapieprinzipien**
Innerhalb von 48 h intravenöse Gabe von Antibiotika (penicillinasefeste Penicilline, Cephalosporine), ggf. intensivmedizinische supportive Therapie. Lokal Eröffnung von Blasen und Entfernung evtl. nekrotischer Anteile der Epidermis, sterile Abdeckung und blande, ggf. antibiotische Salben im Bereich der Erosionen. Hygienische Maßnahmen im Bereich der Schleimhäute, Desinfektion im Bereich des Nabelstumpfes.

8.7 Lyme-Borreliose

■ **Definition**
Bei der Lyme-Borreliose handelt es sich um eine systemische Spirochätose, die monosymptomatisch oder in verschiedenen Stadien auftreten kann und vor allem die Haut, das Nervensystem, die Gelenke und seltener auch das Herz betrifft. Sie ist die häufigste durch Arthropoden übertragene Infektionskrankheit.

■ **Ätiologie/Pathophysiologie**
Erreger:
Die Lyme-Borreliose wird durch Bakterien des Genus Borrelia verursacht, die zum sog. Borrelia-burgdorferi-sensu-lato-Komplex gehören. Sechs der mehr als 20 beschriebenen Spezies sind gesichert humanpathogen. Fünf davon kommen in Europa vor, in den USA nur zwei (RKI, Merkblätter Lyme-Borreliose). Eine davon, *B. burgdorferi sensu strictu*, ist vor allem mit Arthritis assoziiert, die nach dem Ort Lyme in Connecticut, USA, benannt ist (Lyme-Arthritis).
Infektion:
Borrelia burgdorferi ist eine bewegliche, fadenförmige, gewundene Spirochäte. Sie wird durch den Stich von Schildzecken (Ixodes ricinus) beim Saugakt übertragen. Wichtigstes Erregerreservoir sind Mäuse und Vögel, aber auch andere, wild lebende Kleintiere.
Epidemiologie:
Die Inzidenz wesentlicher Manifestationen der Borreliose betrug in Deutschland 2013–2017 in den neun Bundesländern mit Meldepflicht im Mittel 33 Fälle/100.000 Einwohner pro Jahr (Enkelmann et al. 2018). 95 % davon hatten als einzige Manifestation ein Erythema migrans (in Frankreich ähnlich mit 94 %), 2,7 % eine Neuroborreliose und 2,1 % eine Lyme-Arthritis. In den USA ist die Lyme-Arthritis etwa zehnmal häufiger (Enkelmann et al. 2018).

■ **Klinik**

Erythema migrans **(Wanderröte):**

3–30 Tage (im Mittel 10 Tage) nach Zeckenstich entwickelt sich um diesen herum ein randbetontes Erythem mit zentrifugaler Ausbreitung. Anfangs ist die zentrale Einstichstelle oft noch zu sehen. Es ist häufig die einzige und häufigste Manifestation der kutanen Borreliose-Manifestation (>85 % der klinischen Manifestationen). Das Erythem kann sehr zart sein und ist dann nur im Randbereich zu erkennen (◘ Abb. 8.6). Das Erythema migrans kann als disseminierte Frühform auch multipel auftreten und dann von neurologischen oder Allgemeinsymptomen begleitet sein. Alle Spezies von Burrelia burgdorferi können klinische Manifestationen der Haut (Erythema migrans) auslösen (RKI-Merkblätter Lyme-Borreliose) (◘ Tab. 8.1).

Borrelien-Lymphozytom:

Es handelt sich um eine lymphoide Hyperplasie in Form eines meist solitären, glatten, erythematösen Knötchens, vor allem bei Kindern an den Ohrläppchen, an den Mamillen oder genitoanal (◘ Abb. 8.7) (◘ Tab. 8.1).

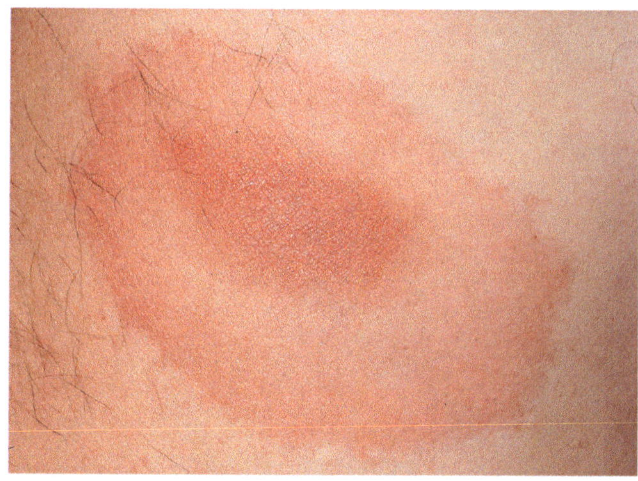

◘ **Abb. 8.6** Borreliose: Erythema chronicum migrans. Beachte das zentrale Rezidiv. (Aus Fritsch und Schwarz 2018

Acrodermatitis chronica atrophicans:

Die Acrodermatitis chronica atrophicans (ACA) entwickelt sich nach Monaten bis Jahren als kutane Spätmanifestation der Borreliose; betroffen sind überwiegend die Extremitäten (◘ Abb. 8.8). Sie tritt besonders im mittleren bis höheren Erwachsenenalter auf, bevorzugt bei Frauen. Nach einem infiltrativödematösen Anfangsstadium mit glatten, lividen Erythemen kommt es im Verlauf zur Ausbildung des atrophen Stadiums mit zigarettenpapierartiger Fältelung der Haut mit Haarverlust, sowie zu einer Atrophie des Unterhautgewebes mit stark hervortretender Venenzeichnung. An den Streckseiten der betroffenen Extremität können sich fibrinoide Knoten ausbilden. 50–60 % der Fälle sind assoziiert mit peripherer Neuropathie; ferner kann es lokal zu Myalgien und Arthralgien kommen (Scheerer et al. 2020) (◘ Tab. 8.1).

■ **Differentialdiagnose**

Erythema migrans: unspezifische Stichreaktionen, fixes Arzneimittelexanthem, Granuloma anulare, Morphaea, Ringelröteln, Tinea

Kutanes Borrelien-Lymphozytom: Lymphome, andere Pseudolymphome, Mastozytom

Acrodermatis chronica atrophicans: altersbedingte Atrophie der Haut, Akrozyanose, chronisches Erysipel, zirkumskripte Sklerodermie, Stauungsdermatitis bei chronisch venöser Insuffizienz.

■ **Diagnosestellung**

Klinisches Bild:

Die bei weitem häufigste Manifestation, das solitäre Erythema migrans (EM), kann bei typischer Ausprägung rein klinisch diagnostiziert werden, mit unmittelbarer Therapie ohne weitere diagnostische Maßnahmen.

Merkmale des typischen solitären Erythema migrans (AWMF-Leitlinie kutane Borreliose 2016):

- Freies Intervall zwischen Zeckenstich und Beginn des Erythems von 3 Tagen bis zu mehreren Wochen
- Zentrifugale Ausbreitung des Erythems (Crescendo Reaktion)

◘ **Tab. 8.1** **Stadieneinteilung Borreliose** (nach RKI-Ratgeber Lyme-Borreliose, AWMF-Leitlinie kutane Borreliose 2016)

Stadium	Haut	Nervensystem	Andere Manifestation
Früh lokalisiert	Erythema migrans		
Früh disseminiert	Multiple Erythemata migrantia, Borrelien-Lymphozytom (solitär, disseminiert)	Frühe Neuroborreliose (Meningitis, Meningoradikulitis, Hirnnervenparesen)	Lyme-Karditis; frühe (flüchtige) Lyme-Arthritis; sehr selten Augenbeteiligung
Spät	Acrodermatitis chronica athrophicans (ACA)	Späte Neuroborreliose (Enzephalomyelitis; zerebrale Vaskulitis, periphere Neuropathie assoziiert mit ACA)	Chronische Lyme-Arthritis (Mon-Oligoarthritis)

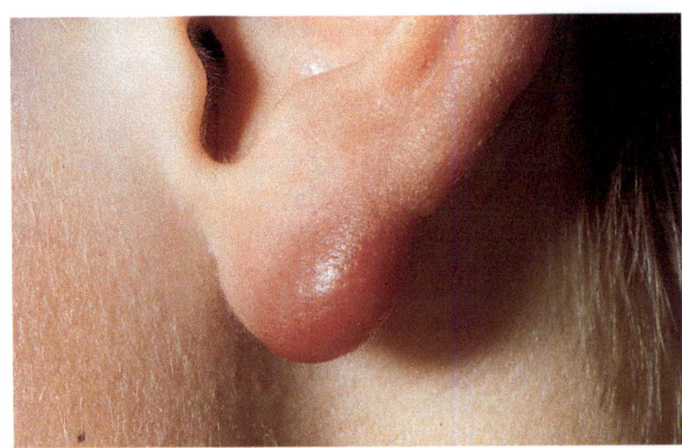

Abb. 8.7 Borreliose: Lymphozytom. Eine mäßig derbe, unscharf begrenzte bräunlich-rote Schwellung, dem Ohrläppchen „tropfenförmig“ anhängend. (Aus Fritsch 2004)

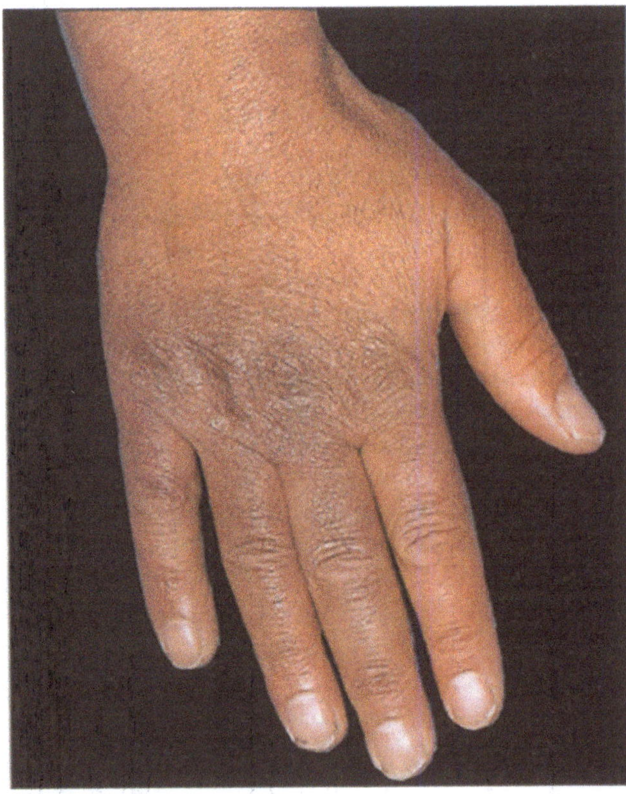

Abb. 8.8 Acrodermatitis chronica atrophicans, Frühstadium. (Aus Braun-Falco et al. 2000)

- Randbetontes, nicht erhabenes Erythem mit mindestens 5 cm Durchmesser
- Zentral sichtbare Zeckeneinstichstelle

Wenn aufgrund der großen klinischen Variabilität des EM Zweifel bestehen, soll der Patient fachärztlich vorgestellt werden.

Serologie:

Bei allen anderen Manifestationen der Borreliose ist eine zusätzliche serologische Bestätigung im Serum und ggf. im Liquor erforderlich. Der Nachweis borrelienspezifischer Antikörper erfolgt in Form einer Stufendiagnostik: 1. Suchtest: ELISA oder vergleichbare Methoden. Bei positivem oder grenzwertigem Befund: 2. Stufe: IgG- bzw. IgM-Immunoblot mit Nachweis spezifischer Banden.

Therapieprinzipien

Bei Kindern unter 9 Jahren und Schwangeren ist Doxycyclin zu vermeiden; Dosierungen der o. g. Medikamente bei Kindern erfolgen gewichtsadaptiert (AWMF-Leitlinie kutane Borreliose 2016) (Tab. 8.2).

Tab. 8.2 Therapie der Borreliose

Form	Therapie
Lokalisierte Frühmanifestation: solitäres Erythema migrans	Therapie der ersten Wahl bei Jugendlichen >50 kg und Erwachsenen: • Doxycyclin 2 × 100 mg oder 1 × 200 mg/Tag p.o. 10–14 Tage • Amoxicillin 3 × 500–1000 mg/Tag p.o., 10–14 Tage
Bei disseminierten Frühmanifestationen der Haut, einschließlich Lymphozytom	s. o., Therapiedauer jeweils 14–21 Tage
Spätformen: (ACA) ohne neurologische Symptome	Doxycyclin 200 mg/Tag p.o. 30 Tage Amoxicillin 3 × 500–1000 mg/Tag p.o., 30 Tage
Spätformen: (ACA) mit neurologischen Symptomen	Penicillin G 4 × 5 Mio E i.v. über 14–21 Tage * Ceftriaxon 1 × 2 g. i.v. über 14–21 Tage* * weiter orale Therapie bis insgesamt 30 Tage

Relevanz für die Zahnmedizin/zahnmedizinische Behandlung

Ein Erythema migrans im Kindesalter ist häufig sehr zart und gelegentlich im Kopf-/Halsbereich anzutreffen. Bei disseminierten Frühformen der Borreliose kann eine Hirnnervenbeteiligung auftreten.

8.8 Tuberkulose

Definition

Die Tuberkulose (TBC) ist eine weltweit auftretende Infektionskrankheit, die durch Bakterien des Mycobacterium-tuberculosis-Komplexes (*Mycobacterium*

(M.) tuberculosis, M. africanum, M. bovis u. a.) verursacht wird. Sie befällt insbesondere die Lunge, es kann aber auch jedes andere Organsystem, einschließlich der Haut, betroffen sein (extrapulmonale TBC).

■ Ätiologie/Pathophysiologie

Die Übertragung erfolgt meist über die Atemwege von Mensch zu Mensch, selten durch direkte Übertragung erregerreichen Materials auf die Haut. Man unterscheidet die primäre Infektion ohne vorherige immunologische Sensibilisierung auf den Erreger von postprimären Formen, die sich endogen oder hämatogen nach bereits stattgehabter Infektion entwickeln.

■ Epidemiologie:

Im Jahr 2018 war die Inzidenz der TBC in Deutschland mit 6,5 Erkrankungen pro 100.000 Einwohner (EW) gegenüber 2016 mit 7,2 Fällen/100.000 EW wieder etwas rückläufig. Betroffen waren überwiegend ausländische Staatsbürger (70 %), unter diesen insbesondere junge Männer (RKI-Bericht zur TBC 2019). 27 % aller TBC-Fälle manifestierten sich extrapulmonal, d. h. vor allem in den extra- und intrathorakalen Lymphknoten sowie an der Pleura. Andere Organmanifestationen, auch an der Haut, sind somit selten. Problematisch ist die Ausbreitung multiresistenter Bakterienstämme, besonders aus Osteuropa.

Meldepflichtig ist die aktive Erkrankung oder der Tod an einer behandlungsbedürftigen Tuberkulose, auch wenn kein bakteriologischer Nachweis vorliegt. Eine latente TBC ist dagegen nicht meldepflichtig. Die Labormeldepflicht umfasst den direkten Erregernachweis, den Nachweis säurefester Stäbchen im Sputum sowie das Ergebnis der Resistenztestung.

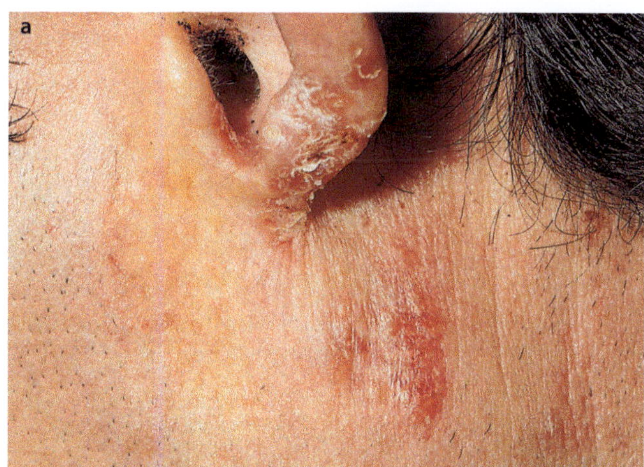

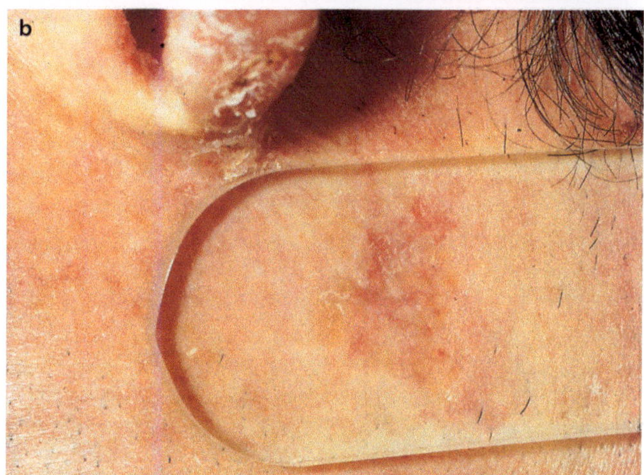

Abb. 8.9 Lupus vulgaris (linker Kieferwinkel). Die Läsion besteht aus wenig auffälligen braun-rötlichen Lupusknötchen und -flecken (a), unter Diaskopie charakteristisches apfelgelee-artiges Kolorit (b). Beachte die Mutilation des Ohrläppchens. (Aus Fritsch 2004)

■ Klinik

An der Haut manifestiert sich die TBC meist als postprimäre Form, wobei das klinische Bild je nach Reaktionslage und Erregerzahl variiert. Die häufigste postprimäre Hautmanifestation ist der Lupus vulgaris („Hautwolf", „fressende Flechte") (Abb. 8.9 und 8.10). Eine wichtige subkutane Form ist die Tuberculosis cutis colliquativa (Skrofuloderm) (Tab. 8.3).

■ Differentialdiagnose

Andere granulomatöse Läsionen wie atypische Mykobakteriose, Sarkoidose (keine Verkäsung), Lepra, Syphilis, Leishmaniasis, tiefe Mykose oder Plattenepithelkarzinom.

■ Diagnosestellung

Mikroskopischer Nachweis **(Ziehl-Neelsen-Färbung)**, Nukleinsäure-Amplifikationstests (PCR), Sicherung des Nachweises in der Kultur. Histologisch Nachweis zentral verkäsender Granulome. Als serologisches Nachweisverfahren haben Interferon-Gamma-Frei-

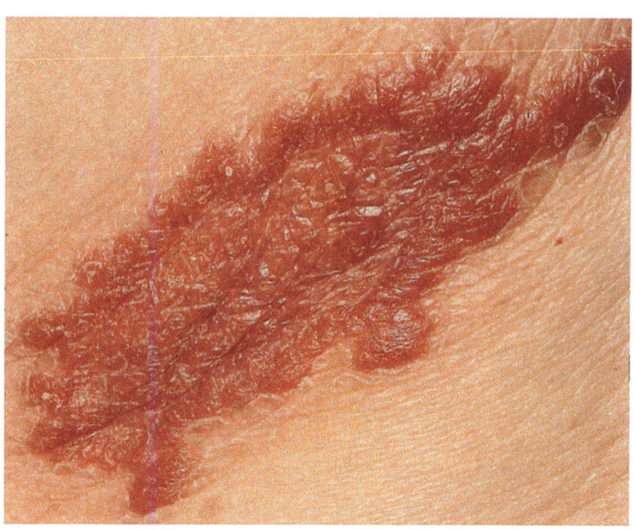

Abb. 8.10 Lupus vulgaris (teils hypertroph). (Aus Fritsch 2004)

Tab. 8.3 Hautmanifestationen der Tuberkulose (mod. nach Franco-Paredes C. et al. 2018)

Erkrankung	Infektionsweg	Bakterienzahl	Immunitätslage bzgl. *M. tuberculosis*	Klinisches Bild
Primäre Inokulations-Tuberkulose	Exogene Inokulation	Erregerreich	–	Knotige Läsionen im Gesicht oder an den Extremitäten, mit Lymphadenopathie
Tuberculosis verrucosa cutis	Exogene, ggf. berufliche Inokulation	Erregerarm	++	Verruköse Läsionen an Handrücken, Fingern, Gelenken oder Gesäß
Lupus vulgaris	Endogen oder hämatogen	Erregerarm	++	Langsam wachsende, bräunlich-rötliche, vegetierende, schuppende Knoten und Plaques besonders akraler Anteile des Gesichts, unter Hinterlassung von Atrophie und Mutilationen
Tuberculosis cutis colliquativa (Skrofuloderm)	Endogen, meist übergreifend von Lymphknoten oder Knochen	Erregerreich	+	Meist bei Kindern, Jugendlichen und alten Menschen; fistelnde livide Knoten meist im seitlichen Halsbereich; gleichzeitige pulmonale TBC möglich
Tuberculosis cutis orificialis	Endogene Autoinokulation durch Bakterienausscheidung	Erregerreich	–	Periorifizielle Ulcera der nasalen, oralen, oder anogenitalen Haut und Schleimhäute; bei fortgeschrittener Organ-TBC
Akute Miliar- Tuberkulose	Hämatogen	Erregerreich	–	Bei Immunsuppression; einzelne oder multiple subkutane Knoten mit möglicher Umwandlung in Ulcera ohne regionale Lymphadenopathie
Tuberkulide	Hypererge Reaktionen auf *M. tuberculosis*	Kein Erregernachweis in Kultur und Färbung, PCR gelegentlich pos	+++	**Erythema induratum Bazin:** Schmerzhafte, granulomatöse lobuläre Pannikulitis meist der unteren Extremitäten **Papulonekrotisches Tuberkulid:** Livide Papeln und nekrotisierende Pusteln, Fieber und Allgemeinsymptome **Lichen scrofulosorum:** Vor allem bei Kindern und Jugendlichen mit lymphatischer oder pulmonaler TBC

setzungstests (IGRA) den Tuberkulin-Hauttest inzwischen weitgehend ersetzt.

▪ Therapieprinzipien

Die Standardtherapie einer medikamentensensiblen Tuberkulose umfasst eine sechsmonatige Kombinationstherapie (zwei Monate Isoniazid, Rifampicin, Ethambutol, Pyrazinamid, gefolgt von vier Monaten Isoniazid und Rifampicin) (RKI-Bericht zur TBC 2019).

Relevanz für die Zahnmedizin/zahnmedizinische Behandlung

Eine kutan-/subkutane TBC kann sich besonders im Gesichts-/Halsbereich manifestieren. Risikokollektive sind immungeschwächte Personen (HIV-Infektion), Kinder und Jugendliche bzw. Personen aus Hochinzidenzgebieten. Bei aerosolproduzierenden Behandlungen sollte zwingend auf die notwendige Schutzausrüstung geachtet werden.

Literatur

Abeck D (2005) Staphylokokken und Streptokokken. In: Braun-Falco, O., Plewig, G., Wolff, H.H., Burgdorf, W.H.C., Landthaler, M. (Hrsg) Dermatologie und Venerologie. Springer, Berlin, Heidelberg

AWMF Leitlinie Kutane Lyme Borreliose, März 2016 ► https://www.awmf.org/uploads/tx_szleitlinien/013-044l_S2k_Kutane_Lyme_Borreliose_2016-05.pdf. Zugegriffen: 6. Febr .20

Braun-Falco O, Plewig G, Wolff HH, Burgdorf WHC (2000) Bacterial Diseases. In: Dermatology. Springer, Berlin, Heidelberg

Enkelmann J, Böhmer M, Fingerle V et al (2018) Incidence of notified Lyme borreliosis in Germany, 2013–2017. Sci Rep 8:14976

Franco-Paredes C, Marcos LA, Henao-Martínez AF, Rodríguez-Morales AJ, Villamil-Gómez WE, Gotuzzo E, Bonifaz A. Cutaneous Mycobacterial Infections. Clin Microbiol Rev. 2018;32(1). pii: e00069–18. ► https://doi.org/10.1128/CMR.00069-18

Fritsch P (2004) Infektionskrankheiten der Haut. In: Dermatologie Venerologie. Springer Lehrbuch. Springer, Berlin, Heidelberg

Fritsch P, Schwarz T (2018) Infektionskrankheiten der Haut. In: Dermatologie Venerologie. Springer, Berlin, Heidelberg

Gyssens IC, Dryden M, Kujath P et al (2011) A randomized trial of the efficacy and safety of sequential intravenous/oral moxifloxacin monotherapy versus intravenous piperacillin/tazobactam followed by oral amoxicillin/clavulanate for complicated skin and skin structure infections. J Antimicrob Chemother 66:2632–2642

8

▶ https://www.enzyklopaedie-dermatologie.de/dermatologie/phlegmone-3039. Zugegriffen: 6. Febr. 20

▶ https://www.enzyklopaedie-dermatologie.de/dermatologie/staphylococcal-scalded-skin-syndrome-4477. Zugegriffen: 30. Jan. 20

▶ https://www.rki.de/DE/Content/Infekt/EpidBull/Merkblaetter/Ratgeber_Streptococcus_pyogenes.html. Zugegriffen: 13. Jan. 20

▶ https://www.rki.de/DE/Content/Infekt/EpidBull/Merkblaetter/Ratgeber_Staphylokokken_MRSA.html. Zugegriffen: 30. Jan. 20

▶ https://www.rki.de/DE/Content/Infekt/EpidBull/Merkblaetter/Ratgeber_LymeBorreliose.html, Stand 25.4.19. Zugegriffen: 6. Febr. 20

Impetigo: antimicrobial prescribing. Public Health england. NICE guideline Published: 26 February 2020 ▶ www.nice.org.uk/guidance/ng153

Leng F, Lin S, Wu W, Zhang J, Song J, Zhong M (2019) Epidemiology, pathogenetic mechanism, clinical characteristics, and treatment of Vibrio vulnificus infection: a case report and literature review. Eur J Clin Microbiol Infect Dis 38(11):1999–2004

Leung AKC, Barankin B, Leong KF (2018) Staphylococcal-scalded skin syndrome: evaluation, diagnosis, and management. World J Pediatr. 14(2):116–120

Mishra AK, Yadav P, Mishra A (2016Aug) A Systemic Review on Staphylococcal Scalded Skin Syndrome (SSSS): A Rare and Critical Disease of Neonates. Open Microbiol J. 31(10):150–159

Robert Koch-Institut: RKI-Bericht zur Epidemiologie der Tuberkulose in Deutschland für 2018, 22.Oktober 2019 ▶ https://www.rki.de/DE/Content/InfAZ/T/Tuberkulose/Download/TB2018.pdf;jsessionid=66FB12A387D546AB109D33FF64B8ED6F.1_cid381?__blob=publicationFile. Zugegriffen: 6. Febr. 20

Scheerer C, Dersch R, Huppertz HI, Hofmann H (2020Jan) Lyme Borreliosis: Cutaneous and Neurologic Manifestations, Case Definitions and Therapy. Dtsch Med Wochenschr 145(1):19–28

Sunderkötter C, Becker K, Eckmann C, Graninger W, Kujath P, Schöfer H (2019) S2k guidelines for skin and soft tissue infections Excerpts from the S2k guidelines for "calculated initial parenteral treatment of bacterial infections in adults – update 2018". J Dtsch Dermatol Ges 17(3):345–369

Sunderkötter C, Becker K (2015Jun) Frequent bacterial skin and soft tissue infections: diagnostic signs and treatment. J Dtsch Dermatol Ges 13(6):501–524

Mykosen

Pietro Nenoff

Inhaltsverzeichnis

9.1 Candida – 52

9.2 Dermatophytosen – 53

9.3 Aktinomykosen – 56

Literatur – 56

Die Texte zur Relevanz für die Zahnmedizin/zahnmedizinische Behandlung wurden von Frau PD Dr. Dr. Svenja Rink-Notzon, Köln überarbeitet.

E. von Stebut und F. Ochsendorf (Hrsg.), *Hauterkrankungen in der Zahnmedizin, der Mund-Kiefer-Gesichtschirurgie, der Augenheilkunde und der Hals-Nasen-Ohrenheilkunde*,
https://doi.org/10.1007/978-3-662-66733-0_9

Einleitung
Dermatomykosen lassen sich entsprechend den zugrunde liegenden Erregern in Dermatophytosen, Hefe- und Schimmelpilzinfektionen einteilen.

Dermatomykosen durch Dermatophyten sind Dermatophytosen oder eine Tinea. Im Gesicht ist mit der Tinea faciei zu rechnen, auf der Kopfhaut findet sich insbesondere bei Kindern die Tinea capitis. Hefepilzinfektionen durch Candida-Arten betreffen die Schleimhaut im Mund und der Zunge, sie können sich, insbesondere bei Immunsupprimierten, auch auf den Ösophagus ausbreiten. Schimmelpilzinfektionen spielen kaum eine Rolle im Mund- und Rachenbereich, erst recht nicht im Gesicht und am Kopf. Aktinomykosen durch langsam wachsende Bakterien sind keine Mykosen, sie sind jedoch differentialdiagnostisch bei Symptomen einer dann meist tiefen Schleimhautinfektion im Mundhöhlenbereich zu bedenken.

9.1 Candida

Definition
Infektionen durch Hefepilze werden überwiegend durch *Candida*-Arten hervorgerufen, am häufigsten nach wie vor durch *Candida* (*C.*) *albicans*, ein zu den Ascomycetales zählender Sprosspilz. Charakteristisches Krankheitsbild ist die Candidose der Schleimhaut, landläufig als „Soor" bekannt, eine oberflächliche Infektion der Zunge und Mundschleimhaut durch *C. albicans* (oder seltener durch andere *Candida*-Arten).

Ätiologie/Pathophysiologie
C. albicans ist ein fakultativ-pathogener Spross- oder Hefepilz, der auf der Schleimhaut warmblütiger Tiere sowie des Menschen als transienter Besiedler anzutreffen ist. Die Angaben zur Häufigkeit des Nachweises von *C. albicans* beim Menschen schwanken von 50 % bis zu nahezu 100 %. Inwieweit man von einer lediglich transienten oder passageren Besiedlung der Schleimhaut sprechen kann, ist umstritten. Wahrscheinlich findet sich C. albicans über Jahre oder sogar lebenslang (resident) auf der Schleimhaut des Orointestinaltraktes. Weitere häufige Hefepilze in der Mundhöhle sind *C. tropicalis, C. lusitaniae, C. dubliniensis* und *C. glabrata*.

Die bloße Besiedlung der Schleimhaut des Orointestinal-Traktes hat keinen Krankheitswert. Erst wenn Symptome im Sinne eines Soors auftreten, spricht man von einer manifesten Infektion der Schleimhaut durch den Hefepilz. Darüber hinaus stellt die Besiedlung mit *C. albicans* ein relevantes endogenes Reservoir für tiefe (systemische) Infektionen bei immunsupprimierten Personen dar.

Bislang ist wenig bekannt über die Mechanismen, durch welche die lokale Abwehr der Schleimhaut in der Lage ist, *C. albicans* einerseits als saprophytären Besiedler zu tolerieren, andererseits jedoch auf die invasive Hyphenbildung desselben Mikroorganismus mit einer massiven Abwehrreaktion zu antworten.

Neben den Virulenzfaktoren von *C. albicans* sind die disponierenden Faktoren des Wirtsorganismus entscheidend für das Auftreten einer oberflächlichen oder systemischen Infektion durch fakultativ-pathogene Hefepilze. Disponierende Faktoren sind Infektionen, endokrine Störungen (Diabetes mellitus, Morbus Addison), außerdem angeborene und erworbene (AIDS) Defekte der Immunabwehr. Iatrogene Faktoren sind myeloablative/myelosuppressive Therapie im Rahmen einer Knochenmark-/Stammzelltransplantation, Tumorchemotherapie, Antibiotikagabe oder immunsuppressiven Behandlung mit Glukokortikoiden.

Klinik
Unterschieden wird zwischen der hochroten (chronisch) atrophischen oralen Candidose der Zunge und Mundschleimhaut und der hyperplastischen Schleimhautinfektion durch *C. albicans*. Letztere entspricht der rhomboidalen Glossitis oder Glossitis rhombica mediana (engl. midline glossitis). Dagegen geht die pseudomembranöse Candidose der Zunge und bukkalen Mundschleimhaut mit weißen wegschiebbaren Belägen einher. Diese Form der Candidose entspricht dem allgemein bekannten „Soor" der Zunge und Mundschleimhaut (◘ Abb. 9.1). Die Patienten beklagen als wenig spezifische Symptome Brennen und bei ausgeprägten Infektionen auch Schmerzen.

Die *Candida*-Leukoplakie betrifft sowohl die Zunge als auch die bukkale Mundschleimhaut.

Perlèche oder Angulus infectiosus („Faulecke" am Mundwinkel) kann ein klinisches Zeichen einer immunsupprimierenden Erkrankung sein. Man sieht die Perlèche häufig auch bei Zahnprothesenträgern. Sehr selten tritt eine *Candida*-Cheilitis auf.

Die Ausbreitung der oralen Candidose bis in den Ösophagus ist bei immunsupprimierten Patienten beispielsweise bei einer Chemotherapie oder bei HIV/AIDS möglich. Die Soor-Ösophagitis geht mit Brennen und teils massiven Schluckbeschwerden einher.

Differentialdiagnose
Differenzialdiagnostisch sind mit weißen Belägen bzw. Hyperkeratosen der Schleimhaut einhergehende Mundhöhlenerkrankungen abzugrenzen, z. B. die orale Leukoplakie (Präkanzerosen, oft HPV [Humanes Papilloma-Virus]-positiv) und der Lichen ruber mucosae. Beim Lichen ruber imponiert die sog. Wickhamsche

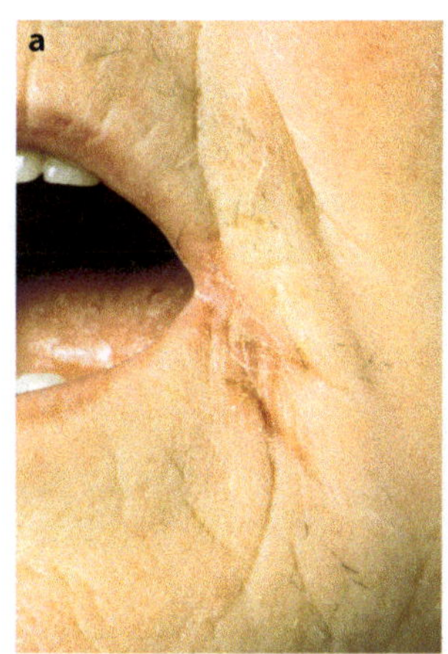

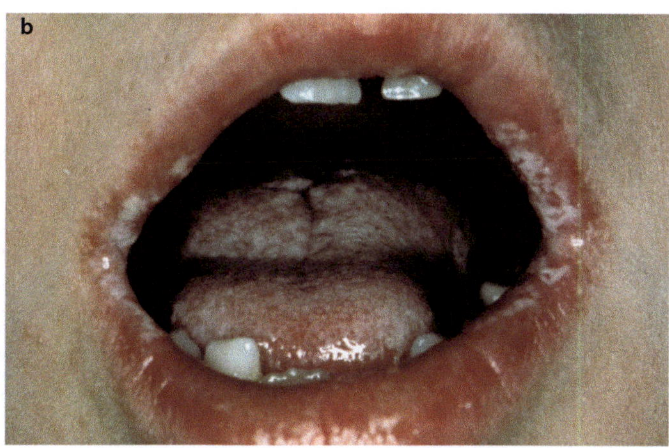

Abb. 9.1 Candida Infektionen. a Perlèche, b Orale Candidose der Mundschleimhaut und Zunge. (Copyright: Prof. Esther von Stebut, Köln)

Felderung. Zur Klärung der Diagnose ist eine Probeexzision mit histologischer Untersuchung gelegentlich nicht zu umgehen. Aphthosis und Stomatitis bis hin zum Pemphigus der Mundschleimhaut und der oralen chronischen Graft-versus-Host-Reaktion sind differentialdiagnostisch zu bedenken.

Diagnosestellung

Die Diagnostik der Candidosen umfasst den direkten mykologischen Erregernachweis im klinischen Material. Bei Verdacht auf eine orale Candidose sind Abstriche von der Zunge, der bukkalen Schleimhaut und vom Mundwinkel geeignet.

Der Erregernachweis erfolgt durch kulturelle Anzüchtung auf Pilznährmedien, an erster Stelle wird dafür Sabouraud-4%-Glukose-Agar verwendet. Hefepilze wachsen etwas langsamer als Bakterien, eine Inkubation von mindestens 2 Tagen, besser 4–6 Tagen bei 37°C ist zu empfehlen. Eine Resistenztestung des Isolates kann im Einzelfall notwendig sein.

Therapieprinzipien

Die orale Candidose wird in der Regel topisch antimykotisch mit z. B. Nystatin (als Suspension), Amphotericin B (Suspension bzw. Lutschtabletten) oder Natamycin (Lutschtabletten) behandelt. Miconazol (Mundgel oder Bukkaltabletten) ist eine Alternative. Ausgeprägte Haut- und Schleimhaut-Candidosen der orointestinalen Schleimhaut erfordern insbesondere bei immunsupprimierten Patienten eine systemische antimykotische Behandlung, z. B. mit Fluconazol oder Itraconazol.

Candidämien und Organmykosen durch *Candida*-Arten werden auch mit Echinocandinen (Caspofungin, Anidulafungin, Micafungin) behandelt. Resistenzen von *C. albicans* gegenüber Fluconazol sind seit Jahren bekannt. *C. krusei* ist intrinsisch resistent gegenüber Fluconazol.

Relevanz für die Zahnmedizin/zahnmedizinische Behandlung

Candidosen der Zunge, der Mundhöhle, Mundwinkel sowie des Rachens sind insbesondere bei Immunsupprimierten häufig. Typisch sind weißliche, wegwischbare Beläge. Diese Beläge können jedoch auch fehlen, dann imponiert eher eine hochrote, hypertrophische oder auch atrophische Schleimhaut. Die Diagnostik ist einfach aus einem Abstrich möglich. Zur Behandlung kommen Nystatin und Amphotericin B topisch zur Anwendung, alternativ Miconazol. Systemische Antimykotika mit Wirksamkeit gegen Candida-Arten sind die Azole (Fluconazol, Posaconazol) oder bei immunsupprimierten Patienten auch Echinocandine. Bei Prothesenträgern ist zu beachten, dass auch die Prothese mit geeigneten desinfizierenden oder antimyzetisch wirksamen Substanzen mitbehandelt werden sollte. Außerdem ist ein Wechsel der Zahnbürste und weiterer Mundpflegeartikel angeraten. Bei Kindern sollten zusätzlich die Schnuller desinfiziert oder ausgekocht werden.

9.2 Dermatophytosen

Definition

Hautpilze oder Dermatophyten sind die Ursachen der Dermatophytosen. Diese werden auch als Tinea (engl. Ringworm) bezeichnet. Man unterscheidet Hautpilzinfektionen von denen der behaarten Kopfhaut und Nagelpilzinfektionen. Onychomykosen der Zehennägel stellen heute eine echte „Volkskrankheit" dar.

Ätiologie/Pathophysiologie

Dermatophyten sind keratinophile Pilze, deren Zielstruktur das Stratum corneum der Epidermis darstellt.

Die Dermatophyten können jedoch auch am Haarfollikel tiefer in die Haut eindringen und entzündliche Mykosen verursachen. Am Kapillitium und im Bartbereich, auch am Mons pubis, werden so pustulöse, teils eitrig-abszedierende tiefe Dermatophytosen verursacht. Die Schleimhaut wird nie durch Dermatophyten befallen, allenfalls kann es zu einer Tinea der Lippen kommen.

Häufigster Dermatophyt in Deutschland und weltweit ist *Trichophyton* (*T.*) *rubrum.* Es handelt sich um einen anthropophilen Pilz, der von Mensch zu Mensch übertragen wird. Das geschieht eher indirekt über unbelebte Oberflächen, z. B. beim Barfußlaufen in Bädern, Umkleiden, Fitness-Studio oder der Moschee. Direkte Übertragung von Haut zu Haut ist eher ungewöhnlich, da die Kontaktzeit nicht ausreichend ist. Dermatophytosen im Kopf- und Gesichtsbereich von älteren Menschen entstehen infolge einer Autoinokulation. Bei vorbestehender Hautpilzinfektion der Füße und Zehennägel werden Pilzelemente über die Hände oder beispielsweise auch über Handtücher auf andere Hautareale übertragen. So gelangt der Dermatophyt in die Leisten, auf Hände und Fingernägel, den Körperstamm und nicht selten ins Gesicht, den Bartbereich und auf die behaarte Kopfhaut. Dort entwickelt sich dann eine Dermatophytose.

Zoophile Dermatophyten sind auf dem Vormarsch. Betroffen sind vorzugsweise Kinder mit stark entzündlichen Dermatophytosen auf dem behaarten Kopf, aber auch im Gesicht und am Körper. Die aktuell häufigsten zoophilen Dermatophyten in Deutschland sind ***Microsporum canis*** (Übertragung von Katzen, vor allem in Südeuropa während des Urlaubs), ***T. benhamiae*** (vom Meerschweinchen) und ***T. mentagrophytes*** (von Nagetieren, Katzen). Der Erreger der „Kälberflechte", *T. verrucosum*, verursacht nach Kontakt zu befallenen Rindern meist eine Tinea barbae, die mykotische „Bartflechte".

Geophile Dermatophyten sind selten. *Nannizzia gypsea* ist der Hauptvertreter dieser Gruppe von Pilzen, die nach Kontakt zum Erdboden auf Haut und Kopfhaut übertragen werden können und dann eine Tinea capitis verursachen.

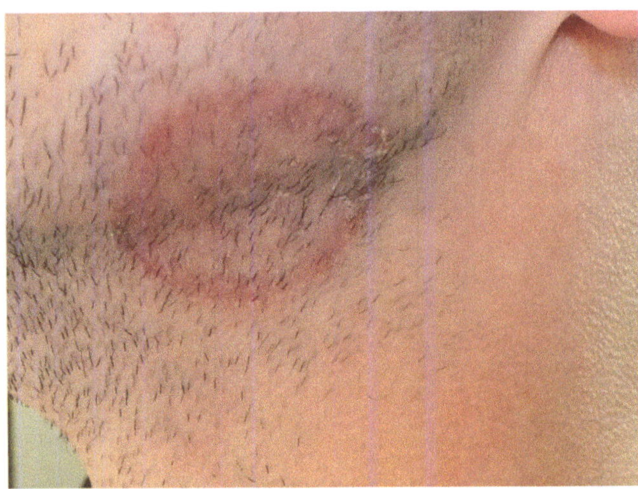

◘ Abb. 9.2 Tinea faciei und Tinea barbae durch Trichophyton benhamiae bei einem Mann. Infektionsquelle war ein Meerschweinchen. (Copyright: Prof. Esther von Stebut, Köln)

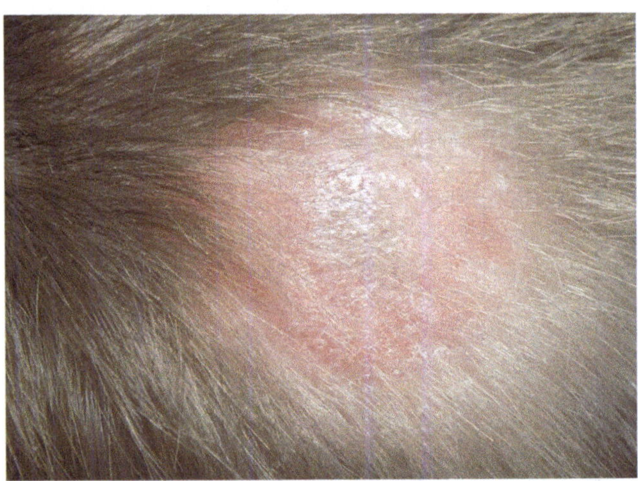

◘ Abb. 9.3 Tinea capitis durch Microsporum canis nach Katzenkontakt bei einem 6-jährigen Kind. Kreisrunder „Stoppelfeld"-artiger Alopezie-Herd am Kapillitium. (Copyright: Prof. Pietro Nenoff, Leipzig)

▪ Klinik

Dermatophytosen zeigen sich an der freien Haut als zentrifugal wachsende, erythrosquamöse schuppende Plaques. Tinea corporis und Tinea capitis werden deshalb im Englischen als „ringworm" bezeichnet.

Die **Tinea faciei** betrifft das Gesicht mit randbetonten, peripher aufgeworfenen, erythematösen, hyperkeratotischen Ringen mit meist blassem Zentrum (◘ Abb. 9.2). Die **Tinea barbae** dagegen weist Papeln und vor allem Pusteln im Bartbereich auf, schmerzhafte Abszedierungen sind möglich.

Bei Kopfhautbefall durch Dermatophyten kommt es zu kreisrunden Alopezie-Arealen mit im Hautniveau abgebrochenen Haaren im Sinne der „Black-dot"-**Tinea capitis** (◘ Abb. 9.3). Die Tinea capitis betrifft nur sehr selten Erwachsene und ältere Menschen, meist dagegen Kinder zwischen 3 und 8 Jahren. Schuppung und Hyperkeratose sind typische Symptome. Die Maximalvariante der Tinea capitis ist das fast ausschließlich bei Kindern vorkommende Kerion Celsi, eine „Honigwaben"-artige, eitrig-abszedierende, tiefe und schmerzhafte Dermatophytose von Haarwurzeln und Kopfhaut.

▪ Differentialdiagnose

Differenzialdiagnostisch ist an Psoriasis vulgaris, Impetigo contagiosa, atopisches Ekzem, Kontaktekzem, Erythema multiforme, aber auch an das Granuloma anulare zu denken. Die Tinea faciei kann mit Impetigo contagiosa, atopischem Ekzem, Kontaktekzem, chronisch-diskoidem Lupus erythematodes und Herpes zoster verwechselt werden. Die Tinea barbae ist klinisch schwer von einer Candidose oder einer bakteriellen Infektion des Bartbereichs zu unterscheiden. Die Tinea capitis und Psoriasis capitis weisen morphologische Übereinstimmungen auf.

▪ Diagnosestellung

Die Diagnostik von Dermatophytosen umfasst den mikroskopischen Pilznachweis und den kulturellen Pilznachweis (◘ Abb. 9.4). Pilzhyphen und Sporen können auch histologisch in einer Gewebeprobe mittels Periodic-Acid-Schiff (PAS)-Reaktion nachgewiesen werden. Das Ergebnis der Pilzkultur liegt erst nach 2–4 (bis 6) Wochen vor. Molekulare Methoden, wie die Polymerasekettenreaktion (Polymerase Chain Reaction, PCR), erlauben heute einen schnellen und Spezies-spezifischen Pilznachweis der Dermatophyten-DNA direkt in Hautschuppen, Haarwurzeln oder Hautabstrichen.

▪ Therapieprinzipien

Zur Behandlung von Dermatophytosen kommen gegen Dermatophyten wirksame topische Antimykotika in Betracht. Das sind Amorolfin, Azole (Clotrimazol, Bifonazol, Econazol, Miconazol, Sertaconazol), Ciclopirox olamin, Terbinafin und auch Tolnaftat. Bei ausgeprägten Formen der Tinea, bei Tinea faciei und bei abszedierender Tinea barbae und generell bei Tinea capitis muss systemisch (oral) antimykotisch behandelt werden. Die in Deutschland verfügbaren oralen Antimykotika sind generell nicht für Kinder zugelassen und können nur im Off-Label-Use eingesetzt werden. Zur First-line-Therapie wird entweder Terbinafin (*Trichophyton*-Arten) oder alternativ Itraconazol (*Microsporum*-Arten, *Nannizzia*) gegeben. Fluconazol hat sich auch als wirksam erwiesen, muss jedoch als „Third-Line"-Therapie angesehen werden. Die Therapiedauer mit einem oralen Antimykotikum beträgt zwei bis vier Wochen, bei Tinea capitis mindesten 4, eher 8–12 Wochen oder länger.

Relevanz für die Zahnmedizin/zahnmedizinische Behandlung

Dermatophytosen zählen zu den häufigsten oberflächlichen Infektionen der Haut und Nägel. Im Gesicht und Kopfbereich ist an eine Hautpilzinfektion zu denken, wenn trockene, schuppende, erythematosquamöse Plaques auftreten.

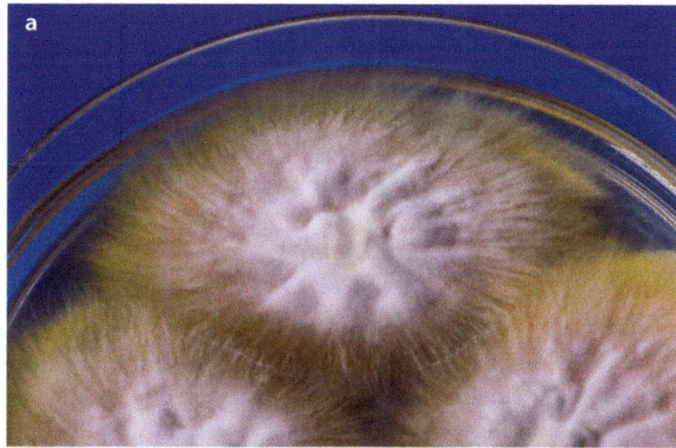

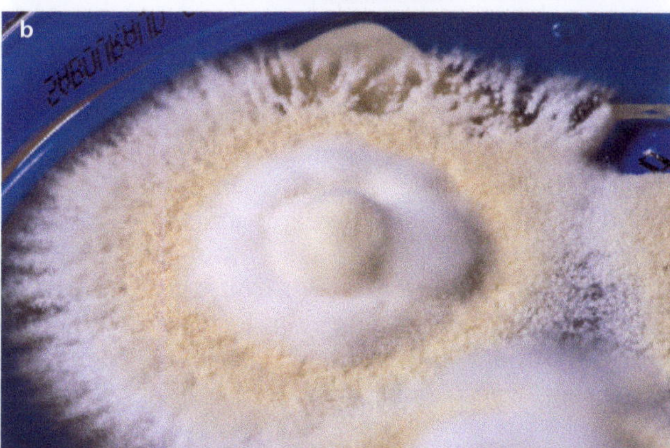

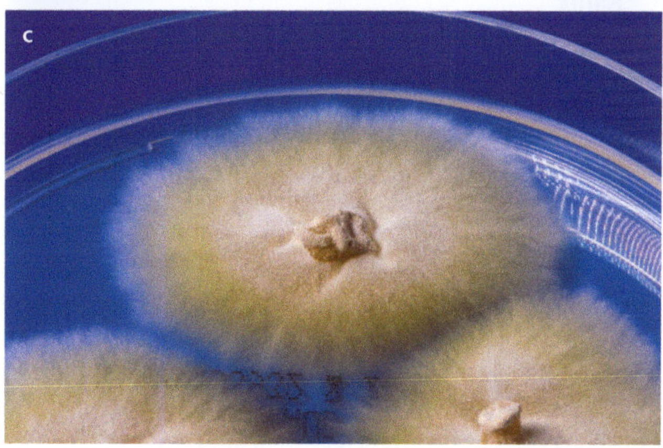

◘ Abb. 9.4 Unterschiede in der Makromorphologie in der Pilzkultur. a Kolonien von Microsporum canis auf Sabouraud-Glukose-Agar. Typisch sind die gelben, ausstrahlenden Kolonien mit weißen Hyphenbünden in der Peripherie. b Kolonien von Trichophyton mentagrophytes auf Sabouraud-Glukose-Agar. Man sieht zentral beige bis gelblich gefärbte, peripher weiße, granuläre, teils pudrige Kolonien. Isolat von einem 5-jährigen Kind mit Dermatophytose. c Kolonien von Trichophyton benhamiae auf Sabouraud-Glukose-Agar. Die Kolonien sind weiß mit gelber Unterseite. Die Oberseite ist samtartig, fein strukturiert mit dünnen Hyphenbündeln in der Peripherie. Differentialdiagnostisch ist an Microsporum canis zu denken. (Copyright: Prof. Pietro Nenoff, Leipzig)

9.3 Aktinomykosen

▪ Definition

Die Aktinomykose (früher „Strahlenpilzerkrankung“) ist eine subakut oder chronisch verlaufende tiefe bakterielle Infektion der Schleimhaut und Haut durch *Actinomyces*-Arten. Im Mund- und Halsbereich spricht man von zervikofazialer Aktinomykose.

▪ Ätiologie/Pathophysiologie

Aktinomykosen der Mundhöhle werden durch fadenförmige, verzweigte, grampositive, anaerobe bis mikroaerophile, nicht-säurefeste Bakterien der Gattung *Actinomyces* hervorgerufen. *Actinomyces*-Arten besiedeln normalerweise als Saprophyten die Mundhöhle, den Darm und die Vaginalschleimhaut. Der häufigste Erreger der Aktinomykosen ist *Actinomyces israelii.* Die endogene Infektion der Mundhöhle und Gesichtshaut entsteht infolge einer traumatischen Inokulation der Erreger in die Mundschleimhaut und das subkutane Gewebe. Disponierend sind Mikrotraumata, aber auch iatrogene Verletzungen der Mukosa und tieferer Geweberegionen beispielsweise nach Extraktion der Weisheitszähne oder nach anderen zahnärztlichen Eingriffen, sogar nach Lokalanästhesie.

▪ Klinik

Bei der zervikofazialen Aktinomykose entwickelt sich nach Inokulation der Erreger langsam eine Schwellung und livid erythematöse Schwellung der (bukkalen) Schleimhaut in der Mundhöhle, die auch außen an der Wangenhaut erkennbar sein kann. Im späteren Verlauf entwickeln sich neben Knoten auch Induration, Ulzeration, Einschmelzung mit oraler und extraoraler Fistelbildung mit Sekretion von gelbem, eitrigem Sekret. Darin sind gelbliche, feste, körnerartige Strukturen erkennbar, die sog. Drusen. Eine Lymphknotenschwellung in den abhängigen Regionen ist palpabel. Fieber und Schmerzen sind weitere Symptome. Die Ausbreitung in die Tiefe bei nicht oder nicht ausreichend behandelter Aktinomykose mit Involvierung und Destruktion der Knochenstrukturen des Kiefers, jedoch auch der Schädelbasis (Meningitis und Hirnabszesse), ins Mediastinum und septische Streuung sind möglich. Ein letaler Ausgang ist bei diesen Komplikationen möglich.

▪ Differentialdiagnose

Differentialdiagnostisch sind entzündliche Erkrankungen, Infektionen anderer Genese (Mundbodenphlegmone), tiefe Mykosen bei immunsupprimierten Patienten, syphilitische Gummen (Syphilis III), Tuberkulose, dentogene Fisteln, jedoch auch benigne und maligne Tumoren der Mundschleimhaut zu bedenken.

▪ Diagnosestellung

Der kulturelle mikrobiologische Erregernachweis aus Fistelsekret, nativem Hautgewebe und Abstrichen sollte erfolgen. Aufgrund des langsamen Wachstums der Strahlenbakterien liegt das Ergebnis erst nach mehreren Wochen Inkubationszeit vor. Essentiell ist die histologische Untersuchung (HE-Färbung, Grocott-Gomori-Versilberungstechnik) mit Nachweis der Drusen von *Actinomyces.* Die Drusen oder Mikrokolonien imponieren als sternartige, eosinophile, periphere radiäre Strukturen («Splendore-Hoeppli»-Phänomen) im zentral nekrotisierenden Granulom. Bildgebende Diagnostik zur Beurteilung der Tiefenausdehnung und Ausbreitung ist notwendig.

▪ Therapieprinzipien

Aktinomykosen müssen langfristig (Monate bis 1 Jahr) antibiotisch behandelt werden, in der Regel in Kombination mit chirurgischem Vorgehen. Mittel der Wahl ist intravenöses Penicillin G, alternativ kann auch Ampicillin eingesetzt werden. Intravenös applizierbare Cephalosporine oder Tetracycline sind Möglichkeiten. Mischinfektionen müssen breiter behandelt werden, mit Clindamycin oder Aminopenicillin + Betalactamase-Inhibitor.

Relevanz für die Zahnmedizin/zahnmedizinische Behandlung

Aktinomykosen sind seltene Infektionen der Haut und Schleimhaut im Mund- und Gesichtsbereich. Man sollte differentialdiagnostisch daran denken, wenn klinische Zeichen einer Infektion mit Schwellung, Rötung, Schmerzen und Fieber bestehen, sowie bei chronischen Entzündungsprozessen im Mund-, Kiefer- und Gesichtsbereich, die eine subkutane Einschmelzungstendenz aufweisen.

Literatur

Ashwini PK, Betkerur J, Shastry V (2020) Study of mucocutaneous manifestations of HIV and its relation to total lymphocyte count. Indian J Sex Transm Dis AIDS 41(1):47–52

Martorano-Fernandes L, Dornelas-Figueira LM, Marcello-Machado RM, Silva RB, Magno MB, Maia LC, Del Bel Cury AA (2020) Oral candidiasis and denture stomatitis in diabetic patients: Systematic review and meta-analysis. Braz Oral Res 34:e113

Nenoff P (2014) Hefepilze auf Haut und Schleimhaut. Candidosen als Folge der Chemotherapien. CME-Artikel. Hautnah Dermatologie 30:37–45

Nenoff P, Krüger C, Schaller J, Ginter-Hanselmayer G, Schulte-Beerbühl R, Tietz HJ (2014) Mykologie – ein Update. Teil 2: Dermatomykosen: Klinisches Bild und Diagnostik. J Dtsch Dermatol Ges 12:749–779

Nenoff P, Krüger C, Paasch U, Ginter-Hanselmayer G. Mykologie – ein Update. Teil 3: Dermatomykosen: topische und systemische

9

Behandlung. CME-Artikel, J Dtsch Dermatol Ges 2015; 13: 387-413

Sav H, Altinbas R, Dursun ZB (2020) Fungal profile and antifungal susceptibility pattern in patients with oral candidiasis. Infez Med 28(3):392–396.

Mayser P, Nenoff P, Reinel D, Abeck D, Brasch J, Daeschlein G, Effendy I, Ginter-Hanselmayer G, Gräser Y, Hipler UC, Höger P, Kolb-Mäurer A, Ott H, Schaller M, Zidane M (2020) S1-Leitlinie Tinea capitis. AWMF-Reg-Nr.: 013-033 ► https://www.awmf.org/uploads/tx_szleitlinien/013-033l_S1_Tinea_capitis_2019-05.pdf. J Dtsch Dermatol Ges 18(2):161–180

Nenoff P, Krüger C, Ginter-Hanselmayer G, Tietz HJ (2014) Mykologie – ein Update. Teil 1: Dermatomykosen: Erreger, Epidemiologie und Pathogenese. J Dtsch Dermatol Ges 12:188–211

Wollina U, Hansel G, Uhrlaß S, Krüger C, Schönlebe J, Hipler UC, Nenoff P (2018) Deep facial mycosis in a diabetic patient caused by Trichophyton verrucosum – a case report and review of the literature. Mycoses 61(3):152–158

Nenoff P, Schulze I, Krüger C, Uhrlaß S, Ran Y (2018) 7/m mit eitrig abszedierender alopezischer und druckschmerzhafter Läsion am Kapillitium. Vorbereitung auf die Facharztprüfung: Folge 14. Hautarzt 69(Suppl 2):S136–S144

Dioguardi M, Quarta C, Alovisi M, Crincoli V, Aiuto R, Crippa R, Angiero F, Laneve E, Sovereto D, De Lillo A, Troiano G, Lo Muzio L (2020) Microbial association with Genus Actinomyces in primary and secondary endodontic lesions, Review. Antibiotics (Basel) 9(8):433

Gurbanov V, Torul D (2019) Isolated actinomycosis of the hard palate incurred subsequent to local anesthesia. J Craniofac Surg 30(7):e645–e646

Mettler S, Brunner F, Lambrecht JT (2009) Zervikofaziale Aktinomykose: zwei Fallberichte. Schweiz Monatsschr Zahnmed 119:239–245

Vandeplas C, Politis C, Van Eldere J, Hauben E (2020) Cervicofacial actinomycosis following third molar removal: case-series and review. Oral Maxillofac Surg 10.1007/s10006-020-00896-x.

Parasitosen

Esther von Stebut

Inhaltsverzeichnis

10.1 Skabies – 60

10.2 Pedikulosis – 61

10.3 Leishmaniasis – 61

Weiterführende Literatur – 63

Die Texte zur Relevanz für die Zahnmedizin/zahnmedizinische Behandlung wurden von Frau PD Dr. Dr. Svenja Rink-Notzon, Köln überarbeitet.

E. von Stebut und F. Ochsendorf (Hrsg.), *Hauterkrankungen in der Zahnmedizin, der Mund-Kiefer-Gesichtschirurgie, der Augenheilkunde und der Hals-Nasen-Ohrenheilkunde*,
https://doi.org/10.1007/978-3-662-66733-0_10

Einleitung

Parasitosen bezeichnen Erkrankungen des Menschen, die von parasitären Organismen hervorgerufen werden. Sie kommen häufig vor. Im folgenden Kapitel sollen die für die Zahnmedizin wichtigsten Parasitosen besprochen werden.

10.1 Skabies

Definition

Syn. „Krätze". Sie wird durch die Infestation mit einem Ektoparasiten, der Skabiesmilbe *Sarcopes scabiei,* hervorgerufen.

Ätiologie/Pathophysiologie

Die Milbe ist bis maximal 0,5 mm lang und daher mit dem bloßen Auge nicht zu erkennen. Sie kommt weltweit vor. Die Infestation beginnt durch das Eingraben einer weiblichen Milbe in die Epidermis, wo sie ca. 4–6 Wochen überleben kann. Sie gräbt tunnelförmige Gänge in der Epidermis, in der sie Eier ablegt. Nach einigen Tagen schlüpfen aus den Eiern Larven, die sich über das Nymphenstadium innerhalb von ca. 1 Woche zu adulten Milben weiterentwickeln.

Außerhalb des Körpers könnten Milben bei Raumtemperatur nur bis zu 36 h überleben. Deshalb werden diese vor allem bei längerem, direktem Hautkontakt übertragen. Eine indirekte Übertragung der Skabiesmilben durch Gegenstände nimmt mit der Dauer des Nichtbenutzens ab.

Auf einem Infestierten befinden sich typischerweise nur bis zu 10–15 Milben. Nur bei der Scabies crustosa (s. u.) können Millionen von Milben auf der Haut sein. Dies erklärt, warum Patienten mit Scabies crustosa hoch infektiös sind. Ausbrüche in Gemeinschaftseinrichtungen stellen ein großes Problem dar (Altenheime, Flüchtlingsunterkünfte).

Klinik

Kinder sind am häufigsten betroffen. Die Erkrankung ist häufig; Risikofaktoren für den Erwerb einer Skabies sind eine hohe Bevölkerungsdichte, Immunsuppression, häufige Körperkontakte/wechselnde Geschlechtspartner. Hygienische Bedingungen spielen nur eine untergeordnete Rolle.

Ungefähr 2–5 Wochen nach Infestation kommt es zu ersten Hauterscheinungen, die sich in Form von gewundenen Gängen mit am distalen Ende einer Papel/Papulovesikel („Milbenhügel") zeigen. Insbesondere die Fingerzwischenräume, die Axillarfalten, die Warzenhöfe, der Nabel, die perianale und inguinale Region sowie die inneren Fußränder (= Areale mit dünner Haut!) sind häufig betroffen. Bei Säuglingen und Kleinkindern sowie Älteren können auch insbesondere Kopf/Hals und Fußsohlen betroffen sein.

Die Erkrankung juckt extrem stark; der Juckreiz ist besonders nachts am stärksten ausgeprägt.

Im Verlauf kommt es zu Kratzartefakten, Superinfektion und dem Bild eines Ekzems mit großer klinischer Variabilität.

Sonderformen

Scabies incognito: Vor allem bei intensiver Körperhygiene und Vorbehandlung mit Kortikosteroiden; wenig entzündliche Veränderungen.

Scabies nodosa: Besonders bei Kindern und Älteren mit derben, rot-braunen Knoten als Zeichen einer hyperergen Immunreaktion.

Scabies bullosa: Selten, besonders bei Älteren oder Kleinkindern.

Scabies crustosa (Borken-Krätze): Betrifft Menschen mit Abwehrschwäche (medikamentös, alte Menschen!), deshalb keine Immunreaktion und sehr erregerreich. Es zeigen sich diffuse Hyperkeratosen, flächige Erytheme bis zur Erythrodermie; meist nur geringer Juckreiz. Es sind besonders häufig Ellenbogen, Füße/Knie, Hände, Kopfhaut/Gesicht und Hals betroffen. Diese Form ist hochkontagiös.

Differentialdiagnose

Juckende Dermatosen (z. B. Ekzeme, bullöses Pemphigoid).

Diagnosestellung

Der Nachweis von Gängen gelingt am leichtesten mit dem Dermatoskop. Es zeigen sich typische Strukturen mit einer Dreieckskontur am vorderen Pol (sog. „Delta-Flyer"). Eine Milbe kann bei Bedarf mit der Spitze einer Kanüle aus dem Gang herauspräpariert und lichtmikroskopisch identifiziert werden.

Therapieprinzipien

Die Therapie der Skabies erfolgt primär topisch oder oral.

Topisch steht vor allem das Permethrin zur Verfügung, dass als 5 % Konzentration eingesetzt wird. Alternative Substanzen für die topische Therapie sind Benzylbenzoat oder Crotamiton.

Für die topische Therapie wird Permethrin-Creme lückenlos auf die gesamte Haut vom Unterkiefer abwärts aufgetragen, für 8–12 h belassen und anschließend abgewaschen. Dies erfolgt am besten nachts. Bei Kindern oder Älteren sollte der Kopf mitbehandelt werden. Eine Wiederholungsbehandlung nach 7–14 Tagen ist oft ratsam, da Therapieversager nicht selten sind (beachte die genauen Anwendungshinweise in der Leitlinie!).

Die Systemtherapie wird mit Ivermectin als Einmalbehandlung durchgeführt. Es wird eine Dosis von 200 µg/kg Körpergewicht empfohlen. Bei Scabies crustosa sind Kombinationstherapien (topisch/oral) sowie Wiederholungsbehandlungen indiziert.

Therapiebegleitend sollten ergänzende Sanierungsmaßnahmen durchgeführt. Alle Kontaktpersonen des Infizierten (engere Familie etc.) sollten ggf. mitbehandelt werden. Alle Textilien, die am Körper getragen werden (Kleindung, Bettwäsche, Handtücher) sollten für mindestens 4 Tage in einem dicht verschlossenen Plastiksack trocken und warm gelagert werden oder bei 60 °C gewaschen werden. Alle Oberflächen werden gesaugt oder feucht gereinigt.

10.2 Pedikulosis

▪ Definition

Lausbefall mit Kopfläusen (2–3 mm, Pediculosis capitis), Filzläusen (1–1,5 mm, Phthiriasis pubis) oder Kleiderläusen (4 mm, Pediculosis vestimentorum).

▪ Ätiologie/Pathophysiologie

Läuse sind flügellose, blutsaugende Parasiten. Läuse haben 3 Beinpaare, mit denen sie sich perfekt an den Kopfhaaren (Kopfläuse) bzw. den Schamhaaren/Wimpern (Filzläuse) festhalten können. Außerdem besitzen sie Mundwerkzeuge zum Stechen, da sie mehrfach am Tag eine Blutmahlzeit benötigen. Sie bringen Speichel in die Wunde ein, was zu Fremdkörperreaktionen und Juckreiz führt. Kopfläuse sind weltweit verbreitet, der Mensch ist der einzige Wirt. Hygiene spielt keine Rolle. Die Übertragung erfolgt in vulnerablen Gruppen (Kinder, enge Wohnsituation) nur durch direkten Körperkontakt.

Kleiderläuse leben und vermehren sich vornehmlich in den Nähten der Wäsche. Durch den gelegentlichen Stechvorgang, um eine Blutmahlzeit zu sich zu nehmen (bis zu 4 Tage ohne Blutmahlzeit überlebensfähig), kommt es zu Juckreiz auf der Haut. Der Kleiderlausbefall ist mit schlechten hygienischen Bedingungen assoziiert. Körperläuse können verschiedene Bakterien übertragen, u. a. Rickettsien (Fleckfieber).

Filzläuse befallen behaarte Körperregionen mit apokrinen Schweißdrüsen. Sie wird hauptsächlich bei engem Körperkontakt (Sex, Kuscheln) übertragen. Auch sie braucht zum Überleben regelmäßige Blutmahlzeiten; nach 24 h ohne Körperkontakt verstirbt sie.

▪ Klinik

Kopfläuse sind oft asymptomatisch; im Verlauf kann es zu starkem Juckreiz, Nässen und Krusten kommen. Die Läuse sind in der Nähe der Kopfhaut zu finden, weiter distal die fest an den Haaren haftenden leeren Eihüllen (= Nissen).

Die Symptome beim Kleiderlausbefall sind ein starker Juckreiz, der besonders im Bereich von Wäschenähten (z. B. unter den Achseln, Genital, Hosenbund) auftritt. Klinisch treten Rötungen an den Einstichstellen und v. a. Kratzspuren auf.

Ein Filzlausbefall findet sich meist im Schamhaarbereich, gelegentlich auch an den Brust-, Bein- oder Barthaaren sowie den Wimpern/Augenbrauen. Klinisch kann man mit dem Dermatoskop Läuse und Nissen erkennen. Der Patient klagt über besonders nachts ausgeprägten Juckreiz an den Einstichstellen, die sich bläulich darstellen.

▪ Differentialdiagnose

Andere stark juckende Dermatosen.

▪ Diagnosestellung

Die Diagnose wird klinisch (Anamnese, Befund) gestellt. Die Läuse können gut mit dem Dermatoskop oder mit dem bloßen Auge an den entsprechenden Körperhaaren gesehen werden, die Kleiderläuse mit bloßem Auge in den Kleidernähten.

▪ Therapieprinzipien

Läuse werden mit Pyrethrumextrakten bzw. Permethrin oder Allethrin behandelt. Die Kleiderlaus befällt nicht den Menschen selbst, oft reicht das vollständige Auswechseln der Bekleidung. Bei Filzlausbefall ist es sinnvoll, die betroffene Körperbehaarung zu entfernen. Bei Befall der Wimpern können die Läuse durch Auftragen fettender Salben (Vaseline) an ihrer Atmung gehindert und dann mit der Pinzette entfernt werden.

Kontaktpersonen sollten untersucht und ggf. gleichzeitig behandelt werden.

10.3 Leishmaniasis

▪ Definition

Infektion mit dem intrazellulären, protozoischen Parasiten *Leishmania,* der eine granulomatöse Gewebereaktion hervorruft.

▪ Ätiologie/Pathophysiologie

Leishmanien werden durch Sandmücken übertragen, die (sub-)tropische Regionen bevorzugen. Dies erklärt auch die Verteilung der Endemiegebiete weltweit. Die Erkrankung wird in der sog. „Alten Welt" im Vorderen Orient, Indien, Afrika und den Mittelmeeranrainerstaaten beobachtet, in der „Neuen Welt" vornehmlich in Mittel- und Südamerika. Durch die weltweite Reisetätigkeit und Migration wird die Erkrankung auch in Europa häufiger.

Nach Inokulation der Parasiten in die Haut werden diese von gewebeständigen Makrophagen phagozytiert. Hier entwickeln sie sich zu Gewebeamastigoten um und vermehren sich. Eine Ansammlung von Entzündungszellen führt zur granulomatösen Entzündungsreaktion (= klinisch Papel). Später schütten T-Zellen Zytokine, v. a. IFN-gamma, aus, welches infizierte Makrophagen aktiviert, die den Parasiten damit über Stickstoffradikale abtöten können.

Bei einer Immunsuppression (HIV, Alter, iatrogen) oder bei bestimmten *Leishmania species* gelingt das Abtöten der Parasiten nicht und der Erreger kann sich im gesamten Organismus verteilen (viszerale Leishmaniasis).

▪ Klinik

Die Erkrankungsform hängt vom Immunstatus des Patienten sowie der auslösenden Parasitenspezies ab. Das Spektrum der Erkrankung reicht von der kutanen Leishmaniasis (90 % aller Fälle), über die mukokutane Leishmaniasis (ca. 5 %) bis zur viszeralen Leishmaniasis. Während die kutane Leishmaniasis bei intakter Immunität i. d. R. spontan abheilt, verlaufen die beiden anderen Erkrankungsvarianten oft mit Komplikationen und sind unbehandelt tödlich.

▪▪ Kutane Leishmaniasis

Die Erkrankung beginnt typischerweise über über Wochen wachsenden Papeln. Im Verlauf entsteht ein Randwall mit zentraler Kruste (sog. „volcano sign“) und ggf. ein Ulcus (◘ Abb. 10.1a–d). Unbehandelt kann die Läsion variabel innerhalb von Monaten spontan abheilen. Da der Defekt bis unterhalb der Basalmembran reicht, entsteht eine Narbe.

Atypische Verläufe sind nicht ungewöhnlich (lupoid, ekzematös, Satellitenherde), disseminierter Befall (◘ Abb. 10.1e).

▪▪ Mukokutane und viszerale Leishmaniasis

Bei bestimmten Leishmanien, die v. a. in Südamerika und Indien übertragen werden, sind komplizierte Verläufe (mukokutane L., viszerale L.) möglich.

10

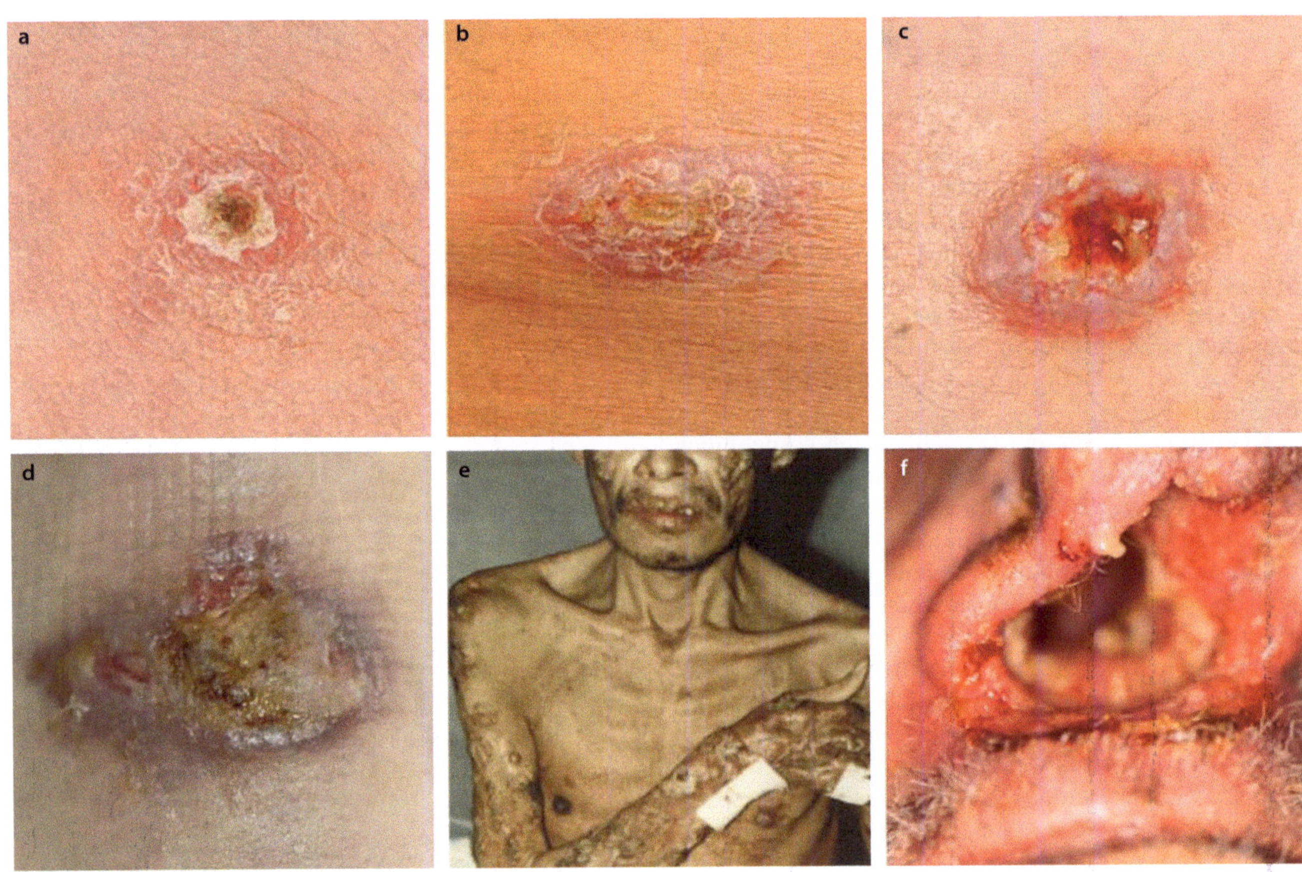

◘ **Abb. 10.1 Klinische Bilder der kutanen Leishmaniasis** (aus von Stebut et al. 2012). **a–c** Solitäre Läsionen oder **d** mehrknotige, stärker ulzerierte Leishmaniasis nach Reise nach Marokko (*L. major*, **a–c**) oder Südamerika (*L. guyanensis*, **d**). **e** Diffuse kutane Leishmaniasis. **f** Zerstörung der Nasenknorpel bei mukokutaner Leishmaniose. (Bild von Prof. J. Tomimori-Yamashita, São Paulo, mit freundlicher Genehmigung)

■ Differentialdiagnose

Andere granulomatöse Erkrankungen (z. B. Mykobakteriosen, Sarkoidose), Tumore, Ulzerationen anderer Genese (z. B. Ekthymata).

■ Diagnosestellung

Die Diagnose wird durch Erregernachweis aus einer Hautbiopsie gestellt. Histologisch zeigen sich in der Giemsa-Färbung amastigote Leishmanien in Histiozyten/Makrophagen bei granulomatöser Entzündungsreaktion.

Mittels PCR und Kultur lässt sich die auslösende Subspezies der Leishmanien bestimmen, was für den Therapieentscheid wichtig ist.

■ Therapieprinzipien

Die Behandlung sollte nach Kontakt mit einem Spezialzentrum durchgeführt werden. Die Therapie der Leishmaniasis kann topisch oder systemisch erfolgen. Patienten mit sog. „komplexen Läsionen" (d. h. größer als 4 cm, mehr als 3 Hautveränderungen oder an heiklen Körperregionen wie Gesicht, Gelenken) werden systemisch behandelt. Ebenso wird eine disseminierte, rezidivierende, diffuse, mukokutane oder viszerale Leishmaniasis systemisch behandelt.

Je nach Subtyp werden für die Systemtherapie verschiedene Präparate eingesetzt: fünfwertige Antimonate, liposomales Amphotericin oder Miltefosin. Miltefosin ist das einzige für diese Indikation zugelassene Medikament, es kann oral verabreicht werden.

Die topische Therapie umfasst die Exzision einzelner Läsionen, die photodynamische Therapie, Thermotherapie oder verschiedene Cremezubereitungen mit parasitenabtötender Wirkung (z. B. Paromomycin-haltige Creme, Hydrogel mit liposomalem Amphotericin).

Relevanz für die Zahnmedizin/zahnmedizinische Behandlung

Knotige, innerhalb von Wochen größer werdende Hautveränderungen insbesondere im Gesichtsbereich können auf eine Leishmaniasis hinweisen. Die Reiseanamnese kann hilfreich sein. Eine Ansteckung durch Inokulation ist nicht möglich.

Weiterführende Literatur

Hamm H (2015) Kapitel 33, Skabies. In: von Stebut (Hrsg) Reisedermatosen. Springer

Ochsendorf F, Meister L (2016) Kopfläuse. Dtsch Arztebl Int 113:763–772. ► https://doi.org/10.3238/arztebl.2016.0763

Sunderkötter et al (2016) S1-Leitlinie zur Diagnostik und Therapie der Skabies – Kurzfassung. J Dtsch Dermatol Ges 14(11):1160–1171

Von Stebut E (2015) Kapitel 29, Leishmaniasis. In: von Stebut (Hrsg) Reisedermatosen. Springer

Von Stebut E (2017) Leishmaniasis: Diagnose und Therapie. Hautarzt 68(7):548–552

von Stebut E, Schleicher U, Bogdan C (2012) Kutane Leishmaniasis als Reisedermatose. Hautarzt 63:233–249. ► https://doi.org/10.1007/s00105-012-2327-x

Virale Hauterkrankungen

Domenica Varwig-Janßen

Inhaltsverzeichnis

11.1 Mollusca contagiosa – 66

11.2 Humane Papillomviren (HPV) – 67

11.3 Herpes-simplex-Virus (HSV)-Infektionen – 68

11.4 Varizellen und Herpes-Zoster-Virus (VZV)-Infektion – 69

11.5 Epstein-Barr-Virus (EBV)-Infektionen – 71

Weiterführende Literatur – 72

Die Texte zur Relevanz für die Zahnmedizin/zahnmedizinische Behandlung wurden von Frau PD Dr. Dr. Svenja Rink-Notzon, Köln überarbeitet.

E. von Stebut und F. Ochsendorf (Hrsg.), *Hauterkrankungen in der Zahnmedizin, der Mund-Kiefer-Gesichtschirurgie, der Augenheilkunde und der Hals-Nasen-Ohrenheilkunde*, https://doi.org/10.1007/978-3-662-66733-0_11

Tab. 11.1 Übersicht einer Auswahl verschiedener humaner Herpesviren

Virus	Abkürzung	Beispiele für ausgelöste Krankheiten
Herpes-simplex-Virus 1	HSV-1	Gingivostomatitis herpetica, Herpes labialis, Keratokonjunctivitis
Herpes-simplex-Virus 2	HSV-2	Herpes genitalis
Varizella-Zoster-Virus	VZV	Varizellen, Herpes Zoster
Epstein-Barr-Virus	EBV	Infektiöse Mononukleose, orale Haarleukoplakie
Zytomegalievirus	CMV	CMV-Retinitis, CMV-Pneumonie
Humanes Herpesvirus 6	HHV-6	Exanthema subitum (Dreitagefieber)
Humanes Herpesvirus 7	HHV-7	
Humanes Herpesvirus 8	HHV-8, KSHV	Kaposi-Sarkom

Einleitung

Viren sind kleine, intrazelluläre Infektionserreger, die genetische Information auf RNS- oder DNS-Basis enthalten. Viren gehören im Gegensatz zu Bakterien nicht zur residenten Flora. Die Infektion ruft Schäden und eine Abwehrreaktion des Körpers hervor, anhand beider kann der Erreger bestimmt werden. Die häufigsten viralen Haut- und Schleimhauterkrankungen weisen ein für die Erkrankung typisches klinisches Erscheinungsbild und eine typische Symptomatik auf. Dermatologisch relevant sind dermatotrope Viren, auf die sich das Kapitel bezieht, aber auch allgemeine Viruserkrankungen, die jedoch in der zahnärztlichen Praxis selten sein dürften. Durch die genaue Inspektion der im Folgenden dargestellten viralen Krankheitsbilder kann der Verdacht auf eine bestimmte Viruskrankheit bereits gestellt werden und bedarf kaum weitergehender Diagnostik. Das Erkennen viraler Erkrankungen ist wesentlich, um Ausbreitung des Erregers und Folgeschäden zu verhindern.

Eine Auswahl verschiedener humaner Herpesviren enthält Tab. 11.1.

11.1 Mollusca contagiosa

Definition

Durch Pockenviren hervorgerufene **Dellwarzen.**

Ätiologie/Pathophysiologie

Die Infektion wird durch das **Molluscum-contagiosum**-Virus aus der Gruppe der Poxviren verursacht. Weltweit sind bis zu 1 % der Bevölkerung, v. a. Kinder und Jugendliche wegen der fehlenden Immunität, betroffen. Nach Ansteckung (Schmierinfektion über kleinere Hautdefekte, v. a. bei Kindern (2–10 Jahre) oder immunsupprimierten Erwachsenen) entwickeln sich die Warzen nach Tagen bis Monaten. Durch Kratzen oder direkten Hautkontakt breiten sich diese über Autoinokulation aus.

Menschen mit einer Hautbarrierestörung, beispielsweise bei atopischer Dermatitis, sind empfänglicher. Viruswarzen können sich dann stärker ausbreiten, v. a. in den Ekzemherden.

Mollusken bei Erwachsenen können auf eine Immunsuppression (u. a. HIV-Infektion) hinweisen.

Klinik

Klinisch sind zentral eingezogene („eingedellte") blassrosa, weißliche oder hautfarbene, 1–6 mm große Papeln und Knötchen (Abb. 11.1) vor allem an Armen und Rumpf typisch. Die Warzen können gruppiert oder linear angeordnet sein. Auf Druck entleert sich eine weißliche, krümelige Masse. Die Anzahl variiert je nach Immunitätslage zwischen 10 und mehreren Hundert.

Differenzialdiagnose

Andere Viruswarzen haben eine keratotische, zerklüftetere Oberfläche. Milien sind mit Horn gefüllte Epithelzysten und deutlich kleiner. Talgdrüsenhyper-

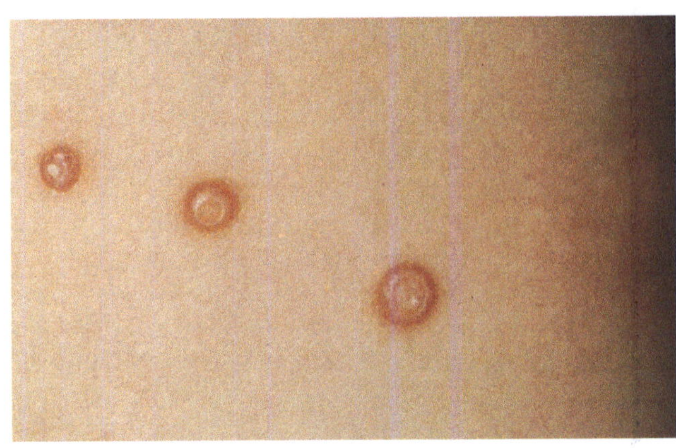

Abb 11.1 Mollusca contagiosa. (Aus Fölster-Holst 2005)

plasien treten im höheren Lebensalter auf und sind meist kleiner.

- **Diagnosestellung**

Die Diagnose wird klinisch (Anamnese, typischer Befund) gestellt.

- **Therapieprinzipien**

Da es sich im Kindesalter oft um eine selbstlimitierende Erkrankung (mittlere Abheilungszeit 13 Monate) handelt, müssen einzelne Mollusken nicht zwingend behandelt werden. Multiple Mollusken können oberflächlich abgetragen (Kürettage (s. ► Kap. 5)) oder mit einer gebogenen Pinzette ausgedrückt werden. Alternativ kann topisch behandelt werden, v. a. mit Kaliumhydroxid (KOH).

Relevanz für die Zahnmedizin/zahnmedizinische Behandlung

Die Übertragungswege und üblichen Hygieneregeln sollten beachtet werden. Die Erkrankung ist für Erwachsene kaum infektiös. Gegebenenfalls kann auf die Infektiosität hingewiesen werden und Verzicht auf unbekleideten Körperkontakt mit anderen Kindern wie beispielsweise beim „Babysport" empfohlen werden. Bei großer Ausbreitung ist eine dermatologische Behandlung bzw. bei Auftreten bei Erwachsenen die Diagnostik bzgl. einer Abwehrschwäche zu empfehlen.

11.2 Humane Papillomviren (HPV)

- **Definition**

Verschiedenartige Virusinfektionen durch humane Papillomaviren aus der Gruppe der Papova-Viren (mehr als 200 Genotypen).

- **Ätiologie/Pathophysiologie**

Die Viren werden durch Schmierinfektion bzw. engen Körperkontakt übertragen und infizieren die Basalzellen. Die Viren haben einen Tropismus für das Epithel der Haut oder Schleimhaut. Die Ausprägung hängt vom übertragenen Typ sowie der Immunlage des Wirts ab. Deshalb sind von Verrucae vulgares v. a. Kinder (fehlende Immunität) betroffen sowie Erwachsene mit disponierenden Faktoren (u. a. Abwehrschwäche, Rauchen, Durchblutungsstörungen, wechselnde Geschlechtspartner bei Condylomen). Vier von fünf Menschen infizieren sich im Laufe ihres Lebens mit HPV-Viren, aber nur ein Teil erkrankt manifest. Diese Infektionen heilen in der Mehrzahl der Fälle (ca. 70 %) innerhalb von 2 Jahren aus. Die HP-Viren werden nicht immer komplett beseitigt, sodass Rezidive häufig sind. Die Viren führen zu breitbasigen bis filiformen Epithelwucherungen.

- **Klinik**

HPV Typen 1–4 rufen in der Regel Hautwarzen beispielsweise an Händen (oder Füßen) hervor, sogenannte **Verrucae vulgares** (◘ Abb. 11.2).

Diese Warzen zeigen sich als einzelne, weniger häufig als mehrere hautfarbene oder graugelbliche Papeln und Knötchen oder Plaques mit rauer, verhornter Oberfläche. Teils können diese auch im Gesicht als flache braune Papeln auftreten (Verrucae planae juveniles).

Typen 13 und 32 sind auch verantwortlich für das Auftreten von Warzen an der Mundschleimhaut, der **fokalen epithelialen Hyperplasie** (Morbus Heck). Auch hier sieht man an der Oberfläche papillomatöse Papeln.

Sogenannte **Feigwarzen (= Condyloma acuminata)** können durch Geschlechtsverkehr sowohl oropharyngeal als auch genital oder perianal auftreten. Diese werden meist durch HPV 6 und 11 induziert. Der Altersgipfel liegt zwischen dem 20. und 30. Lebensjahr. Es zeigen sich zunächst kleine, wenige mm große, meist mehrere rötliche bis hautfarbene Papeln und Knötchen bei Wachstum mit zerklüfteter Oberfläche.

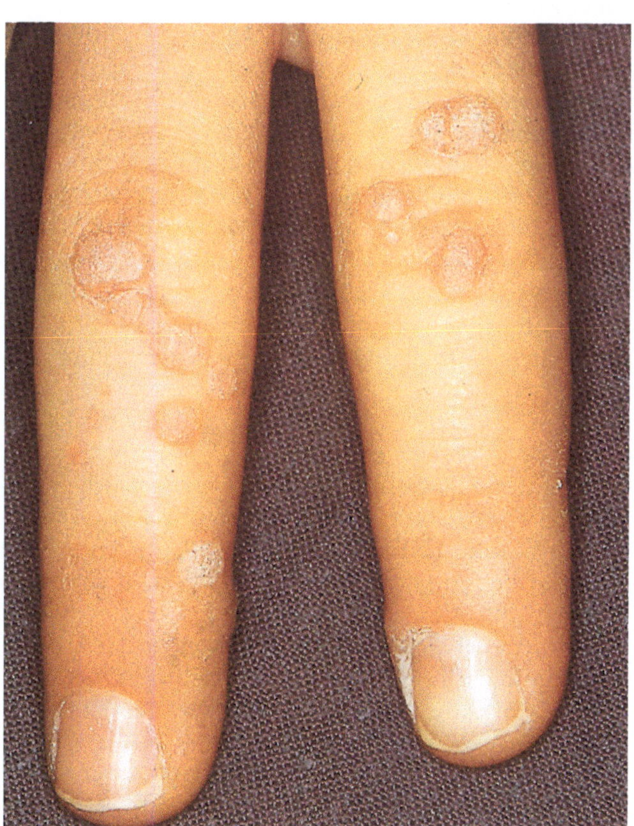

◘ **Abb. 11.2** Verrucae vulgares. (Aus Stockfleth 2005)

Einige Virustypen gelten als „onkogene" Viren, da sie mit dem Auftreten maligner Veränderungen assoziiert sind. Vor allem Hochrisikotypen wie HPV 16, 18, 31 und 45, die sich v. a. an der Schleimhaut manifestieren, können intraepitheliale Neoplasien und ggf. Karzinome beispielsweise im weiblichen oder männlichen Genitaltrakt (Vulva, Vagina, Cervix, Penis, Anus) auslösen. Niedrigrisikotypen HPV 11 und 6 können **Larynxpapillome** induzieren. Als auslösender Faktor auch für **Oropharynxkarzinome** wurden die HPV-Typen 16 und 18 beschrieben.

■ **Differenzialdiagnose**

Gelegentlich können Verrucae vulgares seborrhoischen Keratosen oder auch einem hypertrophen Lichen ruber ähneln. Bei Condylomata acuminata muss eine Syphilis (Condylomata lata) ausgeschlossen werden.

■ **Diagnosestellung**

Die Diagnose wird bei Verruca vulgaris, Condyloma acuminata und M. Heck klinisch (Anamnese, typischer Befund) gestellt.

Bei unklaren Krankheitsbildern wird die Diagnose nach Biopsie histopathologisch, ggf. auch mittels Virusnachweis (PCR) gestellt.

■ **Therapieprinzipien**

Eine Prävention der Genitalwarzen und damit der Entwicklung von Malignomen mittels Impfung wird für Mädchen und Jungen ab dem 9. Lebensjahr – vor Aufnahme von Geschlechtsverkehr – bis zum Erwachsenenalter von der STIKO (der Ständigen Impfkommission am Robert Koch-Institut) empfohlen. In Deutschland sind aktuell drei Impfstoffe zugelassen (versch. Zusammensetzungen HPV 6, 11, 16, 18, 31, 33, 45, 52, 58).

Verrucae vulgares können u. a. durch Abtragung nach Einweichung mit salicylsäurehaltigen Präparaten, mittels Vereisung (Kryotherapie) oder operativ behandelt werden. Bei Kindern ist aufgrund des häufig selbstlimitierenden Verlaufes Zurückhaltung bei invasiven Maßnahmen anzuraten.

Condyloma acuminata werden mit topisch appliziertem Podophyllotoxin, Imiquimod oder Grünteeextrakt behandelt. Bei ausgedehnten Befunden werden diese auch chirurgisch abgetragen. Es besteht ein hohes Rezidivrisiko.

Intraepitheliale Neoplasien werden je nach Fachrichtung topisch (s. o.), operativ oder beobachtend behandelt.

Relevanz für die Zahnmedizin/zahnmedizinische Behandlung

Die Übertragungswege und Hygienemaßnahmen sind für die Beratung Betroffener relevant. Bestimmte HPV-Typen (16) können Neoplasien auch der Mundschleimhaut/des Pharynx bedingen. Bei potenziell malignen oralen Läsionen der Mundschleimhaut sollte eine Biopsie mit anschließender histopathologischer Untersuchung erfolgen.

11.3 Herpes-simplex-Virus (HSV)-Infektionen

■ **Definition**

Bläschenbildende Viruserkrankung durch HSV 1 (meist oral) oder 2 (meist genital) als Primärinfektion mit Allgemeinsymptomen und milderen Beschwerden bei Rezidiven.

■ **Ätiologie/Pathophysiologie**

Üblicherweise kommt es durch Schmier- und Tröpfcheninfektion im Kindesalter zu einer Infektion mit Herpes simplex 1. Über 85 % der Erwachsenen weisen serologisch Kontakt mit HSV-1-Viren auf. HSV 2 wird meist erst nach der Pubertät und Aufnahme sexueller Aktivität primär durch engen Körperkontakt erworben. 90 % der Infektionen verlaufen asymptomatisch, 9 % haben milde Beschwerden und 1 % erkrankt schwer (s. Erstinfektion). Die Viren persistieren lebenslang in den regionären Ganglien. 4 von 10 Menschen leiden an gelegentlich auftretenden Rezidiven.

■ **Klinik**

Die Erstinfektion mit HSV-1 findet meist im Kindesalter statt. Klinisch ist die Gingivostomatitis herpetica durch eine akute Mundschleimhautentzündung mit Erosionen und Aphthen, Fieber und meist reduziertem Allgemeinzustand sowie geschwollenen regionalen Lymphknoten gekennzeichnet. Ein klinisch inapparenter Verlauf ist auch möglich.

Die Erstinfektion mit HSV-2 vorwiegend im Genitalbereich manifestiert sich mit gleicher Klinik als Vulvovaginitis bzw. Balanitis herpetica, am Auge als Keratokonjunctivitis herpetica. Sie ist häufiger symptomatisch und neigt mehr zu Rezidiven als HSV-1-Infektionen.

Triggerfaktoren können die endogen vorhandenen Viren aktivieren, beispielsweise Infekte mit Fieber, Stress, mechanische Reizung, hormonelle Schwankung oder Immunsuppression auch in Form von UV-Licht. Diese Reaktivierung kündigt sich oft durch Spannungsgefühl, Kribbeln oder ggf. Schmerzen an (Prodromalerscheinungen). Das typische Bild besteht wenige Tage nach den Prodromi aus multiplen, gruppiert stehenden, wenige mm großen Bläschen (Vesikel), meist auf zugrunde liegendem rotem Fleck (◘ Abb. 11.3). Die Bläschen können ineinander übergehen oder eintrüben, im Verlauf verkrusten sie und werden erosiv. Je nach Lokalisation bezeichnet man die Rezidive als Herpes simplex labialis (Lippenrot und perioral **(Herpes labialis)**) oder Herpes simplex genitalis (Genitaltrakt). Auch andere Lokalisationen sind möglich, z. B. gluteal **(Herpes gluteaealis).**

Besonders bei lokaler Barrierestörung der Haut wie sie beim atopischen Ekzem vorkommt, können sich die Bläschen rasant über die Ekzemherde ausbreiten, sodass man kaum noch frische Bläschen, sondern multiple kleine Erosionen und Krusten darauf sieht. Diese Manifestationsform, die oft ohne Prodromi auftritt und mit eingeschränktem Allgemeinzustand einhergeht, bedarf umgehender Behandlung und wird als **Eczema herpeticatum** bezeichnet.

Weitere schwere Krankheitsbilder sind eine Herpes-simplex-Enzephalitis oder Herpes-Sepsis des Neugeborenen.

▪ Differenzialdiagnose

Gingivostomatitis herpetica: Mundrachenraumentzündungen beispielsweise bakterieller Genese (u. a. Diphtherie), habituelle Aphthen. Beachte: Eine Gingivostomatitis herpetica hat man nur einmal im Leben!

Herpes simplex kann, je nach Lokalisation, mit einer Mundwinkelentzündung („Perlèche“) verwechselt werden (▶ Kap. 8), ggf. auch einer Impetigo contagiosa ähneln (▶ Kap. 8) oder auch einem Herpes Zoster.

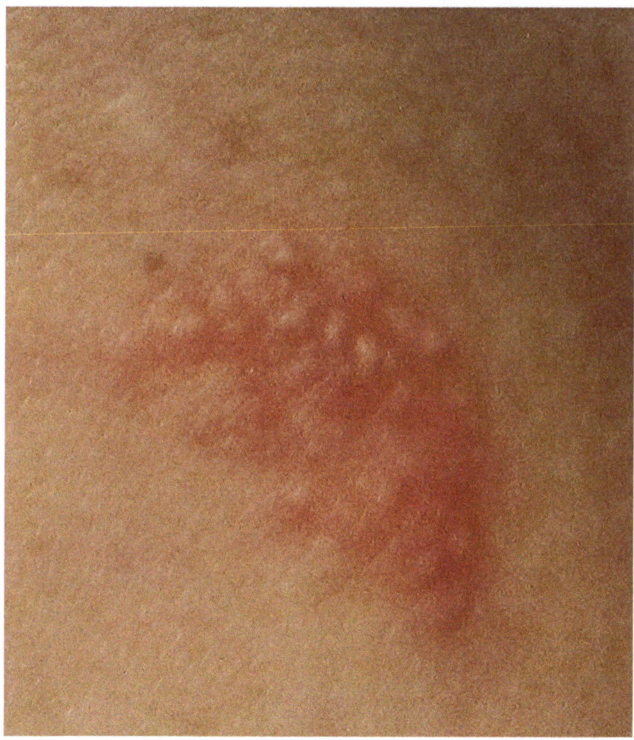

◘ **Abb. 11.3** Herpes simplex: gruppierte Bläschen auf rotem Grund

▪ Diagnosestellung

Die Diagnose wird bei Herpes-simplex-Infektionen klinisch (Anamnese, typischer Befund) gestellt. In Einzelfällen kann ein Virusnachweis über einen Abstrich aus dem Blasengrund erfolgen, üblicherweise mittels PCR. Die Serologie ist wegen der hohen Durchseuchung nicht aussagekräftig und kann höchstens bei der Erstinfektion relevant sein.

▪ Therapieprinzipien

In ausgeprägteren Fällen und v. a. bei der Erstinfektion werden Virostatika wie Aciclovir auch systemisch (Saft, Tabletten oder intravenös) verabreicht.

Gingivostomatitis: Lokal werden symptomatisch lindernde Mundspüllösungen, beispielsweise Kamillenextrakte oder Dexpanthenol, oder topische Lokalanästhetika verwendet. Bei längerer Einschränkung der Nahrungsaufnahme muss ggf. eine parenterale Flüssigkeitszufuhr erfolgen.

Herpes simplex labialis und genitalis verlaufen bei immunkompetenten Erwachsenen meist selbstlimitierend. Bakterielle Sekundärinfektionen können durch topische Antiseptika vermieden werden. Bei ständigen Rezidiven kann eine prophylaktische Einnahme von Aciclovir nötig sein.

Relevanz für die Zahnmedizin/zahnmedizinische Behandlung

Eine häufige Lokalisation findet sich am Mund. Bei der zahnärztlichen Behandlung sollte auf die entsprechenden Übertragungswege sowie Hygienemaßnahmen geachtet werden. Eine schwere HSV-Infektion kann Hinweis auf eine lokale oder generalisierte Immunsuppression sein. Auf größere Eingriffe sollte man während einer aktiven HSV-Infektion in der Region nach Möglichkeit verzichten. Nach überstandener Infektion besteht keine Immunität. Der Verlauf ist häufig rezidivierend.

11.4 Varizellen und Herpes-Zoster-Virus (VZV)-Infektion

▪ Definition

Erstinfektion mit Varizella-Zoster-Virus als „Windpocken“, durch endogene Re-Aktivierung von VZV klinisch Entwicklung eines Zoster (Gürtelrose).

▪ **Ätiologie/Pathophysiologie**

Varizellen sind hochansteckend (Beginn 2 Tage vor Auftreten von Hautveränderungen bis Ende der Bläscheneruption). Die Viren werden aerogen mittels Tröpfcheninfektion übertragen. Eine durchgemachte Infektion führt bei gesunden Menschen zu einer Immunität gegenüber einer erneuten Infektion mit VZV. Allerdings persistieren die Viren im Körper. Wie bei Herpes-simplex-Viren kommt es zu einer Latenzphase. Nachlassende Immunität im höheren Lebensalter wie auch immunsupprimierende Erkrankungen und Therapien, aber auch Stress und physikalische Reize können zu einer endogenen Reaktivierung entlang eines Nervensegments und dem klinischen Bild des Herpes Zoster führen. Eine Herpes-Zoster-Erkrankung führt also bei Menschen ohne Immunität bei Viruskontakt zu Varizellen. Ein Zoster entsteht nicht direkt durch exogene Ansteckung!

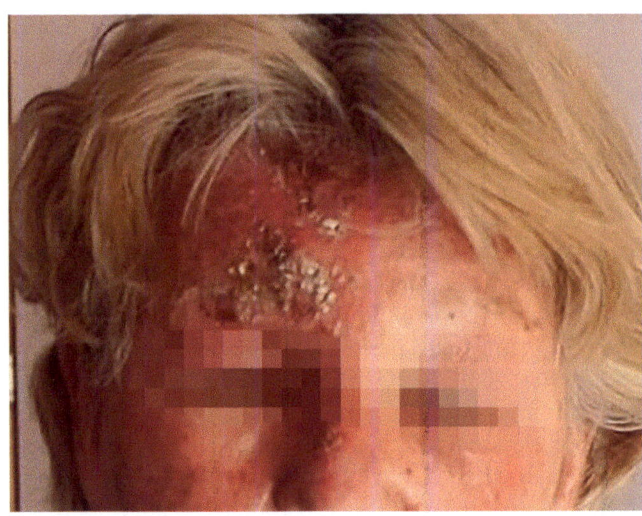

Abb. 11.4 Herpes Zoster ophthalmicus

▪ **Klinik**

11

Varizellen können mit Fieber und reduziertem Allgemeinzustand einhergehen. Es entwickelt sich ein generalisiertes, (Kopfhaut!) stark juckendes Exanthem mit schubweisem Auftreten roter Maculae, kleiner Papeln und Vesiculae. Der Bläscheninhalt kann eintrüben und eintrocknen, wodurch Krusten entstehen. Dieses Nebeneinander verschiedener Stadien hat zu der Bezeichnung „Heubnersche Sternenkarte" geführt. Die Schleimhäute sind in Form kleiner, rundlicher Erosionen am harten Gaumen und der Wangenschleimhaut beteiligt. Sofern Kratzen unterbleibt, heilen die Bläschen und nachfolgenden Erosionen meist narbenlos ab.

Die endogene Reaktivierung (Herpes Zoster) zeigt sich in der Regel durch Kribbeln, Brennen und einschießende (‼), teils starke Schmerzen, bevor es zum Auftreten der typischen gruppierten Bläschen auf gerötetem Grund kommt. All dies wird durch eine erneute Virusvermehrung zunächst in den Ganglien, die sich dann entlang der Hautnerven ausbreitet, hervorgerufen. Daher manifestieren sich die Hauterscheinungen meist segmental und einseitig im jeweiligen Innervationsgebiet (Dermatom). Am häufigsten sind thorakale Segmente betroffen; schwerwiegender sind Reaktivierungen im Bereich der Innervationsgebiete von Hirnnerven. Die Reaktivierungen im Trigeminusgebiet nennt man dann entsprechend der Lokalisation u. a. **Zoster ophthalmicus (Abb. 11.4)** (N. V1) oder **Zoster oticus** (N. V2). Die Komplikationen von Herpes Zoster in diesen Regionen können Fazialisparese, Seh- und Hörminderungen bis hin zu Erblindung oder Taubheit sein, insbesondere bei fehlender oder unzureichender Behandlung.

Eine weitere wichtige Komplikation stellt die Chronifizierung des Zosterschmerzes in Form einer sogenannten postzosterischen Neuralgie dar (betrifft ca. 1 von 5). Ein höheres Risiko besteht bei Alter > 50 J, Frauen, Zoster im Kopfbereich, starken Initialschmerzen und schweren Verläufen.

Bei Immunsuppression können die Viren auch hämatogen streuen (Zoster generalisatus), sodass neben einer ursprünglich segmentalen Bläschenbildung die typischen Effloreszenzen am gesamten Integument, ähnlich wie bei Varizellen, auftreten.

Schwerwiegende Komplikationen können entstehen, wenn Schwangere eine Erstinfektion erleiden. Dies kann, je nach Zeitpunkt, zum Tod des Ungeborenen führen. Ein Zoster in der Schwangerschaft bleibt dagegen wegen der mütterlichen Antikörper bei regulärem Verlauf ohne negative Folgen. V. a. bei Erwachsenen kann auch eine lebensbedrohliche Varizellenpneumonie entstehen; diese muss mit Aciclovir systemisch behandelt werden.

Bei immunkompetenten Menschen kommt es nach einer Herpes-Zoster-Erkrankung in der Regel nicht zu einem erneuten Rezidiv.

▪ **Differenzialdiagnose**

Varizellen können bei Krustenbildung anderen juckenden Hauterkrankungen, bei denen es eher zu „aufgekratzen", erodierten Papeln und Knötchen kommt z. B. Prurigo simplex, oder anderen Exanthemen im Rahmen anderer Viruserkrankungen ähneln.

Eine VZV-Reaktivierung kann mit der klinisch ähnlichen HSV-Reaktivierung verwechselt werden. Im Prodromalstadium ohne Hautveränderungen können die Schmerzen je nach Lokalisation zu Fehldiagnosen führen (u. a. Zahnschmerzen, Herzinfarkt).

▪ **Diagnosestellung**

Meist werden sowohl die Manifestation der Erstinfektion mit Varizellen wie auch deren Reaktivierung als Herpes Zoster anamnestisch und klinisch erkannt.

Im Zweifelsfall können v. a. ein Virusnachweis (mittels Abstriches vom Blasengrund) oder ggf. auch eine VZV-Serologie (zwei Zeitpunkte, IgA-Nachweis) hilfreich sein.

▪ Therapieprinzipien

Eine blande verlaufende Erstinfektion wird rein supportiv und symptomatisch, beispielsweise juckreizlindernd (äußerlich und ggf. durch systemische Antihistaminika), sowie ggf. äußerlich unter Verwendung von Zinkschüttelmixtur oder Antiseptika zur Vermeidung einer Superinfektion behandelt. In schweren Fällen werden Virostatika wie Aciclovir eingesetzt.

Herpes Zoster wird je nach Lokalisation und Ausdehnung mit Virostatika, wie Aciclovir oder Brivudin oral oder Aciclovir intravenös, behandelt. Wichtig ist der möglichst frühzeitige (!) Beginn sowie eine adäquate Schmerzbehandlung nach WHO-Stufenschema, je nach Ausprägung ergänzt u. a. durch Antikonvulsiva und Antidepressiva. Präventiv stehen Impfstoffe zur Vermeidung sowohl einer Varizelleninfektion als auch eines Herpes Zoster zur Verfügung; es gelten die entsprechenden Empfehlungen der STIKO.

Relevanz für die Zahnmedizin/zahnmedizinische Behandlung

Es besteht eine Meldepflicht für Varizelleninfektionen. Da eine VZV-Reaktivierung sich vor dem Auftreten erster Hauteffloreszenzen durch einschießende Schmerzen ankündigt, die von Patientinnen und Patienten je nach Lokalisation auch fehlerhaft als Zahnschmerz interpretiert werden können, ist eine genaue Anamnese und Untersuchung wichtig. Ärztinnen und Ärzte sollten die Möglichkeit von Zosterschmerzen auch ohne Hautveränderungen bei der Differentialdiagnose berücksichtigen. Die VZV-Reaktivierung im jüngeren Lebensalter könnte neben anderen Triggerfaktoren auch auf eine Immunsuppression, beispielsweise auch eine HIV-Infektion hinweisen. Auf elektive Eingriffe sollte man während einer VZV-Reaktivierung in der Region nach Möglichkeit bis zur Abheilung verzichten. Auch eine intraorale Manifestation des Herpes Zoster ist möglich. Diese imponiert durch einseitige, schmerzhafte Bläschen am harten Gaumen oder der Wangenschleimhaut. Das Enanthem (Mundschleimhaut) kann einem Exanthem vorausgehen. Vorwiegend sind Personen über 50 Jahre davon betroffen.

11.5 Epstein-Barr-Virus (EBV)-Infektionen

▪ Definition

Herpes-Virus-Infektion unter dem klinischen Bild der infektiösen Mononucleose (Pfeiffersches Drüsenfieber, generalisiert) oder der oralen Haarleukoplakie (umschrieben).

▪ Ätiologie/Pathophysiologie

Der Übertragungsweg ist meist Tröpfcheninfektion/Speichelkontakt, wie der englische Name „kissing disease" nahelegt. Auch diese Viren persistieren nach Erstinfektion lebenslang.

▪ Klinik

Mononucleose: Die Synonyme (s. o.) weisen u. a. auf die Lymphadenopathie und Tonsillitis sowie das Blutbild mit atypischen Lymphozyten hin. Am häufigsten ist eine Manifestation des Pfeifferschen Drüsenfiebers mit der Trias aus Tonsillitis, Lymphadenopathie und ggf. (Hepato-) Splenomegalie. Gelegentlich tritt neben der Tonsillitis/Pharyngitis ein Exanthem oder ein Enanthem auf. Bei etwa der Hälfte der Infizierten verläuft der Kontakt jedoch inapparent.

Die **orale Haarleukoplakie** tritt bei Immunsupprimierten auf und zeigt sich als weißliche, meist symptomlose Plaque in Form festanhaftender Auflagerungen am seitlichen Zungenrand und der Zungenunterseite.

▪ Differenzialdiagnose

Mononucleose: Am wichtigsten ist die Abgrenzung von bakterieller Tonsillitis/Pharyngitis („Scharlach"), da diese Erkrankung oft mit Ampicillin oder Amoxicillin behandelt wird; liegt aber eine Mononucleose vor, tritt durch fälschliche Behandlung mit Aminnopenicillin regelhaft ein Exanthem auf, das dann fälschlicherweise als „Penicillinallergie" interpretiert werden kann. Die Mononucleose kann serologisch nachgewiesen werden (s. u.).

Die orale Haarleukoplakie im Rahmen einer Immunsuppression ist abzugrenzen von anderen Formen der Leukoplakie oder auch von Lichen ruber (siehe Kapitel 15). Bei einer oralen Candidose sind die Beläge abwischbar.

▪ Diagnosestellung

Die EBV-Infektion bei Mononucleose wird mit dem Paul-Bunell-Test, der heterophile IgM-Antikörper bestimmt, nachgewiesen. Noch spezifischer ist der Nachweis von Anti-VCA (virales Capsid-Antigen)-Antikörpern gegen EBV. Seltener wird auch ein Virus-DNS-Nachweis mittels PCR angestrebt. Im Blut können sich eine Leukozytose mit monozytoiden Zellen sowie erhöhte Transaminasen zeigen.

Die orale Haarleukoplakie wird meist klinisch diagnostiziert, in unklaren Fällen mittels Biopsie.

▪ Therapieprinzipien

Bei der oralen Haarleukoplakie steht meist die Behandlung der HIV-Infektion im Vordergrund. Symptomatisch kann versucht werden, die festanhaftenden Plaques mechanisch und durch Einsatz von Vitamin-C-Lutschtabletten oder Vitamin-A-Creme aufzulösen. Bei einem hohen Leidensdruck können auch Virostatika, wie Aciclovir, eingesetzt werden (wirksam nur während der Einnahme).

Bei Pfeifferschem Drüsenfieber ist eine symptomatische, unterstützende Behandlung ausreichend.

Relevanz für die Zahnmedizin/zahnmedizinische Behandlung

Auf den Einsatz von Aminopenicillinen bei Verdacht auf eine virale Tonsillitis sollte verzichtet werden. Beim Blick in die Mundhöhle imponieren meist stark vergrößerte, gerötete Tonsillen. Die orale Haarleukoplakie zeigt sich als weißliche, meist symptomlose Plaque in Form festanhaftender Auflagerungen am seitlichen Zungenrand und der Zungenunterseite. Bei oraler Haarleukoplakie ist zu beachten, dass dieser eine HIV-Infektion zugrunde liegen kann.

Weiterführende Literatur

Fölster-Holst R (2005) Andere Viren. In: Braun-Falco O, Plewig G, Wolff HH, Burgdorf WHC, Landthaler M (Hrsg) Dermatologie und Venerologie. Springer, Berlin. ► https://doi.org/10.1007/3-540-26624-0_7

Stockfleth E (2005) Humane Papillomviren. In: Braun-Falco O, Plewig G, Wolff HH, Burgdorf WHC, Landthaler M (Hrsg) Dermatologie und Venerologie. Springer, Berlin. ► https://doi.org/10.1007/3-540-26624-0_5

Weiterführende Literatur

El Hayderi L, Rübben A, Nikkels AF (2017) Alpha-Herpesviridae in der Dermatologie. Hautarzt 68:181–186

► https://www.rki.de/DE/Content/Kommissionen/STIKO/Empfehlungen/Impfempfehlungen_node.html

Pytynia KB, Dahlstrom KR, Sturgis EM (2014) Epidemiology of HPV-associated oropharyngeal cancer. Oral Oncol 50(5):380–386. ► https://doi.org/10.1016/j.oraloncology.2013.12.019. Accessed 22 Jan 2014

Skerlev M, Husar K, Sirotković-Skerlev M (2009) Mollusca contagiosa. From paediatric dermatology to sexually transmitted infection. Hautarzt 60(6):472–476. ► https://doi.org/10.1007/s00105-009-1772-7. [Article in German]

Sexually-transmitted diseases (STI)

Martin Hartmann

Inhaltsverzeichnis

12.1 Dermatologische Kopf- und Schleimhautmanifestationen bei HIV-Infektion – 74

12.1.1 Pilzinfektionen: Orale Candidose – 74

12.1.2 Bakterielle Infektionen: Parodontalerkrankungen – 75

12.1.3 Virale Infektionen: HSV, VZV und HPV – 75

12.2 Syphilis – 76

12.3 Gonorrhoe – 78

Literatur – 79

Die Texte zur Relevanz für die Zahnmedizin/zahnmedizinische Behandlung wurden von Frau PD Dr. Dr. Svenja Rink-Notzon, Köln überarbeitet.

E. von Stebut und F. Ochsendorf (Hrsg.), *Hauterkrankungen in der Zahnmedizin, der Mund-Kiefer-Gesichtschirurgie, der Augenheilkunde und der Hals-Nasen-Ohrenheilkunde*,
https://doi.org/10.1007/978-3-662-66733-0_12

▪ **Einleitung**

Sexuell übertragene Krankheiten (STD) manifestieren sich am häufigsten im Genitalbereich, der dem Zahnarzt nicht zugänglich ist. Durch die Zunahme des orogenitalen Sex ist nicht selten die Mundhöhle betroffen, deshalb sollte bei unklaren Schleimhautläsionen auch daran gedacht werden.

Zu den wichtigsten sexuell übertragenen Infektionen (STI) zählen Syphilis und Gonorrhoe. Oft bestehen zeitgleich mehrere behandlungsbedürftige STIs.

12.1 Dermatologische Kopf- und Schleimhautmanifestationen bei HIV-Infektion

▪ **Ätiologie/Pathophysiologie**

Seit Entdeckung von HIV fielen immer wieder dermatologische Schleimhautmanifestationen auf, die je nach Immundefekt ausgeprägter verliefen oder sich atypisch manifestierten. So treten z. B. Mollusca contagiosa bei niedrigeren CD4-Zellzahlen auf als der Herpes Zoster. Durch die Phase der sogenannten HAART (hochaktive antiretrovirale Therapie) konnten bei rechtzeitigem Therapiebeginn die Immundefekte verhindert werden. Dadurch sind die HIV-assoziierten dermatologischen Manifestationen seltener geworden. Bei den sogenannten „late presenter", Patienten, die oft nicht von ihrer HIV-Infektion wissen und deshalb unbehandelt blieben, können die folgenden Marker-Erkrankungen zur Entdeckung der Infektion führen.

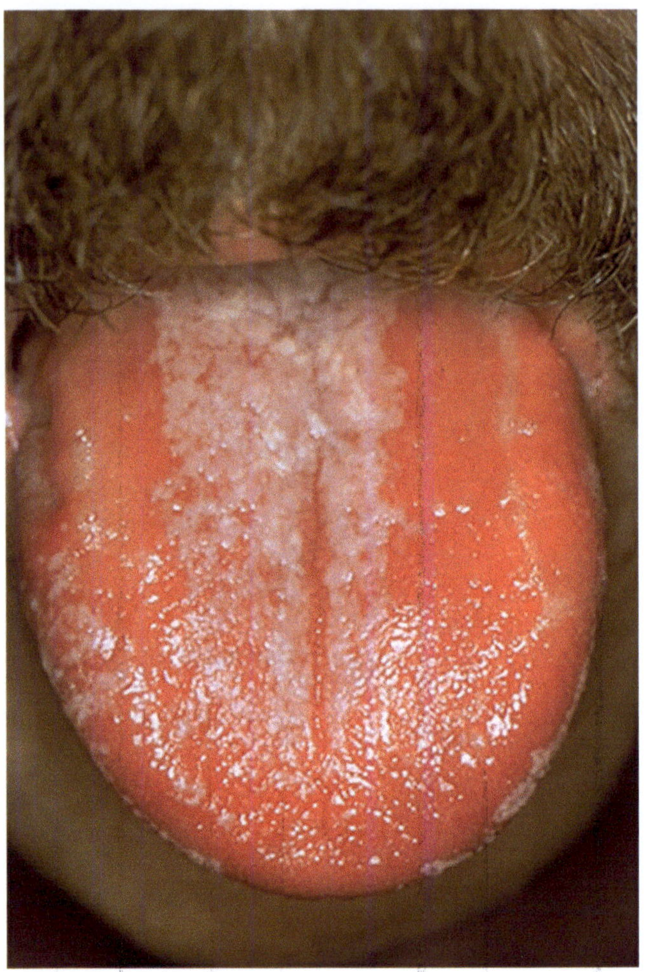

▪ **Abb. 12.1** Orale Candidose

Dermatologische Marker-Erkrankungen für eine (unbehandelte) HIV-Infektion

- Orale Candidose
- Orale Haarleukoplakie (OHL)
- Mollusca contagiosa (bei Erwachsenen)
- (Hämorrhagischer) H. Zoster
- Oral Warts (Kondylome)
- Akute nekrotisierende ulzerierende Gingivitis (ANUG)

12.1.1 Pilzinfektionen: Orale Candidose

▪ **Klinik**

Eine Marker-Erkrankung der HIV-assoziierten Immundefizienz ist die orale Candidose. Sie ist eine durch Pilze der Gattung Candida hervorgerufene Infektion.

Die orale Candidose kann in 4 klinischen Varianten auftreten: pseudomembranös, erythematös (atrophisch), hyperplastisch oder als Cheilitis angularis, hierbei bestehen Erythem und Einrisse am Mundwinkel. Am häufigsten ist die pseudomembranöse Form, die charakterisiert ist durch cremige, weiße oder gelbliche Beläge auf geröteter oder normaler Mundschleimhaut (▪ Abb. 12.1). Durch Kratzen können diese Beläge unter Hinterlassung eines blutenden Bereichs entfernt werden. Im weiteren Verlauf breiten sich die Veränderungen im Ösophagus aus. Die ösophageale Candidose zählt zu den AIDS-definierenden Erkrankungen (C3 nach der CDC-Klassifikation). Die Patienten berichten über Appetitlosigkeit, Fremdkörpergefühl oder Schluckbeschwerden.

▪ **Diagnosestellung**

In der Kultur wird überwiegend Candida albicans nachgewiesen.

▪ **Therapieprinzipien**

Die orale Candidose kann entweder lokal oder systemisch behandelt werden. Die effektivste Therapie ist neben der HIV-Therapie eine antimykotische Therapie mit Itraconazol-Saft, die schnell zu einer Abheilung

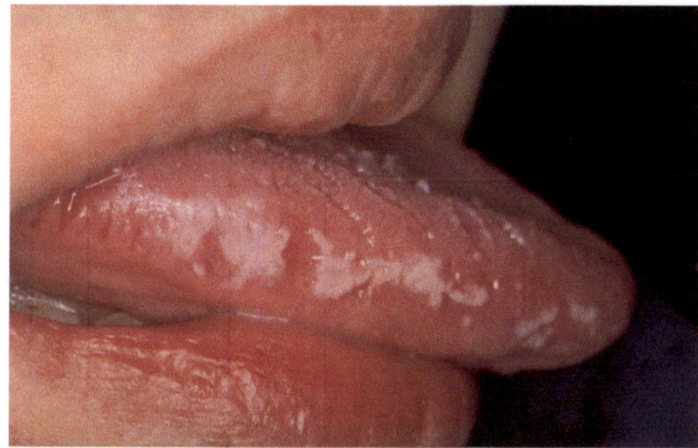

Abb. 12.2 Orale Haarleukoplakie

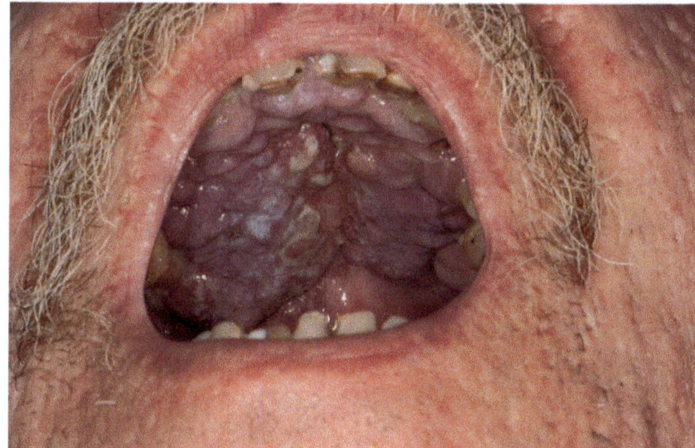

Abb. 12.3 Kaposi-Sarkom

der Candidose führt. Grundsätzlich sollte bei einer ausgeprägten oralen Candidose bei ansonsten offensichtlich gesunden Menschen an eine HIV-Infektion gedacht werden.

12.1.2 Bakterielle Infektionen: Parodontalerkrankungen

Klinik

Bei unbehandelter HIV-Infektion mit Immundefekt sind Parodontalerkrankungen häufig. Man unterscheidet die HIV-assoziierte Gingivitis, die HIV-assoziierte Parodontitis, die **akute nekrotisierende ulzerierende Gingivitis (ANUG)** und die nekrotisierende Stomatitis (NS). Die **HIV-assoziierte Gingivitis** imponiert durch einen geröteten Marginalsaum, verdickte Interdentalpapillen und Spontanblutungen. Daraus kann sich die **HIV-assoziierte Parodontitis** entwickeln mit einem schnell fortschreitenden Verlust des parodontalen Stützgewebes und letztendlich Verlust der Zähne. Bei der **ANUG** sind typische Symptome Blutungen, Schmerzen und Foetor ex ore. Die gerötete Gingiva zeigt gelbgraue Nekrosen mit Blutungsneigung. Daraus kann sich eine Stomatitis mit ausgedehnten Nekrosen (NS) entwickeln. Die Ätiopathogenese ist unklar, eine Rolle spielen Candida und virulente Anaerobier.

Therapieprinzipien

Die Therapie besteht in einer intensiven zahnärztlichen Behandlung mit antiseptischen Maßnahmen und ggf. geeigneter Antibiose.

12.1.3 Virale Infektionen: HSV, VZV und HPV

Klinik, Differentialdiagnose und Therapie

Im Rahmen der akuten HIV-Infektion kann es zu einem rubeoli- bis morbilliformen **Exanthem** kommen, teilweise verbunden mit Rötung oder Ulzerationen der Schleimhäute. An weiteren Symptomen bestehen am häufigsten Fieber, Myalgien, Müdigkeit und Übelkeit. Der HIV-Antikörpertest kann zu diesem Zeitpunkt noch negativ sein.

Bei den viralen Infektionen ist am typischsten die **orale Haarleukoplakie** (OHL) mit der HIV-Infektion assoziiert. Die orale Haarleukoplakie ist pathognomonisch für die HIV-Infektion bzw. ausgeprägte Immundefizienz (z. B. Organtransplantation). Klinisch beginnen die Hautveränderungen an den Zungenseitenrändern, die mit feinen Fältchen und können „haarig" imponieren (Abb. 12.2). Sie können im Gegensatz zur oralen Candidose nicht abgewischt werden und machen oft keine Beschwerden. Pathogenetisch liegt eine chronische EBV-Replikation zugrunde. Durch den Beginn einer antiretroviralen Therapie (ART) bildet sich die OHL wieder zurück.

Das klassische, nicht HIV-assoziierte **Kaposi-Sarkom** (KS) wurde 1872 erstmals von Moriz Kaposi beschrieben. Es handelt sich um einen bläulich-lividen Tumor an der unteren Extremität, der bei HIV-Infektion auch disseminiert auftreten kann: Er verlegt dann die Lymphgefäße und manifestiert sich gerne an der oralen und genitalen Schleimhaut. Orale Veränderungen sind im Frühstadium bläulich oder rötlich und flach, später werden die Veränderungen dunkler, erhabener, knotig oder ulzerieren (Abb. 12.3). Eine entsprechende Histologie bestätigt die klinische Verdachtsdiagnose. Das Kaposi-Sarkom tritt überwiegend bei MSM („men sex with men") auf. Die primäre Therapie des Kaposi-Sarkoms ist die Einleitung einer ART.

Die HSV-Erstinfektion findet meist in der Kindheit statt. Bei HIV-assoziierter Immunsuppression kann eine **Stomatitis herpetica** rezidivieren und mit ausgeprägten Erosionen und Krustenbildung verlaufen. Eine orale Aciclovir-Therapie ist hilfreich.

Die Primärinfektion mit **Varizella-Zoster-Virus** (VZV) sind die Windpocken, die zu einer Persistenz des Virus führen und sekundär den Herpes Zoster hervorrufen. Typisch sind einseitige herpetiform gruppierte Bläschen, die in Erosionen und Krustenbildung übergehen. Bei Immundefekt können auch ein mehrsegmentaler oder nekrotisierende Herpes Zoster auftreten. Bei jungen Menschen mit ausgeprägtem Herpes Zoster sollte an eine HIV-Infektion gedacht werden. Die Therapie besteht in einer oralen Gabe von Famaciclovir oder Valaciclovir.

Humane Papillomviren (HPV) verursachen die Genitalwarzen (Condylomata acuminata) im anogenitalen Bereich, bei HIV-assoziiertem Immundefekt und orogenitalem/analem Sex können sich diese auch an der Mundschleimhaut manifestieren (Oral warts, ◘ Abb. 12.4). Klinisch erinnern die Papillome an Blumenkohl, seltener sind sie spitz oder flach. Beste Therapie ist die mechanische Entfernung, eine Lokaltherapie mit Imiquimod kann helfen.

▪ Sonstige Manifestationen im Gesichtsbereich

Das **seborrhoische Ekzem** tritt gehäuft bei allen Stadien der HIV-Infektion und bei Patienten unter HAART auf und kann auch sonst untypische Lokalisationen umfassen. Es ist charakterisiert durch Rötung und eine gelblich-weißliche Schuppung. Die Therapie ist antientzündlich und antimykotisch, da Malassezia furfur (ein Hefepilz) ein Kofaktor für das seborrhoische Ekzem ist.

12

Das Poxvirus führt bei Kindern zu den stecknadelkopfgroßen Schwimmbadwarzen **(Mollusca contagiosa).** Bei HIV-infizierten Patienten treten Mollusca contagiosa bei einer mittleren CD4-Zellzahl von 200/µl auf. Die Inzidenz steigt in späten Stadien der HIV-Infektion. Charakteristisch ist der sonst bei Erwachsenen untypische disseminierte Befall. Neben der ART-Einleitung als Therapie können die Mollusken durch z. B. Excochleation mechanisch entfernt werden.

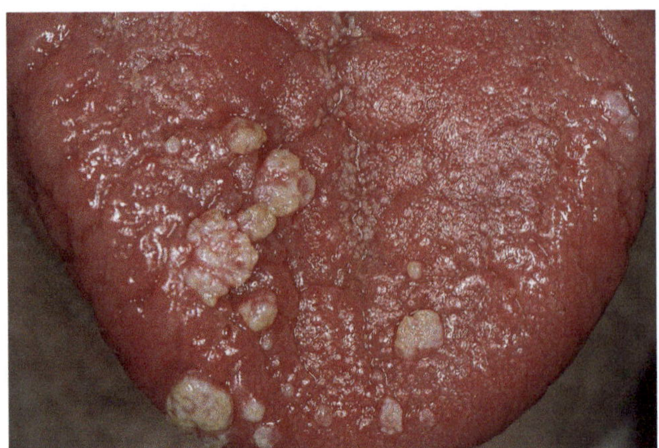

◘ **Abb. 12.4** Oral Warts

> **Relevanz für die Zahnmedizin/zahnmedizinische Behandlung**
> Die Erkennung der HIV-assoziierten Schleimhautveränderungen bzw. Hautveränderungen im Gesichtsbereich können zur Diagnosestellung der HIV-Infektion dienen. Die häufigste AIDS-assoziierte Neoplasie ist das Kaposi-Sarkom. Gleichzeitig kann eine orale Candidose vorliegen.

12.2 Syphilis

▪ Definition

Die Syphilis zählt zu den klassischen Erkrankungen, die mit Genitalulzera verlaufen. Wichtigste Differentialdiagnose ist der Herpes genitalis.

Die Syphilis wird am häufigsten durch sexuellen Kontakt übertragen und verläuft unbehandelt über Jahrzehnte. Sie wird eingeteilt in eine **Frühsyphilis** (bis 1 Jahr nach Infektion, **Lues I**), in der die Krankheitsmanifestationen lokalisiert sind, sowie **sekundäre Syphilis (Lues II)** mit generalisierten Krankheitserscheinungen und eine **Spätsyphilis** oder tertiäre Syphilis (◘ Abb. 12.5).

Ungeschützter Geschlechtsverkehr mit einem infizierten Partner führt in ca. 30 % zur Infektion. In Deutschland sind überwiegend Männer betroffen.

▪ Ätiologie/Pathophysiologie

Treponema pallidum gehört zur Familie der Spirochaeten. Der Erreger wurde 1905 von Schaudinn und Hoffmann entdeckt, 1 Jahr später stand der erste serologische Test von Wassermann zur Verfügung. Treponema pallidum ist ein spiralig gewundenes Bakterium, an den Enden zugespitzt, dessen Länge zwischen 4 und 14 µm und dessen Durchmesser von 0,13 bis 0,25 µm schwankt. Die Teilung erfolgt ca. alle 30 h.

▪ Klinik

Syphilis I: Es treten erste Krankheitserscheinungen an Stellen mit meist unbemerkten Gewebsdefekten nach direktem Kontakt mit Treponema pallidum auf. Die Inkubationszeit beträgt zwei bis vier Wochen. Der Primäraffekt beginnt als Papel, die erodiert, daraus entsteht das schmerzarme Ulcus durum (oder harter Schanker) mit einem scharfen abgesetzten wallartigen Rand. Seltener sind mehrere Primäraffekte nebeneinander. Beim Mann ist meist die glans penis und der sulcus coronarius, bei der Frau sind häufig die Labien betroffen. In etwa 10 % finden sich extragenitale Primäraffekte an den Lippen und in der Mundhöhle. Der Primäraffekt heilt nach 4–6 Wochen spontan ab.

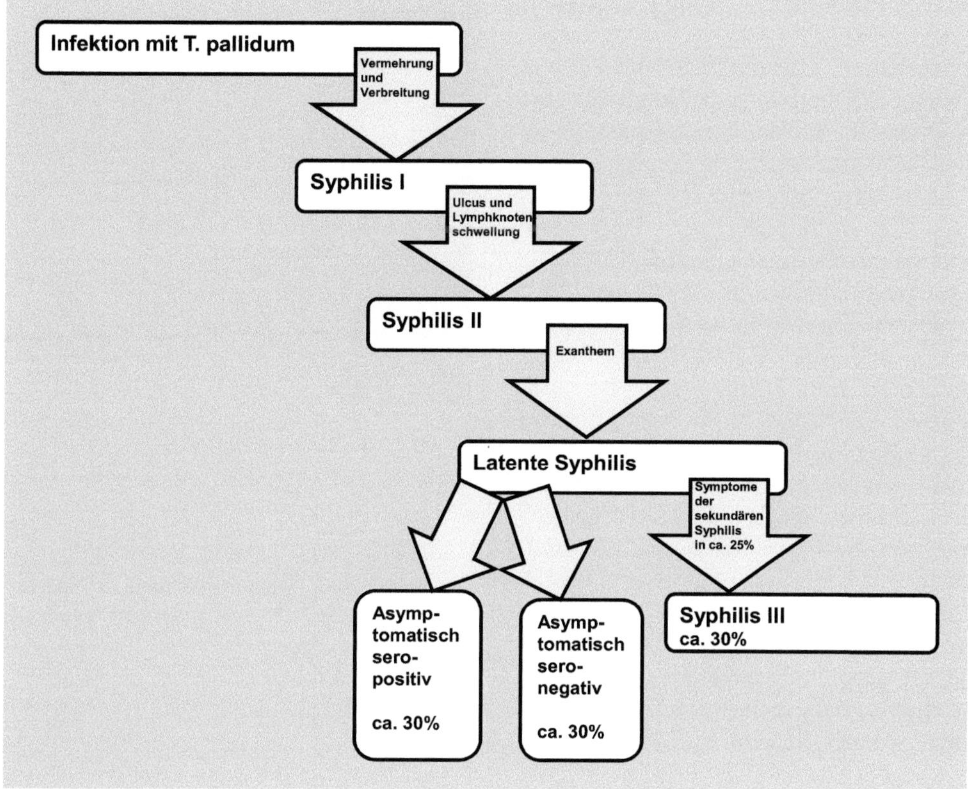

Abb. 12.5 Verlauf der Syphilis

Die klassischen serologischen Reaktionen fallen frühestens 2–3 Wochen nach Auftreten des Primäraffektes positiv aus.

Syphilis II: Es können im Rahmen der immunologischen Auseinandersetzung vor Auftreten des Exanthems Fieber, Müdigkeit, Kopf-, Gelenk- oder Muskelschmerzen auftreten. Das Sekundärstadium beginnt etwa 9 Wochen nach Infektion mit einer hämatogenen und lymphogenen Streuung der Treponemen. Die spezifischen Exantheme und Enantheme werden Syphilide genannt und zeichnen sich durch eine hohe Variabilität aus. Typischerweise tritt ein erst stammbetontes, oft kaum erkenntliches masernähnliches Exanthem ohne Juckreiz auf (makulöses Syphilid oder Roseola syphilitica). Typisch und bei der Diagnosestellung hilfreich sind Syphiliden der Hohlhand oder der Fußsohlen (Palmoplantarsyphilide). Bei ungewöhnlich schlechter immunologischer Abwehrlage (z. B. HIV-Infektion) können frühzeitig ulzerierende und nekrotisierende Herde auftreten (Lues maligna). Während des Sekundärstadiums können ein- bis dreiwöchig bestehende Rezidivexantheme auftreten. Im Bereich der intertriginösen Areale können sich in ca. 10 % markstückgroße derbe Papeln bilden, die später zu erregerreichen vegetierenden Papelbeeten konfluieren (Condylomata lata). Wichtigste Differentialdiagnose sind Condylomata acuminata. Etwa zwei Jahre nach Infektion klingen die Hauterscheinungen in der Regel ab (Lues latens seropositva).

Tertiäre Syphilis: Kommt es nicht zu einem spontanen Ausheilen der Erkrankung, treten ca. 5 Jahre nach Infektion Manifestationen der tertiären Lues auf. Die Hautveränderungen imponieren als Lues tuberosa und Lues gummosa. Die Spätsyphilis des zentralen Nervensystems wird unterschieden in Tabes dorsalis und progressive Paralyse. Heutzutage sind diese Veränderungen jedoch sehr selten geworden.

Diagnosestellung

Die Untersuchung muss aus dem sogenannten Reizsekret im Dunkelfeld erfolgen. Der direkte Treponemennachweis wird nur noch selten durchgeführt, da er zeitaufwendig ist, Erfahrung bedarf und ein Dunkelfeldmikroskop erfordert. Amplifikationsverfahren stehen kommerziell nicht zur Verfügung. Deshalb wird die Diagnose am häufigsten serologisch gestellt. Unterschieden wird hier zwischen Treponema pallidum-spezifischen und -unspezifischen Antikörpertests.

Beim Treponema-pallidum-Partikelagglutinationstest (TPPA) sind die Treponemenantigene an Gelatinepartikeln gebunden. Der Test gilt als positiv bei einer Agglutination nach einer Serumverdünnung von 1:80. Bedeutsam ist das zeitliche Intervall von 2–3 Wochen nach Infektion, in denen der Test üblicherweise negativ ist. Als Seronarbe bleibt er in der Regel lebenslang positiv.

Beim Enzyme-linked Immunosorbent Assay (ELISA, EIA) werden Treponema-pallidum-Extrakte als Antigene verwendet. Diese Bindungsassays ermöglichen je nach Modifikation auch den spezifischen Nachweis von IgG- oder IgM-Antikörpern. Mittels Westernblot lassen sich Antikörper gegen Treponema-pallidum-spezifische Partialantigene nachweisen.

Zu den Treponema-pallidum-unspezifischen Tests zählen der Veneral-Disease-Research-Laboratory-Test (VDRL-Test) und der Rapid-Plasma-Reagin-Test (RPR-Test). Diese Teste können auch bei anderen Infektionen sowie insbesondere bei Autoimmunerkrankungen positive Reaktionen zeigen.

Die Diagnostik kombiniert als Screeningtest den TPPA-Test oder alternativ den IgG-ELISA oder IgG-Westernblot und zur Bestimmung der Krankheitsaktivität quantitative Cardiolipin-Antikörper-Bestimmung meist mittels VDRL-Test oder den IgM-EILSA oder IgM-Westernblot. Nach positiver Suchreaktion und Bestätigungstest kann die Syphilis als gesichert gelten. Ein Abfall der Lipoid-Antikörper-Titer um 2–3 Titerstufen gilt als Hinweis für eine erfolgreiche Therapie.

12

▪ Therapieprinzipien

Die Therapie der ersten Wahl ist in allen Stadien bis heute Penicillin. Eine Resistenz gegen Penicillin ist bisher nicht bekannt. Wegen des langsamen Reproduktionszyklus von Spirochäten ist zur erfolgreichen Therapie der Syphilis ein kontinuierlicher Serumspiegel des Antibiotikums notwendig.

Das Mittel der Wahl bei Frühsyphilis ist einmalig Benzathin-Penicillin 2,4 Mio. IE intramuskulär (2 × 1,2 Mio IE gluteal bds.). Bei raschem Erregerzerfall kann es zu toxischen systemischen Reaktionen kommen (Schüttelfrost, Fieber und Kopfschmerzen). Bei Penicillinallergie kann eine Hyposensibilisierung mit Penicillin versucht werden oder alternativ mit Doxycyclin therapiert werden.

Die Therapie der Wahl bei Spätsyphilis ist Benzathin-Penicillin 2,4 Mio. IE pro Woche über 3 Wochen empfohlen.

Relevanz für die Zahnmedizin/zahnmedizinische Behandlung

Bei orogenitalen Sex kann sich an den Kontaktstellen oral oder pharyngeal ein syphilitischer Primäraffekt ausbilden. Beim nativen Erregernachweis sollte daran gedacht werden, dass in der Mundhöhle apathogene Spirochäten häufig sind.

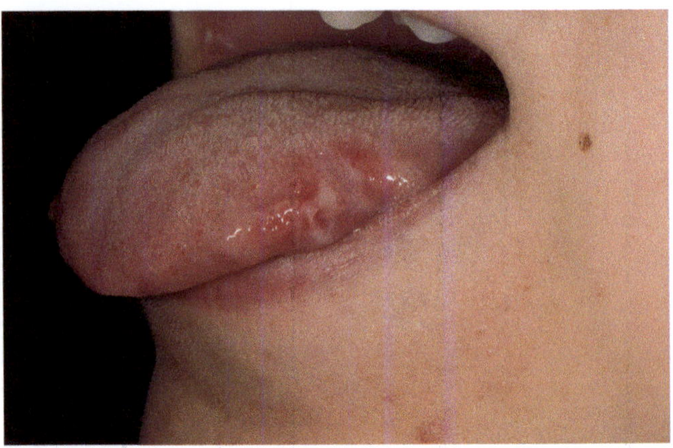

Abb. 12.6 Plaques muqueuses

Bei der sekundären Syphilis sieht man im Bereich der Mundschleimhaut düsterrote Flecken: Plaques muqueuses (Abb. 12.6), später Plaques opalines (grauweißliche hyperkeratotische Herde). Auf der Zunge treten gelegentlich hypertrophe Plaques mit Furchen auf (Plaques lisses). Später entwickeln sich in der Mundhöhle auch derbe weißliche Plaques oder Streifen (Leucoplacia oris). Begleitend kann es zum Auftreten einer Angina specifica kommen.

12.3 Gonorrhoe

▪ Ätiologie/Pathophysiologie

Der Erreger der Gonorrhoe ist *Neisseria gonorrhoeae,* eine gramnegative Diplokokke. Die Übertragung erfolgt fast immer durch Geschlechtsverkehr. Leitsymptom ist die Urethritis mit Fluor und Dysurie, die wichtigste Differentialdiagnose ist die Chlamydieninfektion, die klinisch häufig identisch verläuft.

▪ Klinik

Nach einer Inkubationszeit von 2–6 Tagen kommt es dann zur Urethritis, Zervizitis, Proktitis, Pharyngitis oder Konjunktivitis. Die klinischen Symptome der Urethritis mit Brennen beim Wasserlassen (Dysurie), seröser oder rahmiger Ausfluss (Fluor, Abb. 12.7) und eine entsprechende Anamnese führen beim Mann oft schnell zur Diagnose (Urethritis gonorrhoica anterior). Typisch sind morgendliche Symptome (Bonjour-Tropfen).

Bei der Cervicitits gonorrhoica ist vermehrter Fluor das Leitsymptom. In bis zu 50 % treten keine Symptome oder wenig ausgeprägte Beschwerden auf, die die Weitergabe der Infektion begünstigen. Bei MSM ist das Rektum häufig der primäre Infektionsort mit einer Proktitis. Die symptomlose rektale Gonorrhoe stellt ein

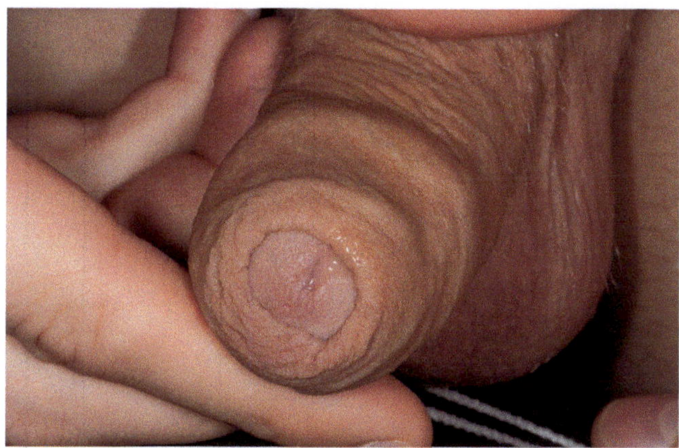

Abb. 12.7 Ausfluss

Infektionsreservoir dar. Selten sind disseminierte Infektionen.

Diagnosestellung

Der mikroskopische Nachweis von intraleukozytären Diplokokken im Methylenblaupräparat oder besser Grampräparat ist der klassische Nativnachweis. Zur Bestimmung von Resistenzen ist die Anlage einer Kultur notwendig. Amplifikationsmethoden (NAAT – Nuclic Acid Amplification Test) aus dem Abstrich (urethral/endozervikal) oder Erststrahl-Urin bieten rasch Ergebnisse, werden häufig kombiniert mit einem Chlamydien-Nachweis angeboten und sind deutlich sensitiver als die Kultur. Durch zusätzliche pharyngeale und anale Abstriche wird die Diagnosestellung deutlich erhöht. Eine Aussage über Resistenzen können sie nicht geben.

Therapieprinzipien

Die zunehmenden Antibiotikaresistenzen haben in den letzten Jahren die Therapieempfehlungen verändert. So sind Ciprofloxacin, Azithromycin und Cefixim nicht mehr ausreichend wirksam. Therapie der Wahl ist 1–2 g Ceftriaxon als Einmaldosis, das parenteral gegeben werden muss.

Eine Therapieerfolgskontrolle wird nach jeder Behandlung empfohlen.

Bei Verdacht auf eine zusätzliche NGU (nicht gonorrhoische Urethritis insbesondere durch Chlamydien, bis zu 25 %) bzw. zur Verhinderung weiterer Resistenzen sollte diese Behandlung mit 1 g Azithromycin oder 200 mg Doxycyclin kombiniert werden.

Zur Unterbrechung der Infektionskette sind Partneruntersuchung und ggf. -therapie wichtig.

> **Relevanz für die Zahnmedizin/zahnmedizinische Behandlung**
> Nach orogenitalem Sex können die Neisserien auch pharyngeal nachgewiesen werden. Die Infektionsrate bei Fellatio ist deutlich höher als bei Cunnilingus. Die Infektion verläuft in ca. 90 % asymptomatisch, klinisch kann ein purpurisches Enanthem oder Tonsillenpharyngitis auftreten.

Literatur

Escobar V (1984) Oral gonococcal infection. Int J Oral Surg 13:549–554

Hartmann M (2019) Kutane Alarmzeichen als Hinweise auf AIDS. MMW 52:161

Kohl PK, Buder S, Schöfer H, Bremer V, Kohl PK, Skaletz-Rorowski A, Brockmeyer N (2019) Bakterielle sexuell übertragbare Infektionen. JDDG 3:287–316

O'Byrne P, MacPherson P (2019) Syphilis. BMJ 365:4159

Schöfer H (2012) Sexuell übertragbare Infektionen der Mundhöhle. Hautarzt 63:710–715

Weinert M, Grimes RM, Lynch DP (1996) Oral manifestations of HIV infection. Ann Intern Med 125:485–496

Allergologie

Soforttyp-Allergien und ähnliche Krankheitsbilder

Joachim Saloga

Inhaltsverzeichnis

13.1 Urtikaria und Angioödeme – 84

13.2 Mastozytose – 86

13.3 Allergische Rhinokonjunktivitis und Asthma bronchiale – 88

13.4 Anaphylaxie – 89

13.5 Insektengiftallergie – 91

13.6 Zahnärztlich relevante Soforttyp-Allergien/ Intoleranzreaktionen: Latex, Lokalanästhetika, Analgetika, Antibiotika – 92

13.6.1 Latex-Allergie – 92
13.6.2 Unverträglichkeit von Lokalanästhetika – 93
13.6.3 Analgetikaintoleranz – 93
13.6.4 Antibiotika-Allergie vom Soforttyp – 94

Literatur – 96

Die Texte zur Relevanz für die Zahnmedizin/zahnmedizinische Behandlung wurden von Frau PD Dr. Dr. Svenja Rink-Notzon, Köln erstellt.

E. von Stebut und F. Ochsendorf (Hrsg.), *Hauterkrankungen in der Zahnmedizin, der Mund-Kiefer-Gesichtschirurgie, der Augenheilkunde und der Hals-Nasen-Ohrenheilkunde*,
https://doi.org/10.1007/978-3-662-66733-0_13

▪ **Einleitung**

Zu den klassischen **atopischen Krankheiten** gehören die allergische Rhinokonjunktivitis, das allergische Asthma, und die Neurodermitis, im weiteren Sinne auch andere **IgE-vermittelte Krankheiten** wie allergische Urtikaria und Angioödem und die klassische, IgE-vermittelte Nahrungsmittelallergie. Deren Prävalenz hat in den letzten Dekaden stark zugenommen. Die IgE-vermittelte Insektengiftallergie/Anaphylaxie, welche oft auch Nicht-Atopiker betrifft, wird wegen ihres zugehörigen Pathomechanismus auch in diesem Kapitel abgehandelt. Ebenso besprochen werden Krankheitsbilder, die **Allergien vom Soforttyp vom Erscheinungsbild her ähnlich sind,** aber tatsächlich nicht durch IgE gegen externe Allergene vermittelt und damit nicht soforttypallergisch sind, wie etliche Formen der Urtikaria und Angioödeme sowie die Mastozytose, die auf einer Vermehrung von Mastzellen beruht. Auch die Analgetika (NSAID)-Intoleranz und die Unverträglichkeit von Lokalanästhetika ist meistens nicht spezifisch allergisch/IgE-vermittelt.

13.1 Urtikaria und Angioödeme

▪ **Definition**

Das Auftreten von **Quaddeln (Urticae)** durch Mastzelldegranulation in der Haut wird als **Urtikaria** bezeichnet. Hierzu können auch histaminvermittelte **Angioödeme** (vorübergehende ödembedingte Schwellungen) gehören, die bevorzugt an Körperregionen auftreten, die reich an Mastzellen sind und eine starke Schwellfähigkeit haben (Gesicht, Mundschleimhaut, Zunge, auch Akren und Genitale). Quaddeln jucken meist, werden aber nicht aufgekratzt.

▪ **Ätiologie/Pathophysiologie**

Die Ursachen der spontanen Urtikaria sind vielfältig (s. ◘ Tab. 13.1):

- Autoimmunphänomene, z. B. Autoantikörper, die IgE oder IgE-Rezeptoren auf den Mastzellen erkennen und vernetzen,
- das IgE auf den Mastzellen erkennt körpereigene Antigene (Autoantigene), wie sie bei entzündlichen Prozessen durch Gewebsschädigung (z. B. der Schilddrüse bei Hashimoto-Thyreoiditis oder M. Basedow) freigesetzt werden **(Autoimmunurtikaria),**
- Mastzelldegranulation bei akuten oder chronischen Infekten infolge Erregerzerfall oder Einwirkung von Entzündungsmediatoren **(infektassoziierte oder parainfektiöse Urtikaria),**
- andere Mechanismen (Intoleranzreaktionen, Aufnahme biogener Amine).

▪ **Klinik**

▪▪ **Urtikaria**

Urtikaria(schübe) bis zu 6 Wochen wird als akute, länger dauernde als **chronische** Urtikaria bezeichnet.

Treten die Quaddeln ohne erkennbare Auslöser auf, spricht man von einer **spontanen** Urtikaria, bei Auftreten nach definierten Auslösern von einer **induzierbaren** Urtikaria.

Zu den induzierbaren Urtikariaformen gehören die **physikalischen Urtikariaformen,** die in ◘ Tab. 13.1 weiter differenziert werden.

Eine allergische Auslösung der Urtikaria (und histaminvermittelter Angioödeme) ist möglich, vor allem durch Nahrungsmittelallergene oder lokal einwirkende Allergene **(Kontakturtikaria).** Nicht selten ist die Urtikaria dann Teil weiterer soforttypallergischer Symptome wie Übelkeit, Bauchschmerzen und Durchfall, Kreislaufreaktionen, seltener Reaktionen an den Atemwegen. Auch **Medikamente** können auf echt allergischem Wege (IgE-vermittelt) eine Urtikaria auslösen, wie z. B. β-Lactam-Antibiotika oder im Rahmen einer anderweitigen Intoleranzreaktion wie z. B. nichsteroidale Antiphlogistika/Analgetika (NSAID/NSAR). Meist ist die akute Urticaria aber nicht durch Allergien bedingt und heilt in >90 % spontan ab.

▪▪ **Angioödeme**

Neben histaminvermittelten gibt es auch nicht histaminvermittelte (hauptsächlich bradykininvermittelte) Angioödeme, z. B. bei Hemmung des Bradykininabbaus durch ACE-Hemmer. Unabhängig von der Einnahme von ACE-Hemmern können selten weitere nicht histaminvermittelte (überwiegend bradykininvermittelte) Angioödeme auftreten bei angeborenem Mangel an C1-Inhibitor wie dem hereditären Angioödem (HAE) Typ I, häufigster Typ) oder dessen eingeschränkter Funktionalität (HAE Typ II). Beiden HAE-Typen liegen Mutationen im C1-INH-Gen (SERPING1) zugrunde. Weitere (noch seltenere) Typen des hereditären Angioödems konnten identifiziert werden (◘ Tab. 13.2).

Die Symptomatik des HAE (und AAE) ist durch häufig schmerzhafte, protrahiert verlaufende Angioödeme gekennzeichnet, die nicht nur im Gesicht, sondern an allen Körperpartien und auch viszeral **(Abdominalattacken)** vorkommen. **Besonders gefährlich**

Tab. 13.1 Urtikariaformen

Form	Klinische Beschreibung
Akute Urtikaria	Beginn des Auftretens von Quaddeln weniger als sechs Wochen zurückliegend
Chronische Urtikaria	Beginn des Auftretens von Quaddeln länger als sechs Wochen zurückliegend, persistierend (pausenlos auftretend) oder rezidivierend
Spontane Urtikaria	Ohne erkennbare Ursache
Parainfektiöse Urtikaria	Während oder nach Infekten z. B. mit Helicobacter, Yersinien, Mykoplasmen
Autoimmunurtikaria	Z. B. bei Schilddrüsenentzündung oder Lupus erythematodes
Urtikaria als Teilsymptom von Syndromen	Schnitzler-Syndrom, Muckle-Wells-Syndrom, Gleich-Syndrom, Cryopyrin-assoziierte periodische Syndrome (CAPS)
Urtikariavaskulitis	Sonderform mit Dauer der Quaddeln >24 h
Induzierbare Urtikaria:	
Physikalische Urtikaria	– **Urticaria factitia** durch oberflächliche auf die Haut einwirkende Scherkräfte – (Verzögerte) **Druckurtikaria** durch Druck (ggf. erst nach Stunden auftretend) – **Vibratorische Urtikaria** durch Vibration – **Lichturtikaria** durch (UV-)Licht – **Kältekontakturtikaria** durch äußere Kälteeinwirkung – **Wärmekontakturtikaria** durch äußere Wärmeeinwirkung – **Cholinergische Urtikaria** durch Erhöhung der Körperkerntemperatur z. B. durch Sport
Aquagene Urtikaria	Durch wässrigere Benetzung der Haut (mit vermuteter dadurch bedingter Freisetzung von eingelagerten Substanzen)
Allergische Urtikaria	Z. B. auf Nahrungsmittel nach Verzehr oder nach lokaler Einwirkung als Proteinkontakturtikaria (z. B. auf Latexproteine)
Medikamenteninduzierte Urtikaria	Z. B. durch NSAID/NSAR (ausgelöst oder aggraviert)
Anstrengungsinduzierte Urtikaria	Meistens in Zusammenhang mit Nahrungsmittelallergie (z. B. Wheat-dependent exercise-induced anaphylaxis)

Tab. 13.2 Angioödemtypen

Histaminvermittelt	(siehe Urtikaria)
Nicht histaminvermittelt	– Hereditäres Angioödem (HAE-) Typ I, C1-Inhibitorproteinmenge im Serum vermindert – HAE-Typ II, C1-Inhibitorproteinmenge normal, Funktion aber vermindert – HAE-nlC1INH (früher Typ III) C1-Inhibitorproteinmenge und Funktion normal
Erworbenes Angioödem (AAE)	Z. B. durch inhibitorische Antikörper, insbesondere bei hämatologischen Neoplasien

sind Angioödeme an der Zunge und am Kehlkopf mit Erstickungsgefahr. Aufgrund von Spontanmutationen lassen sich auch beim HAE keineswegs regelhaft anamnestisch betroffene Personen in der Blutsverwandtschaft eruieren, manchmal aber auch unklare Erstickungstodesfälle.

Therapieprinzipien

Mögliche Ursachen sollten behandelt werden. Zur Unterdrückung der Urtikaria können nicht-sedierende **Antihistaminika** (H1-Blocker) verwendet werden, wobei häufig ein **Updosing** erforderlich ist (zwei- bis vierfache reguläre Tagesdosis).

Glukokortikoide sollten nur als initiale Stoßtherapie (1 mg/kg KG) sowie beim Auftreten von Angioödemen (100 oder 250 mg Soludecortin i.v.) eingesetzt werden.

Bei Angioödemen sollte ein **Notfallset** rezeptiert werden/vorhanden sein mit z. B. Dimetindenmaleat-Tropfen (Fenistil®) und Prednisolon (Okrido®) oder Betamethason (Celestamine® N 0,5 liquidum). Die Patienten sollten außerdem instruiert werden, beim Auftreten von gefährlichen Angioödemen (Zunge, Kehlkopf) zusätzlich zur unverzüglichen Selbstbehandlung rasch eine Notambulanz aufzusuchen bzw. den Notarzt zu rufen.

Wenn durch o. g. Untersuchungen, Vermeidung der Auslöser und Therapie keine ausreichende Unterdrückung der Urtikaria erzielt werden kann, kommt eine Behandlung der chronischen spontanen Urtikaria mit **Omalizumab** (Xolair®) in Betracht. Dabei handelt es sich um einen humanisierten Antikörper, der freies IgE bindet, komplexiert und zur Ausscheidung bringt, wodurch der freie IgE-Spiegel stark abgesenkt wird, nachfolgend auch die IgE-Rezeptoren auf Basophilen und Mastzellen.

Die Beschwerden der Urtikaria-/Angioödempatienten können in entsprechenden **Symptomtagebüchern** dokumentiert werden. Krankheitsspezifische Symptom- und Kontrollscores stehen zur Verfügung, ebenso Skalen zur Erfassung der krankheitsbezogenen Lebensqualität bzw. Einschränkung derselben.

13

Therapie des ACE-Hemmer-Angioödems: ACE-Hemmer müssen bei solchen Patienten dauerhaft gemieden werden und akute ACE-Hemmer-vermittelte Angioödeme erfordern die Behandlung mit dem Bradykininreptorantagonisten Icatibant (Firazyr®). Antihistaminika sind weitgehend unwirksam und Glukokortikosteroide überwiegend auch, sollten aber dennoch gegeben werden, da auch die Bradykinininhibition nicht zuverlässig ausreichend wirksam ist. Manchmal sind Tracheotomien/Koniotomien nicht zu umgehen, weshalb die Behandlung und Beobachtung bis zur Rückbildung in Einrichtungen erfolgen sollte, die letztgenannte chirurgische Maßnahmen durchführen können.

Therapie des HAE/AAE: Antihistaminika wirken beim HAE/AAE nicht, Glukokortikoide ebenfalls nur unzureichend. Die Therapie erfolgt mit **Bradykininrezeptorantagonisten** (Firazyr®) oder **C1-Inhibitor-Substitution,** natürlich gewonnen aus menschlichem Blutplasma (Berinert® oder Cinryze®) oder rekombinant hergestellt (Ruconest®). Überwachung bis zur Rückbildung.

Zur Vermeidung von häufigen Attacken kann eine **Prophylaxe** mit C1-Inhibitoren oder neuerdings auch mit dem Kallikrein-Antikörper Lanadelumab (Takhzyro®) oder dem oral applizierbaren Plasma Kallikrein-Inhibitor Berotralstat (Orladeyo®) durchgeführt werden.

Relevanz für die Zahnmedizin/zahnmedizinische Behandlung

Latex, Lokalanästhetika, Analgetika und Antibiotika können zu Angioödemen führen (Allergien vom Soforttyp oder Intoleranzreaktionen). Hier helfen die genannten Maßnahmen (v. a. Antihistaminika und Kortison). Ein Angioödem aufgrund C1-Inhibitormangels bedarf jedoch eines Bradykininantagonisten oder der Substitution von C1-Inhibitor, bei geplanten oralchirurgischen Eingriffen auch bereits prophylaktisch.

▪ Diagnosestellung

Die o. g. möglichen Auslöser einer Urtikaria müssen anamnestisch abgefragt werden. Physikalische Tests können physikalische Urtikariaformen verifizieren und Auslöseschwellen ermitteln (z. B. Temperatur, Druckstärke, körperliche Leistung). Chronische Infekte sollten ausgeschlossen werden (HNO, Zähne, Stuhl- und Urinproben) und Autoimmunitätsphänomene mit Laboruntersuchungen exploriert werden (Blutbild, CRP, ANA, ENA, DNS-Antikörper, Schilddrüsenhormone und -autoantikörper, Helicobacter-Atemtest etc.).

Die Diagnostik des HAE erfordert Untersuchungen zum C1-Inhibitor und dessen Funktion, zu den Serumspiegeln von C3 und C4 und eventuell genetische Untersuchungen zur Ermittlung der ursächlichen Mutation.

Auch Antikörper gegen C1-Inhibitor können auftreten, vor allem bei hämatologischen Grunderkrankungen (erworbenes Angioödem AAE), was in der Regel auch mit Auffälligkeiten in der o. g. Diagnostik einhergeht (außer den genetischen Veränderungen).

13.2 Mastozytose

▪ Definition

Unter Mastozytose versteht man die Vermehrung von Mastzellen. Sie tritt überwiegend in der Haut auf als kutane Mastozytose, früher als Urticaria pigmentosa bezeichnet wegen der typischen braunen Maculae.

▪ Ätiologie/Pathophysiologie

Aggregierte Mastzellen können Mastozytome bilden. Mastozytome und diffuse Mastozytose der Haut bilden sich im Kindesalter häufig spontan zurück, im Erwachsenenalter eher nicht.

▪ Klinik

Die Mastozytose präsentiert sich in verschiedenen Formen (◘ Tab. 13.3).

Ist außer der Haut mindestens ein weiteres Organ betroffen (am häufigsten das Knochenmark), spricht

◘ Tab. 13.3 Formen der Mastozytose

Kutane Mastozytose (◘ Abb. 13.1)	als **Urticaria pigmentosa** und/oder **Mastozytom**(e)
Systemische Mastozytose	mit mindestens einem weiteren betroffenen Organ außer der Haut, am häufigsten dem Knochenmark: – **indolent,** wenn nicht progredient verlaufend – **intermediär** („smoldering") überwiegend mit B-Kriterien wie Knochenmark-infiltration >30 % und Serum-Tryptase > 200 µg/l, Dysmyelopoese und/oder Organomegalie – **fortgeschritten** mit C-Kriterien wie periphere Zytopenie, Osteolysen mit pathologischen Frakturen, Splenomegalie mit Hypersplenismus, Malobsorption mit Gewichtsverlust, Hepathopathie mit Aszites bei **aggressiver systemischer Mastozytose** oder mit assoziierter **hämatologischer Neoplasie** oder bei Mastzellleukämie

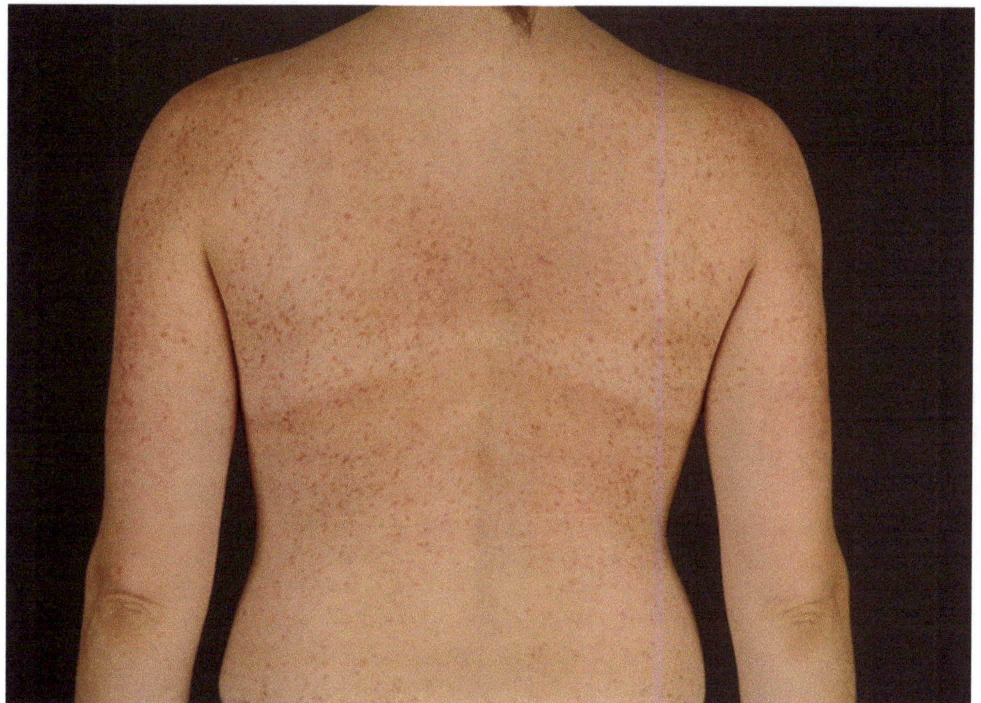

◘ Abb. 13.1 Kutane Mastozytose

man von einer systemischen Mastozytose, die man auch als indolent bezeichnet, wenn sie nicht progredient verläuft. Intermediäre („smoldering") oder fortgeschrittene Formen (vergl. ◘ Tab. 13.3) sind selten.

Allergische Reaktionen verlaufen aufgrund der vermehrten reaktionsbereiten Mastzellen bei Mastozytosepatienten häufig schwerwiegender (vgl. Insektengiftallergie).

▪ Diagnosestellung

Reibt man diese Maculae mit einem Holzspatel, kommt es zu einer lebhaften Rötung und Schwellung in dem Areal **(positives Darier-Zeichen).**

Neben der **Inspektion der Haut und Prüfung des Darier-Zeichens** ist die Bestimmung der **basalen Serumtryptase** hilfreich; sie ist jedoch nicht immer erhöht und die Höhe der basalen Serumtryptase korreliert nicht regelhaft mit der Ausprägung der Mastozytose. Bei Verdacht auf systemische Mastozytose ist eine **Punktion des Knochenmarks** indiziert zum Nachweis einer entsprechenden Infiltration. Hierbei sollte auch der **c-kit-Mutationsstatus** (D816V-Mutation) ermittelt werden (relevant für die verstärkte Vermehrung der Mastzellen und eventuelle Therapie). Je nach Beschwerden sollten weitere Untersuchungen erfolgen, wie Magen- und Darmspiegelung.

▪ Therapieprinzipien

Da Mastozytose-Patienten häufiger eine Osteoporose entwickeln (auch ohne eine nachweisbare pathologische Infiltration des Knochenmarks), sollte regelmäßig eine

Knochendichtemessung erfolgen und ggf. eine **Osteoporoseprophylaxe.**

Ansonsten sollte eine Triggerung der Mastzellen durch Allergenzufuhr, aber auch durch unspezifische Irritationen wie Sprung in kalte Gewässer, Kaltgetränke etc. vermieden werden. Auch **Medikamente, die die Degranulation von Mastzellen fördern (z. B. NSAID/NSAR, Röntgenkontrastmittel oder Morphinderivate), können Symptome auslösen. Antihistaminika** können die Symptome abfedern, schwere Reaktionen aber nicht unterdrücken.

Bei gastrointestinalem Befall kann die oral-enterale Anwendung von Natriumcromoglykat prophylaktisch hilfreich sein. Eingreifendere Therapien mit Tyrosinkinaseinhibitoren wie Imatinib (Glivec®) oder Multikinaseinhibitoren kommen nur bei fortgeschrittenen Formen in Betracht.

Relevanz für die Zahnmedizin/zahnmedizinische Behandlung

Analgetika können zur Triggerung der Mastzellen führen. Allergische Reaktionen verlaufen bei Mastozytose häufig schwerwiegender.

13.3 Allergische Rhinokonjunktivitis und Asthma bronchiale

13

▪ Definition

Symptomatische Überempfindlichkeitsreaktion durch eine IgE-vermittelte Entzündung der Nasenschleimhaut infolge Allergenexposition. **Asthma bronchiale** ist definiert als intermittierend auftretende und damit weitgehend reversible **bronchiale Obstruktion**, objektivierbar im Lungenfunktionstest mit Bronchospasmolyse (durch β-Mimetikum). Bei der chronisch-obstruktiven Lungenerkrankung COPD (hauptsächlich durch Rauchen) besteht diese Reversibilität nicht in der gleichen Weise.

▪ Ätiologie/Pathophysiologie

Allergische Reaktionen vom Soforttyp **(Typ I)** treten in der Regel bei Exposition gegenüber Aeroallergenen auf nach vorheriger Sensibilisierung gegen dieselben mit Bildung allergenspezifischer IgE-Antikörper, häufig vergesellschaftet mit einer allergischen Rhinitis gegen die gleichen Aeroallergene.

Typische auslösende **Aeroallergenquellen** sind in ◘ Tab. 13.4 aufgelistet.

Eine allergische Konjunktivitis kann auch auf einer Kontaktallergie beruhen, z. B. nach Anwendung von Augentropfen, und stellt dann eine allergische Reaktion vom verzögerten Typ dar (**Typ IV** nach Coombs und Gell (siehe dort)).

Beim Asthma bronchiale gehören, insbesondere bei Kindern und Jugendlichen, **(Aero-) Allergene** zu den wichtigsten Auslösern. Ohne Allergenexposition besteht dann häufig eine normale Lungenfunktion ohne Obstruktion. Dann kann der Nachweis einer **bronchialen Hyperreagibilität (Metacholintest)** die Asthmadiagnose etablieren helfen.

Asthmaanfälle können getriggert werden durch: Allergene, Infekte, körperliche Anstrengung **(Anstrengungsasthma),** Einnahme von **Medikamenten** (ß-Blocker, bei entsprechend disponierten Individuen nichtsteroidale Antiphlogistika (NSAID; siehe Analgetika-Intoleranz)).

▪ Klinik

Die Symptomatik besteht in einer Rötung der Bindehäute, Augentränen und Juckreiz bzw. in wässrigem Nasenlaufen oder nasaler Obstruktion durch Schleimhautschwellung, nasalem Juckreiz und Nießattacken. Seltenere Symptome sind Juckreiz im Rachen (insbesondere bei Mundatmung aufgrund obstruierter Nase) oder an den Ohren sowie Husten bei „postnasal drip".

Aufgrund von Kreuzreaktivitäten zwischen Aeroallergenen und Nahrungsmittelallergenen kann es zu nahrungsmittelallergischen Beschwerden kommen (siehe dort), am häufigsten zum **oralen Allergiesyndrom** (OAS) mit Juckreiz im Mundraum und Schwellungen im Rachen/Uvula nach Verzehr birkenpollenassoziierter Nahrungsmittel wie rohem Kern- und Steinobst, rohen Nüssen und rohen Karotten (Saft).

Es kann zwischen einer **saisonalen** (bei saisonal auftretenden Allergenen) und einer saisonunabhängigen

◘ **Tab. 13.4** Aeroallergene

Innenraumallergene	Hausstaubmilben, Katzenepithelien, Hundeepithelien, seltener Vorratsmilben, andere Haustierepithelien Katze, Hund und andere Haustiere Schimmelpilze
Außenluftallergene	Baumpollen (insbesondere Birke), Gräserpollen, Kräuterpollen Schimmelpilz(sporen)

(oft **perennialen**) Rhinitis unterschieden werden. Heute wird unterschieden zwischen **persistierender** Rhinitis, wenn die Beschwerden mehr als vier Tage in der Woche über mehr als vier aufeinanderfolgende Wochen auftreten, und einer **intermittierenden** Rhinitis, wenn dies nicht der Fall ist.

Die Rhinitis wird als **mäßig bis schwer** eingestuft, wenn sie die Lebensqualität beeinträchtigt, sonst als **leicht oder gering**.

■ Diagnostik

Der Nachweis der auslösenden Sensibilisierungen erfolgt in der Regel im Hauttest (**Prick-Test** (s. dort)) oder durch die Bestimmung der **spezifischen IgE-Antikörper im Serum** (s. dort), wobei die Aeroallergene getestet werden, die anamnestisch am ehesten verdächtig sind, bzw. die häufigsten Aeroallergene (s. ◘ Tab. 13.4). Wenn die tatsächliche **klinische Relevanz (Aktualität) der Sensibilisierungen** sich nicht bereits aus der Korrelation mit der Anamnese ergibt, können ergänzend **nasale** (ggf. rhinomanometrische) oder in besonderen Fällen auch **bronchiale Provokationstests** (nicht ungefährlich) durchgeführt werden. Beim Asthma sollten außerdem **Lungenfunktionstests** erfolgen.

■ Therapieprinzipien

Die Behandlung allergischer Krankheiten ruht generell auf drei Säulen:

- Karenz
- symptomatischer Therapie
- spezifischer Immuntherapie mit Allergenen.

Bei allergischer Rhinitis also auf Meidung der Allergene (Karenz), falls möglich (z. B. auch Einsatz milbenpartikeldichter Bezüge (Encasings) für das Bett), Antihistaminika (H1-Blocker) topisch (Augentropfen und/oder Nasenspray) und/oder per os (Tropfen, Tabletten, Dragees) sowie kortisonhaltige Nasensprays. Kortisonhaltige Augentropfen sollten nur kurzfristig angewendet werden, interne Kortisongaben sollten möglichst vermieden werden.

Zur mehr kausalorientierten Therapie sollte möglichst frühzeitig die spezifische **Immuntherapie mit Allergenen (AIT,** auch **spezifische Immuntherapie (SIT)** oder **Hyposensibilisierung** genannt) eingesetzt werden, um eine Ausbreitung des Krankheitsgeschehens (mehr Sensibilisierungen, „Etagenwechsel" zum Asthma bronchiale) zu verhindern. Sie steht als **subkutane (SCIT)** und als **sublinguale (SLIT)** Immuntherapie für alle gängigen Allergene zur Verfügung. Kontraindikationen wegen möglicher systemischer Reaktionen (insbesondere bei der SCIT) sind unzureichend kontrolliertes Asthma bronchiale und kardiovaskuläre Krankheiten sowie aktive Autoimmunkrankheiten, aktuelle maligne Erkrankungen und Schwangerschaft. Betablocker sollten nicht eingenommen werden. Die Indikationsstellung zur AIT und die Auswahl der Allergene (Produkte) sollte ein Allergologe vornehmen.

Die Behandlung des Asthma bronchiale erfolgt anhand eines Stufenschemas (vgl. ◘ Abb. 13.2).

Die Etablierung neuer, gezielterer Therapien mit Antikörpern gegen IgE, Interleukin 5, IL-4/13 oder TSLP für schwere Asthmaformen erfordert eine weitere Differenzierung des Asthmas anhand von Laborparametern (IgE-Nachweis, Eosinophilie) im Sinne der personalisierten Medizin.

Relevanz für die Zahnmedizin/zahnmedizinische Behandlung

Analgetika der Gruppe der NSAID, die in der Zahnmedizin häufig verschrieben werden, können bei entsprechend disponierten Patienten einen Asthmaanfall begünstigen.

13.4 Anaphylaxie

■ Definition

Potenziell lebensbedrohliche allergische Reaktion vom Soforttyp.

■ Ätiologie/Pathophysiologie

Zufuhr auslösender Allergene bei schwerer Typ-I-Allergie nach Coombs und Gell.

Zusätzlich Antikörper oder orale GLC fest
Zusätzlich Dosiserhöhung ICS
Zusätzlich LABA oder/und Leukotrienantagonisten fest
Zusätzlich ICS mittelhochdosiert statt niedrigdosierte ICS fest
Zusätzlich niedrigdosierte inhalative Glukokortikosteroide (ICS) fest
Bei Bedarf inhalativ kurzwirksame ß-Agonisten (SABA)

◘ **Abb. 13.2** Stufenschema der Asthmatherapie. (Nationale Versorgungsleitline – NVL)

Tab. 13.5 Anaphylaxieschweregrade (nach Ring und Meßmer) (aus Ring et al. 1982)

Grad	Haut	Abdomen	Respirationstrakt	Herz-Kreislauf-System
I	Juckreiz Flush Urtikaria Angioödem	–	–	–
II	Juckreiz Flush Urtikaria Angioödem	Nausea Krämpfe	Rhinorrhoe Heiserkeit Dyspnoe	Tachykardie (Anstieg ≥ 20/min) Hypotension (Anstieg ≥ 20 mmHg systolisch) Arrhythmie
III	Juckreiz Flush Urtikaria Angioödem	Erbrechen Defäkation	Larynxödem Bronchospasmus Zyanose	Schock
IV	Juckreiz Flush Urtikaria Angioödem	Erbrechen Defäkation	Atemstillstand	Kreislaufstillstand

Die Klassifikation erfolgt nach den schwersten aufgetretenen Symptomen (kein Symptom ist obligat)

13

■ Klinik

Eine anaphylaktische Reaktion ist die schwerste Form der Allergie vom Soforttyp mit fulminantem Verlauf **(anaphylaktischer Schock:** hypotones Kreislaufversagen aufgrund Gefäßweitstellung) mit der Gefahr von Organschäden (speziell Gehirn) und Tod durch mangelhafte Perfusion (und zusätzlich mangelhafte Oxygenierung des Blutes).

Weitere soforttypallergische Symptome wie Urtikaria, Angioödem, Bronchokonstriktion und imperative Darm- (und Blasen-)entleerung werden manchmal als **Anaphylaxiefragmente** bezeichnet, insbesondere wenn sie in einer Crescendosequenz auftreten, ohne das Vollbild des Schocks zu erreichen.

Hinweisend auf die Entwicklung einer anaphylaktischen Reaktion sind außerdem **Prodromi** wie Flush, Hitzegefühl, Juckreiz insbesondere palmoplantar (und genital – Regionen mit besonders vielen Mastzellen) und Angst/Vernichtungsgefühl. **Die Allergenzufuhr sollte sofort gestoppt werden.**

Die Schwere der Anaphylaxie wird nach Ring und Meßmer in vier Schweregrade eingeteilt (siehe ◘ Tab. 13.5).

■ Therapieprinzipien

Die Therapie orientiert sich an den Schweregraden.

Grad I und II	– Stoppen der Allergenexposition – liegende Lagerung des Patienten, venöser Zugang, bei Kreislaufschwäche Hochlagerung der Beine – **Antihistaminika** (H1-Blocker) und **Glukokortikoide** intravenös, z. B. eine Ampulle Dimetinden (Fenistil®) und 100–250 mg Prednisolon (Soludecortin®) – bei Atemnot leichte Hochlagerung des Oberkörpers und frühzeitige Inhalation von β-Mimetika sowie die Gabe von Sauerstoff – Bei Erbrechen (vorübergehende) stabile Seitenlagerung unter regelmäßiger Kontrolle der Atmung und Vermeidung einer Aspiration – Blutdruck, Puls und Sauerstoffsättigung ständig überwachen, ggf. Notruf absetzen

Schwere Reaktionen mit Atemnot und Kreislaufdepression (Grad III und IV)	Zusätzlich zu o. g. Maßnahmen: Frühzeitige Gabe von **Adrenalin** (noch vor der Applikation o. g. Medikamente). Bei fehlender EKG-Monitorüberwachung sollte Adrenalin aus Sicherheitsgründen bevorzugt intramuskulär verabreicht werden. Hierfür eigenen sich injektionsfertige **„Adrenalin-Autoinjektoren“**, die auch durch die Kleidung hindurch ventrolateral in die proximale Oberschenkelmuskulatur injiziert werden können. Bei Kindern von 15–30 kg Körpergewicht 150 µg Adrenalin i.m., bei 30–75 kg schweren Jugendlichen und Erwachsenen 300 µg Adrenalin i.m. und bei über 75 kg schweren Personen 500 µg Adrenalin i.m. bzw. zwei Injektionen von 300 µg. Bei Nachlassen der Adrenalinwirkung (nach einigen Minuten) Wiederholung der intramuskulären Adrenalin-Injektion Ein sicherer, großlumiger venöser Zugang sollte möglichst frühzeitig etabliert werden und Elektrolytlösungen sollten zügig infundiert werden, die Sauerstoffgabe sollte großzügig erfolgen (5–12 l/min) Die **Cortisongabe** sollte bei schweren Reaktionen noch großzügiger erfolgen (1000 mg Prednisolon (Soludecortin®) i. v.), insbesondere auch bei Angioödemen an den Atemwegen und **Antihistaminika** werden in Kombination von H1- und H2-Blockern (eine Ampulle Dimetinden (Fenistil®) und eine Ampulle Ranitidin) am besten in einer Kurzinfusion verabreicht

Auch nach Stabilisierung der Situation des Patienten ist eine **weitere Überwachung** erforderlich, da eine erneute Verschlechterung eintreten kann (insbesondere die Adrenalinwirkung lässt rasch nach und die Wirkung weiterer Medikamente später auch).

Der Patient sollte für die Zukunft mit einem **Notfallset** ausgestattet werden (siehe nachstehende Übersicht). Eine **Anaphylaxieschulung** einschließlich der korrekten Anwendung des Notfallsets ist empfehlenswert.

Notfallset bei Anaphylaxie

Flüssiges **Antihistaminikum** wie Dimetinden-Tropfen (Fenistil®) (Flasche nur zu einem Drittel oder zur Hälfte austrinken – sedierend!).

Flüssiges **Kortison** wie Prednisolon (Okrido®) 20 ml oder Betamethason (Celestamine®) N 0,5 liquidum, deren Fläschchen im Bedarfsfall komplett ausgetrunken werden sollten.

Adrenalin-Autoinjektor, bei einem **Körpergewicht** von 15–30 kg werden 150 µg, bei einem Körpergewicht von über 30 kg 300 µg Autoinjektoren verordnet (z. B. **Fastjekt®, Jext® oder Emerade®**), bei über 75 kg zwei 300 µg Pens oder ein 500 µg Injektor (nur Emerade® in letzterer Dosierung verfügbar). Je nach **Gefährdung** des Patienten sind auch zwei Autoinjektoren zu verordnen. Die Anwendung sollte mit einem Dummy geübt werden.

Die spätere allergologische Aufarbeitung mit Ausstellen eines **Allergiepasses** darf nicht vergessen werden, um zukünftig weitere anaphylaktische Reaktionen zu vermeiden. Neben Medikamenten und Nahrungsmitteln (s. u.) sind Insektenstiche von Bienen oder Wespen häufige Auslöser anaphylaktischer Reaktionen.

Relevanz für die Zahnmedizin/zahnmedizinische Behandlung

Durch eine ausführliche Anamnese sollte vor jeder Behandlung abgeklärt werden, ob bereits bekannte Allergien vorliegen. Kommt es während einer zahnmedizinischen Behandlung zu einem anaphylaktischen Schock, sollte die Allergenzufuhr sofort gestoppt werden. Ein Notfallset zur Erstversorgung sollte in der zahnärztlichen Praxis vorhanden sein.

13.5 Insektengiftallergie

- **Definition**

Soforttyp-Allergie auf Insektengift.

- **Klinik**

Normalerweise führt der Stich eines Insekts (Wespe oder Hornisse, Biene oder Hummel) aufgrund des injizierten Giftes zu einer **örtlichen entzündlichen Reaktion** mit Rötung und umschriebener Schwellung. Diese örtliche Reaktion kann **übersteigert** ausfallen und eine erhebliche lokale Ausdehnung annehmen, was in der Regel auf das Vorliegen einer Sensibilisierung gegen das entsprechende Gift hinweist.

Bei **Quaddeln und/oder Angioödem** auch abseits der eigentlichen Stelle des Stiches oder gar **Atemnot und/oder Kreislaufreaktion** bis hin zum **Schock** mit Bewusstlosigkeit besteht wahrscheinlich eine IgE-vermittelte Allergie vom Soforttyp gegenüber Proteinen im jeweiligen Insektengift.

- **Diagnosestellung**

Der Sensibilisierungsnachweis kann durch einen titrierten **Prick-Test** mit 1, 10, 100 und 300 µg/ml Bienen- oder Wespengift und, falls negativ, Intrakutantest mit 1 µg/ml) und/oder Bestimmung von *spezifischem IgE* gegen Bienen- und Wespengift geführt werden. Hierbei erlaubt die IgE-Bestimmung gegen Ves v 1 und 5 aus der Wespe und Api m 1, 3, 4 und 10 aus der Biene die beste Trennschärfe (Komponenten-Diagnostik, CRD).

Zur besseren Einschätzung der Höhe der spezifischen IgE-Titer sollte auch das **Gesamt-IgE** bestimmt werden und zur besseren Einschätzung der Gefährdung des Patienten auch seine **basale Serum-Tryptase** (vgl. Mastozytose).

- **Therapieprinzipien**

Der Patient ist bei weiteren Stichen der gleichen Insektengruppe gefährdet, eine anaphylaktische Reaktion zu erleiden, bei der er dauerhaften Schaden nehmen oder versterben kann. Angesichts solch einer Anamnese benötigt der Patient die Verordnung eines **Notfallsets** (siehe Anaphylaxie), selbst wenn nachfolgend der Nachweis einer Sensibilisierung gegen Bienen- oder Wespengift nicht gelingen würde.

Bei systemischen Reaktionen ist eine **Hyposensibilisierung (spezifische Immuntherapie – SIT, Venom-Immuntherapie – VIT), Immuntherapie mit Allergenen – AIT) mit Bienen- oder Wespengift** indiziert. Die Einleitung sollte möglichst rasch zum Schutz führen und deshalb unter stationärer Überwachung nach dem Rush- oder Ultrarush-Verfahren erfolgen. Die Therapie besitzt eine hohe Erfolgsquote von 90–95 %.

> **Relevanz für die Zahnmedizin/zahnmedizinische Behandlung**
> Eine Soforttyp-Allergie auf Insektengift kann zur Kreislaufreaktion und zum Zuschwellen der Atemwege führen. Ein Notfallset zur Erstversorgung des Patienten sollte in der zahnärztlichen Praxis vorhanden sein.

13

13.6 Zahnärztlich relevante Soforttyp-Allergien/Intoleranzreaktionen: Latex, Lokalanästhetika, Analgetika, Antibiotika

13.6.1 Latex-Allergie

- **Definition**

Soforttyp-Allergie auf Proteine des Naturkautschuks (Latex).

- **Ätiologie/Pathophysiologie**

Allergische Reaktionen vom Soforttyp richten sich gegen verbliebene **Proteine** im Naturkautschuk aus dem Gummibaum (Havea brasiliensis). Herstellungsvorschriften für Latexhandschuhe mit verbindlichen Qualitätskontrollen zum Proteingehalt sind in DIN EN 455 geregelt und haben zu einer deutlichen Absenkung des allergenen Proteingehalts geführt, wodurch vor allem Neusensibilisierungen selten geworden sind.

In der Weiterverarbeitung des Naturkautschuks (und synthetischer Gummiprodukte) werden diverse **Hilfsstoffe** zugesetzt wie Antioxidantien, Farbstoffe, Vulkanisationsbeschleuniger und Weichmacher, die vor allem zu kontaktallergischen Reaktionen führen können.

- **Klinik**

Das **Reaktionsspektrum** bei allergischen Reaktionen vom Soforttyp reicht von Proteinkontakturtikaria und Angioödemen an den Kontaktstellen zu generalisierter Urtikaria, Angioödemen auch abseits der Expositionsareale über Rhinokonjunktivitis und Asthma hin zu Hypotonie und Kreislaufschock.

Aufgrund von Kreuzreaktivitäten bestimmter Latexproteine mit Nahrungsmittelproteinen kann das **Latex-Frucht-Syndrom** mit einer sekundären Nahrungsmittelallergie gegen Banane, Avocado, Mango, Papaya, Marone, Feige, Dattel etc. entstehen.

- **Diagnosestellung**

Der Nachweis der Sensibilisierung kann über **spezifische IgE-Bestimmungen** erfolgen gegen Latexgesamtextrakt oder relevante Einzelkomponenten (insbesondere Hev b 1–6).

Als Hauttest ist vor allem der **Prick- oder Prick-zu-Prick-Test** geeignet mit einem Latexextrakt oder Latexmaterialien.

Bei sonst negativen Testergebnissen kann unter Abwägung der Risiken nach dokumentierter Aufklärung unter Überwachungsbedingungen auch ein Expositionstest erfolgen (z. B. durch Tragen eines Latexfingerlings/-handschuhs).

- **Therapieprinzipien**

Bei Latex(protein)allergie muss die Exposition gegenüber Naturkautschukprodukten vermieden werden, auch im privaten Bereich. Medizinische Untersuchungen und Eingriffe müssen „latexfrei" erfolgen.

Es stehen latexfreie Handschuhe zur Verfügung (Nitril, Vinyl, Neopren® etc.). Durch die Vermeidung gepuderter Latexhandschuhe wird vor allem die Bildung schwebefähiger, inhalierbarer Partikel mit Latexallergenen verhindert, die zu bronchialen Reaktionen führen können.

> **Relevanz für die Zahnmedizin/zahnmedizinische Behandlung**
> In der Zahnmedizin findet sich Naturkautschuk vor allem in Handschuhen, Kofferdam/Dentaldam und Spanngummis. Latexfreie Handschuhe sowie latexfreie Spanngummis stehen zur Verfügung.

Tab. 13.6 Lokalanästhetika

Amidtyp	Articain Bupivacain Cinchcain Lidocain Mepivacain Prilocain Ropivacain
Estertyp	Benzocain Procain Tetracain

13.6.2 Unverträglichkeit von Lokalanästhetika

▪ Definition

Auftreten von lokalen und/oder allgemeinen Reaktionen unmittelbar nach Injektion von Lokalanästhetika (LA).

▪ Ätiologie/Pathophysiologie

Symptome nach Gabe von LA sind am häufigsten psychogene Reaktion aufgrund von Angst und Schmerz.

Es werden Lokalanästhetika vom **Amidtyp** (mit zwei „i" im Namen) und solche vom **Estertyp** unterschieden (siehe Tab. 13.6). Letztere werden im Gewebe durch die Pseudocholinesterase zu para-Aminobenzoesäure abgebaut (wodurch kontaktallergische Reaktionen entstehen können). **Kreuzreaktionen bei „Parastoffallergie"** sind dadurch möglich (als „Parastoffe" werden para-substituierte aromatische Amine bezeichnet).

Ansonsten können Lokalanästhetika hauptsächlich durch Überdosierung (oder gestörte Verstoffwechselung/Abbau), (partiell) intravasale Injektion oder bei individuell erhöhter Empfindlichkeit der Ionenkanäle im Nervensystem und Herzen zu **pharmakologisch bedingten unerwünschten Wirkungen** führen (Übelkeit, Schwindel, Verwirrtheit, Schweißausbruch, Krämpfe, Blutdruckschwankungen und Herzrhythmusstörungen, bei starker Überdosierung bis zum Herz- und Atemstillstand).

Hinzu kommen mögliche Überempfindlichkeitsreaktionen auf **Additiva** (Konservierungsstoffe wie Sulfite und Parabene sowie Adrenalin). Auch Reaktionen auf im zeitlichen Zusammenhang applizierte Medikamente und **begleitende Expositionen** wie gegenüber Latex sind in Betracht zu ziehen.

▪ Klinik

Typische Zeichen einer Typ-I-Allergie.

▪ Diagnosestellung

Ein zuverlässiger Labortest zur Ermittlung einer Allergie/Intoleranz gegen Lokalanästhetika steht nicht zur Verfügung. Lokalanästhetika (ohne Additiva) können im Pricktest unverdünnt getestet werden, für die nachfolgende Intrakutantestung ist mindestens eine 1:10-Verdünnung (in physiologischer Kochsalzlösung) erforderlich.

Zeigt sich im Hauttest keine Reaktion (Quaddel und Erythem oder Spätreaktion), kann zur Ermittlung der tatsächlichen Verträglichkeit eine gestufte subkutane Expositionstestung mit dem jeweiligen Lokalanästhetikum ohne Additiva nach dokumentierter Aufklärung unter Überwachungsbedingungen erfolgen. Zielführender sind dann jedoch oft Ausweichtestungen mit geeigneten Alternativpräparaten (möglichst vom Amidtyp ohne Additiva).

Additiva können bei Bedarf separat getestet werden. Adrenalinzusatz kaschiert positive Hauttestreaktionen durch Vasokonstriktion.

▪ Therapieprinzipien

Vermeidung der Exposition.

Relevanz für die Zahnmedizin/zahnmedizinische Behandlung

Lokalanästhetika können Allgemeinreaktionen auslösen. Diese sind meist psychovegetativ bedingt, im Einzelfall durch pharmakologische Effekte, sehr selten durch eine Soforttyp-Allergie. Die Zufuhr sollte sofort gestoppt werden. Allgemeinmaßnahmen (Kreislaufstabilisierung) und Maßnahmen wie bei Anaphylaxie sind einzuleiten.

13.6.3 Analgetikaintoleranz

▪ Definition

Auftreten von kutanen und respiratorischen Symptomen wie bei Typ-I-Allergie nach Einnahme nichtsteroidaler Antiphlogistika.

▪ Ätiologie/Pathophysiologie

Hierbei handelt es sich in der Regel um eine **Intoleranz gegenüber nichtsteroidalen Antiphlogistika/Antirheumatika** (**NSAID/NSAR**), die die Cyclooxigenase unspezifisch hemmen, also einschließlich der Cyclooxigenase I (COX-I). Hierzu gehörende Substanzen sind in Tab. 13.7 aufgelistet.

Selektive COX-II-Antagonisten (Coxibe wie Celecoxib und Etoricoxib) und Paracetamol (bis 1000 mg) sind in der Regel verträglich; Morphinderivate ebenso, wobei zu bedenken ist, dass letztere eine Histamin-liberierende Wirkung haben.

Zwar sind echte IgE-vermittelte Allergien gegen einzelne Substanzen möglich (insbesondere Diclophenac, Metamizol und ASS), aber meistens resultiert die Intoleranz aus einer dosisabhängigen Hemmung der COX I mit dadurch vermehrtem Anfall von Leukotrienen, die bei (genetisch) disponierten Individuen zu Intoleranzreaktionen führen.

▪ **Klinik**

Die Symptomatik äußert sich in bronchialen Beschwerden mit Verschleimung und Bronchokonstriktion und/oder in Hautsymptomen wie Flush, Urtikaria und Angioödemen, seltener in gastrointestinalen oder Kreislaufreaktionen.

Die Symptomtrias aus Asthma bronchiale, Polyposis nasi und NSAID-Intoleranz wird auch als **Samter-Trias** oder *M. Widal* bezeichnet.

▪ **Diagnosestellung**

Aussagkräftige Labor- oder Hauttests stehen nicht zur Verfügung (außer für die seltene, tatsächlich IgE-vermittelte Allergie).

Wenn die Anamnese nicht konklusiv ist, kommt unter Nutzen-Risiko-Abwägung nach dokumentierter Aufklärung des Patienten ein **Provokationstest unter Überwachungsbedingungen** infrage. Es ist jedoch zu beachten, dass Begleitfaktoren die Verträglichkeit erheblich beeinflussen können.

13

Am pragmatischsten ist die explizite **Verträglichkeitstestung** von Ausweichanalgetika wie Paracetamol, Coxiben, bei Bedarf stärkeren Schmerzmitteln wie Tramadol oder Tilidin oder bei Migränepatienten Triptanen, soweit die Verträglichkeit nicht bereits bekannt ist oder infrage steht (z. B. bei vorangegangenen Reaktionen auf Mischpräparate).

▪ **Therapieprinzipien**

Die auslösenden NSAID/NSAR müssen gemieden werden.

Bei Samter-Trias mit starker Polypenbildung, insbesondere Rezidiven nach bereits erfolgten Operationen, kommt auch eine **Desaktivierung** in Betracht, wobei unter Überwachungsbedingungen ansteigend ASS verabreicht wird und nachfolgend eine Erhaltungsdosis täglich eingenommen werden muss. Dieses Verfahren kann auch bei zwingender ASS-Medikation zur Thrombozytenaggregationshemmung angewendet werden, falls die alleinige Gabe von Clopidogrel (wird meistens toleriert) nicht ausreichend ist. Heutzutage stehen zur Behandlung der (rezidivierenden, bereits voroperierten) polypösen Rhinosinusitis auch Biologika zur Verfügung (anti-IgE, Anti-IL-5 und Anti-IL-4/13-Antikörper).

Relevanz für die Zahnmedizin/zahnmedizinische Behandlung

Bei einer Intoleranz gegenüber NSAID sollte zwingend auf diese Art der Analgetika verzichtet werden. Alternativ kann oft zu Paracetamol (bis kumulativ 1000 mg, optimalerweise nach Expositionstestung), Coxiben oder Morphinderivaten zur analgetischen Behandlung gegriffen werden.

◘ Tab. 13.7 NSAID/NSAR (unselektive Cyclooxigenasehemmer)

Arylessigsäurederivate	Aceclophenac Acematacin Diclophenac Indometacin
Arylpropionsäurederivate	Flurbiprofen Ibuprofen Ketoprofen Naproxen Tiaprofensäure
Oxicame	Meloxicam Piroxicam
Pyrazolone	Metamizol/Novaminsulfon Phenylbutazon (Propy-)Phenazon
Salizylsäurederivate	Azetylsalizylsäure (ASS)

13.6.4 Antibiotika-Allergie vom Soforttyp

▪ **Definition**

Immunologische Reaktion auf Antibiotika vom Soforttyp (IgE-vermittelt, Typ I).

▪ **Ätiologie/Pathophysiologie**

Die meisten allergischen Reaktionen auf Medikamente werden durch T-Zellen vermittelt (z. B. die häufigsten makulopapulösen Exantheme). IgE-vermittelte Arzneireaktionen vom Soforttyp laufen aber besonders **fulminant** ab mit rascher **Entwicklung von Angioödemen und Urtikaria sowie weiteren Anaphylaxiefragmenten (siehe Anaphylaxie) bis hin zum anaphylaktischen Schock** mit möglichen Organschäden speziell des Gehirns oder Tod.

Die häufigsten Auslöser solcher Reaktionen sind **β-Lactam-Antibiotika wie Penicilline und Cephalosporine** (vgl. Antibiotikaklassen in ◘ Tab. 13.8).

Fluorchinolone/Gyrasehemmer können ebenfalls Reaktionen auslösen, die ein ähnliches Erscheinungs-

Tab. 13.8 Antibiotikaklassen

β-Lactame	– Penicilline wie Penicillin G oder V, Amoxi- oder Ampicillin, Flucloxacillin oder Methicillin, Piperacillin oder Mezlocillin, ggf. mit β-Lactamase-Hemmer wie Clavulansäure, Sulbactam oder Tazobactam – Cephalosporine wie Cefalexin oder Cefaclor, Cefuroxim oder Ceftriaxon – Monobactame wie Aztreonam – Carbapeneme wie Imipenem oder Meropenem
Makrolide	Wie Erythromycin oder Clarithromycin
Tetracycline	Wie Minocyclin oder Doxycyclin
Lincosamide	Wie Clindamycin
Fluorchinolone (Gyrasehemmer)	Wie Ciprofloxacin oder Levofloxacin
Sulfonamide	Wie Sulfamethoxazol
Diaminopyrimidine	Wie Trimethoprim
Nitroimidazole	Wie Metronidazol
Rifamycine	Wie Rifampicin
Fosfomycin	
Glykopeptide	Wie Vancomycin oder Teicoplanin
Oxazolidinone	Wie Linezolid
Lipopeptide	Wie Daptomycin
Aminoglykoside	Wie Gentamycin oder Tobramycin
Polypeptide	Wie Bacitracin oder Tyrothricin

bild wie Sofortreaktionen haben, da sie durch Mastzelldegranulation vermittelt werden, aber durch einen speziellen, G-Protein-gekoppelten Rezeptor auf den Mastzellen vermittelt sind: MAS-Related GPR Family Member X2 (**MRG-PX2**).

Der dritte Weg zur Auslösung anaphylaktoider Reaktionen läuft über den C5a-Rezeptor und wird als Complement Activation-Related Pseudoallergy **(CARPA)** bezeichnet.

Auch andere Antibiotika wie Vancomycin, Rifampicin und Teicoplanin können über unklare Mechanismen wohl verbunden mit Mastzelldegranulation schwere Reaktionen auslösen **(„Red Man Syndrome")**.

Die anamnestische Zuordnung zum Auslöser ist häufig durch die parallele Applikation mehrerer Substanzen (nicht nur Antibiotika) erschwert.

▪ Klinik

Typische Zeichen einer Typ-I-Allergie.

▪ Diagnosestellung

Zur Diagnostik der Penicillinallergie steht in Deutschland inzwischen auch ein zugelassenes, kommerziell erhältliches **Hauttestkit** zur Verfügung (DAP® Penicillin Test Kit – Vorsicht: Auslösung systemischer Reaktionen möglich!). Weiterhin ist die Bestimmung **spezifischer IgE-Antikörper** gegen Penicilloyl G und V sowie Amoxi- und Ampicilloyl aus Blutserum möglich, die jedoch nur bei aktueller Produktion solcher Antikörper (also nicht mehr Monate nach einer möglichen Reaktion) positiv ausfallen kann. Auch der **Basophilenaktivierungstest** (z. B. Cellular Antigen Stimulation Test, CAST oder Flow-CAST) kann eingesetzt werden.

Bei positiven Testergebnissen besteht ein starker Hinweis auf das Bestehen einer IgE-vermittelten Penicillinallergie, bei negativen Testergebnissen kann eine solche jedoch nicht ausgeschlossen werden, eine andere Allergieform sowieso nicht und erst recht keine Intoleranzreaktion. Die Verträglichkeit kann somit durch keinen Haut- oder Bluttest sicher erwiesen werden. Dafür käme nur ein **Expositionstest** infrage, der **bei anaphylaktischen Reaktionen in der Vorgeschichte** gefährlich ist (auch bei Applikation kleinster Mengen) und daher vermieden werden sollte.

Bezüglich der Diagnostik von Cephalosporinallergien vom Soforttyp steht die Bestimmung von **spezifischen IgE-Antikörpern gegen Cefaclor** zur Verfügung, gegen Cefuroxim nur auf experimenteller Basis. Eine Testung im **Basophilenaktivierungstest** kann versucht werden. Kommerzielle Hauttests sind nicht verfügbar. Die Prick-Testung mit einem Tropfen der fertigen Infusionslösung kann versucht werden, stellt aber keinen validierten Test dar. Im positiven Fall sollte die Infusion auf keinen Fall erfolgen. Eine **Provokationstestung (auch mit kleinen Mengen) ist bei Anaphylaxie-Anamnese risikoreich** und sollte vermieden werden.

Bei anderen Antibiotika ist die diagnostische Situation zur Abklärung allergischer Reaktionen vom Soforttyp noch schlechter, eine Entlastung einer Substanz ist bis auf eine Expositionstestung nicht möglich.

- **Therapieprinzipien**

Symptomatisch, Meidung des Allergens, Allergiepass.

Relevanz für die Zahnmedizin/zahnmedizinische Behandlung

Penicilline und Cephalosporine können allergische Reaktionen vom Soforttyp (Typ I) auslösen. Bei Penicillin- oder Cephalosporin-Allergie kann für zahnmedizinische Zwecke meistens auf Clindamycin ausgewichen werden.

Literatur

Arbeitsgemeinschaft wissenschaftlicher Fachgesellschaften (AWMF)-Leitlinien

In-Vitro-Allergiediagnostik: ► https://www.awmf.org/leitlinien/detail/ll/061-017.html

Heriditäres Angioödem durch C1-Inhibitormangel: ► https://www.awmf.org/leitlinien/detail/ll/061-029.html

Allergische Rhinitis: ► https://www.awmf.org/leitlinien/detail/anmeldung/1/ll/061-014.html

Allergenspezifische Immuntherapie (AIT) bei IgE-vermittelten allergischen Erkrankungen: ► https://www.awmf.org/leitlinien/detail/ll/061-004.html

Anaphylaxie, Akuttherapie und Management: ► https://www.awmf.org/leitlinien/detail/ll/061-025.html

Bienen- und Wespengiftallergie, Diagnostik und Therapie: ► https://www.awmf.org/leitlinien/detail/ll/061-020.html

Überempfindlichkeitreaktionen auf Arzneimittel, Allergologische Diagnostik: ► https://www.awmf.org/leitlinien/detail/ll/061-021.html

Diagnostik bei Verdacht auf eine Betalaktamantibiotika-Überempfindlichkeit:
► https://www.awmf.org/leitlinien/detail/ll/061-032.html

Nationale Versorgungsleitlinie Asthma

► https://www.awmf.org/leitlinien/detail/ll/nvl-002.html

Europäische Leitlinien

The EAACI/GA²LEN/EDF/WAO Guideline for the Definition, Classification, Diagnosis and Management of Urticaria: ► https://doi.org/10.1111/all.13414

Einzelzitate

Gell PGH, Coombs RRA (1963) The classification of allergic reactions underlying disease. In: Coombs RRA, Gell PGH (Hrsg) Clinical aspects of immunology, Blackwell Science

Ring J, Laubenthal H, Meßmer K (1982) Incidence and classification of adverse reactions to plasma substitutes. Klin Wochenschr 60:997–100

Spättyp-Allergien

Annice Heratizadeh

Inhaltsverzeichnis

14.1 Ekzeme – 98

14.2 Allergische Stomatitis – 101

Weiterführende Literatur – 103

Die Texte zur Relevanz für die Zahnmedizin/zahnmedizinische Behandlung wurden von Frau PD Dr. Dr. Svenja Rink-Notzon, Köln überarbeitet.

E. von Stebut und F. Ochsendorf (Hrsg.), *Hauterkrankungen in der Zahnmedizin, der Mund-Kiefer-Gesichtschirurgie, der Augenheilkunde und der Hals-Nasen-Ohrenheilkunde*,
https://doi.org/10.1007/978-3-662-66733-0_14

- **Einleitung**

Allergische Reaktionen vom Spättyp sind häufig – in Deutschland sind immerhin 15–20 % der Bevölkerung gegen ein Kontaktallergen sensibilisiert, dabei ist das typische Reaktionsmuster der Haut ein Ekzem, im Falle von enoraler Beteiligung eine Stomatitis.

14.1 Ekzeme

- **Definition**

Als „Ekzem" (syn. Dermatitis) bezeichnet man eine lymphozytäre Entzündung der Haut mit Beteiligung der Epidermis.

- **Ätiologie/Pathophysiologie**

Die Ursachen für die Manifestation eines Ekzems sind vielfältig. Im Hinblick auf die Relevanz für die zahnheilkundliche Tätigkeit wird in diesem Kapitel ausschließlich Bezug zu Kontaktstoff-bedingten Ekzemen („Kontaktekzemen") sowie in diesem Zusammenhang zu ausgewählten Aspekten des atopischen Ekzems (Neurodermitis) genommen.

Gemäß der Pathogenese erfolgt eine Einteilung von durch äußerliche Substanzen hervorgerufenen Ekzemen in **„allergische Ekzeme"** und **„irritative (toxische) Kontaktekzeme"** (◘ Tab. 14.1).

Eine allergische Kontaktreaktion an der Mundschleimhaut manifestiert sich als Stomatitis oder lichenoide Kontaktreaktion (s. ► Abschn. 14.2).

Bei einem **irritativen (toxischen) Kontaktekzem** handelt es sich um eine nicht allergisch bedingte, durch Noxen ausgelöste Hautreizung und -schädigung mit einer Ekzemreaktion.

Bei einem **allergischen Kontaktekzem** liegt eine immunologisch bedingte Hypersensitivitätsreaktion vom Typ IV nach Coombs und Gell zugrunde. In der Pathogenese einer Kontaktallergie werden zwei immunologische Phasen unterschieden: Die Sensibilisierungsphase, während der es zu einer Expansion von Kontaktallergen-spezifischen T-Zellen kommt, und die Auslösephase, in der es bei erneutem Kontakt mit dem Kontaktallergen (bzw. Hapten) zu einer Entzündungsreaktion der Haut in Form eines allergischen Kontaktekzems kommt (s. ► Kap. 6).

Beim **atopischen Ekzem** (Syn. atopische Dermatitis, Neurodermitis) handelt es sich um eine der häufigsten chronisch-entzündlichen Hauterkrankungen in den westlich industrialisierten Ländern. Tatsächlich leiden 1–7 % der Erwachsenen an einem atopischen Ekzem. Zugrunde liegt eine multifaktorielle Genese, d. h. ein Zusammenspiel aus genetisch bedingter Veranlagung (Atopie) und einer Vielzahl an äußeren allergenen und nicht-allergenen Triggerfaktoren.

Die atopische Veranlagung umfasst auch das Risiko, an weiteren **atopischen Erkrankungen** zu erkranken: Hierzu gehören die allergische Rhinokonjunktivitis, das allergische Asthma und die Nahrungsmittelallergie (s. ► Kap. 6). Aufgrund einer veranlagungsbedingten Hautbarrierefunktionsstörung besteht beim atopischen Ekzem eine Hauttrockenheit und Neigung zu Ekzemen in krankheitstypischer Lokalisation.

In etwa 86 % der Fälle manifestiert sich das atopische Ekzem erstmals im ersten Lebensjahr. Bei circa einem Drittel der Betroffenen besteht die Erkrankung im Erwachsenenalter fort. Nicht selten verlagert sich das Ekzem bis zum Erwachsenenalter auf die Hände. Es liegt dann ein „atopisches Handekzem" vor.

Die veranlagungsbedingte, gestörte Hautbarrierefunktion bei einem atopischen Ekzem geht mit einer erhöhten Anfälligkeit für die Entwicklung eines irritativen (toxischen) Ekzems, insbesondere im Bereich der Hände, infolge einer hautbelastenden beruflichen oder außerberuflichen Tätigkeit einher. Das Vorhandensein eines atopischen und/oder irritativen Ekzems wiederum begünstigt schließlich die Ausbildung eines allergischen Kontaktekzems. Diese Entwicklung wird als „Drei-Phasen-Ekzem" bezeichnet (siehe ◘ Abb. 14.1).

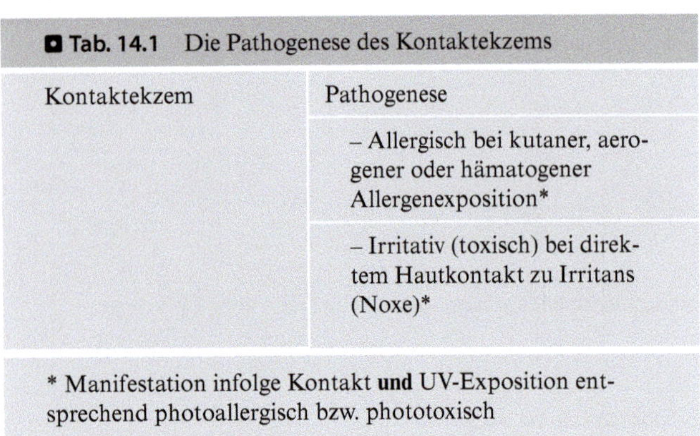

◘ **Tab. 14.1** Die Pathogenese des Kontaktekzems

Kontaktekzem	Pathogenese
	– Allergisch bei kutaner, aerogener oder hämatogener Allergenexposition*
	– Irritativ (toxisch) bei direktem Hautkontakt zu Irritans (Noxe)*

* Manifestation infolge Kontakt **und** UV-Exposition entsprechend photoallergisch bzw. phototoxisch

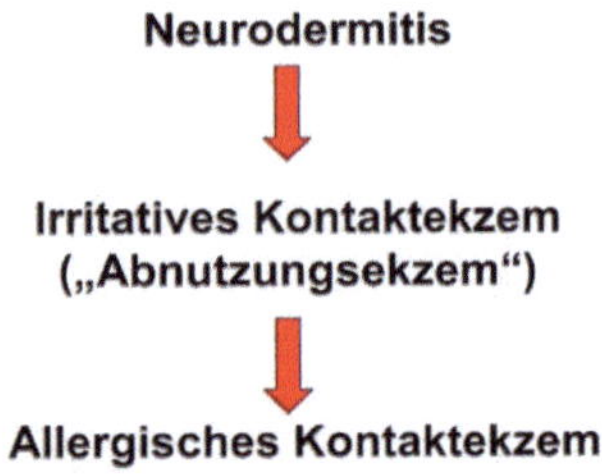

◘ **Abb. 14.1** Drei-Phasen-Ekzem. (Schulungsmanual für die Neurodermitis-Erwachsenenschulung nach ARNE-Konzept 2010; Heratizadeh A et al. 2017)

▪ Klinik

Die Morphologie eines Ekzems – sowohl des Kontaktekzems als auch des atopischen Ekzems – umfasst eine Rötung (Erythem) der Haut sowie Papeln, Papulovesikel, die Exsudation seröser Flüssigkeit, Exkoriationen mit Krustenbildung, eine Lichenifikation, Schuppung und als subjektives Symptom Juckreiz (Pruritus).

Klinisch wird zwischen einem akuten und einem chronischen Krankheitsstadium unterschieden. Das akute Ekzemstadium ist durch ein Erythem, Vesiculae, Nässen und gegebenenfalls zusätzliche Crustae gekennzeichnet, während beim chronischen Ekzem-Stadium die akuten Entzündungszeichen wie u. a. die Intensität des Erythems in den Hintergrund treten und mit zunehmender Persistenz des Ekzems – im Falle eines Kontaktekzems aufgrund des fortbestehenden Kontakts mit der auslösenden Noxe/dem Kontaktallergen – eine Schuppung und Lichenifikation den Hautbefund dominieren.

Je nach ursächlichem Auslöser manifestieren sich Kontaktekzeme primär in einer charakteristischen Körperlokalisation, wie z. B. im Bereich der Lippen und perioral infolge einer (allergischen) Kontaktreaktion auf Lippenkosmetika oder auch bei einer Reaktion auf Augenexterna oder -tropfen mit Entwicklung von Lidekzemen bzw. periorbitalen Ekzemen.

Bei hautbelastenden Berufen – wie auch teilweise im Fall von Heilberufen oder einer Tätigkeit im dentaltechnischen Bereich – besteht das Risiko für die Entwicklung eines berufsbedingten Handekzems. Ekzeme stellen die häufigste angezeigte Berufserkrankung europaweit dar.

Zu den Kontaktallergie-auslösenden Agentien im zahnheilkundlichen bzw. zahntechnischen Tätigkeitsbereich gehören Desinfektionsmittel, Gummiinhaltsstoffe und nicht ausgehärtete Kunststoffe (Acrylate). Feuchtarbeit und eine mechanische Reizung sind weitere Risikofaktoren für die Entwicklung eines (irritativen) Handekzems. Für die Ausübung von definierten Risikoberufen sind daher präventive Schutzmaßnahmen festgelegt worden (s. u.).

▪ Unterscheidungsmerkmale beim Kontaktekzem

Befundcharakteristika können hinweisend für die Genese, d. h. für eine allergische oder irritative (toxische) Ursache sein (◘ Tab. 14.2).

Häufig liegt allerdings eine Mischform aus atopischem, irritativem und allergischem Handekzem vor, und eine differenzialdiagnostische Unterscheidung allein anhand des klinischen Befundes ist meist nicht sicher möglich, sondern es sind weitere diagnostische Maßnahmen notwendig (s. u.).

▪ Differentialdiagnosen

Psoriasis palmaris: Hier liegt kein Ekzem, sondern eine Psoriasis (Schuppenflechte) zugrunde. Bei der Psoriasis handelt es sich um eine weitere häufige, chronisch-entzündliche Hauterkrankung, deren Entzündungsmuster sich immunologisch und histologisch von einem (allergischen) Kontaktekzem und einem atopischen Ekzem unterscheidet.

Tinea manuum: Hierbei handelt es sich um eine durch Fadenpilze (Dermatophyten) ausgelöste infektiöse Hauterkrankung, die sich an den Händen häufig einseitig manifestiert.

Skabies: Diese infektiöse Hauterkrankung wird durch Krätzmilben *(Sarcoptes scabiei hominis)* über engen Hautkontakt von Mensch zu Mensch, seltener durch Wäsche übertragen. Zu den typischerweise erkrankten Hautarealen (Prädilektionsstellen) gehören u. a. die Fingerzwischenräume und Handgelenke.

Keratoma palmare: Hierbei handelt es sich um eine Gruppe von erblich bedingten oder auch erworbenen Verhornungsstörungen an Handflächen (und Fußsohlen).

▪ Diagnosestellung

Die Diagnostik beginnt mit einer sorgfältigen Anamnese (allen voran zeitlicher Erkrankungsverlauf, Erhebung von hautbelastenden Tätigkeiten und Kontaktstoffen in Beruf, Hobby, Haushalt, Nachfrage nach einer Besserung in Phasen ohne Ausübung dieser Tätigkeiten, Atopiestatus, vorbekannte Typ-IV-Kontaktsensibilisierungen) gefolgt von der Befunderhebung (siehe ◘ Tab. 14.2).

◘ Tab. 14.2 Unterscheidungsmerkmale des Kontaktekzems

Kontaktekzem	
Irritativ (toxisch)	**Allergisch**
Manifestation bereits bei Erstkontakt mit dem Agens möglich	Manifestation setzt eine Typ-IV-Sensibilisierung nach (asymptomatischem) Erstkontakt mit dem Allergen (Hapten) voraus
Begrenzung der Hautveränderungen auf das Hautareal des direkten Hautkontakts	Unscharfe Begrenzung der Hautveränderungen, häufig mit Streuung von Ekzemmorphen über das Hautareal des direkten Hautkontakts hinaus
Häufiger bei atopischer Veranlagung	Häufigkeit bei Patienten mit/ohne atopische Veranlagung gleich

Es folgen dann allergologische *in-vitro-* und Hauttests (vgl. ► Kap. 6).

Zur Diagnostik des Atopiestatus dient eine **Prick-Testung** (siehe ► Kap. 6) unter Verwendung häufig relevanter ganzjähriger und saisonaler Allergene oder alternativ eine Blutabnahme zur Bestimmung spezifischer IgE-Sensibilisierungen gegen häufig relevante ganzjährige und saisonale Allergene im Serum. Ein erhöhter Gesamt-IgE-Antikörper-Titer und ggf. positiver IgE-Nachweis auf spezifische Allergene weisen auf eine atopische Veranlagung hin.

Zur Diagnostik einer Hypersensitivitätsreaktion Typ IV nach Coombs und Gell, hier bei Verdacht auf ein allergisches Kontaktekzem, dient der **Epikutantest** (s. ► Kap. 6). Beim Epikutantest werden die als Auslöser verdächtigten Kontaktallergene in der Regel für zwei Tage auf die Haut am Rücken mittels eines Pflastertests epikutan aufgebracht. Hierfür stehen standardisierte und von der Deutschen Kontaktallergiegruppe (DKG) definierte Epikutan-Testreihen zur Verfügung. Für spezifische Fragestellungen im zahnheilkundlichen bzw. zahntechnischen Bereich stehen beispielsweise die DKG-Testreihen „Dentalmetalle" und die „Zahntechniker-Hauptreihe" zur Verfügung. Nach 48 h wird das Testpflaster entfernt und eine erste Testablesung gemäß standardisierten Ablesekriterien durchgeführt, eine zweite Testablesung erfolgt an Tag 3 oder 4, d. h. nach 72 oder 96 h. Je nach Fragestellung und appliziertem Kontaktallergen (u. a. Metalle) wird eine weitere Ablesung nach 7–10 Tagen empfohlen.

Mittels eines Epikutantests soll überprüft werden, ob ein Patient spezifisch sensibilisiert ist und der Organismus Kontaktallergen-spezifische T-Zellen aufweist (Typ-IV-Hypersensitivitätsreaktion). Eine positive Testreaktion manifestiert sich als kontaktallergische Ekzemreaktion unterschiedlicher Intensität (Rötung, Infiltrat, Papeln, Bläschen) im Bereich der Applikationsstelle des jeweiligen Kontaktallergens.

■ Therapieprinzipien

■■ Kontaktekzem

Die wichtigste Voraussetzung für die Abheilung eines Kontaktekzems ist eine strikte **Vermeidung** des Hautkontakts mit der auslösenden Noxe bzw. mit dem auslösenden Kontaktallergen

Bei der Möglichkeit für ein **berufsbedingtes Kontaktekzem** gilt es, dieses ärztlicherseits sorgfältig zu überprüfen und mit dem Einverständnis des Patienten eine Meldung an den **Unfallversicherungsträger** vorzunehmen („Hautarztbericht"). Bei einem sogenannten „begründeten Verdacht" auf eine Berufskrankheit ist dagegen eine „Ärztliche Anzeige einer Berufskrankheit" gesetzlich verpflichtend.

Primärpräventive Maßnahmen zum Hautschutz am Arbeitsplatz umfassen eine persönliche Schutzausrüstung (Hautschutzmittel, Schutzhandschuhe, Hautpflegemittel, Hautreinigungsmittel), die vom Arbeitgeber bereitgestellt und vom Arbeitnehmer angewendet werden muss.

Therapeutisch kommen hautbarrierestabilisierende Maßnahmen in Form eines **konsequenten Hautschutzes** und einer konsequenten Pflege (Basistherapie) mittels individuell geeigneter feuchtigkeitsspendender und rückfettender Externa zum Einsatz.

Die akute oder chronische Entzündung der Haut erfordert darüber hinaus eine **antiinflammatorische Behandlung.** Je nach Befundausprägung und Lokalisation erfolgt diese topisch (z. B. Glukokortikosteroide), mittels einer UV-Therapie oder systemisch (ggf. in der Akutphase Kurzzeittherapie für maximal drei Wochen mit Glukokortikosteroiden, Alitretinoin im Falle eines schweren chronischen Handekzems, ansonsten ggf. off-label z. B. mit Ciclosporin).

■■ Atopisches Ekzem

Das Therapiekonzept bei einem atopischen Ekzem (Neurodermitis) umfasst eine Vielfalt an Maßnahmen zur Rekonstitution der veranlagungsbedingten gestörten Hautbarrierefunktion. Gemäß der deutschsprachigen und europäischen Leitlinie zur atopischen Dermatitis werden die Therapiemaßnahmen orientiert am Schweregrad in einem **mehrstufigen Therapieregime** zusammengefasst. Dieses umfasst grundsätzlich die regelmäßige Anwendung von **pflegenden Externa (Basistherapie),** hinzu kommen je nach klinischer Ausprägung und Schweregrad äußerliche (v. a. **topische Glukokortikosteroide und topische Calcneurininhibitoren, UV-Therapie**) und/oder **innerliche antientzündliche Therapeutika** (aktueller Stand der Zulassung von Systemtherapeutika für die Indikation atopisches Ekzem: Biologika (Dupilumab, Tralokinumab), Januskinase-Inhibitoren (Baricitinib, Upadacitinib, Abrocitinib), Ciclosporin A).

Tatsächlich lassen sich bei Patienten mit einem atopischen Ekzem (Neurodermitis) vermehrt Kontaktsensibilisierungen auf Inhaltsstoffe von Externa beobachten. Zur Prävention eines allergischen Kontaktekzems sollte bei der Auswahl von Externa daher auf die Vermeidung von häufigen Kontaktallergenen als Inhaltsstoffe geachtet werden. Weiterhin wird im Hinblick auf berufsbedingte Risiken und dem Aspekt des „Drei-Phasen-Ekzems" gemäß der deutschsprachigen S3-Leitlinie Atopische Dermatitis außerdem auf die besondere Relevanz eines Handekzems bei Patienten mit einem atopischen Ekzem hingewiesen.

Relevanz für die Zahnmedizin/zahnmedizinische Behandlung

Die heilberufliche zahnärztliche und zahnmedizinische Fachangestellten-Tätigkeit sowie die angrenzenden

Berufsfelder (z. B. dentaltechnisches Berufsfeld) sind einerseits mit einem hautirritativen (Feuchtarbeit, mechanische Belastung) Risiko verbunden. Aufgrund des Hautkontaktes z. B. mit Gummiinhaltsstoffen und Desinfektionsmitteln bzw. der Verarbeitung von verschiedenen Werkstoffen wie Acrylaten besteht außerdem ein – teils sehr hohes – Sensibilisierungspotenzial. Es besteht das Risiko für den Erwerb eines berufsbedingten Kontaktekzems (Handekzems).
Entsprechende Schutzmaßnahmen sind von Seiten des Arbeitsgebers verpflichtend für die Arbeitnehmer bereitzuhalten, für den Arbeitnehmer gilt wiederum eine entsprechende Mitwirkungspflicht. Auf Anzeichen für berufsbedingte Hautveränderungen und auf die Notwendigkeit einer weiteren dermatologisch-allergologischen Abklärung ist sorgfältig zu achten. An eine dermatologische Vorstellung sollte auch dann gedacht werden, wenn bei Patienten Ekzeme im Gesichtsbereich, z. B. im Bereich der Lippen, perioral oder periorbital, manifest sind.

14.2 Allergische Stomatitis

▪ Definition

Eine allergische Spättyp-Reaktion an der Mundschleimhaut manifestiert sich als allergische Stomatitis oder lichenoide Kontaktreaktion.

▪ Ätiologie/Pathophysiologie

Bei einer allergischen Stomatitis (Syn. allergische Kontaktstomatitis) liegt eine Hypersensitivitätsreaktion vom Typ IV (allergische Spättypreaktion) nach Coombs und Gell vor (Details s. ► Abschn. 14.1). Eine allergische Spättyp-Reaktion ist an der Mundschleimhaut deutlich seltener zu beobachten als an der Haut.

Häufig auslösende Kontaktallergene sind Werkstoffe wie nicht ausgehärtete Kunststoffe (Acrylate, Methacrylate) sowie Dentalmetalle, hier allen voran Gold und Palladium.

Darüber hinaus müssen topische Medikamente und Inhaltsstoffe (z. B. Duftstoffe) in Mundwässern, Zahnpasten und Prothesenhaftmitteln als Auslöser einer allergischen Kontaktstomatitis bedacht werden.

Orientiert an den DKG-Epikutan-Testreihen (► https://dkg.ivdk.org/testreihen.html) sind nachfolgend in ◘ Tab. 14.3 die häufigsten relevanten Kontaktallergene im zahnmedizinischen Bereich aufgelistet.

◘ Tab. 14.3 Relevante Kontaktallergene im zahnmedizinischen Bereich gemäß den Epikutan-Testreihen der Deutschen Kontaktallergiegruppe (DKG). (Quelle: ► https://dkg.ivdk.org/testreihen.html Zugegriffen 6. November 2023)

a) 39 DKG Zahntechniker-Hauptreihe				
1	Ethylenglycol-Dimethacrylat (EGDMA)	2	%	Vas
2	2-Hydroxyethylmethacrylat (HEMA)	1	%	Vas
3	Triethylenglycol-Dimethacrylat (TEGDMA)	2	%	Vas
4	Methylmethacrylat	2	%	Vas
5	2-Hydroxypropylmethacrylat (HPMA)	2	%	Vas
6	Benzoylperoxid	1	%	Vas
7	Ethylacrylat	0,1	%	Vas
8	1,4-Butandioldimethacrylat (BUDMA)	2	%	Vas
9	Ethylmethacrylat	2	%	Vas
10	Melamin-Formaldehydharz	7	%	Vas
11	Tetrahydrofurfuryl-Methacrylat	2	%	Vas
12	Diurethandimethacrylat	2	%	Vas
13	Glutaraldehyd	0,2	%	Vas
b) 17 DKG Dentalmetalle				
1	Gold(I)sodium thiosulfate dihydrate	0,5	%	Vas
2	Palladiumchlorid	1	%	Vas
3	Zinn-II-Chlorid	0,5	%	Vas
4	Kupfer (II)-Sulfat, 5*H2O	1	%	Aqu
5	Ammoniumtetrachlorplatinat	0,25	%	Vas
6	Quecksilber (II)-amidchlorid	1	%	Vas

▪ Klinik

Eine Kontaktstomatitis imponiert klinisch mit einem Erythem der Mundschleimhaut (◘ Abb. 14.2) im Kontaktareal, ggf. in Kombination mit einem Ödem, einer Blasenbildung, Papeln, Erosionen oder auch Ulzerationen, letztgenannte ggf. mit fibrinösen Belägen. Auf Dentalmetalle bzw. insbesondere Amalgam bzw. Quecksilber und Palladium, manifestiert sich häufiger das klinische Bild einer lichenoiden Kontaktreaktion. Hierbei handelt es sich um eine nicht abstreifbare, weißliche, netzartige Streifung an der Mundschleimhaut.

Die von einer allergischen Kontaktstomatitis betroffenen Patienten berichten von einem Brennen, Hitzegefühl, Schmerzen, Fremdkörpergefühl oder auch von Sensibilitätsstörungen der Mundschleimhaut.

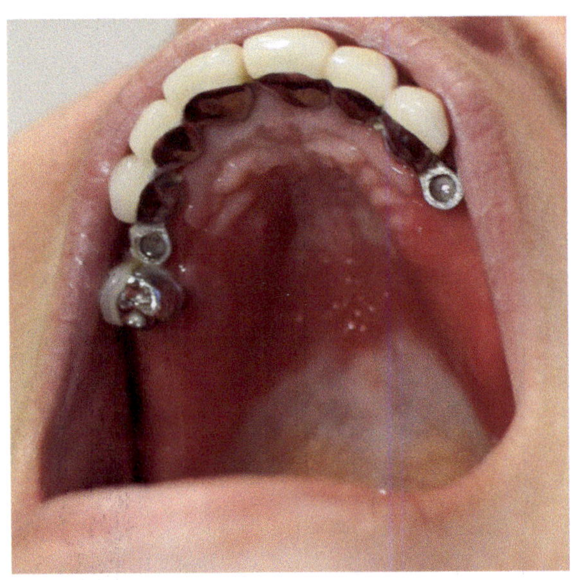

Abb. 14.2 Allergische Kontaktstomatitis auf Prothesenmaterial

Zusätzlich kann sich bei einer allergischen Stomatitis auch eine Perlèche und/oder Kontaktcheilitis entwickeln. Letztere kann sich z. B. im Falle einer Kontaktallergie auf Lippenkosmetika, Nagelkosmetika bei habituellem Nagelkauen oder bei einer Atopie (s. ► Abschn. 14.1) auch ohne Stomatitis manifestieren. In sehr schweren Fällen einer allergischen Stomatitis kann es zu einer Befundausdehnung bis nach perioral kommen.

■ **Differenzialdiagnosen**

Irritative Stomatitis: Irritation der Mundschleimhaut z. B. durch schlecht angepassten Zahnersatz, Prothesenmaterialien oder unzureichende Mundhygiene, irritative/toxische Schädigung z. B. durch Mundspüllösungen

Orale Candidose: Durch *Candida* species hervorgerufene abstreifbare, weißliche Belege z. B. bei schlechter Mundhygiene oder als opportunistische Infektion u. a. bei Diabetes mellitus, Asthma bronchiale durch inhalative Anwendung von topischen Glukokortikosteroiden

Lichen ruber mucosae: Chronisch-rezidivierende entzündliche Erkrankung der Haut und Mundschleimhaut unklarer Genese mit einer netzartigen, weißlichen Streifung, Erosionen oder auch Ulzerationen an der Mundschleimhaut.

Filiforme Warzen: Durch humane Papillomaviren ausgelöste Mundschleimhautveränderungen

■ **Diagnosestellung**

Die diagnostische Vorgehensweise entspricht der des allergischen Kontaktekzems, daher wird an dieser Stelle auf das ► Kap. 6 und ► Abschn. 14.1 verwiesen.

Für die Epikutantestung stehen im Speziellen die DKG-Epikutantestreihen „Zahntechniker-Hauptreihe" und „Dentalmetalle" zur Verfügung. Gemäß der S3-Leitlinie zur Epikutantestung der „Arbeitsgemeinschaft wissenschaftlich-medizinischer Fachgesellschaften" (AWMF) wird „unabhängig von einer grundsätzlich Anamnese-geleiteten Auswahl der Testallergene die Testung der „Standardreihe" empfohlen." Die DKG-Standardreihe enthält u. a. das häufige Kontaktallergen Nickel (-II)-Sulfat sowie auch häufige allergieauslösende Duftstoffe. Tatsächlich lässt sich oft eine positive Epikutanreaktion sowohl auf Nickel (-II)-Sulfat als auch auf Palladiumchlorid beobachten. Dies ist auf eine Kreuzreaktivität auf T-Zell-Ebene zurückzuführen.

Die Interpretation der Epikutantestergebnisse ist daher mit Sorgfalt und in Zusammenhang mit den klinischen Befunden (Anamnese, Schleimhautbefund, verwendete zahnärztliche Werkstoffe, sonstige potenziell und individuell relevante Kontaktallergene) durchzuführen und erfordert entsprechende allergologische Fachkenntnisse.

Keinesfalls sollte eine „prophetische" Epikutantestung veranlasst werden, d. h. eine Testung ohne konkret hinweisende klinische Symptomatik und Fragestellung, da zum einen die Epikutantestung selbst eine Typ-IV-Sensibilisierung (s. ► Abschn. 14.1) induzieren kann und zum anderen die klinische Relevanz des Testergebnisses nicht abschließend bewertet werden kann.

Zusammenfassend gilt, dass bei Verdacht auf eine allergische Kontaktstomatitis eine diagnostische Abklärung durch eine dermato-allergologisch erfahrene ärztliche Fachkraft erforderlich ist. Die Interpretation der diagnostischen Befunde ebenso wie die Konsequenzen für die weitere therapeutische Vorgehensweise sollten in engem, interdisziplinärem Austausch mit dem zahnärztlichen Behandler erfolgen.

■ **Therapieprinzipien**

Nach Bestätigung der Diagnose einer allergischen Kontaktstomatitis ist eine konsequente Meidung des auslösenden Kontaktallergens, sofern erforderlich durch Austausch der entsprechenden Dental- oder Prothesenmaterialien, indiziert.

Zur Akutbehandlung der Stomatitis stehen zudem topische Glukokortikosteroide als Haftsalbe für die Verwendung im Bereich der Mundschleimhaut sowie symptomlindernde, adstringierende Rezepturen z. B. des Deutschen Arzneimittel-Codex/Neuen Rezepturformulariums (DAC NRF) für Mundspüllösungen zur Verfügung.

Relevanz für die Zahnmedizin/zahnmedizinische Behandlung

Bei Manifestation eines Erythems an der Mundschleimhaut – ggf. in Kombination mit einem Ödem, einer Blasenbildung, Papeln, Erosionen, weißlicher Streifung oder auch Ulzerationen – insbesondere im Kontaktareal von Dental- oder Prothesenmaterialien, sollte differentialdiagnostisch an eine allergische Kontaktstomatitis gedacht werden. Dies gilt umso mehr, wenn die Eingliederung der Materialien in zeitlichem Zusammenhang zur Manifestation der Beschwerden steht.

Bei Verdacht auf eine Typ-IV-Kontaktsensibilisierung ist diagnostisch ein Epikutantest indiziert, welcher nur in Zusammenhang mit klinisch hinweisenden Symptomen, nicht aber „prophetisch“ zu veranlassen ist.

Bei bestätigter Diagnose einer allergischen Kontaktstomatitis muss das auslösende Kontaktallergen konsequent gemieden werden, sofern erforderlich durch Austausch der entsprechenden Dental-/Prothesenmaterialien.

Weiterführende Literatur

awmf S1-Leitlinie Kontaktekzem: 013-055l_S1_Kontaktekzem_2021-11.pdf (awmf.org)

Berthold E, Weisshaar E (2019) Therapie des Handekzems [Treatment of hand eczema]. Hautarzt 70(10):790–796

Heratizadeh A, Werfel T, Wollenberg A et al (2017) Effects of structured patient education in adults with atopic dermatitis: multicenter randomized controlled trial. J Allergy Clin Immunol 140(3):845–853.e3. ► https://doi.org/10.1016/j.jaci.2017.01.029

Heratizadeh A, Werfel T, Schubert S, Geier J, IVDK (2018) Contact sensitization in dental technicians with occupational contact dermatitis. Data of the Information Network of Departments of Dermatology (IVDK) 2001–2015. Contact Dermatitis 78(4):266–273

Krohn S, Skudlik C (2021) Ärztliche Meldung von Berufskrankheiten der Haut in der dermatologischen Praxis [Medical notification of occupational skin diseases by dermatologists]. Hautarzt 72(6), 469–473.

Mahler V, Dickel H (2019) Wichtigste Kontaktallergene beim Handekzem [Most important contact allergens in hand eczema]. Hautarzt 70(10):778–789

Mahler V, Becker D, Brasch J et al (2019) Durchführung des Epikutantests mit Kontaktallergenen und Arzneimitteln; AWMF-Register-Nr.: 013–018. ► https://www.awmf.org/uploads/tx_szleitlinien/013-018l_S3_Durchfuehrung-Epikutantest-Kontaktallergene-Arzneimittel_2019-05_01.pdf. Zugegriffen: 10. Juni 2022

Raap U, Stiesch M, Reh H, Kapp A, Werfel T (2009) Investigation of contact allergy to dental metals in 206 patients. Contact Dermatitis 60:339–343

Raap U, Stiesch M, Kapp A (2012) Kontaktallergie auf Dentalmaterialien. JDDG 10:391–397

Schwarz I, Bokanovic D, Aberer W (2016) Schleimhauterkrankungen aus allergologischer Sicht. Hautarzt 67:780–785

Werfel T, Heratizadeh A, Aberer W et al (2023) S3-Leitlinie Atopische Dermatitis; AWMF-Register-Nr.: 013-027 ► https://register.awmf.org/de/leitlinien/detail/013-027. Zugegriffen: 6. November 2023

Werfel T, Heratizadeh A, Aberer W et al (2023) S3-Leitlinie: Atopische Dermatitis. J Dtsch Dermatol Ges, in press

Entzündliche Dermatosen

Entzündliche Dermatosen

Florian Butsch

Inhaltsverzeichnis

15.1 Psoriasis – 108

15.2 Morbus Behçet – 109

15.3 Lichen ruber – 109

15.4 Sarkoidose – 111

15.5 Melkersson-Rosenthal-Syndrom – 112

Weiterführende Literatur – 113

Die Texte zur Relevanz für die Zahnmedizin/zahnmedizinische Behandlung wurden von Frau PD Dr. Dr. Svenja Rink-Notzon, Köln überarbeitet.

E. von Stebut und F. Ochsendorf (Hrsg.), *Hauterkrankungen in der Zahnmedizin, der Mund-Kiefer-Gesichtschirurgie, der Augenheilkunde und der Hals-Nasen-Ohrenheilkunde*,
https://doi.org/10.1007/978-3-662-66733-0_15

▪ **Einleitung**
Zahlreiche entzündliche Dermatosen zeichnen sich neben den typischen Effloreszenzen an der freien Haut auch durch charakteristische Mundschleimhautveränderungen aus. Darüber hinaus finden sich nicht selten am Gesicht oder der behaarten Kopfhaut Stigmata, die eine Diagnose ermöglichen.

15.1 Psoriasis

▪ **Definition**
Die Psoriasis ist eine polygenetisch veranlagte entzündliche Systemerkrankung, die sich initial vornehmlich an der Haut manifestiert. Weltweit sind 100 Mio. Menschen von Psoriasis betroffen, in den westlichen Ländern circa 2–3 % der Bevölkerung.

▪ **Ätiologie/Pathophysiologie**
Eine genetisch fixierte Reaktionsbereitschaft des angeborenen Immunsystems führt, auf unspezifische Gefahrensignale hin, zu einer durch autoreaktive CD8+ T-Zellen vermittelten Entzündungsreaktion, neuerdimgs werden auch autoinflammatorische Prozesse für die Pathogenese der Psoriasis diskutiert.

▪ **Klinik**
Die Klinik der Psoriasis ist vielfältig. Die charakteristische Effloreszenz der *Plaque-Psoriasis* ist eine scharf begrenzte, erythematöse Plaque mit silbriger Schuppung (◘ Abb. 15.1). Prädilektionsstellen sind die Kopfhaut, die Streckseiten der großen Gelenke, der Bauchnabel und die Lumbosakralregion. Die *Psoriasis guttata* zeichnet sich durch kleinere, exanthematisch aufschießende Papeln und Plaques aus. Sie ist bei Kindern nicht selten als Erstmanifestation der Erkrankung nach einer Streptokokkeninfektion zu beobachten. An den *Nägeln* manifestiert sich die Psoriasis als Tüpfel, Grübchen, Ölflecken und Onycholyse bis hin zur totalen Onychodystrophie. Die Psoriasis kann sich auch unter dem Bild einer Erythrodermie präsentieren. Besondere Beachtung verdient die *Psoriasis-Arthritis,* die verschiedene Muster des Gelenkbefalls aufweisen kann. Die Psoriasis pustulosa palmoplantaris wird heute als *Pustulosis palmoplantaris* bezeichnet. Es handelt sich – ebenso wie bei der *Acrodermatitis continua suppurativa Hallopeau* – wahrscheinlich um ein eigenständiges Krankheitsbild. Auch die *Psoriasis pustulosa generalisata* wird als ein von der Psoriasis unabhängiges Autoinflammationssyndrom diskutiert.

▪ **Differenzialdiagnose**
Die Abgrenzung der *Psoriasis guttata* zu pityriasiformen Erkrankungen kann Schwierigkeiten bereiten. Die isolierte *Nagelpsoriasis* muss von Onychomykose

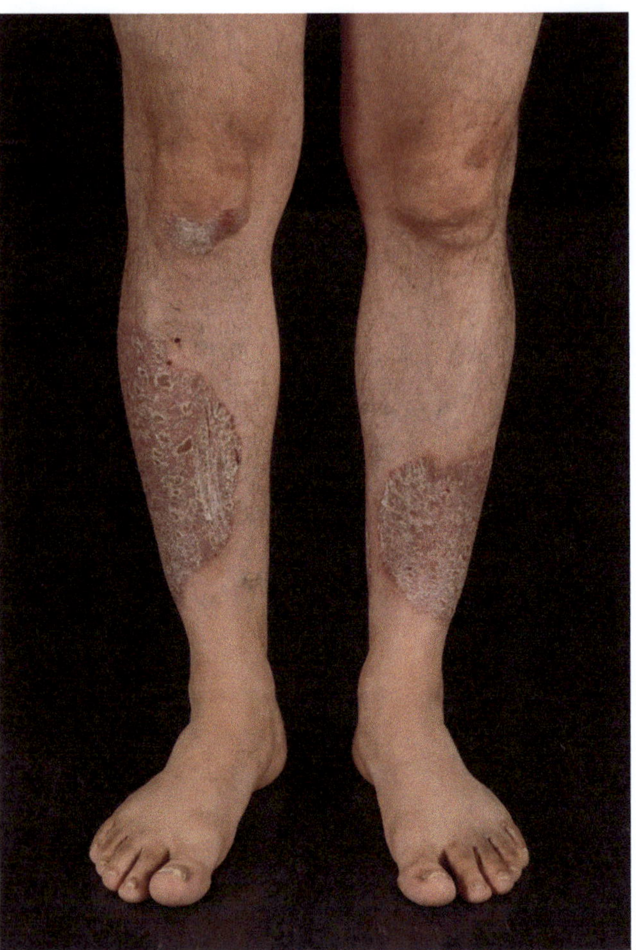

◘ **Abb. 15.1** Plaquepsoriasis

und Lichen planus der Nägel abgegrenzt werden. Die Kopfhautpsoriasis ist vom Kopfekzem zu trennen. Die *Psoriasisarthritis sine psoriasae* ist eine Differentialdiagnose zu verschiedenen rheumatologischen Erkrankungen.

▪ **Diagnosestellung**
Die Psoriasis wird klinisch diagnostiziert (typische Klinik, Prädilektionsstellen, positive Familienanamnese). Bei weniger eindeutigen Fällen können die Kratzphänomene der Psoriasis hilfreich sein: 1. Kerzenwachsphänomen 2. Phänomen des letzten Häutchens 3. Phänomen des blutigen Taus. Selten ist eine histologische Sicherung erforderlich.

▪ **Therapieprinzipien**
Lokal begrenzte Formen der Psoriasis werden topisch behandelt (Glukokortikosteroide, Dithranol, Vitamin-D-Analoga, UV-Therapie). Ausgeprägte Formen müssen einer systemischen Therapie zugeführt werden, um die Entzündungslast dauerhaft zu reduzieren. Hilfreich für die Abschätzung des Schweregrades der Erkrankung und Therapiemonitoring sind Scoring-Systeme (PASI,

NAPSI, BSA, DLQI, GEPARD). Für die systemische Therapie der Psoriasis stehen diverse Therapeutika zur Verfügung (Ciclosporin, Fumarsäure, Retinoide, JAK-Inhibitoren, Phosphodiesterase-4-Inhibitoren). Besondere Bedeutung kommt den Biologika zu (TNF-alpha-Blocker, anti-IL12/23, anti-IL17, anti-IL23).

Relevanz für die Zahnmedizin/zahnmedizinische Behandlung
Effloreszenzen an der Kopfhaut können im Rahmen von zahnmedizinischen Behandlungen bemerkt und einer weiteren dermatologischen Klärung zugeführt werden. Die Erkrankung ist nicht ansteckend!

15.2 Morbus Behçet

▪ Definition
Die 1937 von Behçet beschriebene chronisch-entzündliche Multiorganerkrankung wird durch die klinische Trias orale Aphthen, aphthöse Genitalulzera und Hypopyoniritis charakterisiert.

▪ Ätiologie/Pathophysiologie
Die Ätiologie der Erkrankung ist unklar. Die Assoziation unterschiedlicher HLA-Muster mit bestimmten klinischen Verlaufsformen wird diskutiert. Der M. Behçet tritt gehäuft in Ländern entlang der alten Seidenstraße auf. Pathologisches Korrelat ist eine Vaskulitis von Gefäßen unterschiedlichen Kalibers.

▪ Klinik
Das klassische Bild mit bipolarer Aphthose und Hypopyon findet sich im Anfangsstadium der Erkrankung nicht bei allen Patienten. Multiple, rezidivierende oder große, teils bizarr geformte Aphthen der Mundschleimhaut sind häufig die ersten Zeichen. Weitere Symptome können in beliebiger Kombination an Haut (Pusteln, Erythema nodosum), Auge (Uveitis, Chorioretinitis, Optikusneuritis, Panophthalmitis), Gefäßsystem (oberflächliche und tiefe Venenthrombosen, Aneurysmata), Gastrointestinaltrakt (Dysphagie, Dyspepsie, Enteritis, Koloproktitis), Urogenitaltrakt (Nephritis, Orchitis, Epididymitis), Nervensystem (Psychosen, Encephalomyelitis) und Bewegungsapparat (seronegative Arthritis, Arthralgien, Polychondritis) auftreten. Krankheitsschübe können mit Fieber, Nachtschweiß und allgemeinem Krankheitsgefühl einhergehen.

▪ Differenzialdiagnose
Im Initialstadium kann insbesondere die Abgrenzung von einer komplexen Aphthose schwierig sein. Je nach klinischer Präsentation müssen Erkrankungen des neurologischen und rheumatologischen Formenkreises abgegrenzt werden.

▪ Diagnosestellung
Die Diagnose wird klinisch anhand der Symptomenkonstellation gestellt. Das Pathergie-Phänomen (Entwicklung einer sterilen Pustel am Ort einer Punktion) kann hilfreich sein. Es wurden klinische Scoring-Systeme als diagnostische Hilfsmittel etabliert.

▪ Therapieprinzipien
Die oralen Ulzerationen könne häufig durch topische Glukokortikosteroide günstig beeinflusst werden. Antiseptische und anästhetische Mundspülungen werden flankierend eingesetzt. In ausgeprägten Fällen ist eine systemische Therapie mit Colchicin möglich. Bei Beteiligung innerer Organe kommen orale Glukokortikosteroide und Azathioprin zum Einsatz. Es gibt Hinweise auf einen günstigen Effekt von TNF-alpha-Blockern, Phosphodiesterase-4-Inhibitoren, Thalidomid, IVIG und IL-1-Blockern (s. Leitlinie).

Relevanz für die Zahnmedizin/zahnmedizinische Behandlung
Patienten mit rezidivierenden oralen Aphthen oder Riesenaphthen sollten bezüglich genitalen Ulzerationen und weiteren Symptomen eines Morbus Behçet befragt werden. Es bietet sich die Chance, frühzeitig eine interdisziplinäre Diagnostik und Therapie einzuleiten.

15.3 Lichen ruber

▪ Definition
Der erstmals im Jahr 1869 von Wilson beschriebene Lichen planus ist eine chronisch-entzündliche Erkrankung der Haut sowie der Schleimhäute von Mund und Genitale. Viel seltener sind auch Fingernägel, Haare, Larynx, Ösophagus, Rektum und Anus betroffen. Im Deutschen ist die Bezeichnung Lichen ruber gebräuchlich.

▪ Ätiologie/Pathophysiologie
Die Ätiologie der Erkrankung ist unklar. Durch Langerhanszellen aktivierte T-Zellen bewirken eine Schädigung von Keratinozyten im Stratum basale der Epidermis. Ein bandförmiges, lymphozytäres Infiltrat in der oberen Dermis und eine sägezahnartige Akanthose des Epithels sind das mikroskopische Korrelat des klinischen Erscheinungsbildes. Interessanterweise besteht eine gewisse Assoziation mit chronischen Lebererkrankungen, insbesondere Virushepatitiden.

Klinik

An der Haut finden sich etwa linsengroße, polygonale Papeln von rötlichem Kolorit. Bei Anfeuchtung kann ein feines Netzwerk weißer Streifen, die sogenannte Wickham-Streifung beobachtet werden. Prädilektionsstellen sind die Beugeseiten der Handgelenke, die Flanken, die Regio sacralis, das Genitale und die Streckseiten der Unterschenkel. Gerade an der letztgenannten Lokalisation entstehen die Effloreszenzen häufig durch einen „isomorphen Reizeffekt" nach einem Bagatelltrauma. Bei mehr als der Hälfte der Patienten mit einem Lichen ruber der Haut ist auch die Schleimhaut beteiligt und jeder fünfte Betroffene präsentiert sich mit einem isolierten Mundschleimhautbefall. Die Läsionen des *Lichen ruber mucosae oris* (Syn. *oraler Lichen planus*) finden sich in absteigender Häufigkeit an Wangen, Zunge, Lippenrot, Gaumen und Gingiva. Am Anfang der Erkrankung stehen meist isolierte weißliche Papeln *(papulöser Lichen ruber)*. Im Verlauf der Erkrankung vereinigen sich diese häufig zu einem farnkrautartigen Netz *(retikulärer Lichen ruber)* (◘ Abb. 15.2), an Zunge und Wangen nicht selten auch zu kopfsteinpflasterartig angeordneten Plaques *(leukoplakischer Lichen ruber)*. In sehr ausgeprägten Fällen des oralen Lichen planus können sich erhebliche Erosionen und Ulzerationen entwickeln, die mit Schmerzen, insbesondere bei Aufnahme säurehaltiger Speisen und Getränke, einhergehen können *(Lichen ruber erosivus)*. Bei einigen Patienten können erhebliche Pigmentierungen beobachtet werden *(Lichen ruber pigmentosus)*. An den Lippen manifestiert sich der Lichen ruber ebenfalls in Form von Papeln, die streifen-, ring- oder netzförmig konfluieren.

15

Differenzialdiagnose

Die Möglichkeit lichenoider Exantheme als Ausdruck einer Arzneimittelreaktion sollte stets bedacht werden (Betablocker, ACE-Hemmer, Diuretika, NSAID, orale Antidiabetika, Dapson, Penicillamin, Goldsalze). Bei erosivem Lichen ruber der Mundschleimhaut sollte eine blasenbildende Autoimmundermatose mittels Histologie, direkter und indirekter Immunfluoreszenz ausgeschlossen werden. Der leukoplakische Lichen ruber der Mundschleimhaut sollte von der fokalen epithelialen Hyperplasie Heck, einem kongenitalen epithelialen Naevus und insbesondere auch von einer präkanzerösen Leukoplakie abgegrenzt werden. Hier ist die Histologie unerlässlich.

Diagnosestellung

In vielen Fällen kann die Diagnose klinisch gestellt werden. Bei isoliertem *Schleimhautbefall* ist eine Biopsie hilfreich, insbesondere bei erosivem oder leukoplakischem Bild.

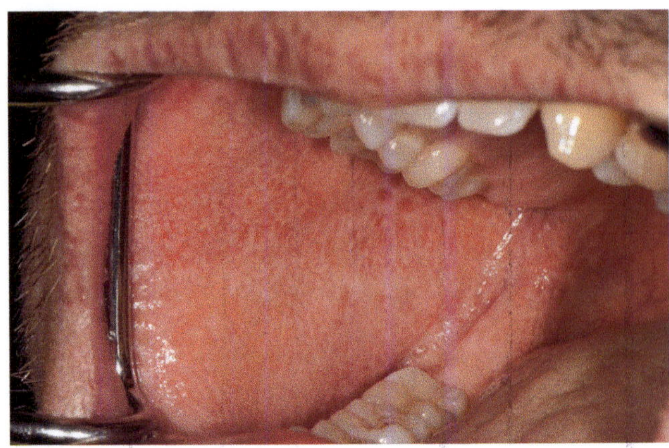

◘ **Abb. 15.2** Retikulärer Lichen planus der Mundschleimhaut

Therapieprinzipien

Asymptomatische Fälle von oralem Lichen ruber müssen nicht zwingend behandelt werden, sollten aber regelmäßigen Verlaufskontrollen unterliegen. Je nach Ausprägung sind Kontrollen alle drei bis sechs Monate, mindestens aber in jährlichen Abständen sinnvoll.

Der Patient sollte zu einer optimalen Mundhygiene angeleitet werden. Mechanische Triggerfaktoren müssen ausgeschaltet werden. Auf Passform und Sitz von Prothesen und Implantaten ist penibel zu achten.

Der symptomatische orale Lichen planus sollte ebenso behandelt werden wie erosive und leukoplakische Varianten. Topische Kortikosteroide bilden den Grundpfeiler der Therapie und werden in der Regel, auch bei längerer Anwendung, gut toleriert. Zubereitungen mit topischen Retinoiden stellen eine Alternative dar, ebenso kann die Lokaltherapie mit topischen Calcineurininhibitoren erwogen werden.

Die systemische Therapie (Glukokortikosteroide, Ciclosporin, Acitretin, Methotrexat, Azathioprin, Hydroxychloroquin, JAKi) bleibt schweren Fällen vorbehalten. Bei der Anwendung des Retinoids Acitretin ist die teratogene Wirkung (strenge Kontrazeption bei Frauen für 3 Jahre über das Ende Therapieende hinaus!) zu bedenken.

Relevanz für die Zahnmedizin/zahnmedizinische Behandlung

In Fällen von isoliertem *Lichen ruber planus mucosae* kann die Diagnose im Rahmen zahnmedizinischer Behandlungen gestellt und notwendige Behandlungsmaßnahmen können eingeleitet werden. Klassische Lokalisationen sind die Wangenschleimhaut sowie die Gingiva. Häufig klagen die Patienten über Brennen und Schmerzen auf saure und scharfe Nahrungsmittel. Chronische, v. a. erosive, Entzündungen der Mundschleimhaut gelten als Präkanzerose. Zur Diagnosesicherung sollte eine Biopsie erfolgen.

15.4 Sarkoidose

▪ Definition

Die Sarkoidose (Syn.: Morbus Boeck) ist eine entzündliche Multiorganerkrankung unklarer Ätiologie.

▪ Ätiologie/Pathophysiologie

Die Ätiologie der Ende des 19. Jahrhunderts beschriebenen Erkrankung ist unklar. Histologisch wird die Sarkoidose durch nicht verkäsende Epitheloidzellgranulome mit nur gering ausgeprägtem lymphozytären Begleitinfiltrat gekennzeichnet.

▪ Klinik

Die Sarkoidose ist eine in ihrem klinischen Bild extrem variable Erkrankung, die jedes Organ des Körpers betreffen kann. Etwa 30 % der Patienten weisen kutane Manifestationen auf. Die häufigste extrakutane Manifestation der Sarkoidose ist die Lungensarkoidose. Die klassische Trias der akuten Sarkoidose aus Erythema nodosum, bihilärer Lymphknotenschwellung und Sprunggelenksarthralgien wird als *Loefgren-Syndrom* bezeichnet, die Kombination von fieberhafter Iridozyklitis, granulomatöser Parotitis und Fazialisparese als *Heerfordt-Syndrom.* Von einem *Lupus pernio* spricht man bei polsterartigen blauroten Knoten und Platten an Nase, Wangen und Ohren (◘ Abb. 15.3). Das *benigne Miliarlupoid* ist eine kleinknotig-disseminierte Variante, die sich durch bis zu 5 mm große Papeln an Gesicht, Extremitäten und Rumpf auszeichnet (◘ Abb. 15.4). Die *zirzinäre Sarkoidose* imponiert durch bandförmig-gyrierte, teils anuläre Läsionen an behaarter Kopfhaut und Nacken. Die Mundhöhle ist eher selten betroffen. Mit absteigender Häufigkeit können sich an weichem Gaumen, Wangenschleimhaut, Zunge und Mundboden braunrote Knoten finden. Von zunehmender Bedeutung sind sarkoidale Reaktionen auf exogenes Pigment, das im Rahmen von Tätowierungen und Permanent-Make-up in die Haut eingebracht wird.

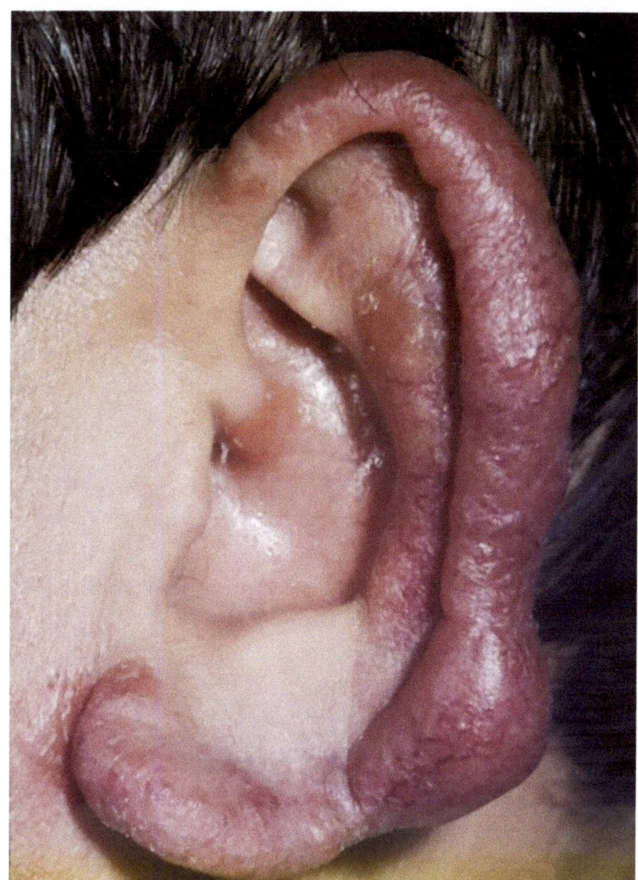

◘ Abb. 15.3 Lupus Pernio

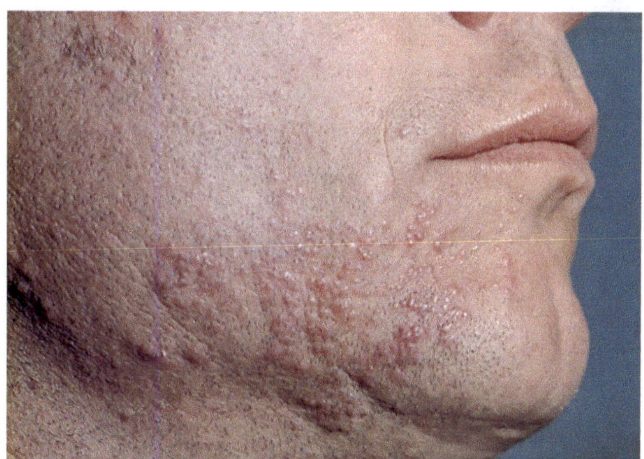

◘ Abb. 15.4 Benignes Miliarlupoid – kleinknotige Sarkoidose

▪ Differenzialdiagnose

Nur exemplarisch seien Tuberkulose, Lymphome und rheumatologische Erkrankungen genannt.

▪ Diagnosestellung

Das klinische Bild begründet den Verdacht, die Histologie sichert die Diagnose. Bestimmung von ACE im Serum, löslichem IL-2-Rezeptor und Neopterin. Röntgen-Thorax.

▪ Therapieprinzipien

Die Indikation zur Therapie sollte zurückhaltend gestellt werden. Bei den meisten Patienten heilt die Erkrankung innerhalb von zehn Jahren spontan ab. Beeinträchtigungen der Funktion von Lunge, Herz, Leber, Hirn und Niere, Hyperkalzämie, Schmerzen oder drohende dauerhafte Schädigung eines Organs sind Anlass zur Behandlung. In erster Linie kommen orale Glukokortikosteroide zum Einsatz, gegebenenfalls in Kombination mit anderen Substanzen wie Hydroxychloroquin oder Methotrexat. An der Haut können Glukokortikosteroide in Form von Cremes oder Injektionen angewendet werden.

Relevanz für die Zahnmedizin/zahnmedizinische Behandlung
Jeder vierte Patient mit Hautsarkoidose zeigt Läsionen am Gesicht. Rund 60 % der Patienten mit kutaner Sarkoidose weisen zusätzlich extrakutane Manifestationen auf. Bei Befall der Mundschleimhaut liegt praktisch immer eine Beteiligung innerer Organe vor. Zahnärztliche Untersuchungen bieten die Gelegenheit zur Diagnose einer kutanen Sarkoidose. Extrakutane Manifestationen müssen stets ausgeschlossen werden.

15.5 Melkersson-Rosenthal-Syndrom

▪ **Definition**
Das Melkersson-Rosenthal-Syndrom beschreibt einen Symptomenkomplex aus Lippenschwellung, rezidivierender peripherer Fazialisparese und Lingua plicata.

▪ **Ätiologie/Pathophysiologie**
Die Ätiologie der Erkrankung ist unklar. Das pathophysiologische Korrelat der Lippenschwellung ist eine granulomatöse Cheilitis.

▪ **Klinik**
Das Vollbild des Syndroms setzt sich aus rezidivierenden, später persistierenden Schwellungen der Lippen, episodischer Fazialisparese vom peripheren Typ und einer Lingua plicata zusammen (◘ Abb. 15.5). Es bleibt anzumerken, dass die Cheilitis granulomatosa häufig isoliert von den anderen Symptomen auftritt. Klinisch imponiert eine Makrocheilie, vor allem der Oberlippe. Mitunter sind die Lippen livide verfärbt. Die teigige Schwellung kann in einigen Fällen auf Wangen, Augenlider und die Stirn übergehen. Subjektiv besteht nicht selten ein pelziges Gefühl. Der Verlauf der Erkrankung ist hochchronisch.

▪ **Differenzialdiagnose**
Die isolierte Cheilitis granulomatosa kann anfangs mit rezidivierenden Angioödemen verwechselt werden. Bei nachgewiesener Cheilitis granulomatosa sollte ein Morbus Crohn ausgeschlossen werden.

▪ **Diagnosestellung**
Das Vollbild des Syndroms erlaubt eine eindeutige klinische Diagnose. Eine Biopsie kann hilfreich sein, um den granulomatösen Charakter der Lippenentzündung nachzuweisen.

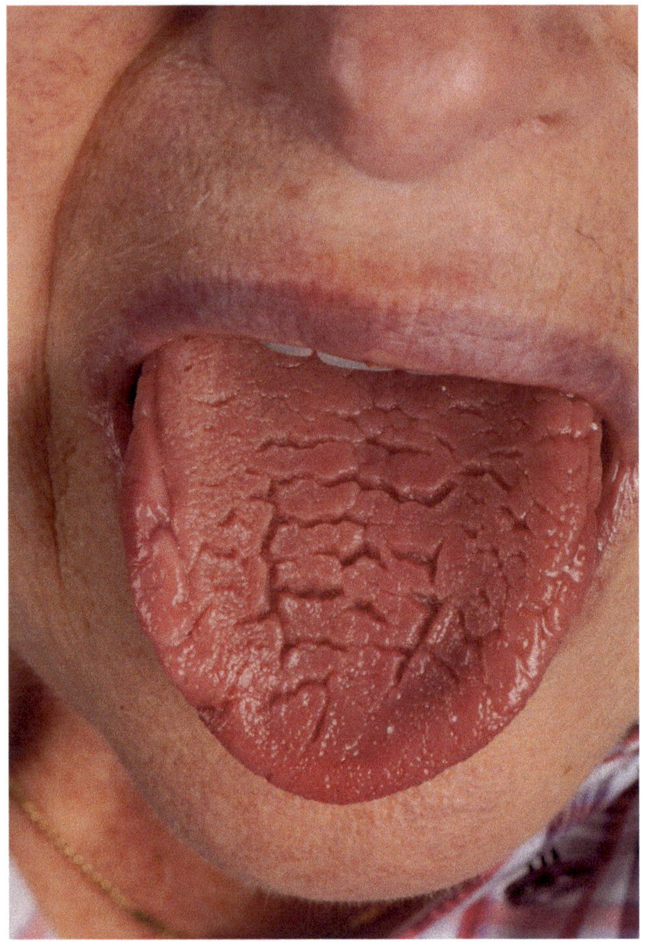

◘ **Abb. 15.5** Lingua plicata

▪ **Therapieprinzipien**
Wiederholte intraläsionale Triamcinlon-Injektionen führen häufig zu einer Besserung des klinischen Bildes. Auch orale Glukokortikosteroide sind wirksam, gehen jedoch häufiger mit unerwünschten Arzneimittelwirkungen einher. Dapson und Clofazimin können zur Therapie eingesetzt werden.

Relevanz für die Zahnmedizin/zahnmedizinische Behandlung
Beim simultanen Auftreten einer Lippenschwellung, rezidivierender peripherer Fazialisparese und dem Vorhandensein einer Lingua plicata sollte an das Melkersson-Rosenthal-Syndrom gedacht werden. Regelmäßige zahnmedizinische Patientenkontakte bieten die Gelegenheit zu frühzeitiger Diagnose und Einleitung einer interdisziplinären Therapie.

Weiterführende Literatur

Alibaz-Oner F, Sawalha AH, Direskeneli H (2018) Management of Behçet's disease. Curr Opin Rheumatol 30:238–242

Alrashdan MS, Cirillo N, McCullough M (2016) Oral lichen planus: a literature review and update. Arch Dermatol Res 308:539–551

Banks T, Gada S (2012) A comprehensive review of current treatments for granulomatous cheilitis. Br J Dermatol 166:934–937

Nast A, Amelunxen L, Augustin M et al (2018) S3 Guideline for the treatment of psoriasis vulgaris, update – short version part 1 – Systemic treatment. J Dtsch Dermatol Ges 16:645–669

Polverino F, Balestro E, Spagnolo P (2020) Clinical presentations, pathogenesis, and therapy of sarcoidosis: state of the art. J Clin med 24:2363

Talgdrüsenerkrankungen

Falk Ochsendorf

Inhaltsverzeichnis

16.1 Acne vulgaris – 116

16.2 Rosazea – 117

16.3 Periorale Dermatitis – Synonym: Rosazea-artige Dermatitis – 118

Weiterführende Literatur – 118

Die Texte zur Relevanz für die Zahnmedizin/zahnmedizinische Behandlung wurden von Frau PD Dr. Dr. Svenja Rink-Notzon, Köln überarbeitet.

E. von Stebut und F. Ochsendorf (Hrsg.), *Hauterkrankungen in der Zahnmedizin, der Mund-Kiefer-Gesichtschirurgie, der Augenheilkunde und der Hals-Nasen-Ohrenheilkunde*,
https://doi.org/10.1007/978-3-662-66733-0_16

▪ **Einleitung**

Acne vulgaris gehört zu den häufigsten Hauterkrankungen. Durch ein komplexes Zusammenspiel verschiedener Faktoren entstehen ab der Pubertät in Regionen mit vielen Talgdrüsenfollikeln (v. a. Gesicht) Komedonen und entzündliche Effloreszenzen, die vernarben können. Es besteht eine erhebliche psychische Belastung der Betroffenen. Rosazea bezeichnet eine schubweise verlaufende, zentrofaziale, entzündliche Dermatose mit Flush-artigen Erythemen, Papeln/Pusteln und teils Talgdrüsen- und Bindegewebshyperplasie vor allem der Nase.

16.1 Acne vulgaris

▪ **Definition**

„Acne vulgaris" bezeichnet eine chronische, entzündliche Dermatose der Talgdrüsenfollikel. Klinisch ist sie durch Komedonen, Papeln und Pusteln charakterisiert.

▪ **Ätiologie/Pathophysiologie**

Es besteht eine genetische Disposition. Androgene stimulieren die Talgproduktion, daher beginnt die Erkrankung in der Pubertät. Durch ein komplexes Zusammenwirken pro-inflammatorischer Signale im Talg, der Modulation dieser Entzündung durch „Cutibacterium acnes" sowie exogener Faktoren (diskutiert werden Milchprodukte, Nahrungsmittel mit hohem glykämischem Index, Rauchen, Druck) resultiert eine Verhornungsstörung im Ausführungsgang des Talgdrüsenfollikels (Mikrokomedo). Daraus entwickeln sich sichtbare Komedonen sowie entzündliche Veränderungen.

▪ **Klinik**

16

Die Pubertätsakne ist die häufigste Hauterkrankung, die fast alle Jugendlichen betrifft. Behandlungsbedürftig ist die Akne bei 10–30 %. Da bis zu 7 % der Betroffenen Narben entwickeln, ist zur Verhinderung eine frühzeitige, wirksame Behandlung erforderlich.

Bei der Acne comedonica finden sich an Stirn, Nase und Kinn Komedonen (offene Komedonen („black heads") bzw. geschlossene Komedonen („white heads")). Dazu treten bei der Acne papulopustulosa entzündliche Papeln und Pusteln (◘ Abb. 16.1). Je tiefer die Entzündung, desto größer sind die entzündlichen Knoten und desto wahrscheinlicher hinterlassen die Veränderungen Narben (Acne conglobata). Der subjektive Leidensdruck korreliert nicht mit dem objektiven Befund! Akne ist mit psychischen Komorbiditäten, wie sozialer Rückzug oder Depression, assoziiert. Die Akne heilt i. d. R. zu Beginn der 3. Lebensdekade ab, doch bei jedem zehnten Betroffenen persistiert sie darüber hinaus.

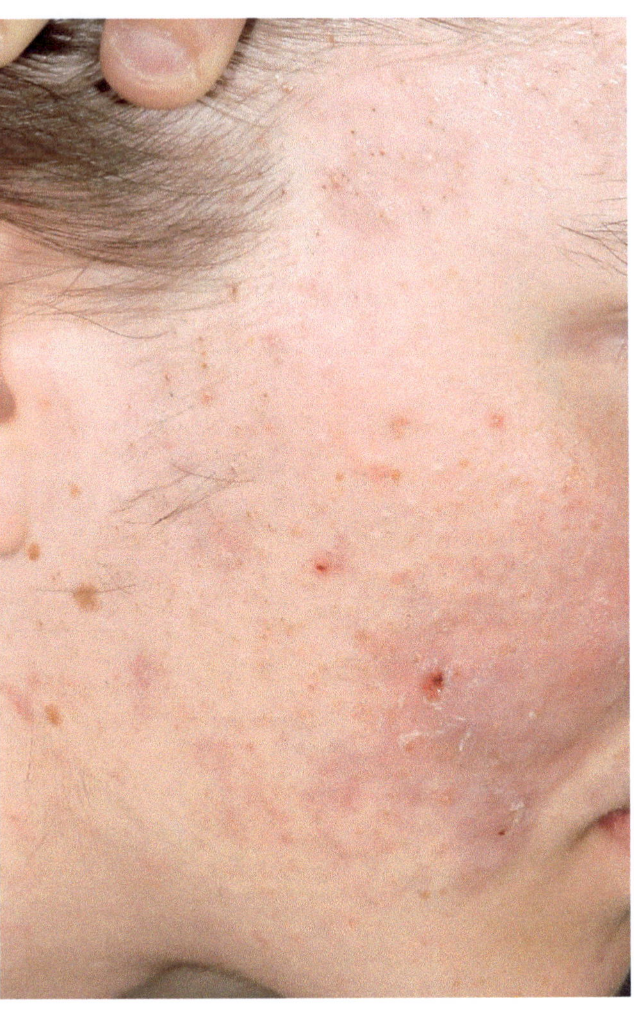

◘ **Abb. 16.1** Multiple geschlossene (kleine weiße Papeln) u. offene (schwarze Läsionen) Komedonen sowie einzelne gerötete Papeln an der Wange rechts

▪ **Differenzialdiagnose**

Acne excoriée des jeunes filles ist keine Akne, sondern ein Artefakt durch einen Verlust der Impulskontrolle: Jede vermeintliche Hautunreinheit wird „bearbeitet". Klinisch fehlen Komedonen, man sieht im Gesicht meist nur mit Krusten bedeckte Erosionen und Narben.
Papeln/Pusteln: Durch Medikamente können Akneähnliche („akneiforme") Bilder ausgelöst werden. Eine Haarbalgentzündung („Follikulitis") kann auch durch Bakterien (Staphylokokken, gramnegative Erreger), Hefepilze (Pityrosporum ovale) oder Haarbalgmilben (Demodex) verursacht werden. In diesen Fällen fehlen die Komedonen.
Periorale Dermatitis: Entsteht durch ein Übermaß an Hautpflege (Details s. u.).

▪ **Diagnosestellung**

Die Diagnose wird klinisch (Anamnese, Befund) gestellt. Komedonen sind die charakteristische Leiteffloreszenz. Gelegentlich sind Abstriche zur Differenzierung erregerbedingter Erkrankungen nötig.

- **Therapieprinzipien**

Da es sich bei der Akne um eine über Monate bis Jahre chronisch rezidivierende Erkrankung handelt, ist eine lange Behandlung erforderlich. Entscheidend für den Therapieerfolg ist somit eine gute Motivation zur Therapie-Adhärenz.

Die topische Therapie hat als Ziel, die Entzündung sowie die Verhornungsstörung zu bessern. Dazu dienen Retinoide, Benzoylperoxid und Antibiotika (keine Monotherapie!). Bei ausgedehnten Befunden werden systemisch Antibiotika, orale Antiandrogene (nur Frauen) sowie Isotretinoin verwendet. Isotretinoin, ein Vitamin-A-Säure-Derivat, ist das wirksamste Präparat, das nach monatelanger Behandlung die Akneneigung in 90 % „abschalten" kann. Bei Frauen ist dabei eine strengste Kontrazeption zu gewährleisten! Konkrete Empfehlungen finden sich in den jeweils gültigen Leitlinien (z. B. ► https://www.euroderm.org/home/Guidelines/EDF-Guidelines.html).

Relevanz für die Zahnmedizin/zahnmedizinische Behandlung

Hinweise auf effektive Behandlungsmöglichkeiten können den Patienten zur Behandlung motivieren und eine Narbenbildung verhindern. Besonders Patienten mit psychischen Auffälligkeiten sollten zum Arztbesuch motiviert werden.

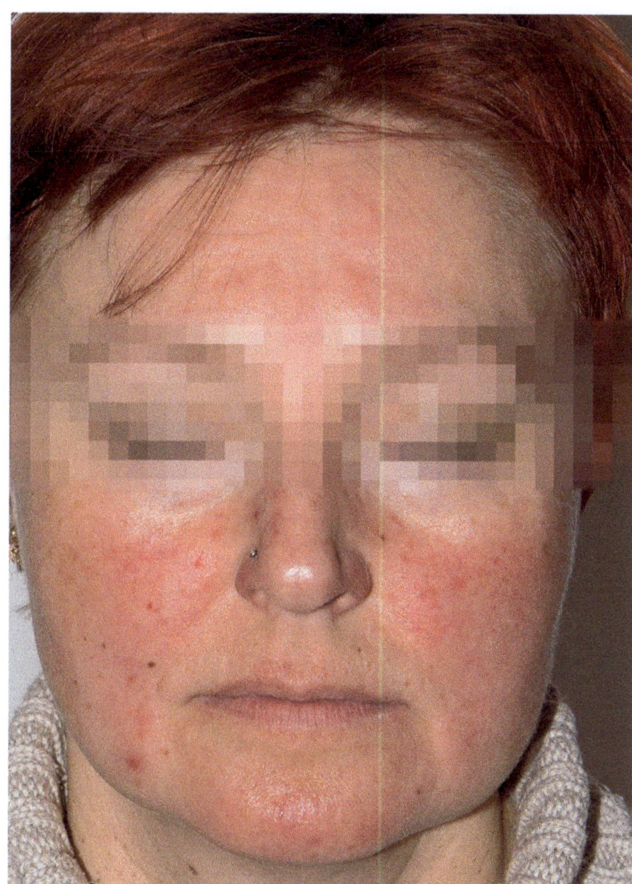

Abb. 16.2 Rötung der Wangen und der Stirn: Rosacea erythematosa

16.2 Rosazea

- **Definition**

Rosazea bezeichnet eine schubweise verlaufende, zentrofaciale, entzündliche Dermatose mit Flush-artigen Erythemen, Papeln/Pusteln und teils Talgdrüsen- und Bindegewebshyperplasie vor allem der Nase.

- **Ätiologie/Pathophysiologie**

Es besteht eine genetische Disposition zur vaskulären Dysregulation, Überaktivität der angeborenen Immunität sowie später auch von T-Lymphozyten. Demodex-Milben können die Entzündung zusätzlich verstärken. Weitere Trigger sind UV-Strahlen, Temperaturwechsel, Stress, heiße Getränke (Kaffee, Tee), scharfe Gewürze und Alkohol.

- **Klinik**

Meist im 4.–5. Lebensjahrzehnt treten zunächst anfallsartig zentrofaziale Erytheme auf („Glühbäckchen"). Diese persistieren im Laufe der Zeit (Stadium I: Rosazea erythematosa, Abb. 16.2.). Es können sich im Verlauf an den Wangen/Stirn Papeln und sterile Pusteln enwickeln (Rosazea papulopustulosa). Fast nur bei Männern, teils auch ohne diese Vorstufen, kommt es zur Talgdrüsen-/Bindegewebshyperplasie vor allem der Nase (Rhinophym). Bei jedem 3. Patienten entzünden sich die Augen (u. a. Blepharitis, Konjunktivitis, Iridozyklitis).

- **Differenzialdiagnose**

Stadium erythematosum: konstitutionelle Gesichtsrötung (kein Flush), Lupus erythematodes (Pat. krank), Dermatomyositis (fliederfarben, kein Flush), seborrhoisches Ekzem (Schuppung)
Stadium papulopustulosum: Acne vulgaris, periorale Dermatiits

- **Diagnosestellung**

Die Diagnose wird klinisch (Anamnese, Befund) gestellt. Komedonen fehlen.

- **Therapieprinzipien**

Die Haut ist sehr empfindlich. UV-Schutz ist anzuraten. Je nach klinischem Bild kann man die Gefäße verengen (medikamentös: Brivudin-Creme, physikalisch mit Laser/Blitzlampe). Die Rosacea papulopustulosa wird topisch mit Metronidazol, Ivermection oder Azelainsäure behandelt, systemisch mit Doxycyclin. Kortison hilft schnell – führt nach Absetzen aber zum Rebound und ist daher zu meiden!

Relevanz für die Zahnmedizin/zahnmedizinische Behandlung
Hinweise auf effektive Behandlungsmöglichkeiten können den Patienten zur Behandlung motivieren. Es sollte nach Augenentzündungen gefragt und, falls vorhanden, eine systemische Therapie angeraten werden.

16.3 Periorale Dermatitis – Synonym: Rosazea-artige Dermatitis

▪ Definition

Um den Mund, selten auch um die Augen lokalisierte entzündliche Hauterkrankung mit Papeln und „Mikropusteln" durch zu intensive Hautpflege.

▪ Ätiologie/Pathophysiologie

Meist weibliche Patienten verwenden Feuchtigkeitscremes zu intensiv. Bildet sich dadurch das Krankheitsbild aus, werden in der nächsten Stufe zu dessen Therapie oft Kortikosteroid-Cremes verwendet, die zunächst helfen, im weiteren Verlauf aber die gleichen Symptome verursachen. Da sich die Erkrankung an den Vellushaarfollikeln abspielt, bleibt die Haut um den Mund frei, da diese dort fehlen.

▪ Klinik

16

Unter Freilassung einer unbefallenen Zone um den Mund finden sich auf unscharf begrenzten Erythemen rote, ca. 3 mm große Papeln und kleinste Pusteln. Seltener sind Kinn, Wangen, Stirn oder Hals betroffen (◘ Abb. 16.3). Es besteht ein starkes Spannungsgefühl, das nur durch weiteres Cremen gelindert werden kann (Circulus vitiosus).

▪ Differenzialdiagnose

Das klinische Bild mit freier Oberlippe, freiem perioralen Areal und entzündlicher Rötung und Papeln ist charakteristisch.

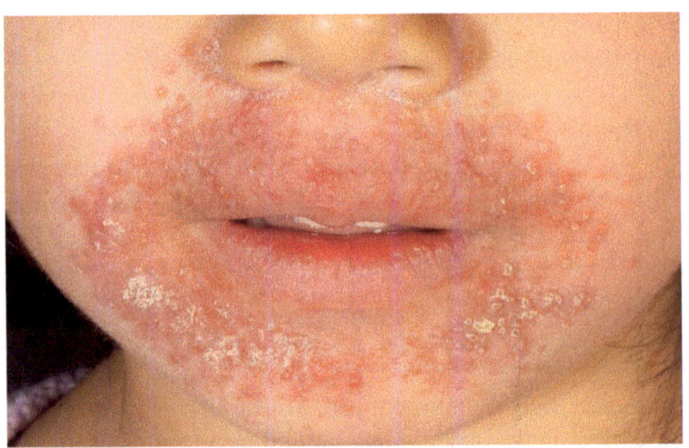

◘ **Abb. 16.3** Multiple Papeln, teils kleinste Pusteln um den Mund unter Freilassung unbefallener Streifen unter der Unterlippe

▪ Diagnosestellung

Die Diagnose wird klinisch (Anamnese, Befund) gestellt („Die Krankheit der gepflegten Haut").

▪ Therapieprinzipien

Die Patienten müssen entsprechend aufgeklärt werden. Es gilt, die Haut zu „entwöhnen". Nach Absetzen der Externa verschlechtert sich der Befund massiv (Prof. Mibradt: „In einer Woche werden Sie mich verfluchen, in zwei Wochen sehen Sie aus wie heute, dann wird es besser"). Dies kann mit antientzündlichen Externa/antiphlogistischen Antibiotika gemildert werden (s. Therapie Rosazea und Wollenberg 2011).

Relevanz für die Zahnmedizin/zahnmedizinische Behandlung
Hinweise auf effektive Behandlungsmöglichkeiten können den Patienten zur Behandlung motivieren und das Leiden beenden.

Weiterführende Literatur

Deutsche Leitlinie zur Rosacea: ► https://www.awmf.org/leitlinien/detail/ll/013-065.html

Europäische S3-Leitlinie zur Behandlung der Akne: ► https://www.edf.one/dam/jcr:1f4787ea-8a52-4ec5-8c4d-5ae7bbd1201a/Document_S1_EU_Acne_Guideline_long_EDF_1.pdf

Wollenberg A et al (2011May) Periorale dermatitis. J Dtsch Dermatol Ges 9(5):422–427

Bullöse Autoimmundermatosen

Falk Ochsendorf, Thorsten Hornung und Esther von Stebut

Inhaltsverzeichnis

17.1 Pemphigus vulgaris – 120

17.2 Bullöses Pemphigoid – 122

Weiterführende Literatur – 123

Die Texte zur Relevanz für die Zahnmedizin/zahnmedizinische Behandlung wurden von Frau PD Dr. Dr. Svenja Rink-Notzon, Köln überarbeitet.

E. von Stebut und F. Ochsendorf (Hrsg.), *Hauterkrankungen in der Zahnmedizin, der Mund-Kiefer-Gesichtschirurgie, der Augenheilkunde und der Hals-Nasen-Ohrenheilkunde*,
https://doi.org/10.1007/978-3-662-66733-0_17

Einleitung

Bullöse Autoimmundermatosen sind durch Antikörper gegen verschiedene Strukturproteine der Epidermis gekennzeichnet. Man unterscheidet Erkrankungen mit intraepithelialer Blasenbildung von solchen mit Entstehung von Blasen unterhalb der Epidermis. Insgesamt sind bullöse Autoimmundermatosen selten; die beiden wichtigsten Formen sind im Folgenden dargestellt. Bei Verdacht auf eine bullöse Autoimmundermatose sollte ein Patient bei einem Dermatologen bzw. einem spezialisierten Fachzentrum vorgestellt werden.

17.1 Pemphigus vulgaris

Definition

Der „Pemphigus vulgaris" (PV) ist eine blasenbildende Autoimmunerkrankung von Haut und Schleimhäuten, die durch schlaffe Blasen und Erosionen gekennzeichnet ist.

Ätiologie/Pathophysiologie

Mit einer Inzidenz von 0,1–0,5/100.000 gehört der Pemphigus vulgaris zu den seltenen Erkrankungen. Die Erkrankung tritt vermehrt zwischen dem 50. und 60. Lebensjahr auf.

Der interzelluläre Zusammenhalt der Keratinozyten der Epidermis wird im Wesentlichen durch Desmosomen gewährleistet. Sie halten die Zellen wie eine Art Klettverschluss zusammen. Die aus der Zellmembran herausstehenden „Haken" dieser Desmosomen sind Desmogleine, transmembrale Glykoproteine aus der Gruppe der Cadherine.

Beim Pemphigus kommt es zu einer MHC-2-abhängigen Bildung autoreaktiver T-Lymphozyten, die wiederum B-Zellen, die spezifische Desmoglein-Autoantikörper bilden, induzieren. Daher ist das Risiko, an einem Pemphigus zu erkranken, für Träger bestimmter HLA-Haplotypen erhöht.

17

In Haut und Schleimhaut sind die Desmogleine 1 und 3 wesentliche Proteine der Desmosomen. Sie zeigen unterschiedliche Expressionsmuster in verhornender Haut und Schleimhäuten. In verhornender Haut wird überwiegend Desmoglein 1 und lediglich in geringen Mengen in den basalen Abschnitten Desmoglein 3 exprimiert. In Schleimhäuten wird Desmoglein 3 auf der gesamten Breite des Epithels stark exprimiert. Hieraus ergibt sich eine vom Antikörperprofil abhängige Klinik.

Klinik

Für den Pemphigus sind schlaffe Blasen typisch. Diese platzen wegen des dünnen Blasendachs meist rasch, sodass auf den ersten Blick nur Erosionen bzw. Krusten erkennbar sind. Die diagnostischen Blasen werden erst bei genauerer Inspektion gefunden. Vor allem an den Schleimhäuten platzen die Blasen jedoch so rasch, dass sich dort nur Erosionen zeigen (Abb. 17.1). Bei jedem zweiten Patienten beginnt die Erkrankung an der Mundschleimhaut und in 90 % ist diese im Krankheitsverlauf beteiligt.

Klinisch kann die Spaltbildung durch das Nikolski-I-Phänomen getestet werden. Durch seitlich-schiebenden Druck lassen sich die oberen Epidermislagen abschieben (wie die Fruchthaut bei einem reifen Pfirsich).

Die Erkrankung kann auch tiefere oropharyngeale Abschnitte betreffen. Falls Symptome wie Dysphagie oder Heiserkeit auftreten, sollte eine HNO-ärztliche Konsultation veranlasst werden.

Diagnosestellung

Die Verdachtsdiagnose kann klinisch gestellt werden. Letztendlich wird die Diagnose durch die Kombination

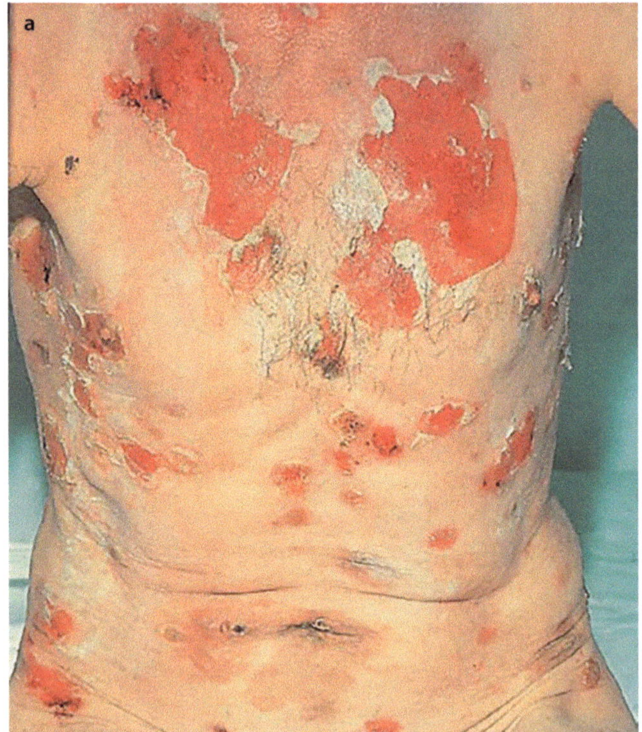

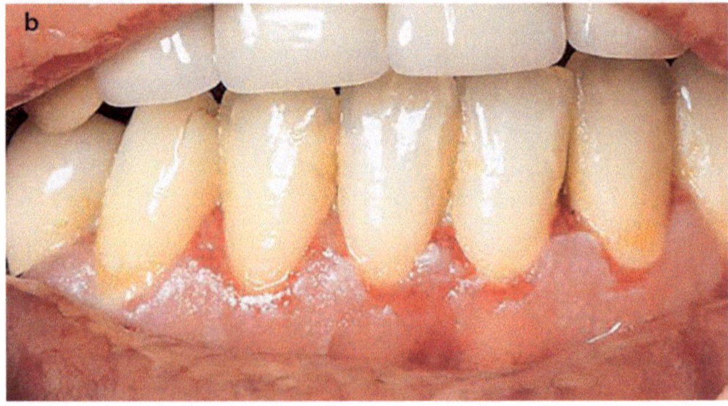

Abb. 17.1 Pemphigus vulgaris. **a** Disseminierte Erosionen, beachte randständige Blasenreste. **b** Erosionen der Gingiva

aus Histopathologie, direkter Immunfluoreszenz in periläsionaler Haut sowie indirekter Immunfluoreszenz (ELISA) auf Autoantikörpern im Serum bewiesen.

Werden zusätzlich zum klinischen Bild in der direkten Immunfluoreszenz interzellulär IgG bzw. C3 oder in der indirekten Immunfluoreszenz Desmoglein 1 oder 3 Antikörper nachgewiesen, gilt die Diagnose als gesichert. Alternativ wird der Diagnose durch passende Histopathologie und den Nachweis intraepithelialer Antikörper in der indirekten Immunfluoreszenz auf Affenösophagus bzw. mittels ELISA bestätigt.

Die Diagnostik kann initial falsch negativ sein und sollte in Zweifelsfällen wiederholt werden.

▪ Therapieprinzipien

Die Therapie richtet sich nach der Schwere der Erkrankung.

Eine rein topische Therapie ist nur bei einem lokalisierten Befall von weniger als 1 % der Körperoberfläche oder 1 cm^2 der Mundschleimhaut sinnvoll.

In der Regel erfolgt eine immunsuppressive Kombinationstherapie mit hochdosierten Glukokortikoiden. Kombinationspartner ist Rituximab, ein Anti-CD-20-Antikörper, der gezielt B-Zellen depletiert, oder klassische, steroidsparende Immunsuppressiva wie Azathioprin oder Mycofenolat Mofetil. Nach Erreichen der Krankheitskontrolle wird die Steroidosis unter die Cushing-Schwelle reduziert.

> **Relevanz für die Zahnmedizin/zahnmedizinische Behandlung**
>
> Mundschleimhautveränderungen stellen häufig die Erstmanifestation des Pemphigus vulgaris dar. Etwa die Hälfte der Betroffenen konsultiert zunächst ihren Zahnarzt. Die Patienten klagen über schmerzhafte Erosionen. Durch Umstellung der Nahrung auf weiche Substanzen und eine schmerzbedingt reduzierte orale Hygiene kommt es zur Plaque-Akkumulation. Wichtig sind daher eine gezielte Mundhygieneinstruktion sowie ein engmaschiger Recall. Die Nahrungsaufnahme kann durch analgesierende Mundspülungen erleichtert werden. Es sollen regelmäßige zahnärztliche Kontrolluntersuchungen durchgeführt werden. Die Lagerung von herausnehmbaren Prothesen ist aufgrund der schmerzempfindlichen Schleimhaut stark eingeschränkt.

▪ Differenzialdiagnosen

▪▪ Orales Schleimhautpemphigoid

Das Schleimhautpemphigoid (= vernarbendes/zikatrizierendes Pemphigoid) ist eine seltene, chronisch verlaufende, blasenbildende Autoimmunerkrankung, bei der sich Antikörper gegen Hemidesmosomen an den Schleimhäuten bilden. Es finden sich Erosionen und Vernarbungen in Mund- und/oder Genitalschleimhaut sowie den Konjunktiven (◘ Abb. 17.2).

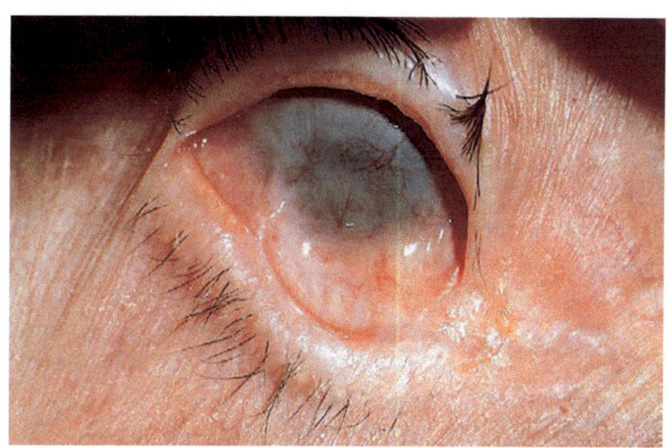

◘ **Abb. 17.2** Zikatrizierendes Pemphigoid, Spätstadium. Pannus, Synechien und Symblepharon

▪▪ Chronisch-rezidivierende Aphthen

Aphthen sind kleine schmerzhafte Ulcerationen der Mundschleimhaut. Im Gegensatz zum Pemphigus vulgaris sind sie aber auf die Mundschleimhaut beschränkt, klein und oft multipel. Antikörper können nicht nachgewiesen werden.

▪▪ Morbus Behçet

Der Morbus Behçet ist eine chronische und entzündliche Systemerkrankung, die neben den typischen oralen Aphthen ein buntes Bild weiterer Manifestationen bietet. Neben genitalen Ulcerationen und einer Augenbeteiligung sind dies etwa neurologische Symptome, eine Gefäßbeteiligung oder Gelenksymptome.

▪▪ Gingivostomatitis herpetica

Die Erstinfektion mit dem Herpes-simplex-Virus Typ 1 manifestiert sich häufig in einer ausgeprägten Gingivostomatitis (s. ► Abschn. 2.11). Sie tritt praktisch nur bei Kleinkindern oder schwer immunsupprimierten Erwachsenen auf. Unspezifische Allgemeinsymptome können vorausgehen.

▪▪ Erythema exsudativum multiforme

Als Arzneimittelreaktion oder infolge einer Infektion mit Herpesviren kann es zu reaktiven Reaktionen an der Haut kommen. Diese bezeichnet man als Erythema exsudativum multiforme (EEM), sie sind durch einen schießscheibenförmigen Aufbau gekennzeichnet.

17.2 Bullöses Pemphigoid

▪ Definition

Das „bullöse Pemphigoid" (BP) ist eine blasenbildende Autoimmunerkrankung von Haut und Schleimhäuten, die durch pralle Blasen und spezifische Antibasalmembranantikörper gekennzeichnet ist.

▪ Ätiologie/Pathophysiologie

Das BP ist mit einer Inzidenz von 1,3 Fällen/100.000 deutlich häufiger als der PV. Allerdings ist die Mundschleimhaut nur bei einer geringen Zahl der Fälle mitbetroffen. Die BP-Erkrankung tritt selten vor dem 60. Lebensjahr auf und ihre Inzidenz nimmt mit zunehmendem Lebensalter stark zu. Trotz wirksamer Therapien stirbt etwa ein Viertel der multimorbiden Patienten innerhalb eines Jahres.

Beim BP kommt es zu einer Ablösung der Epidermis als Ganzes. Verursacht wird dies durch Antikörper gegen verschiedene Proteine, welche die Epidermis an der Basalmembran verankern. Pathophysiologisch kommt den Antikörpern gegen die hemidesmosmalen Proteine BP-180 (Kollagen XVII) und BP-230 eine Schlüsselrolle zu. BP-230 bildet dabei einen Teil des intrazellulären Ankers, während BP-180 in die Lamina lucida und die Lamina densa der Basalmembran ragt. Durch die Antikörperbindung wird eine zelluläre und komplementvermittelte Entzündungsreaktion ausgelöst, die zu einer Ablösung des oberen Teils der Basalmembran mitsamt der Epidermis führt.

▪ Klinik

Das relativ uncharakteristische prämonitorische Stadium ist durch starken Pruritus gekennzeichnet. Er kann der manifesten Blasenbildung Wochen oder Monate vorausgehen und urtikariell imponieren. Im Verlauf entstehen pralle Blasen auf sonst unveränderter Haut (▪ Abb. 17.3). Da beim BP die Epidermis in ihrer gesamten Breite mit einem Teil der Basalmembran abgelöst ist, sind die Blasen überaus stabil. man kann sie ähnlich der Luftblase unter einer Klebefolie verschieben. Dies wird als Nikolski-2-Zeichen bezeichnet.

17

Das BP kann durch Medikamente ausgelöst werden. Insbesondere Antidiabetika vom Typ der Dipeptidyl-Peptidasen-IV (DPP-IV)-Inhibitoren sind verdächtig und sollten umgestellt werden.

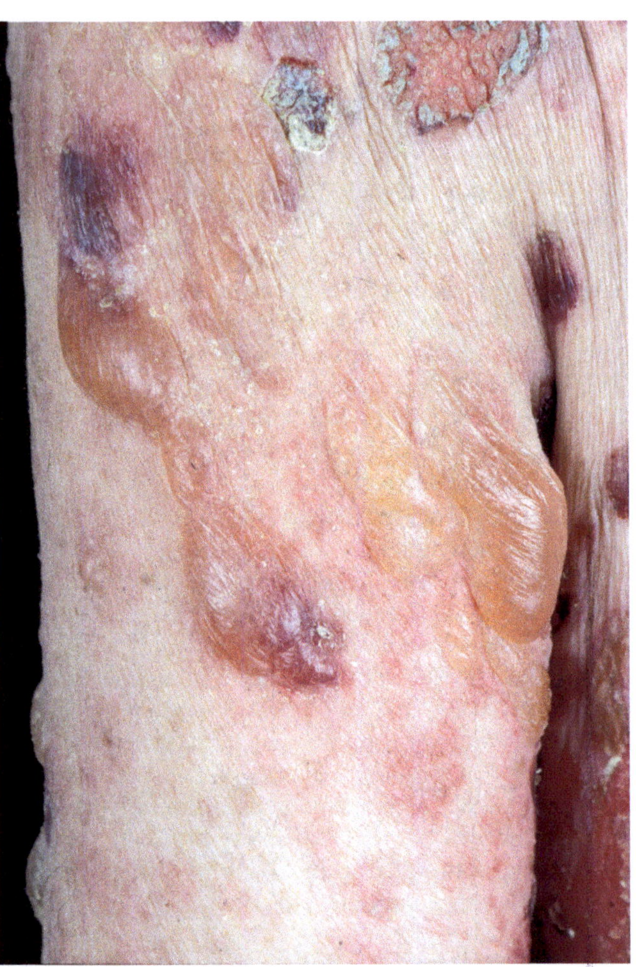

▪ **Abb. 17.3** Disseminierte Erytheme mit teils prallen Blasen sowie Erosionen und Krusten

Eine Assoziation mit Malignomen ist nicht belegt. Ein BP allein ist kein Grund für die Suche nach einem Tumor.

▪ Diagnosestellung

Wie beim PV sind zur Diagnosestellung neben dem klinischen Bild serologische Untersuchungen, Immunfluoreszenz und eine Histopathologie erforderlich. Die Diagnose erfordert eine deutliche Reaktivität entsprechender Antikörper oder das Zusammenkommen mehrerer Faktoren.

▪ Differenzialdiagnosen

Pruritus anderer Ursache

Initial besteht zunächst ein uncharakteristischer Pruritus. Das Symptom Pruritus kann von einer Vielzahl dermatologischer oder innerer Erkrankungen (wie Diabetes, Leber- oder Nierenkrankheiten) ausgelöst werden. Entscheidend ist hier eine gründliche Abklärung.

Urticaria

Im prämonitorischen Stadium bilden sich häufig urtikarielle Plaques. Im Gegensatz zur Urticaria wechseln diese jedoch nicht innerhalb eines Tages die Lokalisation und sprechen nicht auf eine Therapie mit Antihistaminika an.

Verbrennungen

Verbrennungen im Stadium 2 sind ebenfalls durch eine Blasenbildung charakterisiert, diese sind jedoch deutlich akuter. Es gilt aber zu beachten, dass schon niedrige Temperaturen (z. B. bei der Verwendung einer Heizdecke über einen längeren Zeitraum) zu Verbrennungen führen können.

Bullöse Arzneimittelreaktion

► Siehe Kap. 13.

Andere blasenbildende Dermatosen

Neben PV und BP gibt es eine Reihe anderer blasenbildender Dermatosen, insbesondere die angeborene Epidermiolysis-bullosa-Gruppe, Porphyrien als Stoffwechselerkrankungen und Autoimmunerkankungen, die gegen seltenere Antigene gerichtet sind.

▪ Therapieprinzipien

Die Therapie ähnelt dem PV.

Bei leichten und lokalisierten Formen und insbesondere bei multimorbiden älteren Patienten ist eine topische Therapie mit potenten Kortikosteroiden das Mittel der Wahl. Bei weniger ausgeprägten Fällen kann ebenfalls die immunmodulatorische Wirkung des Antibiotikums Doxycyclin (eingesetzt als Dauertherapie) zur erfolgreichen Induktionstherapie ausreichen.

In schwereren Fällen wird beim BP (ähnlich wie beim PV) zunächst eine Induktionstherapie mit oralen Steroiden und ggf. einem Steroid-Sparer angewendet. Sehr hohe Steroid-Dosen bringen jedoch beim BP keinen zusätzlichen Nutzen. Rituximab als Anti-CD-20-Antikörper wird nur bei therapieresistenten Fällen eingesetzt. Nach Erreichen der Krankheitskontrolle erfolgt im Rahmen der Konsolidierungstherapie eine deutliche Dosisreduktion der Kortikosteroide.

Relevanz für die Zahnmedizin/zahnmedizinische Behandlung

Das BP zeigt ein breites klinisches Spektrum, bei Verdacht sollten die Betroffenen gezielt überwiesen werden. Die intraorale Versorgung erfolgt analog dem Pemphigus vulgaris.

Weiterführende Literatur

Van Beek N, Zillikens D, Schmidt E (2021) Bullöse Autoimmundermatosen Klinische Manifestationen, Diagnostik und Therapieoptionen. Dtsch Ärzteblatt Int 118:413–420

Hofmann SC, Juratli HA, Eming R (November 2018) Bullöse Autoimmundermatosen. JDDG 16(11):1339–1360

Kollagenosen

Esther von Stebut, Falk Ochsendorf und Thorsten Hornung

Inhaltsverzeichnis

18.1 Lupus erythematodes – 126

18.2 Progressiv systemische Sklerodermie – 128

18.3 Zirkumskripte Sklerodermie (Morphea) – 129

18.4 Dermatomyositis – 130

Weiterführende Literatur – 131

E. von Stebut und F. Ochsendorf (Hrsg.), *Hauterkrankungen in der Zahnmedizin, der Mund-Kiefer-Gesichtschirurgie, der Augenheilkunde und der Hals-Nasen-Ohrenheilkunde*,
https://doi.org/10.1007/978-3-662-66733-0_18

- **Einleitung**

Im Gegensatz zu den auf das Organ Haut beschränkten organspezifischen bullösen Autoimmundermatosen bilden die Kollagenosen eine heterogene Gruppe meist systemischer Erkrankungen. Für die Kollagenosen ist eine Beteiligung des Bindegewebes kennzeichnend.

Sowohl die Entitäten als auch ihre Subtypen können nicht immer strikt voneinander abgegrenzt werden. Diese Mischkollagenosen sind als **Overlap-Syndrom** sogar als eigene Krankheitsentität zu beschreiben. Dieses zeichnet sich durch eine variable Ausprägung der drei hier beschriebenen Kollagenosen aus, wobei für keine die vollständigen Diagnosekriterien erfüllt sind. Da die Betroffenen häufig gut von einer systemischen Kortikosteroid- bzw. anderen immunsuppressiven Therapie profitieren, ist ihre Identifikation wichtig. Teilweise sind für das Overlap-Syndrom charakteristische Antikörperkonstellationen beschrieben.

18.1 Lupus erythematodes

- **Definition**

Der Lupus erythematodes ist eine systemische Autoimmunerkrankung, die auf einer aberrierenden Immunantwort beruht. Häufig können Antikörper gegen Zellkernstrukturen (Antinukleäre Antikörper, ANAs) nachgewiesen werden.

Das heterogene Bild reicht von einem hochakuten lebensbedrohlichen Befall der inneren Organe oder des Nervensystems bis hin zu isolierten Läsionen der Haut.

Unterschieden wird zwischen dem systemischen Lupus erythematodes (SLE), für dessen Diagnose eine Reihe von Kriterien aus verschiedene Organsystemen erfüllt sein müssen (EULAR/ACR Klassifikationskriterien des SLE), und dem kutanen Lupus erythematodes (CLE).

Etwa 80 % der SLE-Patienten entwickeln im Krankheitsverlauf Hautsymptome.

18

- **Ätiologie/Pathophysiologie**

Auf dem Boden einer genetischen Disposition und Umweltfaktoren (z. B. Medikamente wie Terbinafin u. a.) kommt es zu einer pathologischen Immunreaktion mit Verlust der Toleranz gegenüber körpereigenen Strukturen. Es entsteht ein „Kurzschluss mit Daueraktivierung" von Signalwegen des angeborenen Immunsystems durch das adaptive Immunsystem.

Dies bestätigt sich etwa durch die klinische Beobachtung, dass die Freisetzung von Autoantigenen aus durch Noxen wie Rauchen oder UV-Licht geschädigten Zellen zu einer Krankheitsexazerbation führt. Der genaue Pathomechanismus ist vom Subtyp abhängig. Bei einigen Subtypen spielen Autoantikörper eine wesentliche Rolle. So tritt bei Neugeborenen durch diaplazentare Übertragung mütterlicher Autoantikörper ein neonataler Lupus erythematodes auf.

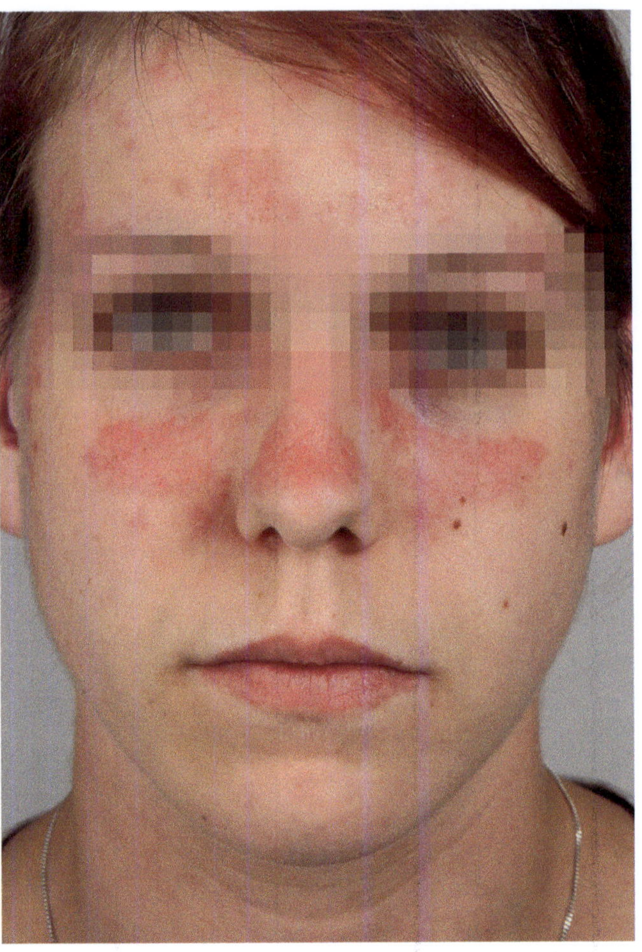

Abb. 18.1 Schmetterlingserythem beim systemischen Lupus erythematodes

- **Klinik**

Da es sich bei der Hautbeteiligung im Rahmen eines LE um ein Reaktionsmuster handelt, ist das klinische Bild breit gefächert. Am bekanntesten ist das Schmetterlingserythem des akut kutanen LE im Rahmen des SLE. Das Schmetterlingserythem betrifft beide Wangen und den Nasenrücken, spart aber die Nasolabialfalte aus (Abb. 18.1).

Neben diesen Lupus-spezifischen Manifestationen kann eine breite Palette von unspezifischen Hautveränderungen (von Ulzerationen über Blasen bis hin zu Vaskulitiden, nicht vernarbenden Alopezien und dem Raynaud-Phänomen) auftreten.

Bei vielen Patienten ist die Erkrankung lichtsensitiv. Aufgrund der mehrwöchigen zeitlichen Latenz zwischen Exposition und Symptomatik wird dies von den Patienten selbst aber nicht in einen direkten Zusammenhang gebracht. Im Gegensatz zum Sonnenbrand, der bereits vor Ort auftritt, bringen die Patienten den Lupus aus dem Urlaub mit (Manifestation erst Wochen nach der Rückkehr).

Der **systemische Lupus erythematodes** ist zudem eine Erkrankung mehrerer Organsysteme. Typisch sind neben den Hautveränderungen Fieber und Abgeschlagenheit, sowie Gelenkschmerzen. Auch Nieren, Lungen, Herzbefall und sogar neurologische und psychiatrische Manifestationen kommen vor. Klinisch relevant sind die hämatologischen Manifestationen, die sich sowohl durch eine erhöhte Neigung zu rasch fortschreitenden Infektionen, als auch in einer gestörten Gerinnung manifestieren.

Beim rein kutanen LE kommen zwei Haupttypen vor. Beim **subakut kutanen Lupus erythematodes** (SCLE) treten annuläre randbetonte, teils schuppende Erytheme auf. Die Ausprägung ist teils nur relativ mild. Es besteht jedoch häufig eine starke Lichtempfindlichkeit. Manche Patienten haben auch extrakutane Manifestationen, insbesondere eine Arthritis, ohne dabei die Kriterien eines SLE zu erfüllen (◘ Tab. 18.1).

Im Vergleich dazu kommt es beim **chronisch diskoiden Lupus erythematodes** (CDLE) zu einer Plaque-Bildung (◘ Abb. 18.2). Die Schuppung haftet fest an den Haarfollikeln und schmerzt bei Druck, als würde man einen Tapeziernagel in die Haut drücken (Tapeziernagelphänomen). Im Gegensatz zum SCLE hinterlassen die Läsionen teils entstellende Hypopigmentierungen und Narben (Trias: Erythem, Keratose, Atrophie).

Schließlich sind beim **Lupus erythematodes tumidus** (LET) Plaques mit glatter Oberfläche ohne epidermale Beteiligung typisch. Diese heilen ohne Narbenbildung ab.

Diese auf den ersten Blick für ein einzelnes Krankheitsbild widersprüchliche klinische Vielfalt liegt darin begründet, dass sich die den Lupus definierende Immunreaktion in verschiedenen Tiefen der Haut abspielt. Der Lupus stellt dadurch eine Art dermatologisches Chamäleon dar. Es reicht von Perniones (Frostbeulen)-artigen Veränderungen beim Chilblain-Lupus bis hin zu spezifisch blasenbildenden Formen.

Die Übergangswahrscheinlich des kutanen in einen systemischen Lupus erythematodes ist vom Subtyp abhängig: beim CDLE < 5 %, beim SCLE bis zu 60–70 %.

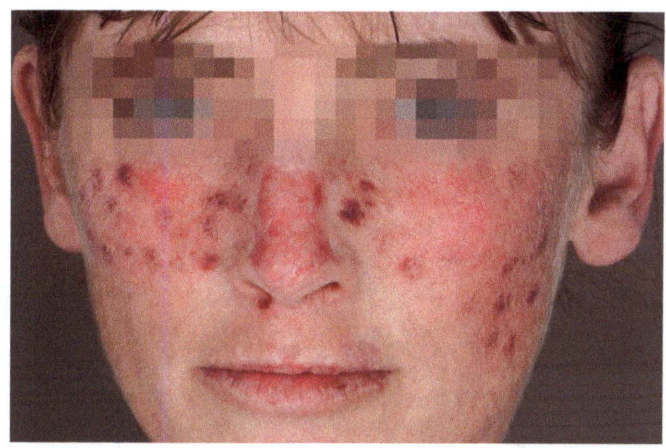

◘ **Abb. 18.2** Typische annuläre, randbetonte Plaques beim chronisch diskoiden Lupus erythematodes

◘ **Tab. 18.1** Neue EULAR/ACR-Klassifikationskriterien für den SLE. (Nach Aringer et al. 2019)

Voraussetzung	Positive ANAs
Klinische Domänen und Kriterien	→ Die Kriterien werden nur gewertet, wenn sie keine andere Ursache haben → Auch zur früheren Gelegenheiten vorgelegene Kriterien werden gewertet
Konstitutionell	Fieber
Haut	Nicht vernarbende Aloplezie, orale Ulzera, bestimmte kutane Lupusformen
	Orale Ulzera
	SCLE oder DLE
	ACLE
Arthritis	Synovitis, Druckschmerzen, Morgensteifigkeit
Neurologie	Delirium, Psychose, Krampfanfälle
Serositis	Pleura- oder Perikarderguss
	Akute Perikarditis
Hämtatologie	Leukopenie, Thrombopenie, Autimmunhämolyse
Nieren	Proteinurie, Lupusnephritis
Immunologisch	Antiphospholipid-AK, erniedrigtes Komplement, hochspezifische Auto-Antikörper

▪ **Differenzialdiagnosen**

Polymorphe Lichtdermatose

Die polymorphe Lichtdermatose tritt innerhalb kurzer Zeit nach Sonneneinstrahlung an belichteten Arealen auf. Bei wiederholter Exposition tritt eine „Abhärtung" auf, so dass die Hauterscheinungen im Spätsommer und Herbst seltener werden.

Perniones (Frostbeulen)

Diese treten wie der Chilblain Lupus an kälteexponierten Arealen auf. Perniones bleiben aber auf die Haut beschränkt.

Virus- und Arzneimittelexantheme

Der Lupus erythematodes kann als generalisiertes Exanthem auftreten. Er wird durch Anamnese, Begleitsymptome, immunologische und histologische Untersuchungen von anderen Exanthemen abgegrenzt.

▪ **Diagnosestellung**

Die Diagnose erfolgt durch eine Kombination von Klinik, immunologischen und serologischen Markern sowie anhand der Histologie.

Von besonderer Bedeutung für die Einteilung und teilweise auch als prognostischer Faktor sind die antinukleären Antikörper (ANAs) sowie, beim SLE, Antikörper gegen Doppelstrang-DNA (anti-ds-DNA). Die ANAs können sowohl anhand ihres Fluoreszenzmusters in der indirekten Immunfluoreszenz identifiziert werden. Mit Hilfe von Enzyme-linked Immunosorbent Assays (ELISA) werden die „extrahierbaren nukleären Antigene" (ENA) weiter differenziert. Die spezifische Antikörperkonstellation von Kollagenosepatienten gibt Hinweise auf Entität und Subtyp und kann Risikopatienten identifizieren. Spezialkenntnisse hierzu haben vorwiegend Dermatologen und Rheumatologen.

Des Weiteren wird mithilfe einer direkten Immunfluoreszenz (DIF)-Untersuchung an Biopsien von belichteter und unbelichteter Haut eine Ablagerung von IgG bzw. Komplement C3 entlang der Basalmembran (sog. „Lupusband") bestimmt.

Eine vollständige Evaluation möglicher involvierter Organsysteme ist wichtig, um die überwiegend kutanen Formen von systemischen Formen des Lupus erythematodes abzugrenzen.

▪ **Therapieprinzipien**

Die Therapie ist abhängig von der Schwere und der Lokalisation der Erkrankung. Da UV-Licht eine wesentliche pathophysiologische Rolle spielt, ist konsequenter Lichtschutz von erheblicher therapeutischer Bedeutung.

Topisch werden mittelstark und stark wirksame Glukokortikoide oder Calcineurininhibitoren appliziert.

Systemisch wird bei kutanen Manifestationen vorrangig das Anti-Malariamittel Hydroxychloroquin eingesetzt. Darüber hinaus werden bei refraktären kutanen Formen und dem systemischen Lupus erythematodes zahlreiche weitere sogenannte „Disease-modifying-antirheumatic Drugs", wie Methotrexat oder Azathioprin, sowie gegen B- oder T-Zellen und ihre Zytokine gerichtete Biologika angewendet.

Bei akuten schweren organgefährdenden Manifestationen ist eine rasche starke Immunsuppression mit hochdosierten Glukokortikoiden oder anderen rasch wirksamen Immunsuppressiva notwendig.

Relevanz für die Zahnmedizin/zahnmedizinische Behandlung

Orale Ulzerationen gehören zu den Kriterien des SLE. Sie sind nicht schmerzhaft und treten bevorzugt am Palatum durum auf. Hiervon abzugrenzen sind schmerzhafte reaktive Aphten, die als unspezifische Läsion auftreten und kein erhöhtes SLE-Risiko anzeigen.

Aufgrund des klinisch erhöhten Infektionsrisikos beim SLE, insbesondere unter immunsuppressiver Therapie, müssen Infektionen ernstgenommen werden. Sekundäre Candidosen sind möglich.

Warnzeichen für eine Intoxikation mit dem bei Kollagenosen häufig eingesetzten Medikament Methotrexat ist eine erosive Stomatitis. In diesem Fall sollte der Patient umgehend bei dem Verordner vorgestellt werden.

18.2 Progressiv systemische Sklerodermie

▪ **Definition**

Die Sklerodermie beschreibt eine Verdickung und Verhärtung der Haut. Die Fibrose kommt aber auch in zahlreichen anderen Organen vor.

▪ **Ätiologie/Pathophysiologie**

Aus unbekannter Ursache kommt es zu einer vaskulären Dysfunktion, Aktivierung des Immunsystems mit Antikörper-Bildung und Gewebefibrose mit überschießender Kollagenproduktion. Die Erkrankung kann sich in fast allen Organen manifestieren. Insbesondere bei Befall von Lunge und Niere drohen lebenslimitierende Folgeschäden.

▪ **Klinik**

Erste Symptome, vor allem ein **Raynaud-Phänomen** (= R.-Syndrom), gehen der Diagnosestellung häufig um Jahre voraus. Das Raynaud-Phänomen ist ein durch Kälte induzierter Gefäßspasmus. Es treten Schmerzen auf, die mit einer zunächst blauen, dann weißen und schließlich roten Färbung der Finger einhergehen (Tricolore-Phänomen). Dieses Raynaud-Phänomen wird bei ca. 10 % der Bevölkerung isoliert beobachtet. Bei einer **progressiven systemischen Sklerodermie** entwickeln sich dann im Verlauf Schwellungen der Finger und ein Verhärtung der Haut mit typischen Folgen: Die Finger verdünnen sich distal („Madonnenfinger"), die Nagelhäutchen sind sklerosiert, die Nase wird spitz, der Mund verkleinert sich und es treten radiäre Falten drumherum auf („Tabaksbeutelmund"), das Zungenbändchen ist verkürzt bzw. verdickt.

Unterschieden wird zwischen der **diffusen systemischen Form**, die an allen Körperpartien auftritt, und der **limitierten systemischen Form,** die von distal aus bis zu Knien und Ellenbogen zieht. Zur limitierten systemischen Form wird auch das charakteristische **CREST-Syndrom**, bestehend aus **C**alcinose der Haut, **R**aynaud-Symptomatik, Ösophagus (engl. **e**sophageal) Beteiligung und **T**eleangiektasien gezählt. Sowohl beim diffusen, als auch beim limitierten Typ können innere Organe (v. a. Ösophagus (Schluckstörungen), Lunge (Fibrose mit Atemnot) oder Niere (Ödeme wegen Proteinurie) und Darm (Malabsorption) mitbefallen sein.

Es kommen sowohl hochakute maligne Verläufe mit raschem irreversiblen Funktionsverlust innerer Organe, als auch nur langsam fortschreitende Verläufe vor.

▪ Differenzialdiagnosen

Morphea (zirkumskripte Sklerodermie): s. u.

▪ Diagnosestellung

Die Diagnose ergibt sich aus Hautveränderungen mit verdickten, sklerosierten Fingern, der mikroskopischen Untersuchung der Kapillaren des Nagelfalzes (Kapillarmikroskopie), der Raynaud-Symptomatik, dem Antikörper-Profil (ANA, ENA, Anti-Zentromer-Ak) und einer Untersuchung von Lunge und Niere.

Aufgrund der unterschiedlichen Prognosen müssen die Subtypten unterschieden werden.

▪ Therapieprinzipien

Die Therapie ist abhängig von der Schwere der Erkrankung und den betroffenen Organen. Die Behandlungsmaßnahmen reichen von Physiotherapie und Warmhalten der kalten Finger bis zu hochspezialisierten Therapien. Eine immunsuppressive Therapie z. B. mit Methotrexat kann in frühen entzündlichen Stadien individuellen Nutzen bringen. Hochdosierte Steroid-Gaben sind nicht hilfreich und erhöhen das Risiko einer bedrohlichen renalen Krise.

Die Betroffenen sollten von spezialisierten, interdisziplinären Teams regelmäßig untersucht werden, um Organkomplikationen frühzeitig gezielt vermeiden und behandeln zu können.

> **Relevanz für die Zahnmedizin/zahnmedizinische Behandlung**
> Die Fibrose führt zu einer Mikrostomie. Der Mund kann teilweise nur noch wenige Zentimeter geöffnet werden. Hierüber kann ggf. die Diagnose gestellt werden. Die Mikrostomie führt in Kombination mit Einschränkungen der Greiffunktion sowohl zu Problemen der Mundhygiene als auch der zahnärztlichen Behandlung. Zusätzlich ist es diesen Patienten deutlich erschwert, den Zahnersatz ein- und auszugliedern. Physiotherapie und eigene Übungen können die Mundöffnung verbessern. Zungenkarzinome treten gehäuft auf.
> Eine Fibrose der Speicheldrüsen führt bei 70 % der Patienten zu einer Sicca-Symptomatik, welche symptomatisch therapiert werden sollte. Hier sollten ein engmaschiger Recall sowie eine Mundhygieneinstruktion erfolgen. Schließlich kann es zu ausgeprägten Entzündungen der Mundschleimhaut kommen, bei denen an einen Vitaminmangel aufgrund der gastrointestinalen Beteiligung gedacht werden muss.

18.3 Zirkumskripte Sklerodermie (Morphea)

▪ Definition

Die zirkumskripte Sklerodermie umfasst eine Gruppe von sklerosierenden Erkrankungen der Haut und hautnaher Organe. Es tritt jedoch weder ein Befall innerer Organe noch ein Übergang in eine systemische Sklerose auf. Die zirkumskripte Sklerodermie ist somit eine von der systemischen Sklerose distinkte Entität.

▪ Ätiologie/Pathophysiologie

Die genaue Ätiologie der Erkrankung liegt im Dunkeln. Unbekannte auslösende Faktoren scheinen über vaskuläre und immunologische Mechanismen zu einer Sklerose der Haut zu führen. Es besteht offenbar an den von der zirkumskripten Sklerodermie betroffenen Arealen eine gemeinsame pathophysiologische Endstrecke wie bei der systemischen Sklerose, die zur Sklerosierung, hier aber nur der Haut, führt.

▪ Klinik

Die zirkumskripte Sklerodermie wird je nach klinischer Ausdehnung in mehrere Typen eingeteilt. Haupttypen sind die limitierte Form, die generalisierte Form und die lineare Form. Klinisch tritt zunächst ein Erythem, ggf. mit einem dezenten Ödem auf, das sich zentrifugal ausbreitet. Typisch ist eine ins lilafarbene spielende Verfärbung am Rand einer aufgehellten, verhärteten

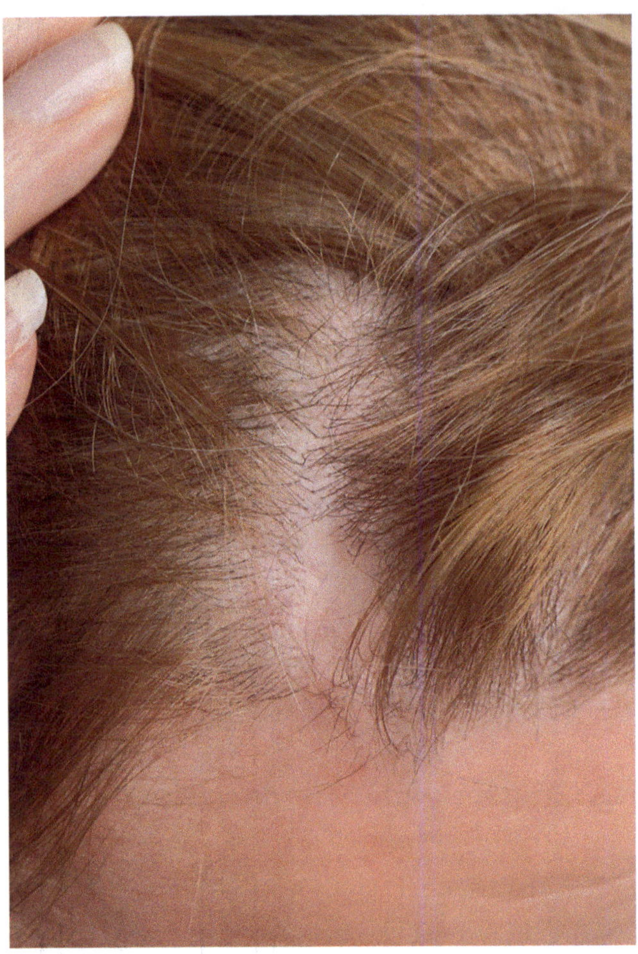

◻ Abb. 18.3 Gewebesklerosierung und Haarverlust bei einer Morphea en coup de sabre

Plaque. Im Verlauf kann diese Sklerosierung zunehmen und zeigt sich als weißliche Platte (◻ Abb. 18.3).

Die Erkrankung bleibt zunächst oft unbemerkt und geht häufig nach mehreren Jahren unter Hinterlassung einer braunen Plaque in Remission. Obwohl die Lebenserwartung nicht eingeschränkt ist, kann es in Abhängigkeit von der Lokalisation bei entsprechendem Befall zur Beeinträchtigung der Beweglichkeit von Gelenken oder entstellenden Indurationen bzw. durch tiefen Befall (Morphea en coup de sabre) zu schwerer Behinderung kommen.

Wesentlicher klinischer Unterschied zur systemischen Sklerose ist der häufig asymmetrische Befall und das Fehlen von Raynaud-Symptomatik und Befall innerer Organe. Im Gegensatz zur systemischen Sklerose gibt es keine spezifischen Autoantikörper.

▪ Differenzialdiagnosen

Erythema chronicum mirgrans ist die typische Wanderröte des Initialstadiums einer Borreliose. Klinisch kommt es nicht zu einer Sklerose, sondern im Spätstadium zu einer Atrophie der Haut.

Bestrahlungsdermatitis entsteht Monate bis Jahre nach einer Strahlentherapie im Bestrahlungsareal. Anamnese sowie die Verteilung im Bestrahlungsareal sind hier wegweisend.

▪ Diagnosestellung

Die Diagnose wird typischerweise klinisch aufgrund der Verhärtung der Haut in Kombination mit dem typischen Lilac-Ring gestellt, ggf. sind Biopsie/Histologie erforderlich.

▪ Therapieprinzipien

Die Therapie richtet sich nach Ausbreitung und Schwere der Erkrankung und zielt auf eine Unterbrechung der Entzündungsreaktion. Bei lokalisierten Formen kommen hochpotente topische Steroide zum Einsatz. Bei schweren Formen werden diese mit einer speziellen langwelligen UVA1- oder PUVA-Lichttherapie ergänzt. Bei muskuloskelettaler Beteiligung, großflächigem Hautbefall oder Bewegungseinschränkungen kommen systemische Steroide ggf. in Kombination mit dem Folsäureantagonisten Methotrexat zum Einsatz.

> **Relevanz für die Zahnmedizin/zahnmedizinische Behandlung**
> Die *Coup de sabre* Form kann sich zunächst intraoral manifestieren und durch Veränderungen im Zahnhalteapparat zu dentalen Malformationen führen.

18.4 Dermatomyositis

▪ Definition

Dermatomyositis bezeichnet eine idiopathische, inflammatorische Myopathie mit charakteristischen Hautveränderungen und einer bilateralen Muskelschwäche.

▪ Ätiologie/Pathophysiologie

Die Pathophysiologie der Dermatomyositis ist nur unzureichend verstanden. Vermutlich kommt es basierend auf einer genetischen Suszeptibilität durch unbekannte Faktoren zu einer Aktivierung des angeborenen und spezifischen Immunsystems (Autoimmunerkrankung).

▪ Klinik

Charakteristisch ist die Kombination aus proximal betonter bilateraler Muskelschwäche sowie typischen Hautveränderungen.

Typisch sind periokuläre blaurote Flecken, das Gesicht wird häufig von Außenstehenden als verquollen empfunden. Die Haut weist eine Poikilodermie („buntscheckige“ Hautveränderungen) mit einer Mischung

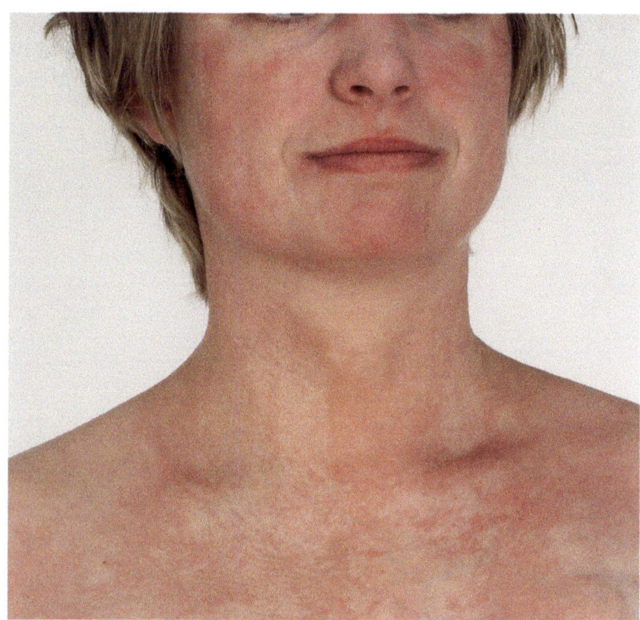

Abb. 18.4 Typische rötlich-livide Hautveränderungen im Gesicht und am Hals bei Dermatomyositis

aus Hyper- und Hypopigmentierungen auf. Typisch ist dabei eine Betonung der lichtexponierten Areale, insbesondere des Dekolletés (V-Zeichen) (Abb. 18.4). Dazu kommt eine hyperkeratotische Entzündung des Nagelfalzes, die beim Zurückschieben Schmerzen auslöst (Keining-Zeichen). Weiterhin treten an den Streckseiten der Finger rote Papeln auf.

Im Gegensatz zum Lupus erythematodes sind die Erytheme weniger rot und changieren bis hin zu einem fliederfarbenen Farbton. Optional können Dysphagie, Herz- und Lungenbeteiligung hinzukommen.

Die Krankheit zeigt ein breites Spektrum mit zahlreichen Unterformen. Neben einer juvenilen Form, die nicht mit einer erhöhten Tumorinzidenz assoziiert ist, gibt es eine adulte Form mit einer Häufung um das 50. Lebensjahr (in 30 % paraneoplastisch). Diese kann in mehrere Unterformen eingeteilt werden, wobei das spezifische Antikörper-Profil wichtige prognostische Hinweise gibt. Bei einigen Patienten fehlen die Muskelsymptome vollständig (amyopathische Dermatomyositis).

▪ Differenzialdiagnosen

Kontaktallergie

Speziell die Haut um die Augen ist besonders empfindlich. Allergene können von den Händen leicht durch Reiben in diesen Bereich übertragen werden und dann vorrangig dort Symptome verursachen.

Psoriasis

Die Streckseiten-betonten Erytheme treten in ähnlichen Lokalisationen wie Psoriasis-Plaques auf. Allerdings finden sich bei der Dermatomyositis häufig Zeichen einer erhöhten Lichtempfindlichkeit.

Andere Myopathien

Es sollte immer bedacht werden, dass durch die therapeutischen hochdosierten Steroid-Gaben eine Steroid-Myopathie induziert werden kann. Die Neurologie kennt zahlreiche andere Muskelerkrankungen, die zu einer reduzierten Kraft führen können (siehe dortige Lehrbücher).

▪ Diagnosestellung

Die Diagnose wird anhand einer länger anhaltenden symmetrischen Muskelschwäche, erhöhten Muskelenzymen im Serum (Creatinin-Kinase), charakteristischen Veränderungen an der Haut, in der Muskelbiopsie sowie im EMG gestellt.

Eine gründliche und wiederholte Tumorsuche ist obligat. Die Tumore sind oft okkult und werden häufig erst nach wiederholten Untersuchungen Jahre später aufgedeckt.

▪ Therapieprinzipien

Therapeutisch erfolgen zunächst eine hochdosierte Steroidgabe sowie die Kombination mit steroidsparenden Immunsuppressiva (wie Azathioprin). Die Dermatomyositis ist für komplizierte und schwer therapierbare Verläufe berüchtigt.

Relevanz für die Zahnmedizin/zahnmedizinische Behandlung

Die Muskelschwäche kann auch die Kau- und Schluckmuskulatur sowie den Ösophagus betreffen. Die Patienten sind durch eine Aspirationspneumonie gefährdet. Während der zahnmedizinischen Behandlung ist hier besonders gut auf gründliches Absaugen zu achten, damit es nicht zur Aspiration kommt. Die charakteristische Gesichtsverfärbung kann ein Frühsymptom sein.

Bei Patienten asiatischer Abstammung besteht eine spezielle Assoziation zu Nasopharynx-Karzinomen.

Weiterführende Literatur

Jung J-Y, Yoon D, Choi Y, Kim H-A, Suh C-H. Associated clinical factors for serious infections in patients with systemic lupus erythematosus Sci Rep 2019 9(1):9704. ► https://doi.org/10.1038/s41598-019-46039-5

Alantar A, Cabane J, Hachulla E, Princ G, Ginisty D, Hassin M, Sorel M, Maman L, Pilat A, Mouthon L (2011) Recommendations for the care of oral involvement in patients with systemic sclerosis. Arthritis Care Res (Hoboken) 63(8):1126–1133. ► https://doi.org/10.1002/acr.20480

Aringer M, Costenbader K, Daikh D, Brinks R, Mosca M, Ramsey-Goldman R, et al (2019) European league against rheumatism/

American college of rheumatology classification criteria for systemic lupus erythematosus. Ann Rheum Dis 78(9):1151–1159

Fischer R, Foeldvari I, Günther C et al (2020) Diagnostik und Therapie des kutanen Lupus erythematodes. ► https://www.awmf.org/leitlinien/detail/ll/013-060.html. Zugegriffen 12 Jul 2020.

Veale BJ, Jablonski RY, Frech TM, Pauling JD (2016) Orofacial manifestations of systemic sclerosis. Br Dent J 221:305–310. ► https://doi.org/10.1038/sj.bdj.2016.678

Genodermatosen

Genodermatosen

Steffen Emmert

Inhaltsverzeichnis

19.1 Genodermatosen im Überblick – 136

19.2 Epidermolysis bullosa hereditaria (EBH) – 138

Weiterführende Literatur – 139

Die Texte zur Relevanz für die Zahnmedizin/zahnmedizinische Behandlung wurden von Frau PD Dr. Dr. Svenja Rink-Notzon, Köln überarbeitet.

E. von Stebut und F. Ochsendorf (Hrsg.), *Hauterkrankungen in der Zahnmedizin, der Mund-Kiefer-Gesichtschirurgie, der Augenheilkunde und der Hals-Nasen-Ohrenheilkunde*,
https://doi.org/10.1007/978-3-662-66733-0_19

Einleitung

Seltene Erkrankungen sind einzeln betrachtet zwar selten, in der Gesamtschau aber sehr häufig. Ihre richtige Einordnung und der Umgang mit ihnen betrifft alle Fachrichtungen und damit nicht zuletzt auch die Zahnmedizin. Sie ist häufig das Einfallstor für eine erste Diagnosestellung. In diesem Sinne sind im Folgenden die häufigsten monogenetisch bedingten Genodermatosen dargestellt.

19.1 Genodermatosen im Überblick

Definition

Bei Genodermatosen handelt es sich um genetisch bedingte Haut- und/oder Schleimhauterkrankungen. Grundsätzlich werden darunter monogenetisch ausgelöste Erkrankungen verstanden mit einer klaren Korrelation zwischen dem krankheitsauslösenden Genotyp und einer bestimmten klinischen Ausprägung (Phänotyp).

Genodermatosen treten deshalb grundsätzlich selten auf und können übergeordnet unter die „seltenen Erkrankungen" subsummiert werden. Es gibt geschätzt mehr als 8000 seltene Erkrankungen. Per Definition gilt eine Erkrankung als selten, wenn sie bei weniger als 5 Menschen pro 10.000 Einwohnern auftritt.

Ätiologie/Pathophysiologie

Genodermatosen werden demnach durch ein defektes Gen bzw. dessen Genprodukt (Protein) ausgelöst und zeichnen sich durch ein distinktes klinisches Krankheitsbild aus.

Man unterscheidet syndromale (die Haut und andere Organe betreffende Symptome) von nicht-syndromalen (nur die Haut und die Hautanhangsgebilde wie Haare und Nägel betreffend) Genodermatosen.

Auf genetischer Ebene werden dominante (schon eine defekte Genkopie (Allel) führt zur Erkrankung), rezessive (beide Genkopien (Allele) müssen mutiert sein, um zu erkranken) und x-chromosomal vererbte (im Stammbaum nur Männer betroffen, da das zweite X-Chromosom bei Frauen den Defekt kompensieren kann) Genodermatosen unterschieden.

Klinik

Die Klinik von Genodermatosen hängt natürlich entscheidend von der Funktion oder mehreren Funktionen des defekten Genproduktes ab. Und sie hängt von der Expression des Gens ab. Bei Hyperkeratosen, die nur an Handflächen und Fußsohlen auftreten (palmoplantare Hyperkeratosen – PPK) wird das defekte Gen nur in der Leistenhaut und nicht der restlichen Felderhaut oder Schleimhaut exprimiert. Grob eingeteilt zeichnen sich Genodermatosen mit Relevanz in der Zahnmedizin (◘ Tab. 19.1) entweder durch

◘ Tab. 19.1 Auswahl von Genodermatosen mit zahnmedizinischer Relevanz. Auf PubMed gibt es einen OMIM-Bereich (online mendelian inheritance in man) – jede Erkrankung und jedes Gen trägt eine OMIM-Nummer, worunter eine kurze, aktuelle Zusammenfassung zum Wissensstand zu finden ist

Genodermatosen mit zahnmedizinischer Relevanz	Klinische Auffälligkeiten
Basalzellnävussyndrom	Basalzellkarzinome schon in der Jugend oder nach Strahlentherapien
Xeroderma pigmentosum	Hyperpigmentierungen perioral und der Lippen, trockene Altershaut schon im Kleinkindesalter, Hautkrebsentstehung
Cockayne-Syndrom	Hyperpigmentierungen perioral und der Lippen
Trichothiodystrophie	Schuppende, ichthyotische Haut, kurze brüchige Haare
Porphyrien	Schmerzhafte Blasen, Narben, Milien in sonnenexponierten Hautarealen
Hydroa vacciniforme	Schmerzhafte Blasen, Narben, Milien in sonnenexponierten Hautarealen
LEOPARD-Syndrom	Lentiginose
Hartnup-Erkrankung	Erythematöse Ekzeme
Progerie (Werner-Syndrom)	Hautatrophie, Altershaut, Melanome
Rothmund-Thomsen-Syndrom	Hyper- und Hypopigmentierungen, Teleangiektasien, punktförmige Hautatrophien
Bloom-Syndrom	Hyper- und Hypopigmentierungen
Morbus Osler	Multiple Hämangiome der Haut und Schleimhaut
Ichthyosen	Schuppende Haut, ggf. auch Zahnanomalien
Epidermolysis bullosa hereditaria	Blasen, Erosionen, Ulzerationen, Vernarbungen der Mund- und Rachenschleimhaut
Ektodermale Dysplasien	Hypodontie, keine Schweißdrüsen, ggf. Lippen-Kiefer-Gaumenspalte
Tuberöse Sklerose	Gingivahyperplasie, Zahnschmelzdefekte

Pigmentierungen der Schleimhaut, Lippen und/oder perioralen Haut (z. B. Peutz-Jehgers-Syndrom), durch Hautverdickungen (Akanthose, Hyperkeratose, Sklerose wie bei Ichthyosen), durch umschriebene Hyperproliferationen (z. B. Gingivahyperplasie bei tuberöser Sklerose) oder durch Tumorbildungen aus (z. B. Hämangiome bei Morbus Osler). Fragilitätssyndrome wie angeborene Epidermolysen (s. ► Abschn. 19.2) fallen durch chronische Erosionen, Ulzerationen und Vernarbungen auf, angeborene Entwicklungsstörungen (ektodermale Dysplasien) betreffen meist die Schleimhäute, aber auch die Zahnanlage bzw. die Zahnentwicklung sowie andere ektodermale Strukturen.

▪ **Differentialdiagnose**

Differenzialdiagnosen von Genodermatosen stellen sämtliche erworbenen, somatischen Erkrankungen dar, die sich im Laufe des Lebens entwickeln können – also praktisch alle anderen in diesem Buch genannten Erkrankungen.

▪ **Diagnosestellung**

Die Diagnose von Genodermatosen erfolgt zunächst und grundsätzlich klinisch. Das heißt, dass klinische Symptome erkannt und unter dem Dach einer Genodermatose zusammengefasst werden müssen.

Dabei treten Hautveränderungen häufig vor anderen Organveränderungen auf. Wer z. B. bei auffallend vielen bräunlichen Pigmentflecken an der Haut und den Lippen an Xeroderma pigmentosum (◘ Abb. 19.1) denkt, kann den Betroffenen oft vor schwerwiegenden Hautkrebserkrankungen bewahren.

Bei einem Verdacht auf eine syndromale Genodermatose sollten auch andere Fachdisziplinen in die klinische Diagnostik mit einbezogen werden (interdisziplinäre Diagnostik). Weiterführende genetische Diagnostik und eine humanmedizinische Beratung können die exakte Diagnose beweisen und den Betroffenen und deren Angehörigen die zukünftigen Konsequenzen des Lebens mit einer Genodermatose aufzeigen.

Im Allgemeinen erfolgt die Diagnosestellung häufig in einem Zentrum für seltene Erkrankungen einer universitären Einrichtung. Zentren für seltene Hauterkrankungen arbeiten in Deutschland eng zusammen (Forum Seltene Hauterkrankungen der Deutschen Dermatologischen Gesellschaft), aber auch europaweit (European Reference Network Centers for rare Skin Diseases – ERN skin).

▪ **Therapieprinzipien**

Gentherapeutische Ansätze zur kausalen Behandlung von Genodermatosen befinden sich immer noch in der Erforschungsphase. Erfolgsberichte wie die intrauterine Supplementation eines speziellen Proteins zur Vermeidung einer ektodermalen Entwicklungsstörung – die Neugeborenen entwickelten wieder Schweißdrüsen und auch mehr Zahnanlagen – sind Raritäten. Die Therapie von Genodermatosen besteht demnach zuerst in der frühzeitigen Diagnosestellung, um potenzielle Beschwerden durch prophylaktische oder symptomatische Behandlungsansätze soweit wie möglich abzumildern.

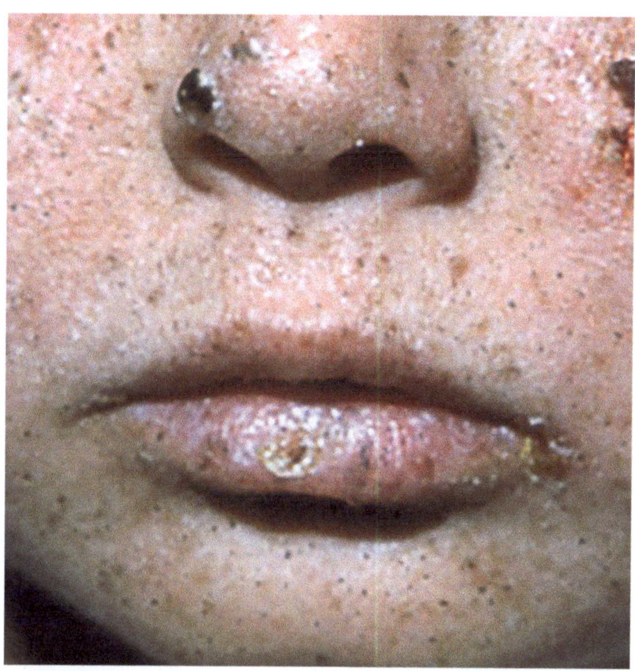

◘ **Abb. 19.1** Kind mit Xeroderma pigmentosum. Bereits im frühen Kindesalter entwickeln sich Hyperpigmentierungen der Haut, auch auf den Lippen. Beginnende Plattenepithelkarzinome bestehen an Nase und Unterlippe. Der Gendefekt besteht in einem Gen, das für die Nukleotid-Exzisions-Reparatur kodiert. Betroffene können durch Sonne ausgelöste DNA-Schäden nicht mehr reparieren und entwickeln dadurch bereits im Durchschnitt mit 8 Jahren Hautkrebs

Relevanz für die Zahnmedizin/zahnmedizinische Behandlung

Zahnmediziner sind Erstinspekteure des inneren und äußeren Mundbereiches. Die richtige Einordnung und Bewertung von klinischen Auffälligkeiten und Symptomen an der Haut und Schleimhaut bricht einer korrekten Diagnose Bahn. Deshalb sind zahnmedizinische Einrichtungen häufig auch immer Teil eines Zentrums für seltene Erkrankungen.

Sichtbare Hautveränderungen im Rahmen von genetischen Erkrankungen treten oft als Erstsymptome und vor weiteren Symptomen wie zum Beispiel einer Tumorbildung auf.

19.2 Epidermolysis bullosa hereditaria (EBH)

▪ Definition

Hereditäre bullöse Epidermolysen zeichnen sich durch ein genetisch bedingtes Fehlen wichtiger Proteine aus, die Zell-Zell-Kontakte ausbilden und damit die Hautstruktur stabilisieren. Ihr Fehlen führt zu Blasenbildung und Hautbrüchigkeit nach mechanischer Belastung (Hautfragilitätssyndrome).

▪ Ätiologie/Pathophysiologie

Je nach Haftstrukturdefekt können 3 Arten von hereditären Epidermolysen unterschieden werden:

i) desmosomale Strukturen (EB simplex)
ii) hemidesmosomale Strukturen (EB junctionalis)
iii) Ankerfibrillen (Kollagen Typ VII) zwischen Basalmembran und Dermis (EB dystrophica) sind jeweils nicht ausgebildet oder fragil.

Der Vererbungsmodus kann dominant, aber auch rezessiv sein.

▪ Klinik

Die Gruppe der EB simplex (desmosomaler Strukturdefekt; intraepidermale Spaltbildung) stellt die mildeste Form der EBH da. Nur an sehr stark mechanisch belasteten Stellen wie den Fingern oder Fußzehen entstehen vereinzelt Blasen oder Erosionen (dünnes Blasendach). Schwerer betroffen sind Patienten der EB-junctionalis-Gruppe (hemidesmosomaler Strukturdefekt; subepidermale, aber suprabasale Spaltbildung), bei denen an der gesamten Haut nach Scherkräften hämorrhagische und nicht-hämorrhagische Blasen entstehen, die nur zu geringem Anteil vernarben. Am schwersten sind EB-dystrophica-Patienten betroffen (Ankerfibrillendefekt; subepidermale und subbasale Spaltbildung). Hier kommt es schon bei geringer mechanischer Belastung zu vernarbender Blasenbildung der Haut, aber auch der Schleimhaut, häufig mit Ösophagus-Strikturen und in der Folge Gedeihstörung (◘ Abb. 19.2).

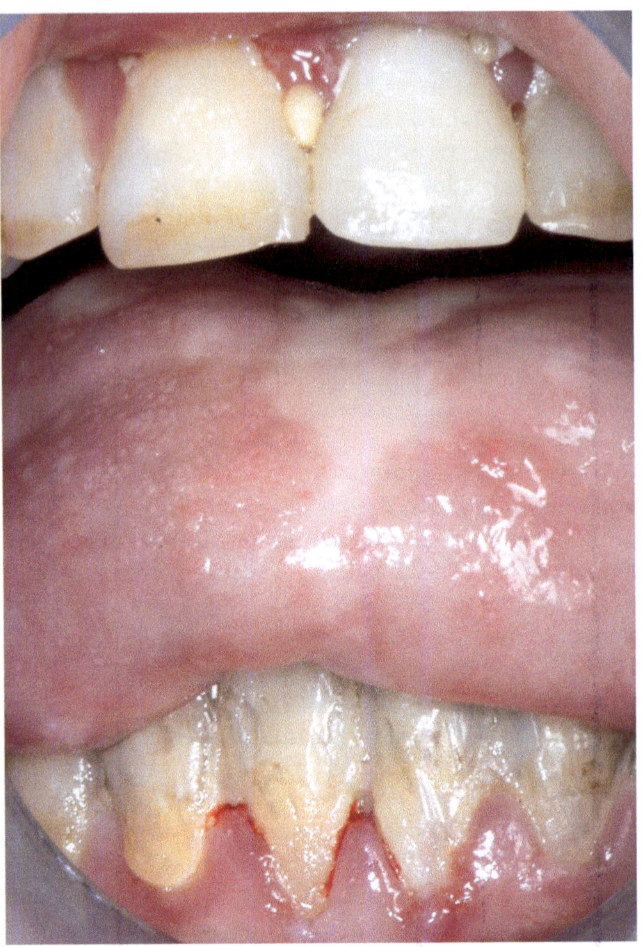

◘ Abb. 19.2 Patientin mit Epidermolysis bullosa dystrophica. Als Endzustand subepidermaler, vernarbender Spaltbildung bildet sich eine verengte Mundöffnung, die Zungenpapillen sind komplett narbig verstrichen. Außerdem zeigen sich stark Plaque-belegte Zähne sowie eine Plaque-induzierte Gingivitis

19

▪ Differentialdiagnose

Abzugrenzen sind die hereditären von den erworbenen blasenbildenden Erkrankungen (Pemphigus vulgaris, bullöses Pemphigoid, Epidermolysis bullosa acquisita). Bei diesen werden durch Autoantikörper die jeweiligen Hautstrukturen (Desmosome, Hemidesmosome oder Ankerfibrillen) entzündlich zerstört. Die Klinik ist deshalb grundsätzlich vergleichbar, aber tritt natürlich erst im höheren Lebensalter auf.

▪ Diagnosestellung

Die Diagnosestellung erfolgt primär klinisch bei häufig eindeutigen Symptomen sowie durch die Familienvorgeschichte. Histologie und Immunhistologie (Antigen-Mapping), Elektronenmikroskopie, genetische Diagnostik und Beratung ergänzen die Diagnostik.

▪ Therapieprinzipien

Da sich gentherapeutische Ansätze erst in der Entwicklung befinden, beschränkt sich die Behandlung einer EBH auf die Vermeidung von mechanischen Hautbelastungen und dann eine symptomatische, moderne Wundbehandlung. Bei chronisch entzündeter Haut besteht auch immer ein erhöhtes Risiko für Plattenepithelkarzinome, an die bei nicht heilenden Ulzerationen immer gedacht werden muss und die häufig einen unerwartet aggressiven Verlauf aufweisen.

Relevanz für die Zahnmedizin/zahnmedizinische Behandlung

Aufgrund der stark erhöhten Hautfragilität muss sehr behutsam bei Eingriffen im Mund und der Mundschleimhaut sowie den Zähnen agiert werden. Bereits bei geringer mechanischer Belastung kommt es zu vernarbender Blasenbildung der Haut sowie der Mundschleimhaut. Mechanische Belastungen der Mundschleimhaut sind so weit wie möglich zu vermeiden. Die eingeschränkte Mundöffnung erschwert die tägliche Mundhygiene, sodass hier eine Mundhygieneinstruktion sowie eine engmaschige zahnmedizinische Betreuung notwendig sind.

Weiterführende Literatur

Schubert S, Emmert S (2019) Xeroderma pigmentosum and related diseases. In: Hoeger PH, Kinsler V, Yan AC, Harper J, Oranje AP, Bodemer C, Larralde M, Luk D, Mendiratta V, Purvis D (Hrsg) Harper's textbook of pediatric dermatology, 4. Aufl. Wiley-Blackwell, Oxford (UK), S 1743–1768

Reimer A, Has C (2019) Syndromes with skin fragility. Hautarzt 70(7):481–489

Has C, Fischer J (2019) Inherited epidermolysis bullosa: new diagnostics and new clinical phenotypes. Exp Dermatol 28(10):1146–1152

Has C, Nyström A, Saeidian AH, Bruckner-Tuderman L, Uitto J (2018) Epidermolysis bullosa: molecular pathology of connective tissue components in the cutaneous basement membrane zone. Matrix Biol 71–72:313–329

Laimer M, Lanschützer CM, Emberger M, Nischler E, Stoiber J, Hintner H (2009) Orogenital and conjunctival involvement in hereditary and autoimmune blistering diseases. Hautarzt 60(11):881–890

Benigne Neubildungen

Benigne Tumoren melanozytären Ursprungs

Christoph R. Löser

Inhaltsverzeichnis

20.1 Melanozytärer Nävus (Nävuszellnävus/Nävus bleu) – 144

20.2 Atypischer/Dysplastischer Nävus – 145

20.3 Lentigo simplex – 146

Die Texte zur Relevanz für die Zahnmedizin/zahnmedizinische Behandlung wurden von Frau PD Dr. Dr. Svenja Rink-Notzon, Köln überarbeitet.

E. von Stebut und F. Ochsendorf (Hrsg.), *Hauterkrankungen in der Zahnmedizin, der Mund-Kiefer-Gesichtschirurgie, der Augenheilkunde und der Hals-Nasen-Ohrenheilkunde*,
https://doi.org/10.1007/978-3-662-66733-0_20

■ **Abb. 20.1** Junktionsnävus. Regelmäßiger, bräunlicher Fleck mit angedeutetem Pigmentnetz. Oberhalb eine kleinerer Junktionsnävus, in der Umgebung weitere Pigmentierungen, am ehesten Lentigines simplex (vgl. 20.3) (Bildnachweis: © Dr. Löser, Ludwigshafen; mit freundlicher Genehmigung)

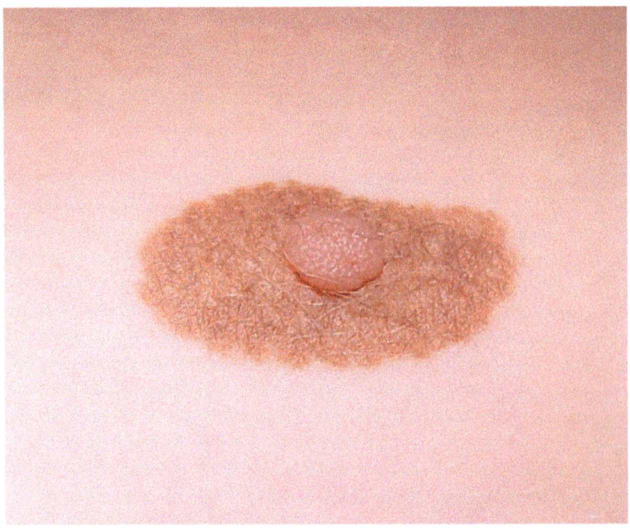

■ **Abb. 20.2** Kongenitaler Nävus. Melanozytärer Compound-Nävus bei einem Kind: Bräunliche, regelmäßig konfigurierte, annähernd symmetrische Makula mit feiner Lanugo-Behaarung und zentralem, exophytischen Anteil bei einem Kind. (Bildnachweis: © Dr. Löser, Ludwigshafen; mit freundlicher Genehmigung)

■ **Einleitung**

Abgesehen von der Schleimhautmelanose ist das Auftreten gutartige Tumoren melanozytären Ursprungs in der Mundhöhle eine Rarität. Allerdings ist das Auftreten perioral und im Gesicht möglich. Daher ist die Unterscheidung von atypischen oder auffälligen Muttermalen mit möglichem Übergang in Frühformen oder manifeste Varianten des malignen Melanoms für die Zahnmedizin von Bedeutung.

20.1 Melanozytärer Nävus (Nävuszellnävus/Nävus bleu)

■ **Definition**

Melanozytäre Nävi sind gutartige Ansammlungen von Nävuszellen in Epidermis und/oder Dermis. Es handelt sich um einen sehr häufigen gutartigen „Tumor" der Haut. Nahezu alle Menschen sind betroffen. Der Variantenreichtum ist groß und die Abgrenzung von atypischen oder auffälligen Muttermalen mit möglichem Übergang in Frühformen oder manifeste Varianten des malignen Melanoms ist wichtig.

■ **Ätiologie/Pathophysiologie**

Als sogenannter „Webfehler der Natur" kommt es zur Ansammlung von melanozytären Zellen (Nävuszellen) in der Übergangszone zwischen Epidermis und Dermis (= Junktionszone: Junktionsnävus) in Nestern oder lockeren Verbänden. Im Verlauf teilen sich die Zellen und wandern in die Dermis (Compound-Näuvus). Schließlich finden sich die Zellen nur noch in der Dermis (dermaler oder korialer Nävus); da sie die Fähigkeit zur Melaninbildung verlieren, sind diese Nävi hautfarben. Nävuszellnävi können auch angeboren sein, dann breiten sie sich charkateristischerweise auch entlang der Hautadnexe (Haarfollikel, Schweißdrüsen) aus.

■ **Klinik**

Abhängig von der Tiefe und der Menge des Pigmentes zeigt sich ein Farbspektrum von rötlich- braun, hell-braun über Braun- und Schwarztöne bis hin zu Blautönen (**Nävus bleu**). Entweder handelt es sich um fleckförmige Farbveränderungen im Hautniveau (Junktionsnävus) (■ Abb. 20.1), um unterschiedlich stark ausgeprägte und pigmentierte Erhabenheiten (Compound-Nävus) (■ Abb. 20.2) oder halbkugelige, hautfarbene, weiche Papeln (dermale Nävi) (■ Abb. 20.3).

Die Behaarung kann mitunter verstärkt sein (**Nävus pilosus**). Besteht der Nävus in Frühform schon seit Geburt oder kurz danach oder weist besondere dermatohistopathologische Kriterien auf, spricht man auch vom **kongenitalen Nävus**. Beim kongenitalen Nävus, der eine erhebliche Größe aufweisen kann, wird eine gering erhöhte Entartungswahrscheinlichkeit diskutiert.

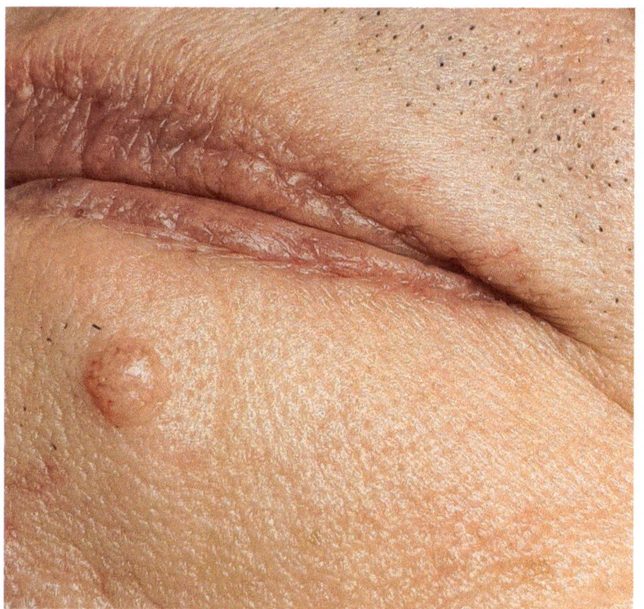

Abb. 20.3 Dermaler Nävus. Halbkugelig vorgewölbtes, auf Druck weiches Knötchen mit geringer, bräunlicher Pigmentierung unterhalb der Unterlippe links medial. (Bildnachweis: © Dr. Löser, Ludwigshafen; mit freundlicher Genehmigung)

- **Differenzialdiagnose**

Atypischer Nävus: Unregelmäßig in der Form, in der Farbe und mit auflichtmikroskopischen Auffälligkeiten. (siehe auch Folgekapitel).

Malignes Melanom: Bösartiger Tumor, kann mitunter auf melanozytären Nävi entstehen oder aufgrund der klinischen Ähnlichkeit in Frühstadien fehlgedeutet werden.

Fibrom: Weicher Knoten aufgrund einer Bindegewebsvermehrung. Klinisch ähnlich einem dermalen Nävus – vereinzelt nur dermatohistopathologisch zu unterscheiden.

Neurofibrom: Knoten aufgrund einer Vermehrung neuronaler Zellen. Klinisch ähnlich einem dermalen Nävus – vereinzelt nur dermatohistopathologisch zu unterscheiden.

Angiom: Gefäßgeschwulste mit und ohne Thrombosierung können vor allem am Lippenrand Ähnlichkeiten mit melanozytären Nävi haben. Die Unterscheidung erfolgt dann auflichtmikroskopisch.

- **Diagnosestellung**

Die Diagnose wird klinisch gestellt. Die Betrachtung mit einer Lupe oder einem Dermatoskop erlaubt die Erkennung von Feinstrukturen wie den charakteristischen Netzzeichnungen oder Schollen.

- **Therapieprinzipien**

Beobachtung, ggf. wiederholte Fotodokumentation und Vergleich im Verlauf (sog. Videodermatoskopie). Bei hinreichenden Verdachtsmomenten Entfernung und Gewebeuntersuchung. Auch bei Entfernung aufgrund primär ästhetischer Gründe sollten melanozytäre Nävi aufgrund der genannten Differentialdiagnosen grundsätzlich dermatohistopathologisch untersucht werden.

Relevanz für die Zahnmedizin/zahnmedizinische Behandlung

Melanozytäre Nävi in der Mundhöhle gelten als Rarität. Auftreten im Gesicht ist häufig, aber auch die Übergangsschleimhaut der Lippen kann von sogenannten lentiginösen Frühformen betroffen sein. Klinische Verlaufskontrollen sowie Fotodokumentation sind wichtig, um mögliche Entartungen frühzeitig zu bemerken.

Auffällige Nävi sollten zusätzlich einer dermatologischen Begutachtung zugeführt werden, um Melanome frühzeitig zu entdecken.

20.2 Atypischer/Dysplastischer Nävus

- **Definition**

Der Begriff „atypisch" und „dysplastisch" wird fälschlicherweise auch synonym gebraucht, es handelt sich dabei aber um distinkte Begriffe aus Klinik bzw. Dermatohistologie. Bei atypischen Nävi bestehen klinische Auffälligkeiten, welche die Abgrenzung eines Muttermals von einem malignen Melanom erfordern. Bei dysplastischen Nävi zeigt die dermatohistologische Untersuchung spezifische Gewebeveränderungen, die einzelne Kriterien für das Vorliegen eines Melanoms erfüllen, aber für eine solch gravierende Diagnose nicht ausreichen.

- **Ätiologie/Pathophysiologie**

Der Einfluss von UV-Strahlung und genetischer Disposition (positive Familienanamnese) wird diskutiert.

- **Klinik**

Bräunliche Makula mit Auffälligkeiten in Form, Farbe und auflichtmikroskopischen Feinstrukturen (Abb. 20.4).

- **Differenzialdiagnose**

Melanozytärer Nävus: Pigmentmal ohne besondere Auffälligkeiten.

Malignes Melanom: Bösartiger Tumor, der aufgrund der klinischen Ähnlichkeit ausgeschlossen werden muss.

- **Diagnosestellung**

Die Verdachtsdiagnose erfolgt durch klinische Beurteilung unter Zuhilfenahme der Auflichtmikroskopie durch darin geschulte Ärzte.

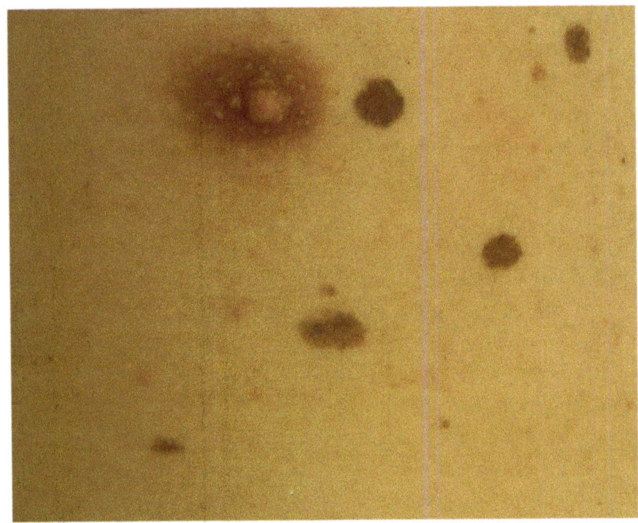

■ **Abb. 20.4** Atypischer Nävus. An der rechten Brust befinden sich vier pigmentierte Makulä mit einem Durchmesser über 5 mm. Während die übrigen Nävi regelmäßig pigmentiert und symmetrisch erscheinen, ist der Fleck unterhalb der Manille etwas unter der Bildmitte unregelmäßig pigmentiert mit hell- und dunkelbraunen Anteilen. Histologisch zeigte sich nach der Entfernung mittels Horizontalschnitt ein dysplastischer, melanozytärer Compound-Nävus. (Bildnachweis: © Dr. Löser, Ludwigshafen; mit freundlicher Genehmigung)

▪ **Therapieprinzipien**

Beobachtung, ggf. Videodermatoskopie (Bilddokumentation klinisch und auflichtmikroskopisch) und Vergleich im zeitlichen Verlauf. Histologische Sicherung nach Exzision bei klinischen Veränderungen, ebenso bei jeglichen Zweifeln oder malignen Melanomen in der Vorgeschichte oder in der Familienanamnese.

Relevanz für die Zahnmedizin/zahnmedizinische Behandlung

Ein Auftreten ist auch perioral möglich. Eine Überweisung zum Dermatologen kann die Früherkennung eines Melanoms verbessern.

20

20.3 Lentigo simplex

▪ **Definition**

Bei der Lentigo simplex handelt es sich um eine gutartige Melanozytenhyperplasie. Histologisch zeigen sich verlängerte Reteleisten und Klarzellen in der Epidermis.

▪ **Ätiologie/Pathophysiologie**

Möglicherweise handelt es sich um eine Frühform eines Nävuszellnävus.

▪ **Klinik**

Hell- bis dunkelbrauner großer Fleck (■ Abb. 20.5).

▪ **Differenzialdiagnose**

Nävoide Lentigo: Frühstadium eines melanozytären Nävus.

Lentigo senilis: Flache Frühform einer seborrhoischen Keratose.

Lentigo maligna: Besondere Variante der Frühform eines malignen Melanoms **(Melanoma in situ)** in lichtexponierten Arealen, insbesondere im Gesicht oder akral.

Schleimhautmelanose: Gutartige, umschriebene, teils flächige Hyperpigmentierung.

▪ **Diagnosestellung**

Die Diagnose wird klinisch gestellt, eventuell unterstützt durch Auflichtmikroskopie.

▪ **Therapieprinzipien**

Klinische Beobachtung. In der Regel ist eine Entfernung oder histologische Beurteilung nicht erforderlich. Gelegentlich besteht eine ästhetische Be-

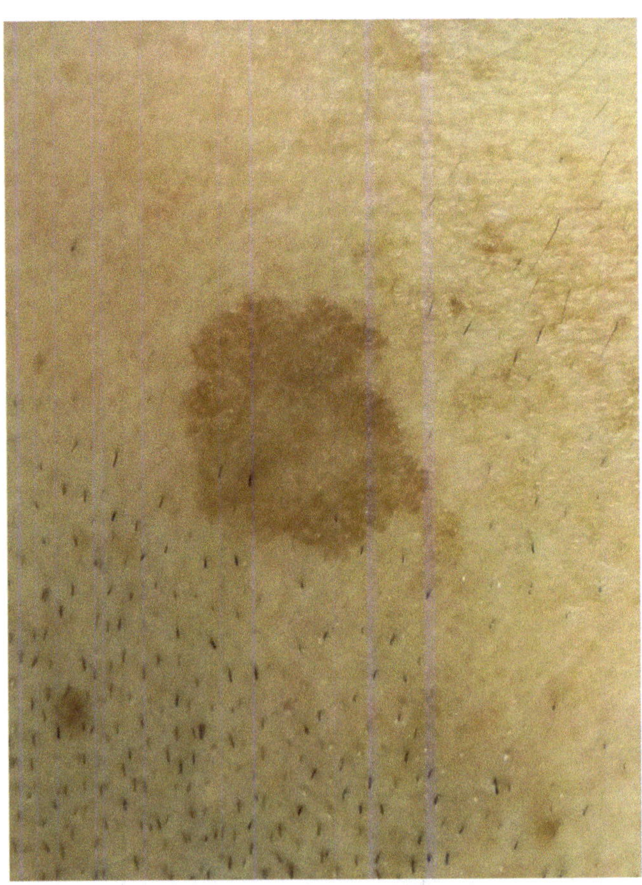

■ **Abb. 20.5** Lentigo simplex. Regelmäßiger, bräunlicher Pigmentfleck an der rechten Wange. (Bildnachweis: © Dr. Löser, Ludwigshafen; mit freundlicher Genehmigung)

einträchtigung, insbesondere an den Handrücken. Die Lentigo simplex kann kryochirurgisch oder laserchirurgisch entfernt werden.

Relevanz für die Zahnmedizin/zahnmedizinische Behandlung
Ein periorales Auftreten ist möglich. Hierbei handelt es sich um eine gutartige Melanozytenhyperplasie.

Multiple braune Flecken perioral und in der Mundschleimhaut können Zeichen eines Peutz-Jeghers-Syndroms sein, das mit intestinalen Polypen assoziiert ist.

Nicht-melanozytäre benigne Tumoren

Christoph R. Löser

Inhaltsverzeichnis

21.1 Seborrhoische Keratose – 150

21.2 Hämangiom – 151

21.3 Nävus flammeus – 152

21.4 Atherom (Epidermalzyste/Trichilemmalzyste) – 153

21.5 Fibrom/Nasenpapel – 154

21.6 Keloid, Narbe – 155

21.7 Granuloma pyogenicum – 156

Die Texte zur Relevanz für die Zahnmedizin/zahnmedizinische Behandlung wurden von Frau PD Dr. Dr. Svenja Rink-Notzon, Köln überarbeitet.

E. von Stebut und F. Ochsendorf (Hrsg.), *Hauterkrankungen in der Zahnmedizin, der Mund-Kiefer-Gesichtschirurgie, der Augenheilkunde und der Hals-Nasen-Ohrenheilkunde*,
https://doi.org/10.1007/978-3-662-66733-0_21

▪ **Einleitung**

Die Gruppe der nicht-melanozytären benignen Tumoren umfasst ein sehr heterogenes Spektrum von Veränderungen, darunter die seborrhoischen Keratosen und die vulgären Warzen, Narben und Fibrome, Hämangiome sowie Zysten. Während gutartige, keratinozytäre Veränderungen mukosal selten sind, werden andere Geschwulste auch an der Schleimhaut der Mundhöhle und an der Zunge angetroffen.

21.1 Seborrhoische Keratose

▪ **Definition**

Seborrhoische Keratosen (Syn. Verruca seborrhoica, Basalzellpapillom) sind gutartige Neubildungen auf der Haut, die aufgrund ihres warzenartigen Charakters mitunter auch als „Alterswarzen" bezeichnet werden.

▪ **Ätiologie/Pathophysiologie**

Über die Ätiologie gibt es keine gesicherten Erkenntnisse. Chronische Sonnenexposition könnte das Auftreten begünstigen. Mit zunehmendem Lebensalter wird mutmaßlich jeder Mensch betroffen.

▪ **Klinik**

Das Erscheinungsbild ist sehr vielgestaltig und reicht von hellen, sehr oberflächlichen flachen bis zu großflächig-knotigen Papeln (◘ Abb. 21.1). Die Oberfläche ist entweder glatt oder gepunzt. Sie fühlt sich mitunter fettig an. Stark pigmentierte Varianten (sogenannte Melanoakanthome) müssen mitunter vom bösartigen Melanom unterschieden werden. Hauptlokalisationen sind der Kopf (Stirn, Schläfen, Ohren, Capillitium) sowie der Körperstamm und dort insbesondere der Rücken. Handinnenflächen und Fußsohlen ebenso wie die Mundhöhle bleiben ausgespart.

▪ **Differenzialdiagnose**

Virusakanthome (vulgäre Warzen) sind meist hautfarben, haben häufig eine feinzipfelige Oberfläche, die Unterscheidung kann klinisch jedoch schwierig sein.

Dermale Nävi: Erhabene Knötchen, meist weicher und oft hautfarben mit unveränderter Hautoberfläche.

Basalzellkarzinom: Klassisch handelt es sich um ein Knötchen mit perlschnurartigem Randsaum, feinen Teleangiektasien und zentraler, krustig belegter Ulzeration, meist in lichtexponierter Haut. Der Variantenreichtum ist groß. Insbesondere pigmentierte Basalzellkarzinome können auch mit seborrhoischen Keratosen verwechselt werden.

Aktinische Keratosen sind sogenannte „Lichtkrusten", die sich durch eine Veränderung der Hornschicht auszeichnen, in der Regel eine stärkere Entzündung aufweisen und sich rau tasten.

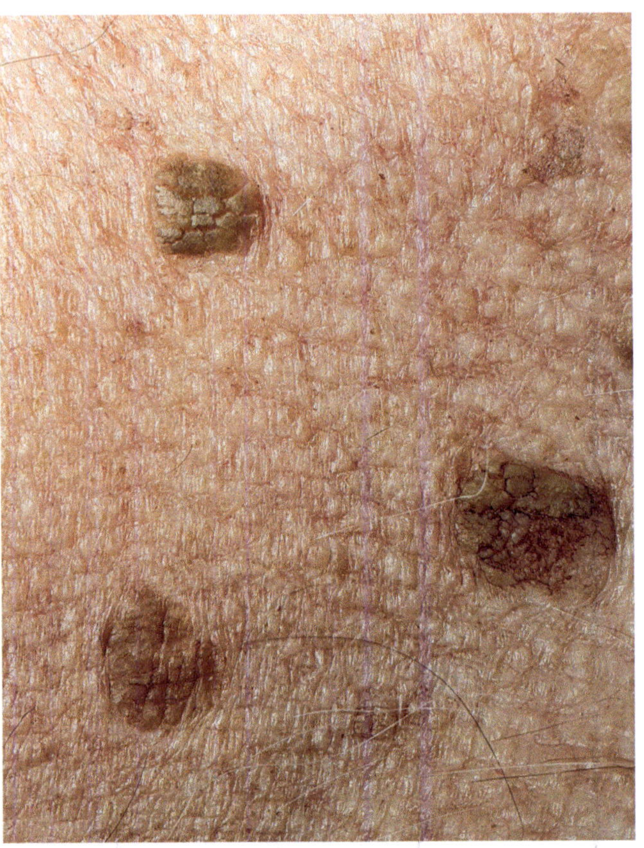

◘ **Abb. 21.1** Seborrhoische Keratose. Drei unterschiedlich erhabene, flache, bräunliche Knoten mit unterschiedlich stark zerklüfteter Oberfläche, relativ scharf begrenzt, mit fettigem Aspekt. Vereinzelt lassen sich typische, weißliche Punkte erkennen. (Bildnachweis: © Dr. Löser, Ludwigshafen; mit freundlicher Genehmigung)

Plattenepithelkarzinom: Rasches, oftmals knotiges Wachstum. Aufgrund des Metastasierungspotentials Abklärung wichtig.

Melanom: Bösartiger Tumor, meist pigmentiert. Abhängig von der Eindringtiefe hohes Metastasierungsrisiko.

▪ **Diagnosestellung**

Die Diagnose wird klinisch gestellt. Die Betrachtung mit einer Lupe oder einem Auflichtmikroskop (= Dermatoskop) erlaubt die Erkennung von Feinstrukturen wie den charakteristischen pseudofollikulären Öffnungen oder das Vorliegen von Hornpfröpfen.

▪ **Therapieprinzipien**

Da es sich um völlig gutartige Veränderungen handelt, erfolgt eine Behandlung häufig nur aus ästhetischen Erwägungen. Im Einzelfall kann jedoch von den Differentialdiagnosen nur durch dermatohistopathologische Untersuchung unterschieden werden. Je nach Lage können die Knoten mechanisch störend und bei ausgeprägtem exophytischen Wachstum mit Bakterien und Hefepilzen besiedelt werden. Die Entfernung erfolgt durch Horizontalschnitt oder Kürettage. Thermische Verfahren wie Laser, Elektrochirurgie oder Kryochirurgie können ebenfalls eingesetzt werden.

> **Relevanz für die Zahnmedizin/zahnmedizinische Behandlung**
> Seborrhoische Warzen zählen zu den häufigsten gutartigen Tumoren der Haut im Erwachsenenalter. Das periorale Auftreten ist zwar selten, aber möglich.

21.2 Hämangiom

▪ Definition

Gutartige Vermehrung von Blutgefäßen.

▪ Ätiologie/Pathophysiologie

Bei Säuglingen wird ein gehäuftes Auftreten bei Frühgeborenen diskutiert.

▪ Klinik

Das klinische Spektrum reicht von winzigen roten Punkten über Knoten bis hin zu ausgedehnten Geschwulsten. Das Farbspektrum reicht von hellrot bis hin zu tiefschwarz (◘ Abb. 21.2 und 21.3). Im Erwachsenenalter möglicherweise Farbänderung von rot nach blau durch Thrombosierung. Als senile Angiome treten sie ab dem 30. Lebensjahr v. a. am Stamm auf. Besorgten Patienten gegenüber spricht man gerne beruhigend von Reifezeichen oder Hautrubinen.

▪ Differenzialdiagnose

Melanozytärer Nävus: Insbesondere bei tiefer Lage besteht aufgrund des Tyndall-Effektes und bläulichem Farbeindruck unter Umständen ein sehr ähnliches klinisches Bild.
Malignes Melanom: Bösartiger Tumor. Ein mögliches Vorliegen insbesondere als knotige Variante sollte bedacht werden.
Lymphangiom: Gutartige, seltenere Gefäßgeschwulst, aus überwiegend erweiterten Lymphstrukturen. Der Aspekt kann teilweise glasig sein und an Froschlaich erinnern.
Hämangioendotheliom: Bösartiger Tumor mit Wachstumstendenz und unregelmäßigem Aussehen.
Lippenangiom: Blaue/r Papel/Knoten. Im Laufe des Lebens auftretende, weiche Gefäßektasie, kann ausgedrückt werden und füllt sich dann wieder.

▪ Diagnosestellung

Klinisch und auflichtmikroskopisch gelingt geschulten Ärzten eine Diagnose problemlos. In unklaren Fällen kann eine Histologie erforderlich sein.

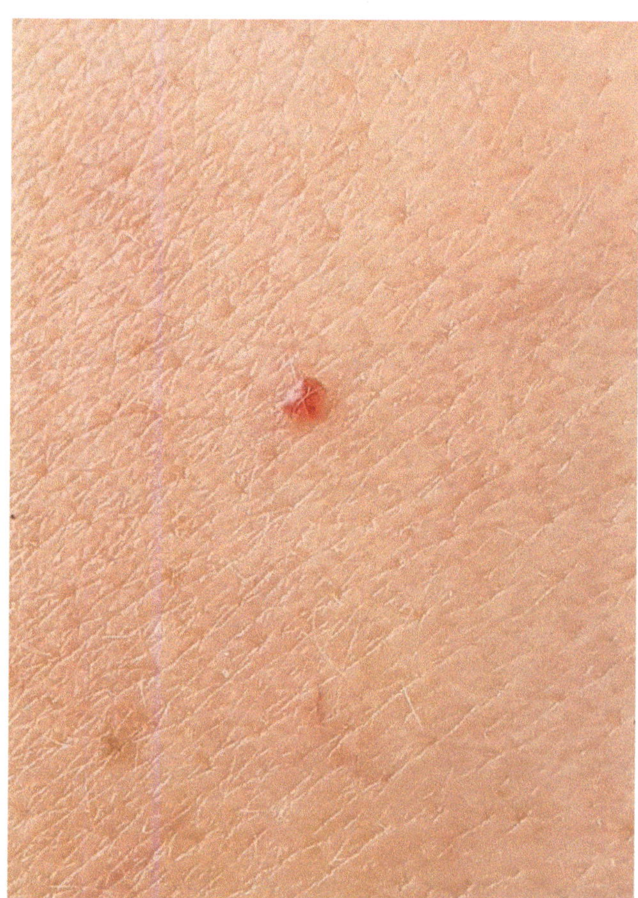

◘ **Abb. 21.2** Hämangiom. Hellrotes, umschriebenes Knötchen mit angedeuteter Gefäßzeichnung an der rechten Schulter. (Bildnachweis: © Dr. Löser, Ludwigshafen; mit freundlicher Genehmigung)

▪ Therapieprinzipien

Bei Auftreten um die Geburt nach längerer Wachstumsphase häufig spontane Rückbildungstendenz. Bei Säuglingen können Hämangiome durch Lage und Größe erhebliche mechanische oder ästhetische Probleme verursachen, insbesondere bei Auftreten an der Nase oder am Mund. In diesen Situationen ist die Therapie der Wahl heute eine systemische Behandlung mit Betablockern. Intraläsionale Laserverfahren oder Kryochirurgie können in Einzelfällen erwogen werden.

Bei Erwachsenen kann je nach Größe, Lage und ästhetischer Beeinträchtigung auf jede Behandlung verzichtet oder mittels Exzision, Laser, Elektrokoagulation oder Kryochirurgie behandelt werden.

> **Relevanz für die Zahnmedizin/zahnmedizinische Behandlung**
> Hämangiome können sowohl peri- als auch enoral auftreten. Zungenrandangiome oder Lippenrandangiome werden bei Erwachsenen häufig beobachtet und können bei Patienten zur Beunruhigung

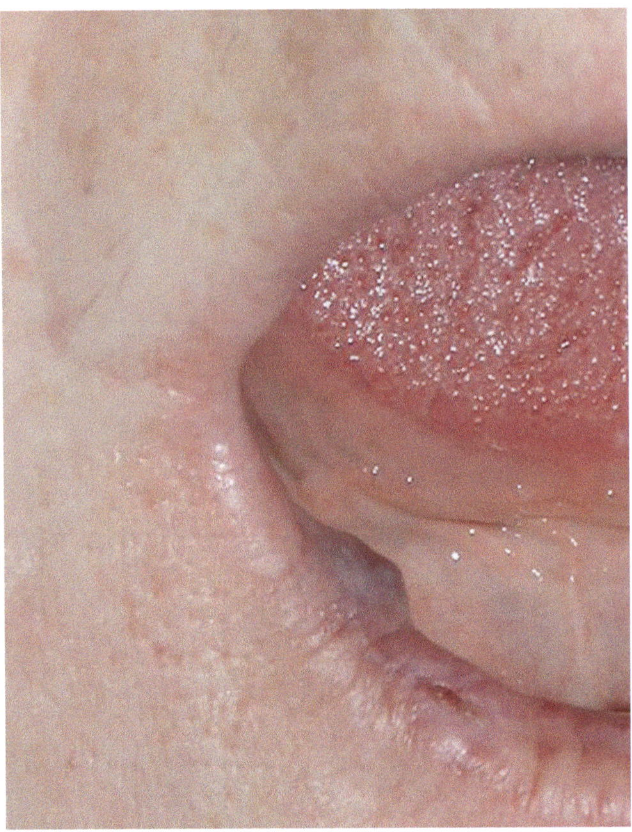

▪ Abb. 21.3 Lippenangiom. Bläuliches, vorgewölbtes Knötchen an der Schleimhaut der rechten Oberlippe (histologisch gesichert – differentialdiagnostisch käme auch eine eingeblutete Schleimzyste infrage, vgl. ▪ Abb. 21.5). Nebenbefundlich Erosion am Lippenrot (z. B. initiale Cheilitis actinica). (Bildnachweis: © Dr. Löser, Ludwigshafen; mit freundlicher Genehmigung)

führen bzw. sollten im Zweifelsfall hinsichtlich der Differentialdiagnosen abgeklärt werden. Von einer Biopsie in der Praxis wird abgeraten, da es zu starken Blutungen kommen kann. Hier kann die Überweisung zu einem Mund-, Kiefer- und Gesichtschirurgen erwogen werden.

21.3 Nävus flammeus

▪ Definition

Persistierende Gefäßerweiterung bei kapillärer Malformation, bereits bei Geburt angelegt; umgangssprachlich: Feuermal.

▪ Ätiologie/Pathophysiologie

Es handelt sich um ein Gefäß-Hamartom (Hamartom = gutartige Veränderung durch fehldifferenziertes Gewebe). Die Pathogenese ist ungeklärt. Ein Auftreten in vielfältigen syndromalen Zusammenhängen ist möglich.

▪ Klinik

Es findet sich eine scharf begrenzte, flächenhafte Rötung, häufig segmental und einseitig angeordnet (▪ Abb. 21.4). Im Laufe der Jahre kann sich diese durch zunehmende Gefäßektasien dunkler färben oder, v. a. an den Lippen, knotig umwandeln. Diese können gelegentlich bluten.

▪ Differenzialdiagnose

Teleangiektasien: Kleinste Gefäßerweiterungen. Als **Nävus teleangiektaticus** wird die Frühform eines Nävus flammeus bezeichnet.

▪ Diagnosestellung

Durch Inspektion.

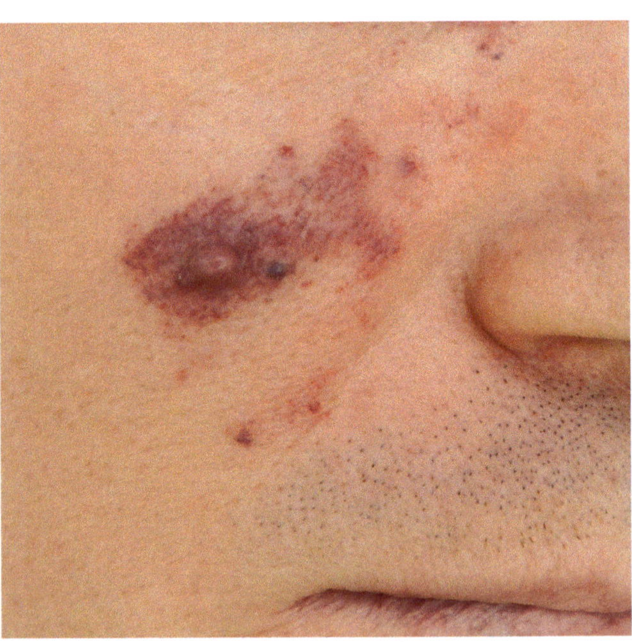

▪ Abb. 21.4 Nävus flammeus. An der rechten Wange zeigen sich typische, unregelmäßig begrenzte, fleckförmige, kaum wegdrückbare Erytheme aus winzigen Teleangiektasien und rötlichen, teils bläulichen Makulae konfluierend. Vereinzelt zeigen sich knotige Anteile über dem Hautniveau. (Bildnachweis: © Dr. Löser, Ludwigshafen; mit freundlicher Genehmigung)

▪ Therapieprinzipien

Eine spontane Rückbildung ist bei diskreten Befunden im frühen Lebensalter möglich, i. d. R. persistiert der N. flammeus. Ein Entartungsrisiko ist nicht beschrieben. In erster Linie kann eine starke ästhetische Beeinträchtigung vorliegen. Camouflage-Techniken werden mit Erfolg eingesetzt. Im fleckförmigen Stadium Laserbehandlung (gepulster Farbstofflaser), bei knotigen Veränderungen mit funktioneller Beeinträchtigung oder Blutung dermatochirurgische Therapie.

Relevanz für die Zahnmedizin/zahnmedizinische Behandlung

Auftreten häufig im Gesicht, mitunter stark entstellend. Die Schleimhäute können beteiligt sein. Vereinzelt kommt es zu Hypertrophie von Knochen und Weichteilen der betroffenen Region.

21.4 Atherom (Epidermalzyste/ Trichilemmalzyste)

▪ Definition

Dermal gelegene Zyste mit Zystenwand und Hornmassenfüllung.

▪ Ätiologie/Pathophysiologie

Es kommt zu einem Keratinstau mit konsekutiver Erweiterung der Wandstrukturen. Histologisch werden vor allem Epidermalzysten mit Nachweis epidermal differenzierter Zystenwand und lockerer Hornmassenfüllung von Trichilemmalzysten mit kompakter Keratinfüllung und epithelialer Zystenwand unterschieden. Diskutiert werden genetische, traumatische Faktoren.

▪ Klinik

Vor allem am Kopf und am Rücken, aber grundsätzlich am gesamten Integument und selten sogar unter dem Nagel auftretender Knoten (◘ Abb. 21.5 und 21.6). Je nach Lage und Größe ist das Atherom unter der Haut tastbar oder knotig vorgewölbt. Langsames Größenwachstum bis hin zu extremen Ausmaßen wird vor allem am Kopf beobachtet. Mitunter kann zentral ein Porus nachgewiesen werden.

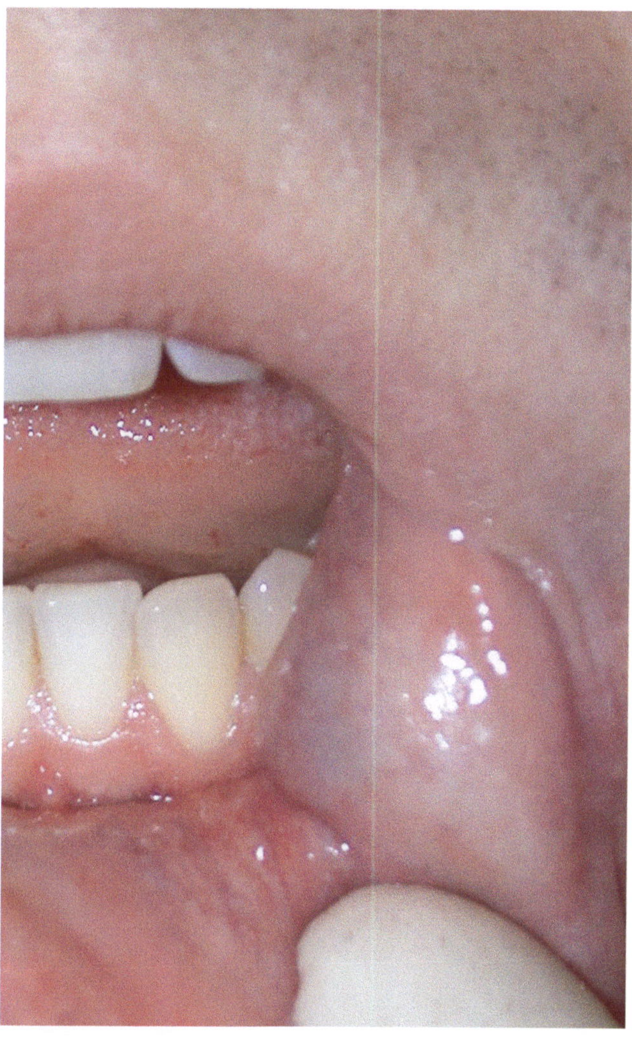

◘ Abb. 21.5 Schleimzyste. Hautfarbene, zentral etwas livide Papel am Mundwinkel, derber Tasteindruck. (Bildnachweis: © Dr. Löser, Ludwigshafen; mit freundlicher Genehmigung)

▪ Differenzialdiagnose

Lipom: Gutartige Fettgeschwulst. Kann sehr ähnlich imponieren, tastet sich aber weich. Ein zentraler Porus fehlt.

Talgretentionszysten (Umgangssprachlich: Grützbeutel) finden sich häufiger am Kopf als Variante der Trichilemmalzyste mit Talgstau.

Milien: Sehr oberflächlich gelegene weißlich-gelbliche Knötchen, teils in Vielzahl auftretend. Möglicherweise ästhetisch störend.

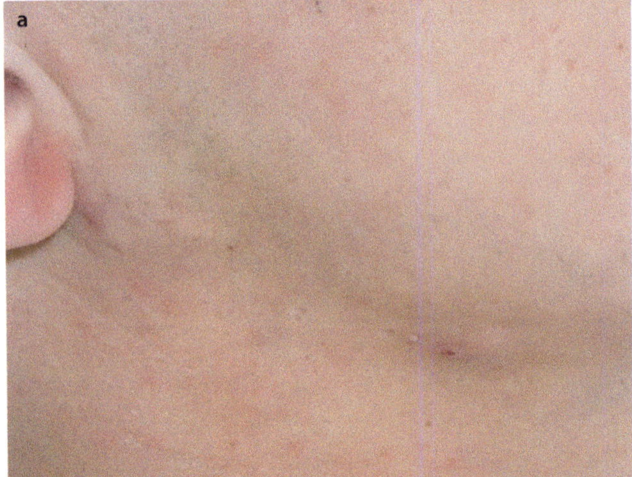

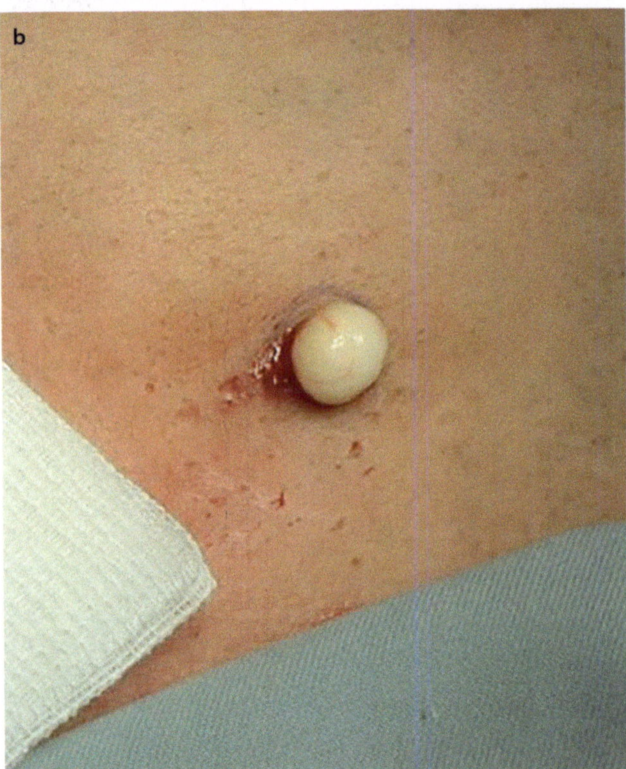

Abb. 21.6 Atherom (Epidermalzyste/Trichilemmalzyste). **a** Am rechten Unterkiefer zeigen sich insbesondere infraaurikulär und medial gering erythematöse Vorwölbungen. Nebenbefundlich einige teils „eispickel-artige" Aknenarben. (Bildnachweis: © Dr. Löser, Ludwigshafen; mit freundlicher Genehmigung) **b** Zyste medial aus Bild 21.6a intraoperativ nach Inzision der Haut und Exprimation kurz vor der vollständigen Entfernung. Es zeigt sich ein glatter, relativ weicher, bernsteinfarbener Knoten. (Bildnachweis: © Dr. Löser, Ludwigshafen; mit freundlicher Genehmigung)

Riesenkomedo: Variante der Epidermalzyste. Imponiert oberflächlich gelegen mit erheblich dilatierter Pore wie ein großer Mitesser.

- **Diagnosestellung**

Klinisch, ggf. sonographisch.

- **Therapieprinzipien**

Bei klinischer Relevanz aufgrund mechanischer, funktioneller Beeinträchtigung oder bei wiederholter Entzündung wird der Knoten operativ entfernt.

Relevanz für die Zahnmedizin/zahnmedizinische Behandlung

Atherome benötigen zur Entstehung Haaranlagen und treten daher nur an der freien Haut, gelegentlich auch perioral auf. An der Schleimhaut der Lippe kann sich nach wiederholten Traumata eine Schleimretentionszyste entwickeln. Diese kann sich zu stark störenden Knoten entwickeln und durch Einblutung eine blau-schwarze Farbe annehmen.

21.5 Fibrom/Nasenpapel

- **Definition**

Gutartige Bindegewebsgeschwulst.

- **Ätiologie/Pathophysiologie**

Während weiche Fibrome als Hamartome betrachtet werden und nach mechanischer Reizung entstehen können, treten die harten Varianten als **Histiozytome** (Syn. **Dermatofibrome**) nach Insektenstichen oder anderen Traumata auf. Weiche Fibrome werden auch in Zusammenhang mit Syndromen beobachtet.

- **Klinik**

Weiche, in der Regel hautfarbene, oftmals gestielte Hautanhängsel variabler Größe (Abb. 21.7). Treten bei Fettleibigkeit bevorzugt in den Leisten, Achsel-

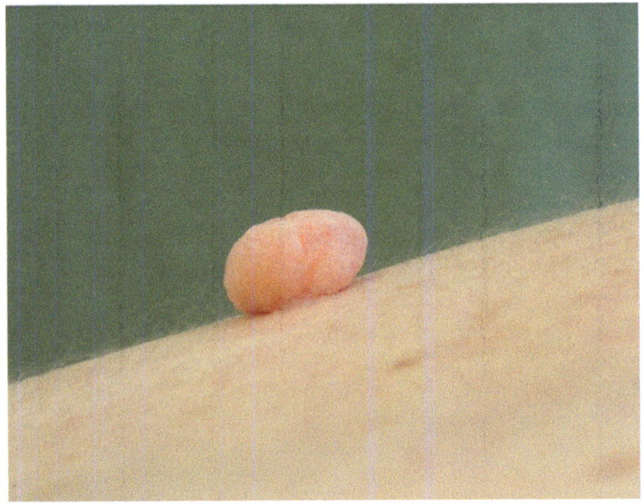

Abb. 21.7 Fibrom. Breitbasig aufsitzender, weicher, regelmäßiger, hautfarbener Knoten. (Bildnachweis: © Dr. Löser, Ludwigshafen; mit freundlicher Genehmigung)

höhlen oder am Hals auf. Bei perianaler Lokalisation werden Fibrome als Marisken bezeichnet. Eine besondere Variante ist die fibröse Nasenpapel, die als flaches derbes Knötchen meist an der Nasenspitze und dort häufig nahe am Naseneingang imponiert.

▪ Differenzialdiagnose

Dermaler Nävus: Dermaler Knoten, der klinisch sehr ähnlich imponieren kann und häufig erst histologisch differenziert wird.
Seborrhoische Keratosen: Können als gestielte Varianten pigmentierten Fibromen klinisch ähneln.
Verruca vulgaris: Tritt auch gestielt auf und kann klinisch ähnlich imponieren.
Malignes Melanom: Sehr selten können Melanome auch gestielt sowie unpigmentiert sein. Deutliche Wachstumstendenz der Papeln ist ein Hinweis.
Basalzellkarzinom: Kann vor allem im Frühstadium einer fibrösen Nasenpapel ähneln; hinweisend sind eine zentrale Einsenkung sowie Krustenbildung und/oder rezidivierende Blutung.

▪ Diagnosestellung

Klinisch und histologisch.

▪ Therapieprinzipien

Beobachtung oder Abtragung mittels Horizontalschnitt oder sogenanntem Scherenschlag bei kleineren und kleinsten Varianten. Bei Entfernung nicht eindeutiger Befunde grundsätzlich histologische Gewebeuntersuchung.

> **Relevanz für die Zahnmedizin/zahnmedizinische Behandlung**
> Durch bestimmte Gewohnheiten („Ticks“), wie das Einsaugen und Kauen der Unterlippe, sowie aufgrund einer mechanischen Reizung durch schlechtsitzende Zahnprothesen kann ein Schleimhautfibrom entstehen.
> Die Nasenpapel ist relativ häufig und muss vom Basalzellkarzinom abgegrenzt werden.

21.6 Keloid, Narbe

▪ Definition

Physiologischer Gewebsersatz nach Trauma. Beim Keloid handelt es sich um eine krankhafte, überschießende Narbenbildung, die über den ursprünglich verletzten Bezirk hinausreicht.

▪ Ätiologie/Pathophysiologie

Wird das ursprüngliche Kollagengeflecht der Haut durch mechanische oder entzündliche Einflüsse zerstört, bildet sich ein faserreiches Ersatzgewebe. Dieses besitzt andere Hauteigenschaften aufgrund veränderter Textur, Durchblutung und Pigmentierung. Eine physiologische Narbenreifung, auch nach operativen Eingriffen, ist meist nach 2 Jahren abgeschlossen. Man unterscheidet physiologische und pathologische Narben. Zu letzteren zählen hypertrophe Narben, die auf das verletzte Areal begrenzt bleiben und sich mit der Zeit zurückbilden können, sowie Keloide, die über das Narbenareal hinaus wuchern, schmerzhaft sein können und sich nie zurückbilden. Keloide treten vor allem im jüngeren Lebensalter an mechanisch belasteten Arealen auf, dazu zählen Kinn, Dekolleté und Gelenkstreckseiten. Eine familiäre Neigung zu Keloiden wird beobachtet.

▪ Klinik

Je nach Ausmaß der Verletzung in Fläche und Tiefe imponieren Narben als feine Striche, hellere Bezirke, Wulste oder tiefreichende oder oberflächlich aufsitzende Knoten (◘ Abb. 21.8 und 21.9).

▪ Differenzialdiagnose

Physiologische Narben werden von pathologischen Narben abgegrenzt. Treten narbige Knoten nach Tumoroperationen auf, müssen diese von Metastasen oder Rezidiven unterschieden werden.

▪ Diagnosestellung

Klinisch. Pathologische Narben wie Keloide können histologisch unterschieden werden.

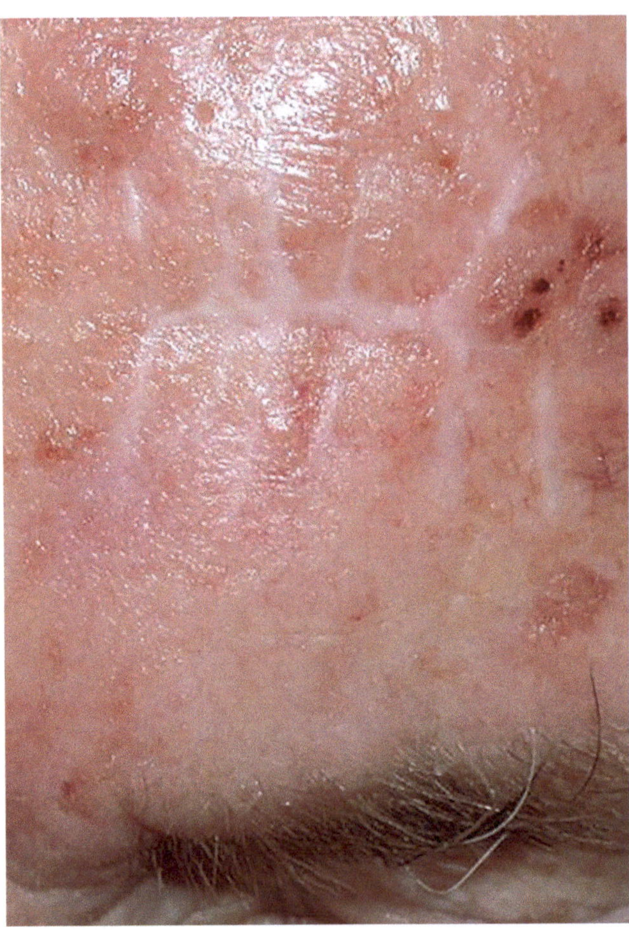

◘ Abb. 21.8 Narbe. Auffällige, weißliche, strickleiterartige Narbenzeichnung an der Stirn links. Derartig unästhetische Narbenbildung können heute dank atraumatischer Nahttechniken und modernem, dünnerem Nahtmaterial vermieden werden. (Bildnachweis: © Dr. Löser, Ludwigshafen; mit freundlicher Genehmigung)

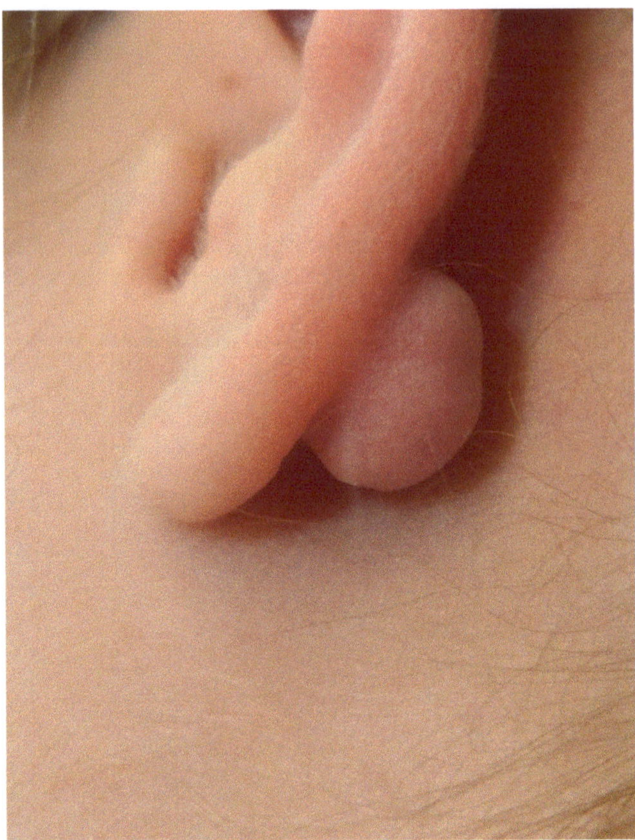

◘ Abb. 21.9 Keloid. Typisches, derb tastbares Knötchen an der Rückseite der Ohrmuschel, Übergang Ohrläppchen an der Stelle eines vormaligen Ohrloches (Piercing). (Bildnachweis: © Dr. Löser, Ludwigshafen; mit freundlicher Genehmigung)

▪ **Therapieprinzipien**

Der Wert vor sogenannten Narbensalben ist umstritten. Bei physiologischen Narben kommt es innerhalb von zwei Jahren oft zu einer spontanen Verbesserung mit Abflachung und Rückgang der Rötung im Rahmen der Narbenreifung. Funktionell oder ästhetisch störende Narben können operativ korrigiert werden. Bei Keloiden kommen kombinierte Verfahren zur Anwendung (Kryochirurgie, intraläsionale Kortikosteroide, Druck), da rein operative Verfahren erhebliche Rezidive provozieren können.

Relevanz für die Zahnmedizin/zahnmedizinische Behandlung

Krankhafte, überschießende Narbenbildungen wie beim Keloid findet man in der Mundschleimhaut nicht. Die Narbenbildung der Mundschleimhaut verläuft meist unscheinbar.

21.7 Granuloma pyogenicum

▪ **Definition**

Heute als **eruptives Angiom** bezeichnete, schnell wachsende, gutartige Gefäßgeschwulst.

▪ **Ätiologie/Pathophysiologie**

Oft nach Bagatellverletzungen, bei Kindern und in der Schwangerschaft gehäuft zu beobachten. Histologisch wie Granulationsgewebe.

▪ **Klinik**

Meist an den Fingern oder im Gesicht auftretendes, empfindliches, mitunter stark blutendes, hellrotes Knötchen (◘ Abb. 21.10).

▪ **Differenzialdiagnose**

Malignes Melanom: Entwicklung deutlich länger. Eine Unterscheidung ist häufig dermatoskopisch möglich.

Plattenepithelkarzinom: Im fortgeschrittenen Stadium kann Blutung auftreten. Durch Anamnese (Auftreten im höheren Lebensalter, längerer Verlauf) meist gut auszuschließen.

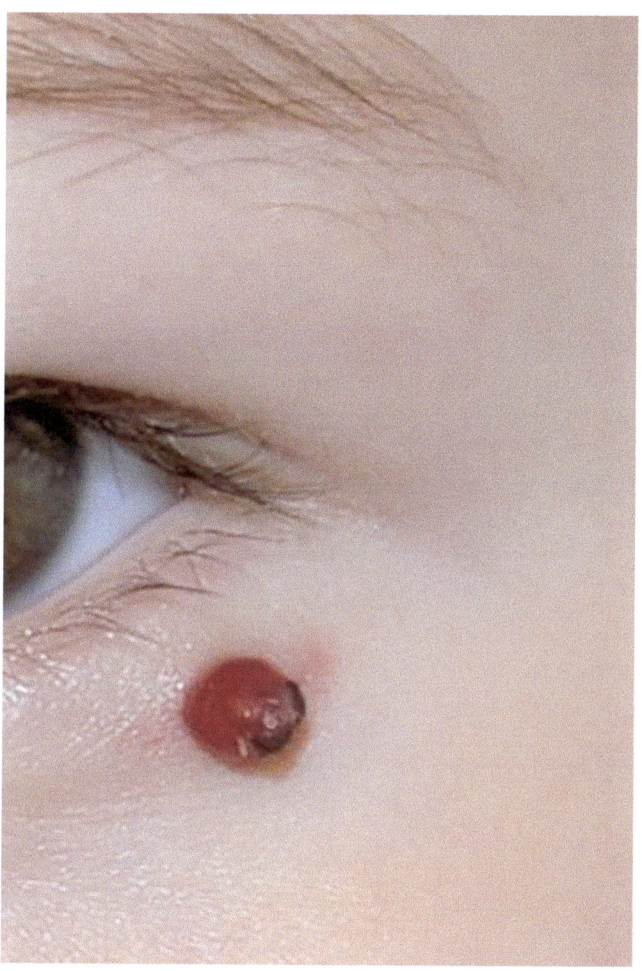

Abb. 21.10 Granuloma pyogenicum. Typisches, leicht verletzliches, hochrotes Knötchen mit hämorrhagisch-krustiger Auflagerung am linken Unterlid lateral bei einem Kind. (Bildnachweis: © Dr. Löser, Ludwigshafen; mit freundlicher Genehmigung)

■ Diagnosestellung

Aufgrund der kurzen Anamnese meist unverwechselbare Klinik. Bei längerer Bestandsdauer müssen andere blutende Tumore, darunter Plattenepithelkarzinome oder maligne Melanome, bedacht werden, bei Immundefekt eine bazilläre Angiomatose. Im Falle einer konservativen Behandlung immer auch Abtragung, histologische und ggf. bakteriologische Untersuchung.

■ Therapieprinzipien

Gelegentlich spontane Rückbildung. Bei stärkerer Blutung zunächst Abtragung (Histologie!) vor einer konservativen Behandlung mit Elektrokauterisierung, Kryochirurgie oder Laser. Alternativ oder bei Wiederauftreten komplette Entfernung durch Exzision. Gelegentlich wird bei Entzündung eine antibiotische Therapie erforderlich.

Relevanz für die Zahnmedizin/zahnmedizinische Behandlung

Ein Auftreten ist auch an Lippen und perioral möglich. Teilweise kann es stark bluten. Bei Schwangeren ist das eruptive Angiom auch an der Gingiva als **Epulis gravidarum** zu finden.

Pigmentstörungen/ Verfärbungen

Hyper- und Hypopigmentierungen

Almut Böer-Auer

Inhaltsverzeichnis

22.1 Postinflammatorische Hyper-/Hypopigmentierung inklusive Melasma – 162

22.2 Amalgamtätowierung – 163

22.3 Vitiligo – 164

Weiterführende Literatur – 165

E. von Stebut und F. Ochsendorf (Hrsg.), *Hauterkrankungen in der Zahnmedizin, der Mund-Kiefer-Gesichtschirurgie, der Augenheilkunde und der Hals-Nasen-Ohrenheilkunde*,
https://doi.org/10.1007/978-3-662-66733-0_22

▪ **Einleitung**

Störungen der Pigmentierung manifestieren sich als Hyperpigmentierung, als Hypopigmentierung oder als Depigmentierung. Beim Melasma/Chloasma bestehen fleckige symmetrische Hyperpigmentierungen im Gesicht meist bei jüngeren Frauen, die durch Zunahme des Melanins in Keratinozyten verursacht werden. Postinflammatorische Hyperpigmentierungen können nach verschiedensten entzündlichen Haut-/Schleimhauterkrankungen auftreten (z. B. Lichen ruber, Morphea) und werden durch eine Zunahme des Melanins in Makrophagen in der Dermis verursacht. Weitere Ursachen für Hyperpigmentierungen sind Hämosiderinablagerungen oder exogenes Pigment im Bindegewebe. Schwarzbraune Amalgamtätowierungen entstehen z. B. an den Kontaktstellen großer Amalgamfüllungen oder nach Ausbohrung von Amalgamplomben durch Versprengung. Eine Biopsie kann diagnostisch hilfreich sein und melanozytäre Prozesse ausschließen. Hypo- oder Depigmentierung kann durch UV-Protektion, durch Hemmung des Melanin-Stoffwechsels (Albinismus) oder durch Verlust der Melanozyten (Vitiligo) entstehen. In der Hautbiopsie kann bei der Vitiligo der Verlust der Melanozyten immunhistochemisch dargestellt werden. UV-basierte Bestrahlungstherapien, Photochemotherapie, Excimer-Laser sowie topische und systemische Immunsupressiva werden mit unterschiedlichem Erfolg eingesetzt.

22.1 Postinflammatorische Hyper-/Hypopigmentierung inklusive Melasma

▪ **Definition**

Störungen der Pigmentierung treten als vermehrtes Pigment (Hyperpigmentierung), als vermindertes Pigment (Hypopigmentierung) oder als vollständiger Verlust des Pigments (Depigmentierung) in Erscheinung.

▪ **Ätiologie/Pathophysiologie**

Hyperpigmentierungen können durch Zunahme des Melanins in Keratinozyten (Melasma bzw. Chloasma), Zunahme des Melanins in der Dermis in Makrophagen (postinflammatorische Hyperpigmentierung), durch exogenes Pigment (Tattoo, Amalgameinsprengung, vgl. ► Abschn. 22.2) oder durch Hämosiderinablagerungen im Bindegewebe verursacht werden. Hypo- oder Depigmentierung kann durch UV-Protektion, durch Hemmung des Melanin-Stoffwechsels (Albinismus) oder durch Verlust der Melanozyten (Vitiligo, vgl. ► Abschn. 22.3) entstehen.

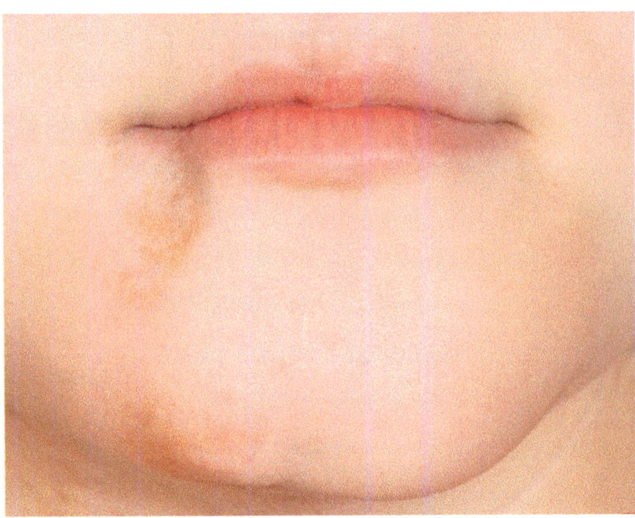

◘ **Abb. 22.1** Postinflammatorische Hyper- und Hypopigmentierung mit Atrophie bei Morphea

▪ **Klinik**

▪▪ **Hyperpigmentierungen**

Postinflammatorische Hyperpigmentierung: Fleckige Hyperpigmentierungen nach verschiedensten entzündlichen Haut-/Schleimhauterkrankungen (z. B. Lichen ruber oder Morphea) (◘ Abb. 22.1).

Physiologische Hyperpigmentierung: Bei dunklen Hauttypen an Gingiva oder gesamter oraler Mucosa.

Raucher-Melanose: Diffuse bräunliche Hyperpigmentierung meist an der Unterlippe.

Benigne Schleimhautmelanose: Flächige, oft heterogen pigmentierte Maculae an den Übergangsschleimhäuten durch kräftige Pigmentierung der basalen Epithelzellen, keine Melanozytenvermehrung.

Melasma/Chloasma: Fleckige oder flächige Hyperpigmentierung, symmetrisch verteilt im Gesicht meist bei jüngeren Frauen (◘ Abb. 22.2), häufig Schwangere (hormonelle Mitverursachung) durch vermehrtes epidermales Melanin ohne Melanozytenvermehrung.

Peutz-Jeghers-Syndrom: Autosomal dominant vererbt; gastrointestinale hamartomatöse Polypen und erhöhtem Karzinomrisiko; pigmentierte Maculae an Lippen, oraler Mucosa oder perioral (◘ Abb. 22.3).

Morbus Addison: Überproduktion von ACTH und MSH; diffuse Hyperpigmentierungen der oralen Mucosa verbunden mit Allgemeinsymptomen (Schwäche, Hypotonie, Nausea).

▪▪ **Hypopigmentierungen**

Pityriasis alba: Hypopigmentierte, leicht schuppige Maculae im Gesicht oder am Stamm, meist bei Kindern; harmlose Erkrankung mit hoher Selbstheilungstendenz.

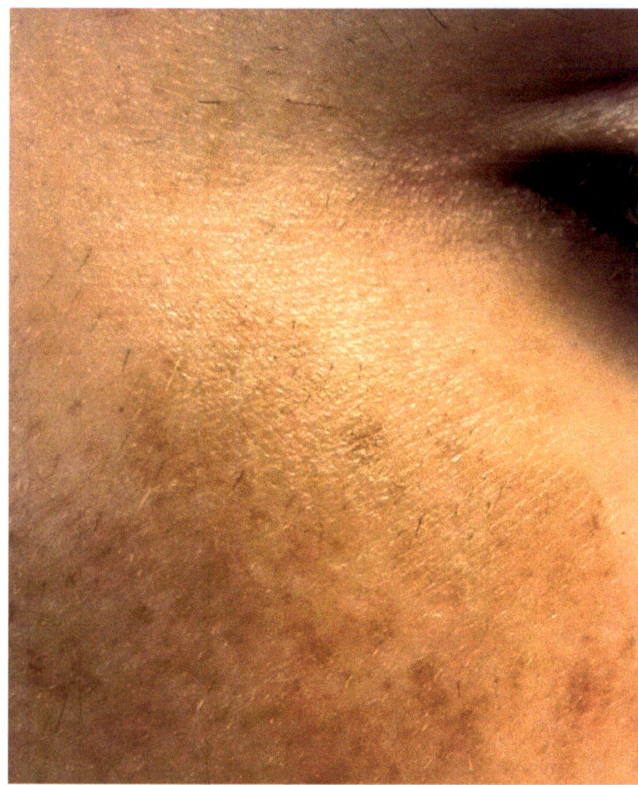

Abb. 22.2 Melasma auf dem Jochbein

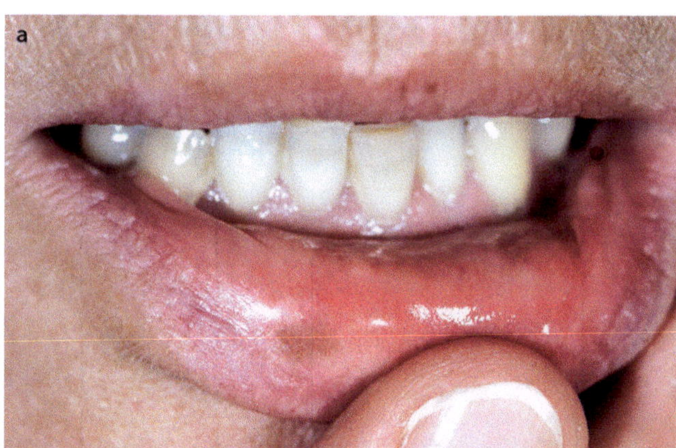

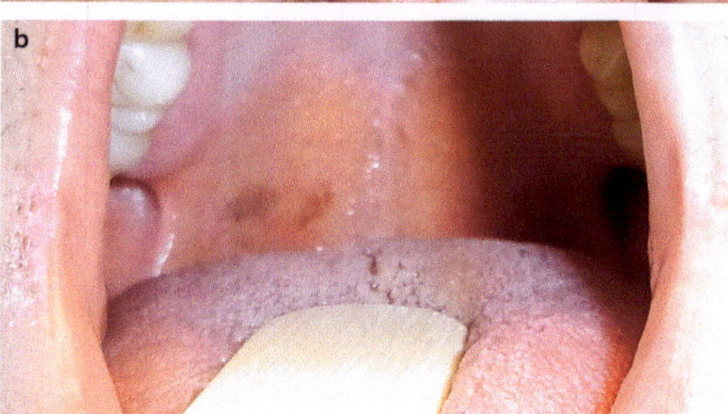

Abb. 22.3 Benigne Lippenmelanose (**A**). Palatinale Pigmentierung bei Peutz-Jeghers Syndrom (**B**)

Morphea (zirkumskripte Sklerodermie)/Lichen sclerosus: Lineäre *(„en coup de sabre")*, annuläre oder makulöse hyperpigmentierte oder auch hypopigmentierte leicht eingesunkene Herde mit erythematösem Rand; ursächlich sind immunologisch bedingte Störungen des dermalen Kollagens mit zunehmender Sklerose.

▪ Differenzialdiagnose

Hyperpigmentierungen: Melanozytäre Läsionen, insbesondere das maligne Melanom; an sonnenexponierter Haut bei hellen Hauttypen Epheliden (Sommersprossen) und bei älteren Patienten solare Lentigines.
Hypopigmentierungen: Pityriasis versicolor; Vitiligo; indeterminierte Lepra (hypästhetische hypopigmentierte Läsionen).

▪ Diagnosestellung

Verteilungsmuster und Kolorit der Pigmentstörungen helfen, die Differenzialdiagnosen einzugrenzen. Eine Biopsie kann bei einigen der o. g. Diagnosen wegweisend sein. Wenn ein Melanom differenzialdiagnostisch in Betracht kommt, dann muss eine Exzision oder, bei ausgedehnten Befunden, eine Biopsie erfolgen.

▪ Therapieprinzipien

Zur Therapie des Melasmas stehen Lichtschutz sowie Hydrochinon- und Tretinoin-haltige Bleichcremes, Peeling- und Laserverfahren zur Verfügung. Bei postinflammatorischen Hyperpigmentierungen ist Lichtschutz zu empfehlen.

Relevanz für die Zahnmedizin/zahnmedizinische Behandlung

Bei der zahnmedizinischen Behandlung können Pigmentveränderungen an Gesicht und Mundschleimhaut auffallen und einer weiteren Diagnostik zugeführt werden.

Die Abgrenzung von melanozytären Prozessen und die Früherkennung syndromaler Bindungen (M. Addison, Peutz-Jeghers Syndrom) sind hierbei von besonderer Bedeutung.

22.2 Amalgamtätowierung

▪ Definition

Vergleichsweise häufige schwarzbraune Verfärbung der Mundschleimhaut durch Ablagerung des zahnmedizinischen Füllstoffes Amalgam.

▪ Ätiologie/Pathophysiologie

Meist iatrogen verursacht an Kontaktstellen großer Amalgamfüllungen oder nach Ausbohrung von Amalgamplomben durch Versprengung.

▪ **Klinik**

Umschriebene schwarzbraune Verfärbungen an Zahnfleischrand oder Wangenschleimhaut (◘ Abb. 22.4).

▪ **Differenzialdiagnose**

Malignes Melanom, Einblutung, Gefäßtumor.

▪ **Diagnosestellung**

Der klinische Zusammenhang zu Amalgam-gefüllten Zähnen ist wegweisend. Der Ausschluss einer melanozytären Läsion erfolgt mittels Biopsie. Histologisch zeigt sich exogenes Pigment im Bindegewebe, insbesondere entlang von elastischen Fasern.

▪ **Therapieprinzipien**

Eine Exzision ist nicht zwingend erforderlich, kann jedoch aus kosmetischen Gründen erfolgen.

> **Relevanz für die Zahnmedizin/zahnmedizinische Behandlung**
>
> Amalgamtätowierungen gehören zu den häufigsten Pigmentierungen der Mundschleimhaut und sind meist iatrogen verursacht. Eine ausführliche Anamnese trägt hier meist zur Diagnosestellung bei. Die wichtigste Differenzialdiagnose ist das Schleimhautmelanom.

◘ **Abb. 22.4** Amalgamtätowierung buccal

22.3 Vitiligo

▪ **Definition**

Chronisch verlaufende fleckförmige Depigmentierung der Haut durch Zerstörung der Melanozyten; ca. 2 % der Bevölkerung.

▪ **Ätiologie/Pathophysiologie**

Autoimmunologisch bedingter Verlust der Melanozyten; familiäre Häufung (1/3 der Betroffenen); oft assoziiert mit Hashimoto-Thyreoiditis, Diabetes mellitus Typ 1 oder perniziöser Anämie.

▪ **Klinik**

Depigmentierte Flecken in beliebiger Lokalisation und Größe, häufig an Handrücken, Ellenbogen, Knien, Bauchnabel, perioral (◘ Abb. 22.5) und periokulär, oft grob symmetrisch.

▪ **Differenzialdiagnose**

Postinflammatorische Hypopigmentierungen; Pityriasis alba; Pityriasis versicolor.

▪ **Diagnosestellung**

Das Verteilungsmuster der Depigmentierungen ist diagnostisch hilfreich. In der Hautbiopsie kann der Verlust der Melanozyten immunhistochemisch dargestellt werden. Erhöhte TSH, Anti-TPO- und Anti-Thyreo-

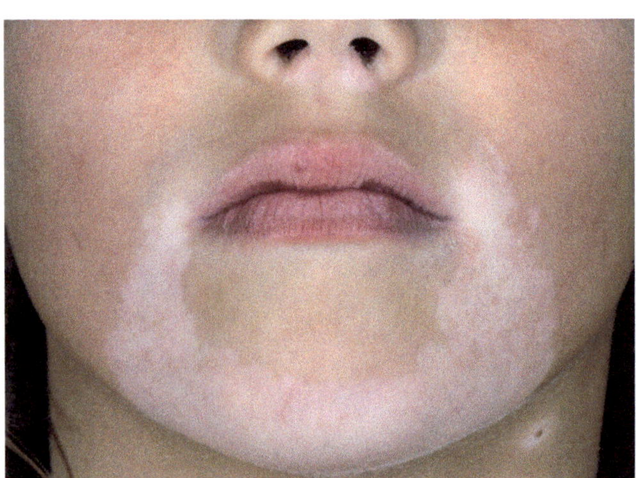

◘ **Abb. 22.5** Vitiligo. Depigmentierte Maculae perioral

globulin-Antikörper weisen auf eine assoziierte Autoimmunthyreoiditis hin.

- **Therapieprinzipien**

UV-basierte Bestrahlungstherapien, Photochemotherapie, Excimer-Laser sowie topische und systemische Immunsupressiva werden mit unterschiedlichem Erfolg eingesetzt. Eine dauerhafte und vollständige Repigmentierung gelingt jedoch nur selten.

Relevanz für die Zahnmedizin/zahnmedizinische Behandlung

Bei Beteiligung des Gesichts kann die Vitiligo dem Zahnarzt auffallen und zur weiteren Diagnostik der assoziierten internistischen Erkrankungen Anlass geben.

Weiterführende Literatur

Maymone MBC et al (2019) Benign oral mucosal lesions: clinical and pathological findings. J Am Acad Dermatol 81(1):43–56

Riding RL and Harris JE (2019) The role of memory CD8(+) T cells in vitiligo. J Immunol 203(1):11–19

Rosebush MS et al (2019) Black and brown: non-neoplastic pigmentation of the oral mucosa. Head Neck Pathol 13(1):47–55

Dermato-Onkologie

Maligne epitheliale Tumoren

Luisa Bopp und Doris Helbig

Inhaltsverzeichnis

23.1 Basalzellkarzinom – 170

23.2 Aktinische Keratosen und Cheilitis actinica – 172

23.3 Leukoplakie – 174

23.4 Plattenepithelkarzinom – 177

Weiterführende Literatur – 179

Die Texte zur Relevanz für die Zahnmedizin/zahnmedizinische Behandlung wurden von Frau Dr. Dr. Svenja Rink-Notzon, Köln überarbeitet.

E. von Stebut und F. Ochsendorf (Hrsg.), *Hauterkrankungen in der Zahnmedizin, der Mund-Kiefer-Gesichtschirurgie, der Augenheilkunde und der Hals-Nasen-Ohrenheilkunde*,
https://doi.org/10.1007/978-3-662-66733-0_23

Einleitung

Maligne epitheliale Tumoren der Haut sind die häufigste Krebsart des Menschen. In diesem Kapitel werden das Basalzellkarzinom, aktinische Keratosen und Plattenepithelkarzinom dargestellt und ein Überblick über mögliche Differenzialdiagnosen einer Leukoplakie gegeben.

23.1 Basalzellkarzinom

Luisa Bopp

Definition

Das Basalzellkarzinom (BZK, *Syn.* Basaliom) der Haut ist der häufigste maligne Tumor des Menschen in Mitteleuropa, seine Inzidenz ist stetig steigend. Histopathologisch handelt es sich um eine lokal destruierende epitheliale Neoplasie, die aus Stammzellen im Bereich der Haarfollikel und der interfollikulären Epidermis entsteht.

Die klinische Bedeutung des Tumors besteht in seinem lokal destruierenden und infiltrierenden Wachstum. Eine Metastasierung wird extrem selten beobachtet, weswegen der Tumor auch als semimaligne bezeichnet wird.

Ätiologie/Pathophysiologie

Eine zentrale Rolle bei der Entstehung von BZK nimmt die Aktivierung des Hedgehog-Signalwegs ein, bei der es durch verschiedene Mutationen zu einer Apoptoseresistenz von Keratinozyten kommt. Mutationen im Hedgehog-Signalweg liegen in ca. 85 % der BZK vor. Weiterhin sind (UV-ausgelöste) Punktmutationen von p53, aber auch Mutationen in anderen Krebs-assoziierten Genen gefunden worden.

Den Hauptrisikofaktor für BZK stellt eine intensive, kumulative UV-Belastung dar. Weitere Risikofaktoren sind männliches Geschlecht, Hauttyp I und II nach Fitzpatrick, systemische Immunsuppression, chronische Arsenexposition, Exposition gegenüber ionisierender Strahlung sowie genetische Syndrome (Basalzellkarzinomsyndrom, Xeroderma pigmentosum) dar. Narben und chronische Wunden sind insbesondere Risikofaktoren für BZK in nicht chronisch UV-belasteten Körperregionen.

Klinik

BZK entstehen fast immer auf gesunder Haut ohne Vorstufen. Prädilektionsstelle für das BZK ist das obere Gesichtsdrittel, wobei mit 30 % am häufigsten die Nase betroffen ist. In absteigender Häufigkeit tritt das BZK dann an Rumpf, im unteren Gesichtsdrittel, am Kapillitium und dem übrigen Integument auf. Der Tumor wächst sehr langsam (0,1–0,4 mm/Monat).

Da die initialen Hautveränderungen häufig sehr diskret sind und z. B. als Druckstellen von der Brille verkannt werden, sollte bei jeder nicht-heilenden Hautveränderung im Gesicht differentialdiagnostisch an ein BZK gedacht werden. In fortgeschrittener Ausprägung stellen sich BZK je nach Lokalisation als hautfarbene oder rote, manchmal rot-bräunliche Knötchen, Plaques oder Ulzera dar.

Es werden verschiedene klinische Formen beschrieben:

Noduläres BZK (*Syn.* solides BZK). Typisch ist ein perlschnurartig aufgeworfener Randsaum, der von Teleangiektasien durchzogen ist. Häufig findet sich initial eine zentrale Einsenkung, die später ulzerieren und verkrusten kann (◘ Abb. 23.1). Eine Sonderform stellt das **pigmentierte BZK** dar, welches grundsätzlich bei jeder Unterform auftreten kann, aber am häufigsten das noduläre BZK betrifft. Hier können die für das noduläre BZK typischen Merkmale durch Melanineinlagerungen manchmal schwer erkennbar sein (◘ Abb. 23.2).

Ulzeriertes BZK. Typisch für die ulzerierte Form, die besonders häufig im Gesicht und am Kopf auftritt,

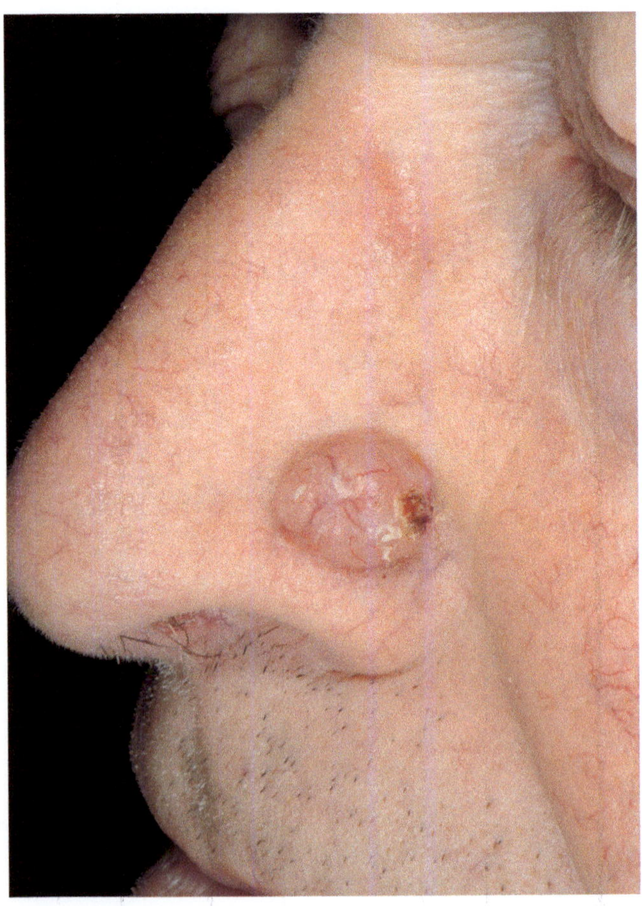

◘ **Abb. 23.1** Noduläres BZK. Scharf begrenzte wachsartige Papel mit perlschnurartigem Randsaum und Teleangiektasien am linken Nasenflügel (aus Reifenberger 2018)

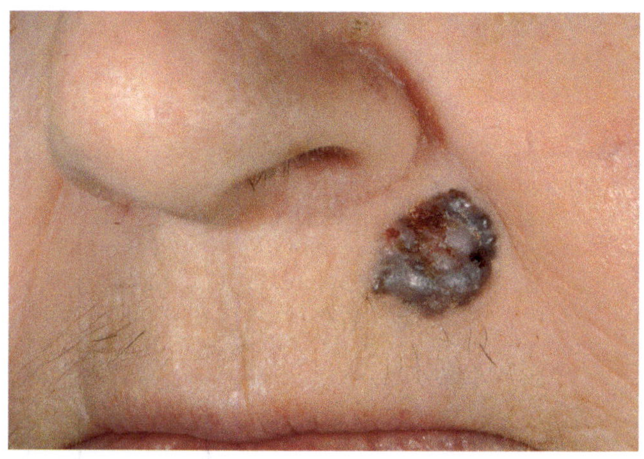

■ **Abb. 23.2** Pigmentiertes BZK. Scharf begrenzte pigmentierte glasige Papel mit hellen und dunklen Anteilen sowie zentraler Ulzeration (aus Reifenberger 2018)

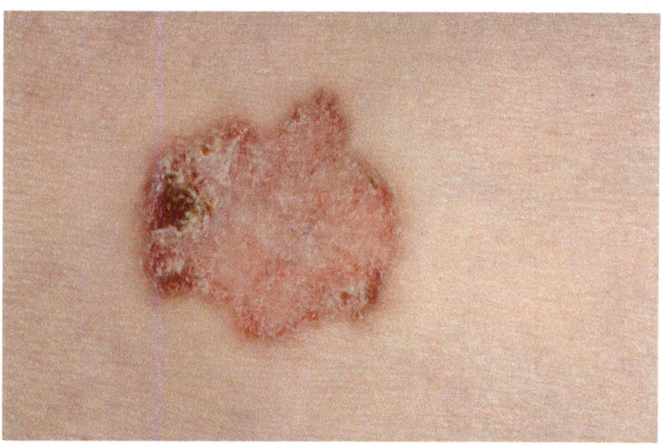

■ **Abb. 23.4** Superfizielles BZK. Scharf begrenzte rosafarbene, leicht erhabene Plaque mit leichter Schuppung und randbetonter Krustenbildung (aus Reifenberger 2018)

sind langsames Wachstum, Schmerzlosigkeit und Neigung zu hämorrhagischer Verkrustung. Man unterscheidet zwischen dem *Ulcus rodens* (nagendes Ulkus) und dem bei Destruktion tiefer liegender Gewebsschichten wie Knorpel oder Knochen vorliegenden *Ulcus terebrans* (bohrendes Ulkus), bei dem es durch Blutungen und Infektionen zu lebensbedrohlichen Zuständen kommen kann (vgl. ■ Abb. 23.3). Trotz dieser lokalen Tumorinvasion kommt es praktisch nie zu lymphogenen oder hämatogenen Metastasen.

Superfizielle BZK (*Syn.* oberflächlich-multizentrisches BZK, Rumpfhautbasaliom) werden häufig übersehen oder aufgrund ihrer Ähnlichkeit zu anderen chronischen Dermatosen wie z. B. dem nummulären Ekzem fehldiagnostiziert. Klinisch präsentieren sie sich als scharf begrenzte rosafarbene, manchmal bräunliche, leicht erhabene Plaques variablen Durchmessers mit feiner Schuppung oder Krusten (vgl. ■ Abb. 23.4).

Das **sklerodermiforme BZK** präsentiert sich meist als unscharf begrenzte atrophe, narbige, hautfarbene bis leicht gelbliche, von einzelnen Teleangiektasien durchzogene Plaque, deren Grenzen sich klinisch oft nicht sicher bestimmen lassen (vgl. ■ Abb. 23.5, Arnold 2016).

■ **Diagnosestellung**

Die Diagnose wird in der Regel klinisch (Anamnese, Befund) gestellt und histologisch gesichert. Die Dermatoskopie kann dazu beitragen, die Sicherheit der klini-

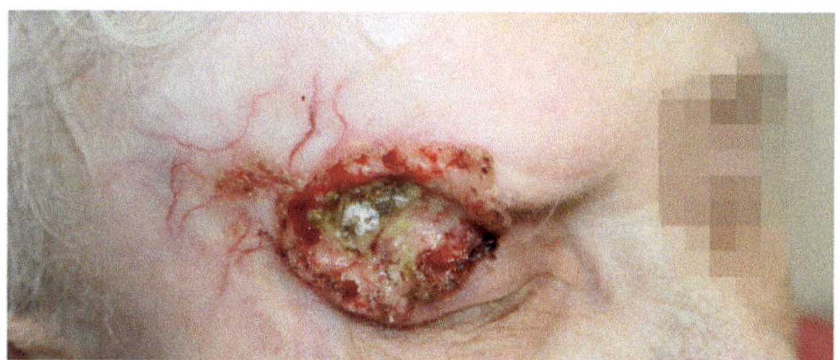

■ **Abb. 23.3** Ulzeriertes BZK. Das Oberlid und die Augenbraue destruierender ulzerierter nässender, übelriechender, im Randbereich blutender Tumor mit bis auf die Schläfe und Stirn ziehenden atrophen Arealen und Teleangiektasien (aus Arnold 2016)

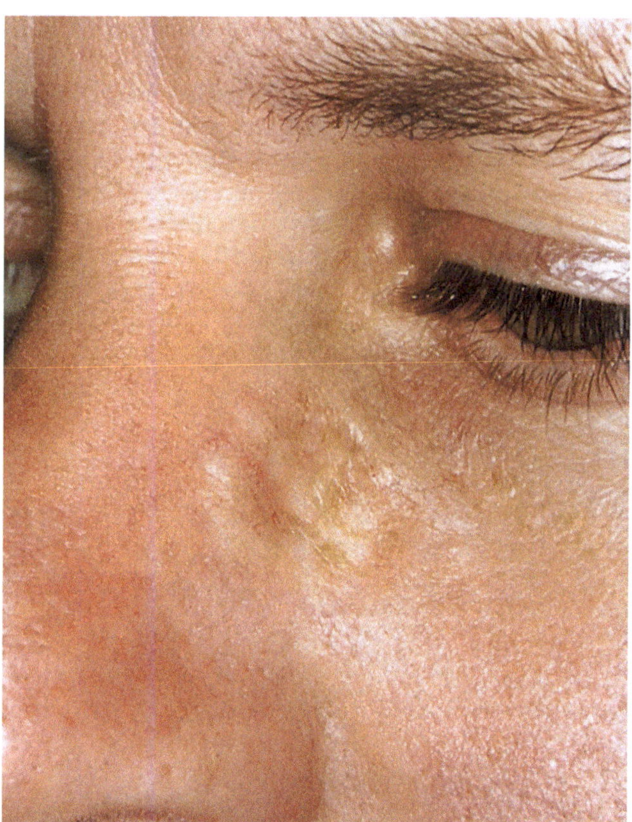

■ **Abb. 23.5** Sklerodermiformes BZK. Unscharf begrenzte gelblich schimmernde, flache narbige Plaque mit zentraler Atrophie am linken Nasenabhang (aus Reifenberger 2018)

schen Verdachtsdiagnose zu verbessern, insbesondere in der Abgrenzung zum Melanom, zum Morbus Bowen und zum Plattenepithelkarzinom. Beim klinischen Verdacht auf eine Knocheninfiltration sollte zusätzlich eine Computertomografie oder Magnetresonanztomographie durchgeführt werden.

- **Differenzialdiagnose**

Tab. 23.1 bietet eine Übersicht über mögliche Differenzialdiagnosen der verschiedenen klinischen Subtypen des BZK.

- **Therapieprinzipien**

Die schnittrandkontrollierte Exzision oder (falls eine histologische Schnittrandkontrolle nicht verfügbar ist) Exzision mit 3–5 mm Sicherheitsabstand stellt den Goldstandard in der Therapie von BZK dar.

Superfizielle BZK können alternativ auch mittels photodynamischer Therapie, topisch (Imiquimod Creme, 5-FU) oder lokal-ablativ (Kryotherapie, Laser) behandelt werden. Diese Therapieoptionen haben allerdings im Vergleich zur OP ein erhöhtes Rezidivrisiko, weswegen hier engmaschige klinische Nachkontrollen erforderlich sind.

Wenn Kontraindikationen für eine OP bestehen, kann alternativ eine Radiatio erfolgen, allerdings ist die Indikation hierfür insbesondere bei jüngeren Patienten (<60 J) wegen des Zweitmalignomrisikos eher zurückhaltend zu stellen. Lokal fortgeschrittene, nicht mehr operable oder metastasierte BZK sollten ebenfalls einer Radiatio oder einer Therapie mit einem Hedgehog-Inhibitor (z. B. Vismodegib, Sonidegib) zugeführt werden (letzterer ggf. auch neoadjuvant mit nachfolgender OP) (Lang et al. 2019). Die Wirksamkeit von Immun-Checkpoint-Inhibitoren wie dem PD1-Antikörper Cemiplimab zur Therapie von lokal fortgeschrittenen BZK, die nicht auf eine Hedgehog-Inhibitor-Therapie ansprechen, wird derzeit in Studien erprobt.

- **Nachsorge**

Da Patienten, die einmal an einem BZK erkrankt waren, ein deutlich erhöhtes Risiko für die Entwicklung weiterer BZK aufweisen, sollten regelmäßige Nachsorgen durchgeführt werden.

Relevanz für die Zahnmedizin/zahnmedizinische Behandlung

Da das Basalzellkarzinom der häufigste maligne Tumor des Menschen ist und am häufigsten im Gesicht auftritt, ist dessen Kenntnis sehr wichtig. Weil sich früh erkannte BZK fast immer mittels operativer Exzision heilen lassen, ist eine zeitnahe Vorstellung zur Biopsie bzw. Entfernung extrem wichtig.

23.2 Aktinische Keratosen und Cheilitis actinica

Luisa Bopp

- **Definition**

Aktinische Keratosen (AK) sind insbesondere bei hellhäutigen, lichtempfindlichen Menschen auftretende, solare Schädigungen der Haut und gehören zu den weltweit häufigsten Hautveränderungen. Histologisch zeigen sich dysplastische intraepidermale Keratinozyten, weswegen AK heute als nicht-invasive *(in situ)* Plattenepithelkarzinome (PEK) definiert werden.

- **Ätiologie/Pathophysiologie**

Die Entstehung von AK wird überwiegend durch chronische UV-Exposition verursacht. Insbesondere UV-B-Strahlung induziert eine inhibierende Mutation des Tumorsuppressorgens *TP53* sowie aktivierende Mutationen des *Ras*-Onkogens, in deren Folge es zu einer unkontrollierten Proliferation entarteter Keratinozyten kommt. Eine starke Lichtempfindlichkeit mit Neigung zu Sonnenbränden (Hauttyp I und II nach Fitzpatrick), eine hohe kumulative UV-Exposition, ein höheres Lebensalter (>70 Jahre), epithelialer Hautkrebs

Tab. 23.1 Differenzialdiagnosen der verschiedenen klinischen Subtypen des BZK

Subtyp	Mögliche Differentialdiagnosen
Noduläres BZK	Talgdrüsenhyperplasie, Angiofibrom, amelanotisches Melanom, Keratoakanthome, Trichoepitheliom, Trichoblastom
Pigmentiertes BZK	Melanom, seborrhoische Keratose, Angiokeratom, blauer Nävus
Superfizielles BZK	Nummuläres Ekzem, Psoriasisherd, Tinea corporis, extramammärer Morbus Paget, flache seborrhoische Keratose, regressives Melanom
Sklerodermieformes BZK	Narbe, Dermatofibrosarcoma protuberans

in der Anamnese sowie männliches Geschlecht sind die stärksten Risikofaktoren für die Ausbildung von AK. Eine Assoziation von AK mit einer Infektion mit humanen Papillomviren (HPV) ist bisher nicht eindeutig bewiesen.

Immunsupprimierende Medikamente führen zu einem massiv erhöhten Risiko nicht nur für PEK, sondern auch für AK. Letztere können ein deutlich aggressiveres Wachstumsverhalten mit früherer Progression in ein PEK zeigen, weswegen sich insbesondere Organtransplantierte Lichtschutzmaßnahmen und regelmäßigen Hautscreenings unterziehen sollten.

▪ Klinik

Besonders von AK betroffen sind die sog. „Sonnenterrassen": unbehaarter Oberkopf, Stirn, Nase, Wangen und Ohren, dorsale Unterarme und Handrücken.

Hier zeigen sich initial raue, leicht schuppende erythematöse Areale, teilweise mit Teleangiektasien (sog. erythematöse oder atrophische AK, ◘ Abb. 23.6), die im Laufe der Zeit erhabener werden und verschiedene klinische Formen zeigen können. Keratotische oder hypertrophe aktinische Keratosen präsentieren sich mit fest haftenden, häufig gelblichen oder bräunlichen Hyperkeratosen (Maximalvariante: Cornu cutaneum), unter denen sich nach ihrer mechanischen Entfernung eine rötliche Basis mit punktförmigen Einblutungen zeigt (◘ Abb. 23.7).

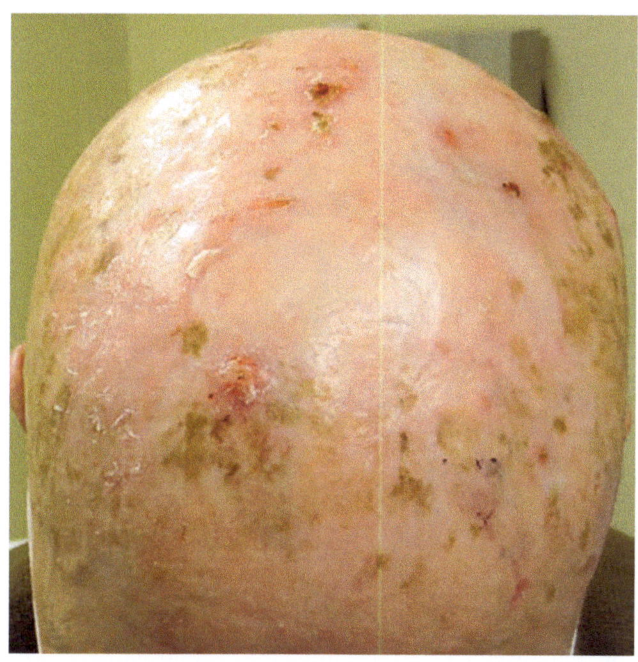

◘ Abb. 23.7 Aktinische Feldkanzerisierung am Capillitium eines Patienten mit androgenetischer Alopezie. Klinisch zeigen sich atrophe Areale, fest haftende, teilweise bräunliche Hyperkeratosen und Hyper- und Hypopigmentierungen. (Aus Pye et al. 2018)

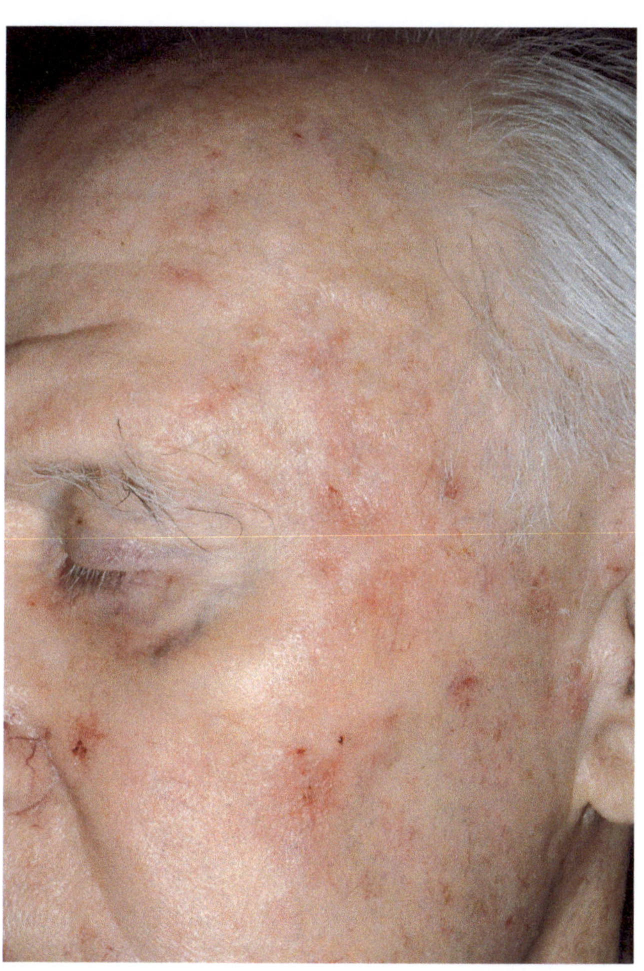

◘ Abb. 23.6 Erythematöse und atrophe Keratosen im Gesichtsbereich eines älteren Mannes. (Aus Sterry und Stockfleth 2018)

Die sog. **Feldkanzerisierung** bezeichnet ein UV-bedingtes poikilodermes Hautbild mit Hyper- und Hypopigmentierungen, Teleangiektasien und atrophen Arealen, auf dem klinisch palpable und sichtbare AK vorhanden sind, und welches besonders an der unbehaarten Kopfhaut (v. a. bei Männern mit androgenetischer Alopezie) und im Dekolleté sowie den Streckseiten der Extremitäten auftritt (◘ Abb. 23.7).

Die Cheilitis actinica bezeichnet eine Sonderform einer AK an der Lippe (meistens an der Unterlippe), bei der das Risiko für eine maligne Entartung größer ist als an der übrigen Haut (◘ Abb. 23.8).

▪ Diagnosestellung

Die Diagnosestellung erfolgt durch klinische Untersuchung, Inspektion und Palpation. Die Dermatoskopie kann der Abgrenzung zu anderen Tumoren und Erkrankungen dienen. Eine Histologie muss nur bei klinisch unklarem Befund (z. B. Differenzialdiagnose eines Morbus Bowen) und bei Anzeichen auf eine Progression in ein PEK erfolgen.

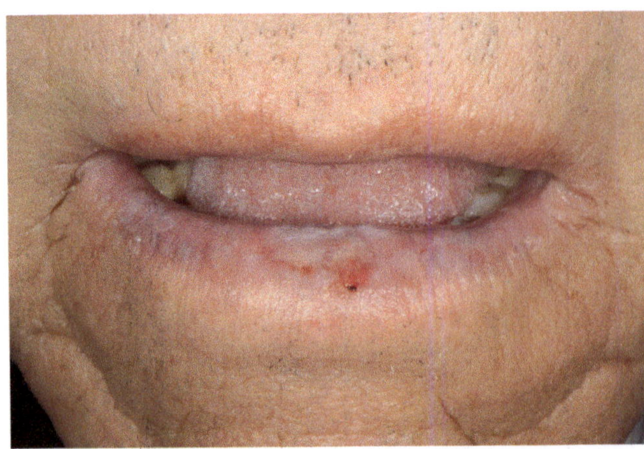

Abb. 23.8 Aktinische Cheilitis. Weißlich verfärbtes Lippenrot mit unscharfer Begrenzung zur Normalhaut, Atrophie, Keratosen, teils Erosionen. (Aus Herzinger 2018)

Differenzialdiagnose

Die wichtigsten Differenzialdiagnosen sind flache seborrhoische Keratosen, flache superfizielle BZK und der Morbus Bowen. Pigmentierte AK können häufig nur histologisch von einer Lentigo senilis oder Lentigo maligna unterschieden werden. Weiterhin können Einzelläsionen eines chronisch-diskoiden Lupus erythematodes klinisch den AK ähneln. Multiple disseminierte, teils flächige AK-artige Hautveränderungen, insbesondere an lichtexponierten Arealen, können Zeichen einer Porokeratosis superficialis disseminata actinica sein.

Therapieprinzipien

Da sich in der Literatur bei immungesunden Personen spontane Remissionsraten der AK von 15–63 % finden lassen, stellt sich die Frage, ob AK in jedem Fall therapiert werden müssen. Weil jedoch unklar ist, welche Läsionen ein hohes Risiko für eine Progression in ein invasives PEK tragen und welche nicht, ist – insbesondere bei Personen unter Immunsuppression, mit PEK oder BZK in der Vorgeschichte sowie bei hoher kumulativer UV-Exposition – ein beobachtendes Abwarten ohne Therapie kritisch zu sehen. Die Wahl einer geeigneten Therapie hängt von vielen Faktoren (u. a. Alter, Komorbiditäten, Komedikation, Lokalisation und Größe des betroffenen Areals, Patientenwunsch und Therapieadhärenz) ab.

Wenige, isolierte und gut abgrenzbare AK können primär läsionsgerichtet mittels chirurgischen Verfahren (Kürettage, Shave-Exzision, Komplettexzision), Kryochirurgie, Laserablation oder photodynamischer Therapie (PDT) behandelt werden.

Beim Vorliegen multipler Läsionen (sog. Feldkanzerisierung) kommen primär feldgerichtete Verfahren zur Anwendung, die den Vorteil haben, dass subklinische Läsionen in der Umgebung ebenfalls mitbehandelt werden können. Neben der PDT sind vor allem die topisch-medikamentösen Verfahren zu nennen. Die am meisten eingesetzten Zubereitungen enthalten Diclofenac-Natrium, 5-Fluoruracil, Imiquimod oder Tirbanibulin. Allen topischen Therapien ist gemeinsam, dass sie im Gewebe eine Entzündungsreaktion auslösen, weswegen eine irritative Kontaktdermatitis, Erytheme, Blasenbildung und Schmerzen sowie postinflammatorische Hypo- und Hyperpigmentierungen im Behandlungsareal zu den häufigen Nebenwirkungen gehören, über die Patienten aufgeklärt werden müssen.

Die Cheilitis actinica kann bei leichter Ausprägung ohne keratotische Auflagerungen zunächst konservativ mit pflegendem Lippenschutzstift mit Sonnenschutzfunktion behandelt werden. Stärkere Ausprägungen können effektiv mit den oben genannten topischen Therapien behandelt werden. Als besonders effektiv sind die konventionelle, aber auch die Tageslicht-PDT zu nennen, während bei einer ausgeprägten großflächigen verrukösen Cheilitis actinica operativ die sog. Vermillionektomie infrage kommt. Hierbei wird das betroffene Lippenrot horizontal oberflächlich abgetragen und die Lippenschleimhaut als Lippenersatz nach vorne mobilisiert und mit der Haut vernäht.

Die regelmäßige Anwendung von Sonnenschutzmittel mit wirksamen Filtern im UV-B- und UV-A-Bereich in adäquater Menge als Basismaßnahme sollte in Ergänzung zu o. g. Therapieoptionen konsequent durchgeführt werden.

Relevanz für die Zahnmedizin/zahnmedizinische Behandlung

Aktinische Keratosen haben eine hohe und stetig steigende Prävalenz. Viele invasive kutane Plattenepithelkarzinome entstehen auf dem Boden von AK, weswegen der Früherkennung der klinischen Läsionen und der frühzeitigen Behandlung eine entscheidende Rolle zukommt.

23.3 Leukoplakie

Luisa Bopp

Definition

Als Leukoplakie (*Syn.* Leukokeratose) wird ein weißer, nicht abwischbarer Schleimhautfleck bezeichnet. Leukoplakien sind typischerweise schmerzlos und können an jeder Stelle der Mundschleimhaut vorkommen.

▪ Ätiologie/Pathophysiologie

Pathophysiologisch handelt es sich um eine Reaktion der Schleimhaut mit vermehrter oder abnormer Verhornung, die verschiedene Ursachen haben und Teil verschiedener Krankheiten sein kann. Bekannte Risikofaktoren sind Nikotinabusus, Alkoholkonsum und das Kauen von Betelnüssen. Weiterhin besteht eine Assoziation zu oralen Infektionen mit humanen Papillomviren (HPV). In Deutschland liegt die Prävalenz für Leukoplakien bei ca. 2 % für Männer und bei 0,5 % für Frauen [2].

Anmerkung: Prinzipiell können Leukoplakien sowohl an der Mund- als auch an der Anogenitalschleimhaut auftreten. Im Folgenden wird nur auf die Leukoplakien der Mundschleimhaut eingegangen.

▪ Klinik

Klinisch existieren verschiedene Formen der Leukoplakie. Als **homogene Leukoplakie** wird eine flache, monomorphe weißliche Plaque oder Makula mit klar definierten Rändern bezeichnet, während **inhomogene Leukoplakien** erythematöse Anteile („Erythroleukoplakie"), knotige Anteile oder warzenartige Verdickungen haben. Letztere sind besonders häufig mit Tabakkonsum assoziiert und können sich auch spontan zurückbilden. Eine Sonderform der inhomogenen Leukoplakien ist die sog. proliferative verruköse Leukoplakie (PVL), die bevorzugt bei älteren Frauen auftritt, nicht mit Nikotinabusus assoziiert ist und mit einem hohen Risiko für eine maligne Transformation einhergeht.

①. Leukoplakien im engeren Sinne

Zu den Leukoplakien im engeren Sinne zählen Leukoplakien, die durch exogene Ursachen, d. h. physikalische Einwirkungen oder chemische Noxen, verursacht werden (exogen-irritative Leukoplakien) (s. ◘ Tab. 23.2).

②. Leukoplakien im weiteren Sinne

Zu den Leukoplakien im weiteren Sinne zählen bei erblichen oder erworbenen Krankheiten auftretende Formen. ◘ Tab. 23.3 gibt eine Übersicht über die wichtigsten Krankheitsbilder.

▪ Diagnosestellung

Bei einer Leukoplakie sollte nach den o. g. Risikofaktoren gefragt werden. Lokale Reizfaktoren (z. B. schlecht sitzende Zahnprothese) sollten erfasst werden. Eine länger als zwei Wochen bestehende Läsion, die keiner infektiösen oder anderen Ursache zugeordnet werden kann oder sich nach Beseitigung mechanischer Ursachen nicht zurückbildet, muss histologisch untersucht werden. Ein spinozelluläres Karzinom kann sich grundsätzlich aus allen Leukoplakien entwickeln. Hierbei gilt: je inhomogener die Leukoplakie, desto höher das Risiko für eine Entartung.

◘ Tab. 23.2 Leukoplakien im engeren Sinne

Name der Erkrankung	Beschreibung (Klinik, Ätiopathogenese)
Morsicatio buccarum (habituelles Wangenkauen)	Harmlose symmetrische, streifige, bläulichweiße Trübung an den Wangen (meistens beidseitig) in Höhe des Zahnschlusses, bedingt durch Einsaugen oder Kauen der Wangenschleimhaut (vgl. ◘ Abb. 23.9)
Leukoplakie durch Zahnprothese oder schadhafte Zähne	Durch schlechtsitzende Zahnprothesen oder schadhafte Zähne bedingte mechanische Schädigung der Mundschleimhaut (vgl. ◘ Abb. 23.10)
Leukoplakie durch örtlichen Kontakt mit Tabak	Initial plane, homogene, scharf begrenzte weißliche Verfärbung, die sich nach längerem Bestehen verdicken kann
Leukokeratosis nicotina palati	Bei starken Rauchern auftretende grauweißlich derbe, flache Knötchen von 1–3 mm Durchmesser, die isoliert stehen oder aneinandergedrängt einen gepflasterten Eindruck vermitteln (vgl. ◘ Abb. 23.11)
Leuködem	Opaleszente bis weißlich-trübe symmetrisch gefärbte Mundschleimhaut, nicht palpabel (DD echte Leukoplakie!), assoziiert mit Rauchen, Hauttyp III–IV (hier ohne Rauchen)

Tab. 23.3 Leukoplakien im weiteren Sinne

Name der Erkrankung	Beschreibung (Klinik, Ätiopathogenese)
Orale Haarleukoplakie	Samtig-weiche, nicht abstreifbare Beläge am lateralen Zungenrand, die durch eine Infektion mit dem Epstein-Barr-Virus (EBV) verursacht sind und bei Menschen mit Immundefizienzsyndrom (HIV/AIDS) auftreten
Lichen ruber mucosae	Streifige netzförmige, nicht wegwischbare Zeichnung an der Wangenschleimhaut (Wickham-Streifung), häufig schmerzhafte Erosionen (letztere gelten als fakultative Präkanzerose), ähnliche Herde an der Genitalschleimhaut, oral häufig Triggerung der Läsionen durch Biofilm, Zahnstein, überstehende Füllungs- oder Prothesenränder
Plaques muqueuses	Im Sekundärstadium der Syphilis fakultativ auftretende Syphilide, initial entzündlich belegte weißliche Papeln und Plaques, später schmerzlose Erosionen und Ulzerationen, Auftreten v. a. an Mundschleimhaut, Gingiva, Gaumen, Lippen, Tonsillen, Zunge und hinterem Pharynx, aber auch an der Anogenitalschleimhaut
Naevus spongiosus albus mucosae (Syn. weißer Schleimhautnävus, hereditäre Leukokeratose)	Symmetrische Verdickung der Mundschleimhaut mit Grau- oder Weißverfärbung, v. a. Wangenschleimhaut, aber auch Lippen-, Zungenschleimhaut, Mundboden und Gingiva, bei Geburt oder in der Kindheit auftretend, autosomal-dominante Vererbung
Ethnisch bedingtes Leuködem	Bei Hauttyp III–IV, wie Raucherleuködem (s. o.)
Proliferative verruköse Leukoplakie	Häufig multifokal auftretende inhomogene Leukoplakie mit hohem Entartungsrisiko, häufiger bei Frauen auftretend, nicht mit Nikotinabusus assoziiert

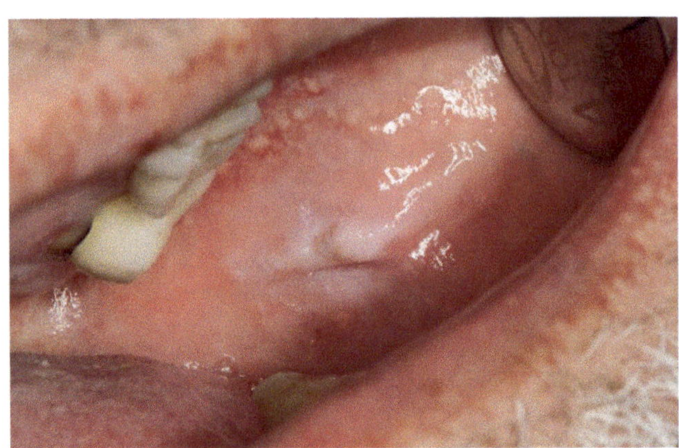

Abb. 23.9 Morsicatio buccarum (habituelles Wangenkauen) (beidseitig) (aus Schmidt-Westhausen 2021)

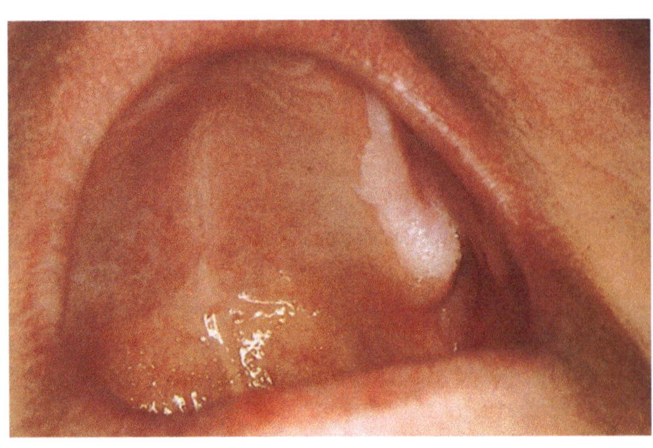

Abb. 23.10 Leukoplakie durch Zahnprothese (aus Herzinger 2018)

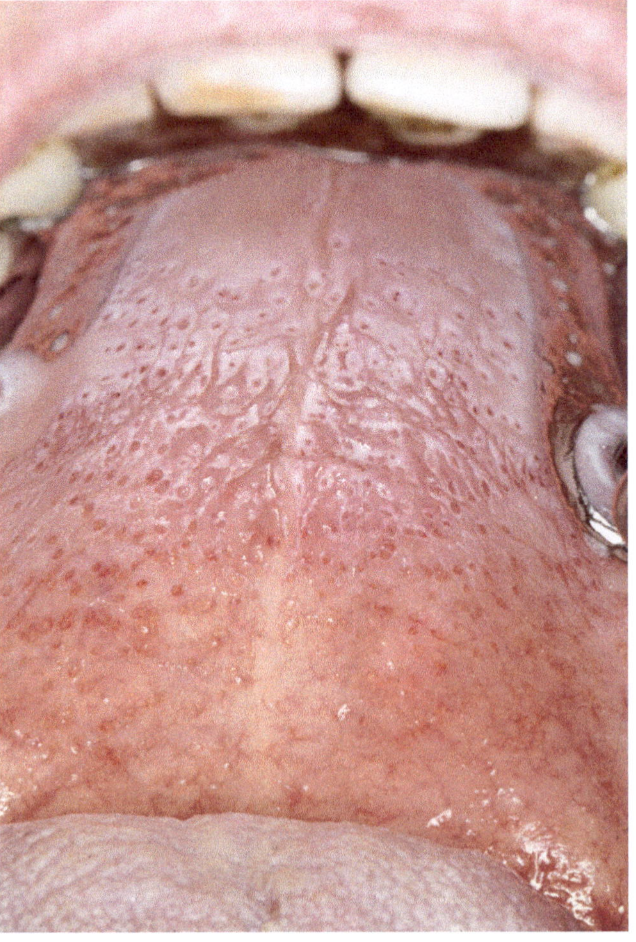

Abb. 23.11 Leukokeratosis nicotina palati (aus Herzinger 2018)

Therapie

Die Therapie erfolgt bei den Leukoplakien im engeren Sinne kausal je nach Auslösefaktor. Durch mechanische Reizungen verursachte Leukoplakien haben hierbei eine gute Prognose. Patienten, deren Mundschleimhaut chemischen Reizen wie Tabak oder Alkohol ausgesetzt sind, sollten zum Verzicht dieser Noxen animiert werden. Malignitätsverdächtige Läsionen sollten, wenn möglich, komplett reseziert werden.

Relevanz für die Zahnmedizin/zahnmedizinische Behandlung

Insbesondere mechanische Reize (bspw. eine schlecht sitzende Zahnprothese sowie scharfe Kanten der Zähne oder Restaurationen) können durch die zahnärztliche Tätigkeit ausgeräumt werden. Eine Leukoplakie sollte solange als Carcinoma *in situ* oder bereits invasives PEK gelten, bis dies histologisch ausgeschlossen werden kann. Der Zahnmedizin kommt insbesondere bei der histologischen Sicherung sowie bei der Verlaufskontrolle eine besondere Rolle zu. Da Rauchen und Alkohol wesentliche Risikofaktoren für die Entstehung von Leukoplakien, aber auch PEK sind, ist es die Aufgabe aller Behandelnden, die Patienten zum Verzicht dieser Noxen zu animieren. Nach Ausschalten der Reizfaktoren kann es zur Rückbildung der Effloreszenz kommen. Regelmäßige Kontrolluntersuchungen sind notwendig, da der Übergang zu einer präkanzerosen Leukoplakie möglich ist.

23.4 Plattenepithelkarzinom

Doris Helbig

Definition

Das Plattenepithelkarzinom der Haut (PEK; Syn. kutanes spinozelluläres Karzinom = cSCC) ist ein langsam wachsender maligner Tumor der Epidermis, der von den Keratinozyten ausgeht.

Epidemiologie

Das cSCC stellt mit ca. 25 % den zweithäufigsten Hauttumor aller Non-Melanoma Skin Cancer mit weltweit steigender Inzidenz dar. Die höchsten Inzidenzen können in Ländern mit hoher UV-Belastung und vornehmlich hellhäutiger Bevölkerung wie Australien gesehen werden. Die Inzidenzrate für cSCC in Deutschland lag 2016 mit ca. 36 (Frauen) bzw. ca. 46 (Männern)/100.000 in etwa in der Mitte der europäischen Inzidenzraten. Das mittlere Erkrankungsalter beträgt 77 bzw. 74 Jahre für Frauen und Männer.

Ätiopathogenese

Die Ätiologie des cSCC ist multifaktoriell, wobei neben einer genetischen oder immunologischen Prädisposition insbesondere der kumulativen UV-Strahlung eine entscheidende Rolle zukommt. Wie auch andere UV-induzierte Tumoren der Haut sind cSCC sehr heterogene Tumoren mit einer sehr hohen Mutationslast.

Zudem sind cSCC mit großem Abstand die häufigsten malignen Neubildungen nach Organtransplantation und eine typische Langzeitkomplikation chronischer Immunsuppression. Die Inzidenz ist, je nach Studie, bei Organtransplantierten um das 65- bis 100-Fache gesteigert und steigt mit der Dauer der Immunsuppression. Zudem zeigen cSCC bei Organtransplantierten ein deutlich aggressiveres Wachstumsverhalten. Die genetischen Alterationen von cSCC sind bei immunkompetenten und immunsupprimierten Personen vergleichbar.

cSCC im Rahmen genetischer Erkrankungen wie z. B. Xeroderma pigmentosum und Epidermolysis bullosa hereditaria, aber auch chronischen Wunden bzw. Entzündungen stellen einen kleinen Anteil an der Gesamtheit aller cSCCs dar, gehen jedoch oft mit aggressiven klinischen Verläufen und hoher Mortalität einher.

Chemische Karzinogene wie polyzyklische aromatische Kohlenwasserstoffe oder Arsen sind als vollwertige Karzinogene in der Induktion kutaner Plattenepithelkarzinome gesichert, spielen inzwischen aber eine untergeordnete Rolle.

Multiple aktinische Keratosen gehen jedoch auch bei Personen ohne Grunderkrankung mit einem erhöhten Risiko für die Entwicklung invasiver cSCC einher. Das Risiko einer einzelnen aktinischen Keratose, in ein invasives cSCC überzugehen, wurde in unterschiedlichen Studien auf 0,025–16 %/Jahr geschätzt.

Klinik

cSCC treten zu etwa 80 % im Kopfbereich auf (haarloses Kapillitium, Stirn, Unterlippe, Ohrmuschel), seltener an den Extremitäten oder im Bereich der Mundschleimhaut. Die meisten cSCC imponieren als schmerzlose, hautfarbene oder erythematöse, ulzerierte, krustig belegte oder hyperkeratotische/verruziforme Knoten (◘ Abb. 23.12). Im Mundschleimhautbereich bzw. an der Unterlippe stellt sich das cSCC im Allgemeinen als leukoplakische derbe Plaque oder als derber breit aufsitzender häufig ulzerierter Tumor dar (◘ Abb. 23.13).

Prognose und Stadieneinteilung

Über 90 % aller cSCC können mittels Exzision ausreichend behandelt werden. Lokalrezidive treten in 6,0 %/10,5 %/12,8 % nach 5/10/15 Jahren auf.

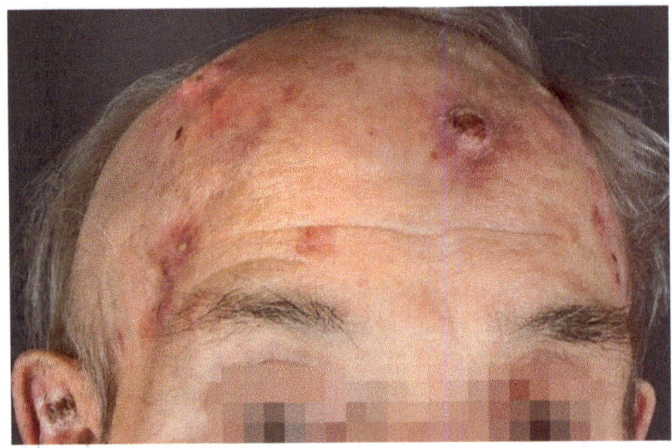

◻ Abb. 23.12 Multiple aktinische Keratosen und invasive Plattenepithelkarzinome. (Quelle: Klinik für Dermatologie und Venerologie, Universitätsklinikum Köln)

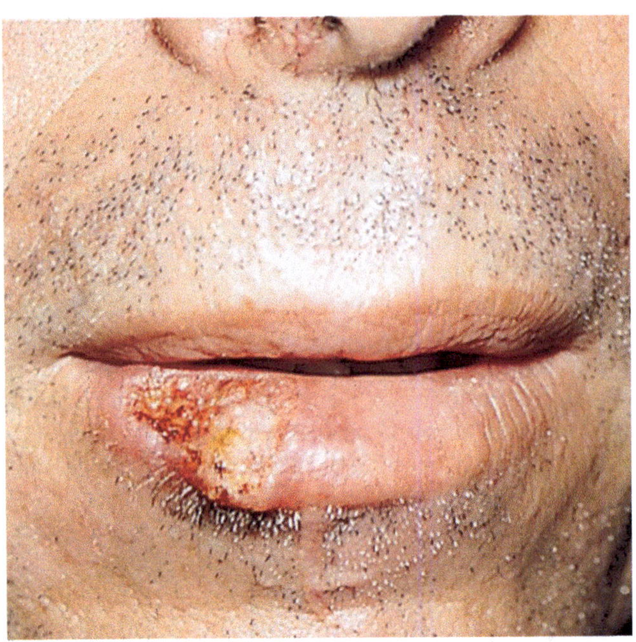

◻ Abb. 23.13 Invasives Plattenepithelkarzinom am Lippenrot. (Quelle: Klinik für Dermatologie und Venerologie, Universitätsklinikum Köln)

Ca. 3–5 % der Patienten entwickeln Lymphknoten- bzw. Fernmetastasen, wobei Lymphknotenmetastasen im Kopf-Hals-Bereich deutlich häufiger sind als am übrigen Körper und bei fast jedem 5. Patienten detektiert werden können. Interessanterweise treten 69–82 % aller Metastasen innerhalb des ersten Jahres auf und im Prinzip fast alle innerhalb von 5 Jahren nach Erstdiagnose.

Unter Immunsuppression treten Lokalrezidive und Metastasen häufiger auf. Zudem wurden die vertikale Tumordicke oder Invasion tieferer Strukturen, perineurale Invasion bzw. Desmoplasie neben dem Tumordurchmesser als weitere negative prognostische Faktoren identifiziert.

Die Stadieneinteilung erfolgt nach der aktuell gültigen TNM-Klassifikation nach AJCC/UICC (◻ Tab. 23.4). Hervorzuheben ist, dass es innerhalb der N2-Kategorie im Kopf-Hals-Bereich durch Befall der kontralateralen Seite zu bilateralem Befall bzw. in der N3-Kategorie durch extranodale Ausbreitung zu einem Upstaging kommt.

Im Falle vorhandener Lymphknoten- bzw. Fernmetastasen ist die 5-JÜR deutlich reduziert (bei LK-Metastasen: <50–83 %; bei Fernmetastasen: <40 %). Aufgrund der hohen Inzidenz sind kutane Plattenepithelkarzinome für ca. ein Viertel aller durch Hautkrebs bedingten Todesfälle verantwortlich.

▪ Differenzialdiagnose

Aktinische Keratose, Morbus Bowen, Keratoakanthom, Chondrodermatitis nodularis helicis (Ohr), benigne Leukoplakie (Mundschleimhaut), syphilitischer Primäraffekt (Unterlippe/Schleimhaut).

▪ Diagnostik

Bei Verdacht auf das Vorliegen eines cSCC soll die Erstuntersuchung die Inspektion des gesamten Hautorgans inklusive der Palpation der Lymphknoten umfassen. Die klinische Verdachtsdiagnose wird histologisch gesichert.

Bei Verdacht auf eine Metastasierung bzw. Vorliegen von Risikofaktoren sollte eine lokoregionäre Lymphknoten-Sonographie durchgeführt werden, ggf. auch eine Schnittbilddiagnostik. Bei sonographischem Verdacht auf das Vorliegen parotidealer oder zervikaler Metastasen sollten die Staginguntersuchungen durch eine Feinnadelzytologie der suspekten Lymphknoten ergänzt werden.

▪ Therapie

▪▪ Operative Therapie

Wenn immer möglich, sollte eine R0-Exzision des primären cSCC bzw. lokoregionären Rezidivs, möglichst mikrographisch kontrolliert (insbesondere bei Tumoren im Kopf-Hals-Bereich, Tumoren mit geringer Differenzierung und Rezidiven), angestrebt werden.

Eine regionäre (therapeutische) Lymphadenektomie sollte nur bei einer klinisch manifesten Lymphknotenmetastase erfolgen, da sie die lokoregionäre Tumorkontrolle verbessern kann.

Eine Radiotherapie stellt bei primär nicht resektablen Tumoren bzw. inoperablen Patienten eine Alternative zur Operation dar. Eine generelle postoperative Radiotherapie ist nicht indiziert, sollte jedoch obligat bei R1- bzw. R2-Zuständen oder einem ausgedehnten LK-Befall durchgeführt werden.

Tab. 23.4 TNM-Klassifikation nach AJCC/UICC

T-Kategorie	
TX	Primärtumor kann nicht beurteilt werden
T0	Kein Anhalt für Primärtumor
Tis	Carcinoma in situ
T1	Tumor 2 cm oder weniger in größter Ausdehnung
T2	Tumor mehr als 2 cm, aber nicht mehr als 4 cm in größter Ausdehnung
T3	Tumor mehr als 4 cm in größter Ausdehnung oder oberflächliche Knocheninvasion oder perineurale Invasion oder tiefe Invasion
T4a	Tumor mit makroskopischer Knocheninvasion/Knochenmarksinvasion
T4b	Tumor mit Invasion des Achsenskeletts, eingeschlossen Foramina und/oder Beteiligung des vertebralen Foramens bis zum Epiduralraum
Körperstamm, Extremitäten, Hüfte, Skrotum	
N-Kategorie	
NX	Regionäre Lymphknoten können nicht beurteilt werden
N0	Keine regionären Lymphknotenmetastasen
N1	Metastase(n) in einem regionären Lymphknoten, 3 cm oder weniger in größter Ausdehnung
N2	Metastase(n) in einem Lymphknoten, mehr als 3 cm, aber nicht mehr als 6 cm in größter Ausdehnung oder in multiplen Lymphknoten, keiner mehr als 6 cm in größter Ausdehnung
N3	Metastase(n) in einem Lymphknoten, mehr als 6 cm in größter Ausdehnung
M-Kategorie	
M0	Keine Fernmetastasen
M1	Fernmetastasen
Kopf-Hals-Bereich	
N-Kategorie (klinisch)	
N0	Keine regionären Lymphknotenmetastasen
N1	Metastase(n) in einem regionären Lymphknoten, 3 cm oder weniger in größter Ausdehnung
N2	Metastase(n) wie folgt beschrieben:
N2a	Metastase(n) in solitärem ipsilateralen Lymphknoten, mehr als 3 cm, aber nicht mehr als 6 cm in größter Ausdehnung, ohne extranodale Ausbreitung
N2b	Metastasen in multiplen ipsilateralen Lymphknoten, keine mehr als 6 cm in größter Ausdehnung, ohne extranodale Ausbreitung
N2c	Metastasen in bilateralen oder kontralateralen Lymphknoten, keiner mehr als 6 cm in größter Ausdehnung, ohne extranodale Ausbreitung
N3a	Metastase(n) in einem Lymphknoten, mehr als 6 cm in größter Ausdehnung, ohne extranodale Ausbreitung

▪▪ Systemische Therapie

Cemiplimab ist der erste Anti-PD-1-Immuncheckpoint-Inhibitor zur Therapie von Patienten mit nichtoperablen bzw. metastasierten cSCC. Ca. 50 % der Patienten mit lokal fortgeschrittenen oder metastasierten cSCC sprachen nach im Median 2 Monaten mit oftmals lang anhaltender Krankheitskontrolle und Verlängerung des progressionsfreien und Gesamtüberlebens an.

Zu den systemischen Zweitlinienbehandlungen bei fortgeschrittenen cSCC gehören die EGFR-Inhibitoren wie z. B. Cetuximab oder Panitumumab, ggf. in Kombination mit Chemotherapie oder Strahlentherapie.

Relevanz für die Zahnmedizin/zahnmedizinische Behandlung

Plattenepithelkarzinome der Mundschleimhaut sind klinisch aggressiver als solche der Unterlippe (Lippenrot) bzw. der Normalhaut. Deshalb ist es wichtig, Risikofaktoren zu identifizieren, anzusprechen und möglichst zu beseitigen: Rauchen und Alkohol, chronisch entzündliche Prozesse (Karies, Lichen planus mucosae), Leukoplakien, aktinische Keratosen. Bei Auffälligkeiten ist eine interdisziplinäre, auf den Patienten zugeschnittene Therapieplanung zu veranlassen.

Weiterführende Literatur

Basalzellkarzinom

Lomas A, Leonardi-Bee J, Bath-Hextall, F (2012) A systematic review of worldwide incidence of nonmelanoma skin cancer. *British Journal of Dermatology*

Peterson SC et al. (2015) Basal cell carcinoma preferentially arises from stem cells within hair follicle and mechanosensory niches. *Cell Stem Cell*

Bonilla X et al. (2016) Genomic analysis identifies new drivers and progression pathways in skin basal cell carcinoma. *Nat Genet*

Lang BM et al. (2019a) S2k Guidelines for Cutaneous Basal Cell Carcinoma – Part 1: Epidemiology, Genetics and Diagnosis. *JDDG – J. Ger Soc Dermatology*

Lang BM et al. (2019b) S2k Guidelines for Cutaneous Basal Cell Carcinoma – Part 2: Treatment, Prevention and Follow-up. *JDDG – J Ger Soc Dermatology*

Arnold A (2016) Basalzellkarzinom und Plattenepithelkarzinom im Fokus. *hautnah dermatologie* 32:44–50. ▶ https://doi.org/10.1007/s15012-016-2070-6

Reifenberger J (2018) Basalzellkarzinom. In: Plewig G, Ruzicka T, Kaufmann R, Hertl M (Hrsg) Braun-Falco's Dermatologie, Venerologie und Allergologie. Springer Reference Medizin. Springer, Berlin. ▶ https://doi.org/10.1007/978-3-662-49544-5_101

Aktinische Keratosen

Schmitt J, Seidler A, Diepgen TL, Bauer A (2011) Occupational ultraviolet light exposure increases the risk for the development of cutaneous squamous cell carcinoma: A systematic review and meta-analysis *British J Dermatol*

Flohil SC, Van Der Leest, RJT, Dowlatshahi EA, Hofman A, De Vries E, Nijsten T (2013) Prevalence of actinic keratosis and its risk factors in the general population: The rotterdam study. *J Invest Dermatol*

Marinescu A et al. (2016) P53, p16 and Ki67 immunoexpression in cutaneous squamous cell carcinoma and its precursor lesions *Rom J Morphol Embryol*

Ulrich C, Schmook T, Nindl I, Meyer T, Sterry W, Stockfleth E (2003) Cutaneous precancers in organ transplant recipients: An old enemy in a new surrounding. *British J Dermatol, Supp*

Berking C, Steeb T, Leiter U, Heppt M, Garbe C (2020) S3-Leitlinie „Aktinische Keratose und Plattenepithelkarzinom der Haut“S3 guideline 'Actinic keratosis and squamous cell carcinoma of the skin. *Forum Fam Plan West Hemisph*

Pye A, Wallis D, Mishra V (2018) Actinic Keratosis. In: Hanlon A (Hrsg) A practical guide to skin cancer. Springer, Cham. ► https://doi.org/10.1007/978-3-319-74903-7_2

Sterry W, Stockfleth E (2018) Maligne epitheliale Tumoren. In: Plewig G, Ruzicka T, Kaufmann R, Hertl M (Hrsg) Braun-Falco's Dermatologie, Venerologie und Allergologie. Springer Reference Medizin. Springer, Berlin. ► https://doi.org/10.1007/978-3-662-49544-5_102

Herzinger T (2018) Erkrankungen der Lippen und der Mundhöhle. In: Plewig G, Ruzicka T, Kaufmann R, Hertl M (Hrsg) Braun-Falco's Dermatologie, Venerologie und Allergologie. Springer Reference Medizin. Springer, Berlin. ► https://doi.org/10.1007/978-3-662-49544-5_75

Leukoplakien

Cianfriglia F, Di Gregorio DA, Cianfriglia C, Marandino F, Perrone Donnorso R, Vocaturo A (2006) Incidence of human papillomavirus infection in oral leukoplakia. Indications for a viral aetiology *J Exp Clin Cancer Res*

Reichart PA (2000) Oral mucosal lesions in a representative cross-sectional study of aging Germans. *Commun Dent Oral Epidemiol*

van der Waal I (2010) Potentially malignant disorders of the oral and oropharyngeal mucosa; present concepts of management. *Oral Oncol*

Kramer F-J (2020) Aphthöse und weißliche Veränderungen der Mundschleimhaut. *Freie Zahnarzt*

Bagan JV et al. (2003) Proliferative verrucous leukoplakia: High incidence of gingival squamous cell carcinoma. *J Oral Pathol Med*

Schmidt-Westhausen AM (2021) Weiße Mundschleimhauterkrankungen der junge zahnarzt 12:22–31. ► https://doi.org/10.1007/s13279-021-0755-7

Plattenepithelkarzinom

Leiter U, Keim U, Eigentler T, Katalinic A, Holleczek B, Martus P et al (2017) Incidence, mortality, and trends of nonmelanoma skin cancer in Germany. J Invest Dermatol 137(9):1860–1867

Inman GJ, Wang J, Nagano A, Alexandrov LB, Purdie KJ, Taylor RG et al (2018) The genomic landscape of cutaneous SCC reveals drivers and a novel azathioprine associated mutational signature. Nat Commun 9(1):3667

Migden MR, Khushalani NI, Chang ALS, Lewis KD, Schmults CD, Hernandez-Aya L et al (2020) Cemiplimab in locally advanced cutaneous squamous cell carcinoma: results from an open-label, phase 2, single-arm trial. Lancet Oncol 21(2):294–305

Maubec E, Boubaya M, Petrow P, Beylot-Barry M, Basset-Seguin N, Deschamps L et al (2020) Phase II Study of Pembrolizumab As First-Line, Single-Drug Therapy for Patients With Unresectable Cutaneous Squamous Cell Carcinomas. J Clin Oncol 38(26):3051–3061

Maligne melanozytäre Tumoren

Sebastian Mastnik und Max Schlaak

Inhaltsverzeichnis

24.1 Lentigo maligna – 182

24.2 Malignes Melanom – 183

Weiterführende Literatur – 186

Die Texte zur Relevanz für die Zahnmedizin/zahnmedizinische Behandlung wurden von Frau PD Dr. Dr. Svenja Rink-Notzon, Köln überarbeitet.

E. von Stebut und F. Ochsendorf (Hrsg.), *Hauterkrankungen in der Zahnmedizin, der Mund-Kiefer-Gesichtschirurgie, der Augenheilkunde und der Hals-Nasen-Ohrenheilkunde*,
https://doi.org/10.1007/978-3-662-66733-0_24

▪ Einleitung

Abhängig vom betroffenen Gewebe präsentieren sich die von Melanozyten ausgehenden Neoplasien unterschiedlich. So sind melanozytäre Tumore im Auge oder an den Schleimhäuten in der Regel später klinisch erkennbar als an der Haut. Verschiedene Risikofaktoren, wie z. B. die pathogenetische Rolle der UV-Strahlen und unterschiedliche Muster von somatischen Mutationen, spielen eine Rolle in der Erkrankungsentstehung.

24.1 Lentigo maligna

▪ Definition

Die Lentigo maligna ist eine Form des Melanoma in situ, eine von Melanozyten ausgehende maligne epitheliale Neoplasie, welche histologisch die Basalmembran nicht überschreitet. Wichtig ist die Abgrenzung zu einem bereits invasiv wachsenden Lentigo-maligna-Melanom. Charakteristisch sind ein langsames Wachstum und das Vorkommen in lichtexponierter Haut bei älteren Patienten.

▪ Ätiologie/Pathophysiologie

Wie bei vielen malignen Hauttumoren spielt auch bei der Lentigo maligna eine Schädigung des Integuments durch UV-Strahlung in der Pathophysiologie eine zentrale Rolle. Das typische Auftreten in den lichtexponierten Arealen hellhäutiger, älterer Menschen legt eine Kanzerogenese durch kumulative UV-Exposition nahe. Dies ist bemerkenswert, gelten kumulative UV-Schäden prinzipiell vor allem für viele nicht-melanozytäre epitheliale Tumore der Haut, wie das Plattenepithelkarzinom, als prädisponierend. Die Tatsache, dass eine Lentigo maligna als Präkanzerose oft über viele Jahre besteht, ehe sich ein Lentigo-maligna-Melanom daraus entwickeln kann, ist charakteristisch.

▪ Klinik

Prädilektionsstelle ist das Gesicht bzw. der Kopf-Hals-Bereich. Seltener ist die Unterarmregion oder der Handrücken betroffen. Die Lentigo maligna gilt als bösartige Neubildung des älteren Menschen, das durchschnittliche Erkrankungsalter liegt bei über 60 Jahren.

Das typische klinische Erscheinungsbild ist eine unregelmäßig begrenzte, oft unscharf auslaufende, inhomogene, braune oder schwarz-braune Makula (◘ Abb. 24.1, 24.2).

▪ Differenzialdiagnosen

Lentigo solaris ist eine gutartige Makula in lichtexponierter Haut.

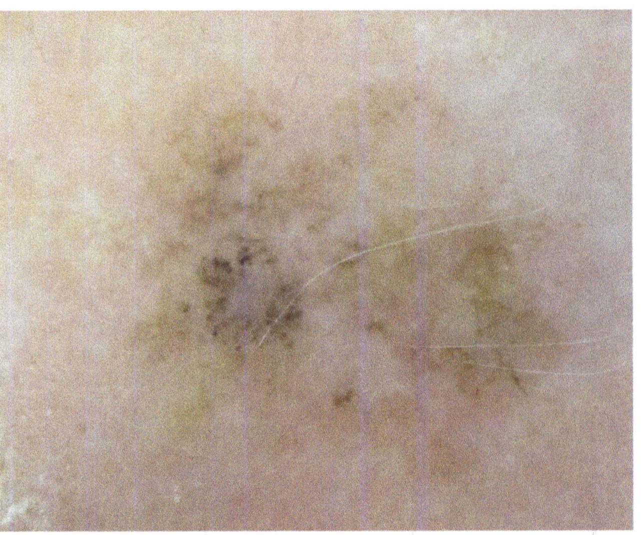

◘ **Abb. 24.1** Hautveränderung am Hinterkopf eines 81-jährigen Patienten, histologisch als Lentigo maligna bestätigt. (Copyright: Charité-Universitätsmedizin Berlin, mit freundlicher Genehmigung)

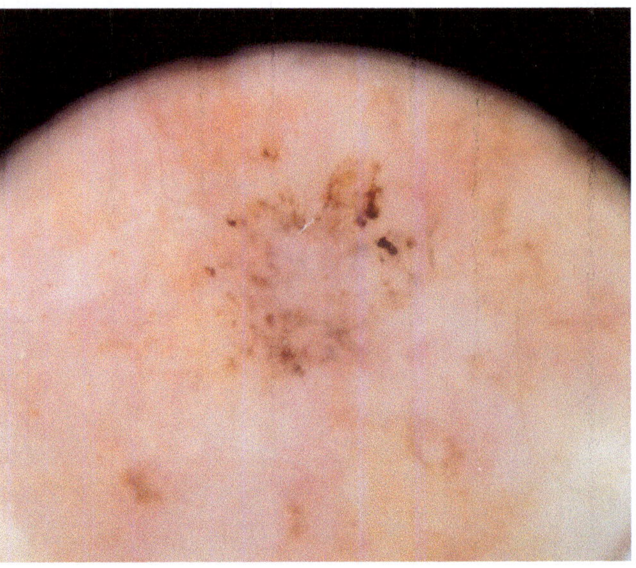

◘ **Abb. 24.2** Dermatoskopische Aufnahme der gleichen Läsion (◘ Abb. 24.1), 10-fache Vergrößerung. (Copyright: Charité-Universitätsmedizin Berlin, mit freundlicher Genehmigung)

Seborrhoische Keratosen: gutartige Hautläsion mit vielfältigen klinischen Erscheinungsbildern. Prinzipiell wichtige Differentialdiagnose, da häufig auch dunkel (bräunlich, schwarz) pigmentiert.

Lentigo-maligna-Melanom: Rein klinisch nicht sicher unterscheidbar. Entsteht aus eine Lentigo maligna, bereits invasive Anteile können nodulär imponieren.

Pigmentiertes Basalzellkarzinom und Morbus Bowen: Auch nicht-melanozytäre epitheliale Tumore haben z. T. pigmentierte Unterformen und können somit klinisch braun oder schwarz imponieren.

▪ **Diagnosestellung**

In den letzten Jahren hat die Bedeutung von nicht invasiver Diagnostik, wie z. B. der Dermatoskopie und konfokalen Lasermikroskopie, zugenommen. Dennoch erfolgt die Diagnosesicherung stets histologisch. Prinzipiell sollte eine Melanom-verdächtige Läsion primär ganz exzidiert und histologisch aufgearbeitet werden. Allerdings gilt auch eine Probebiopsie oder Teilexzision als legitim bzw. leitlinienkonform, sollte es sich um eine größere klinisch suspekte Läsion in einer anatomisch problematischen Region wie dem Gesicht handeln. Große Exzisionen können hier häufig ästhetische oder auch funktionelle Defizite zur Folge haben.

Die Indikationsstellung zur Exzision oder Probebiopsie einer pigmentierten Hautveränderung wird nach der klinischen Inspektion oftmals maßgeblich durch eine anschließende dermatoskopische (= auflichtmikrokopische) Betrachtung mit Prüfung bezüglich vorhandener Malignitätskriterien beeinflusst. Bei großen Läsionen im Gesicht sollten Biopsien in den klinisch und dermatoskopisch auffälligsten Arealen entnommen werden. Häufig sind bei negativem histologischem Ergebnis im Verlauf erneute Re-Biopsien angezeigt.

▪ **Therapieprinzipien**

Die chirurgische Exzision ist die Therapie der Wahl. Es gibt verschiedene Vorgehensweisen mit jeweils unterschiedlichen histologischen Techniken der Schnittrand-Aufarbeitung, um eine vollständige Entfernung zu gewährleisten. Nach der aktuellen Leitlinie wird eine komplette Exzision mit histopathologischer Kontrolle empfohlen.

Bei älteren Patienten, die einer Operation nicht mehr zugänglich sind, können Alternativen, wie eine Strahlentherapie oder eine topische Imiquimod-Behandlung, diskutiert werden. Zu beachten ist, dass hierbei eine vollständige histologische Aufarbeitung und die Detektion möglicher invasiver Anteile nicht möglich sind.

Relevanz für die Zahnmedizin/zahnmedizinische Behandlung

Auch Menschen in fortgeschrittenem Lebensalter können, besonders bei Ausbleiben chronischer Erkrankungen, insgesamt sehr wenige Berührungspunkte mit dem Gesundheitssystem haben. In manchen Fällen kann eine zahnärztliche Vorstellung somit der einzige ärztliche Kontakt in einem langen Zeitraum bedeuten. Die Lentigo maligna ist hierbei mit der Prädilektionsstelle des Gesichtes, wie auch andere Hauttumore, einer schnellen Blickdiagnose häufig ohne weiteres gut zugänglich. Ein klinischer Verdacht muss in jedem Fall eine zeitnahe fachärztliche Vorstellung zur weiteren Abklärung zur Folge haben.

24.2 Malignes Melanom

▪ **Definition**

Das maligne Melanom ist ein von den Melanozyten ausgehender Tumor, dessen biologisches Verhalten von Faktoren wie z. B. der Tumordicke und Ulzeration des Primarius abhängig ist. Die embryologische Abstammung aus der Neuralleiste wird als Erklärung für die hohe Migrationsfähigkeit mit höheren Metastasierungsraten angesehen.

Es lassen sich unterschiedliche Melanomtypen aufgrund klinischer und histologischer Merkmale unterscheiden. Insgesamt ist das maligne Melanom für mehr als 90 % aller Sterbefälle durch Hautkrebs verantwortlich.

▪ **Ätiologie/Pathophysiologie**

Der wichtigste exogene Risikofaktor ist die UV-Exposition. Beim Melanom werden besonders intensive UV-Belastungen in der Kindheit und Jugend, beispielsweise häufige Sonnenbrände in Sommerurlauben, als risikoerhöhend angesehen. Zudem entscheidet der Hauttyp einer Person über die individuelle Prädisposition. So ist bei äquatornah lebenden Menschen mit Hauttyp I oder II eine hohe Melanom-Inzidenz beschrieben, wichtigstes Beispiel ist hierfür die australische Bevölkerung. Menschen mit dunklem Hauttyp, afrikanischer oder asiatischer Herkunft, sind hingegen nur sehr selten von einem Melanom, dann meist vom akrolentiginösen oder Schleimhauttyp, betroffen. Insgesamt wird die Zunahme der Inzidenz in Deutschland durch ein geändertes Freizeitverhalten mit zunehmender Sonnenexposition erklärt. Melanome in intermittierend UV-belasteter Haut weisen häufig eine Mutation im BRAF-Gen auf, insgesamt wird diese in etwa 50 % aller Melanome gefunden.

Es gibt zudem eine erbliche Komponente als endogenen Risikofaktor. Etwa 10 % aller Melanome treten familiär auf. Auch Personen mit vielen melanozytären Naevi sind gefährdeter. Es gelten >50 gewöhnliche Naevi oder bei familiärer Belastung auch >5 dysplastische Naevi als unabhängiger Risikofaktor für ein Melanom. Ein im Vergleich massiv erhöhtes Hautkrebsrisiko und eine entsprechend deutlich reduzierte Lebenserwartung zeigen im Zusammenhang der genetischen Disposition Patienten mit Xeroderma pigmentosum (rezessiv vererbter Defekt der DNA-Reparaturenzyme). Bei Betroffenen sind strikte Lichtschutz- und Früherkennungsmaßnahmen essentiell.

Anhand des zunehmenden Verständnisses der Pathomechanismen können mittlerweile Assoziationen zwischen Melanom-Subtyp, UV-Exposition und nachgewiesener Mutation aufgezeigt werden.

▪ Klinik

Ein Melanom kann prinzipiell an allen Bereichen des Hautorgans, ob behaart oder unbehaart, sowie an den Schleimhäuten auftreten. Auch am Nagelapparat kann ein Melanom entstehen. Beide Geschlechter sind etwa gleich häufig betroffen, das mittlere Erkrankungsalter liegt im mittleren bis höheren Lebensabschnitt (mittleres Erkrankungsalter bei ca. 60–70 Jahren). In seltenen Fällen können allerdings auch Kinder oder Jugendliche betroffen sein.

Es werden klinische Subtypen unterschieden:

Superfiziell spreitendes Melanom (SSM): häufigster klinischer Typ (ca. 60 %), der sich als unregelmäßig pigmentierte, polyzyklisch und scharf begrenzte, asymmetrische Makula oder Plaque, häufig am Rumpf, präsentiert. Oft zeigen sich auch Areale mit Regression (durch Abbau von Pigment und Melanomzellen). Bei früher Entdeckung kann eine „in situ-Form" bestehen, im späteren Verlauf sind häufig klinisch und histologisch knotige Anteile erkennbar (sekundär knotiges SSM).

Lentigo-maligna-Melanom: können aus einer Lentigo maligna entstehen (vgl. Abschn. 24.1). Klinisches Korrelat für beginnendes invasives Wachstum sind infiltrierte, knotige Anteile innerhalb der Lentigo.

Noduläres Melanom (NM): zweithäufigster Typ (ca. 20 %) der als brauner, braunschwarzer oder auch bläulich-schwarzer, meist homogener und schnell wachsender Knoten auffällt. Oft ist die Oberfläche bereits ulzeriert.

Akrolentiginöses Melanom (ALM): palmar, plantar und peri- bzw. subungual lokalisiertes Auftreten. Klinisch imponiert an den Handflächen und Fußsohlen meist eine inhomogene, unscharf begrenzte Makula. Die Entwicklung von Nodi ist möglich, auch sind amelanotische Formen beschreiben. An den Nägeln kann es zur Nageldestruktion kommen. Streifige Pigmentierungen der Nägel sind besonders verdächtig, wenn sie größenzunehmend, über 3 mm breit und mit periungualer Verfärbung, beispielsweise der angrenzende Nagelfalz (Hutchinson-Zeichen), imponieren.

Daneben gibt es einige seltenere Melanomvarianten wie beispielsweise das Schleimhautmelanom (◘ Abb. 24.3), das Aderhautmelanom und das amelanotische Melanom. **Schleimhautmelanome** sind mit einem Anteil von 1,3 % aller auftretenden malignen Melanome eine insgesamt seltene Untergruppe. Sie unterscheiden sich von Melanomen der äußeren Haut durch andere genetische Alterationen als Ursache des neoplastischen Wachstums, bei Auftreten an nicht UV-exponierten Regionen sind Risikofaktoren zudem weitgehend unbekannt. Bei intraoralen Melanomen sind keine Vorläuferläsionen bekannt, Melanome machen allerdings insgesamt nur einen kleinen Anteil aller intraoralen Neoplasien aus und sind somit sehr selten. Sie präsentieren sich als zunächst kleine Pigmentflecke häufig am harten Gaumen oder dem Alveolarfortsatz des Oberkiefers. Im Verlauf werden sie dicker und in der Spätphase treten häufig Ulzerationen und Blutungen auf.

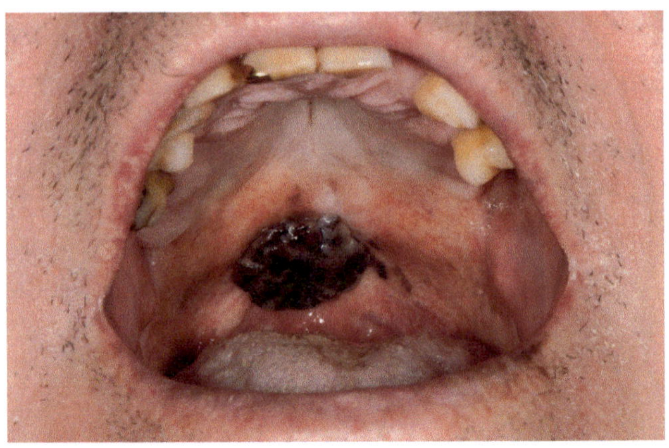

◘ **Abb. 24.3** Schleimhautmelanom. (Copyright: LMU Klinikum München, mit freundlicher Genehmigung)

Wichtig ist allerdings, dass auch orale Melanome amelanotisch auftreten können. Die Prognose eines Melanoms der Mundhöhle ist schlechter als bei Auftreten an der äußeren Haut, was teilweise einer häufig erst im Spätstadium erfolgten Diagnosestellung zugeschrieben wird.

Alle beschriebenen Subtypen können lymphogen und hämatogen metastasieren. Lymphogene Metastasen können als Satellitenmetastasen direkt um den Primärtumor, als In-transit-Metastasen im Verlauf zur 1. Lymphknotenstation und schließlich in loko-regionären Lymphknotenmetastasen manifest werden. Von hämatogener Metastasierung sind häufig Haut, Lungen, Leber, Knochen, Nebennieren und auch das Gehirn betroffen.

In vielen Fällen wird erst nach der Biopsie einer unklaren Raumforderung in einem Organ oder nach Entfernung eines suspekt vergrößerten Lymphknotens die Diagnose eines metastasierten malignen Melanoms mit unbekanntem Primärtumor gestellt.

▪ Differentialdiagnosen

Schleimhautmelanom: Wichtige Differentialdiagnosen, vor allem in der Frühphase, sind Amalgamtätowierungen und harmlose Pigmentflecke, welche sich insgesamt häufiger bei Menschen mit dunklem Hauttyp finden. Daneben gibt es noch einige weitere exogene oder endogene Ursachen von Schleimhautpigmentierungen, wie Bleiintoxikationen oder Systemerkrankungen wie der Morbus Addison.

Melanozytäre Naevi sind klinisch durch die ABCDE-Kriterien (s. u.) und die Dermatoskopie abzugrenzen. Dysplastische Naevus-Zell-Naevi und spezielle Naevi wie der Naevus-Spitz, der Reed-Naevus und blaue Naevi benötigen häufig eine histologische Einteilung.

Pigmentierte Verruca seborrhoica: Diese zeigt häufig klinische und vor allem auch dermatoskopisch charakteristische Unterscheidungskriterien.

Dermatofibrom: häufige reaktive Hautveränderung mit charakteristischen dermatoskopischen Kriterien.

Pigmentiertes Basalzellkarzinom, pigmentierte aktinische Keratose und pigmentierter Morbus Bowen: klassische epitheliale Neoplasien, die ebenfalls klinisch dunkel pigmentiert erscheinen können.

Granuloma pyogenicum, Angiosarkom und Kaposi-Sarkom sind Beispiele für vaskuläre Neoplasien, die klinisch ähnlich imponieren können.

Amalgamtätowierung: wichtige Differentialdiagnose oraler Pigmentierungen.

Subunguales Hämatom: Differentialdiagnose eines ALM im Nagelbereich.

▪ Diagnosestellung

Zunächst erfolgt die klinische Inspektion und dermatoskopische (auflichtmikroskopische) Untersuchung. Ein bekanntes und sehr hilfreiches Instrument ist hierbei die Beurteilung nach der ABCDE-Regel:

- Asymmetrie
- Begrenzung („Border") unregelmäßig und verwaschen
- Farbe (Colour) inhomogen und unterschiedlich
- Durchmesser >5 mm
- Entwicklung (= Änderung) oder Erhabenheit (= Spätsymptom)

sind wichtige Malignitätskriterien.

Dermatoskopisch werden zusätzlich das Pigmentnetz, die Anzahl vorkommender Muster sowie spezifische auflichtmikroskopische Kriterien beurteilt.

Daneben ist das *ugly duckling* Zeichen ein wichtiges Erkennungsmerkmal: Hautveränderungen, die sich von den anderen Naevi des Patienten unterscheiden, sind potenziell verdächtig. Neue Ansätze der Früherkennung nutzen zudem modernere Verfahren wie die sequentielle, digitale Dermatoskopie. Auch ist aktuell der mögliche Gebrauch von Fotoapplikationen und Künstlicher Intelligenz zur Früherkennung Gegenstand wissenschaftlicher Untersuchungen.

Suspekte Läsionen werden entfernt und histologisch untersucht. Hierbei wird nicht nur die Diagnose gesichert (häufig sind hierfür immunhistochemische Analysen nötig), sondern es werden auch wichtige prognostische Faktoren untersucht, die das weitere Vorgehen maßgeblich bestimmen.

- Besonders wichtig ist hierbei die Eindringtiefe: die Tumordicke nach Breslow, angegeben in mm, bestimmt das T-Stadium der TNM-Klassifikation.
- Daneben kann die Invasionstiefe je nach betroffener Hautschicht nach Clark angegeben werden (Clark-Level I: auf Epidermis beschränkt (in situ); II: bis in das stratum papillare reichend; III: das gesamte stratum papillare durchsetzend; IV: bis in das stratum reticulare reichend; V: bis in das subkutane Fettgewebe reichend).
- Ulzerationen und die Mitoserate und der Melanom-Subtyp sind daneben weitere histologische Kriterien, die bestimmt werden sollten (TNM-Klassifikation).

Ab einer Tumordicke von 1 mm (bei histologischen Risikofaktoren wie Ulzeration des Tumors oder bei Patientenalter unter 40 Jahre ab 0,75 mm) wird zusätzlich die Biopsie des Wächterlymphknotens empfohlen. Dieser wird nach radioaktiver und farbstofflicher (Patentblau-) Markierung exstirpiert und histologisch nach Absiedlungen untersucht. Zeigen sich weitere Manifestationen der Erkrankung, ist ein Ganzkörperstaging (CT von Hals, Thorax und Abdomen oder PET-CT und Schädel-MRT) angezeigt, um mögliche Organmetastasen nachzuweisen. Dies sollte auch bei Primärtumoren über 4 mm Tumordicke ohne Lymphknotenbeteiligung erfolgen (Stadium IIC) und im Rahmen der Nachsorge in festen Abständen wiederholt werden. Hier hat zusätzlich auch eine regelmäßige Ultraschalluntersuchung der Lymphknoten, auch bei dünneren Melanomen ohne primäre Lymphknotenbeteiligung, einen hohen Stellenwert. Auch gibt es Tumormarker (S100 und LDH), die ab bestimmten Stadien regelmäßig kontrolliert werden sollten.

▪ Therapieprinzipien

Der Primärtumor sollte bei Melanomverdacht wenn möglich durch eine erste Operation im Sinne einer Exzisionsbiopsie direkt vollständig entfernt werden. In Ausnahmefällen kann auch eine Stanz- oder Spindelbiopsie erfolgen. Wird der Verdacht histologisch bestätigt, muss als zweiter operativer Schritt eine Nachexzision mit 1 cm oder bei Tumoren ab 2 mm Tumordicke mit 2 cm Sicherheitsabstand durchgeführt werden. Falls indiziert, erfolgt häufig in der gleichen Operation die Entfernung des Wächterlymphknotens (s. oben).

Auch bei der Therapie von Melanom-Metastasen hat trotz neuer medikamentöser Therapieoptionen ein operatives Vorgehen immer noch einen Stellenwert. Gerade einzelne lymphogene Absiedlungen oder auch Organmetastasen können durch eine Operation häufig effektiv und eventuell auch kurativ behandelt werden. Eine Ausräumung aller Lymphknoten im Abstromgebiet (Lymphknotendissektion) verliert allerdings in diesem Zusammenhang immer mehr an Bedeutung und ist auch nach aktuellen Leitlinien bei fehlender Prognoseverbesserung nicht mehr bei jedem Lymphknotenbefall empfohlen.

Seit einigen Jahren stehen mit der Immuntherapie durch Checkpointinhibitoren und der zielgerichteten Therapie mit BRAF- und MEK-Signalweg-Inhibitoren innovative Behandlungen zur Verfügung, welche die Therapie des fortgeschrittenen malignen Melanoms revolutioniert haben. Diese neuen Behandlungen sind mittlerweile auch zur adjuvanten Therapie, wenn alle nachweisbaren Absiedlungen operativ entfernt wurden oder der Primarius eine hohe Tumordicke aufwies, zur Verbesserung der Gesamtprognose zugelassen.

Neben einer Operation und den genannten Systemtherapien ist beispielsweise bei Hirnmetastasierung oder symptomatischen Knochenmetastasen auch die Strahlentherapie nach wie vor ein wichtiger Therapiepfeiler.

Relevanz für die Zahnmedizin/zahnmedizinische Behandlung

Die schlechtere Prognose oraler Melanome unterstreicht den Stellenwert einer eingehenden Inspektion der Mundschleimhaut im Rahmen einer zahnärztlichen Vorstellung. Falls erreichbar, können intraorale Pigmentierungen auch dermatoskopisch betrachtet werden. Wichtigster Pfeiler der Therapie ist die Operation. In Spätstadien kann bei vorliegender c-kit Mutation, welche bei Schleimhautmelanomen auftreten kann, eine Systemtherapie in Form von c-kit Inhibitoren zur Anwendung kommen.
Neben der möglichen Detektion oraler Schleimhautmelanome sind Zahnmediziner/innen zudem häufig in der Betreuung von Patienten mit malignem Melanom im Stadium IV involviert: Vor der Einleitung einer Bisphosphonat-Therapie bei Patienten mit ossären Filiae ist eine zahnärztliche Vorstellung immer notwendig. Während einer Bisphosphonateinnahme bedarf es einer perioperativen antibiotischen Abschirmung bei oralchirurgischen Eingriffen sowie eines engmaschigen Recalls dieser Patienten.

Weiterführende Literatur

Bologna J. L. et al. (2018). Dermatology, Fourth Edition. Elsevier, Amsterdam

Leitlinienprogramm Onkologie (Deutsche Krebsgesellschaft, Deutsche Krebshilfe, AWMF): Diagnostik, Therapie und Nachsorge des Melanoms, Langversion 3.3, 2020, AWMF Registernummer: 032/024OL. ► http://www.leitlinienprogramm-onkologie.de/leitlinien/melanom/

Elder DE, Massi D, Scolyer RA, Willemze R (Hrsg) (2018) WHO classification of skin tumors, 4. Aufl. IARC, Lyon

Papaspyrou G, Garbe C, Schadendorf D, Werner JA, Hauschild A, Egberts F (2011) Mucosal melanomas of the head and neck: new aspects of the clinical outcome, molecular pathology, and treatment with c-kit inhibitors. Melanoma Res 21(6):475–482

Seltene Tumore

Sebastian Mastnik und Max Schlaak

Inhaltsverzeichnis

25.1 Weichteiltumore und Hautanhangstumore – 188

25.2 Mycosis fungoides – 189

Weiterführende Literatur – 191

Die Texte zur Relevanz für die Zahnmedizin/zahnmedizinische Behandlung wurden von Frau PD Dr. Dr. Svenja Rink-Notzon, Köln überarbeitet.

E. von Stebut und F. Ochsendorf (Hrsg.), *Hauterkrankungen in der Zahnmedizin, der Mund-Kiefer-Gesichtschirurgie, der Augenheilkunde und der Hals-Nasen-Ohrenheilkunde*,
https://doi.org/10.1007/978-3-662-66733-0_25

■ **Einleitung**

Neben den häufigen von Keratinozyten ausgehenden Tumoren und den in ► Kap. 24 beschriebenen melanozytären Tumoren können sich aus anderen Zellarten der Haut Tumore entwickeln. Diese heterogene Gruppe von Erkrankungen wird unter seltenen Tumoren zusammengefasst.

25.1 Weichteiltumore und Hautanhangstumore

■ **Definition**

Auf Grundlage des anatomischen Aufbaus des Hautorganes finden sich in allen Hautschichten verschiedene Gewebe- und Zellarten, welche Ursprung einer benignen oder malignen Neoplasie sein können. Die Mehrzahl der von Dermis oder Subkutis ausgehenden Weichteiltumore ist gutartig, häufig sind beispielsweise das Fibrom oder das Lipom.

Maligne Weichteiltumore werden gemäß dem embryonalen Ursprung als neuronale oder mesenchymale Sarkome unterschieden, die aus Nerven-, Fett-, Muskel- oder Bindegewebe sowie aus Blutgefäßen entstehen können (Beispiele: Liposarkom, Leio-/Rhabdomyosarkom, Fibrosarkom, Dermatofibrosarcoma protuberans, Angiosarkom).

Daneben gibt es auch benigne und maligne Tumore der Hautanhangsgebilde (Adnexe). Beispiele benigner Tumore: Spiradenom, Zylindrom, Trichoepitheliom.

Beispiele maligner Tumore: Pilomatrixkarzinom, Porokarzinom, Talgdrüsenkarzinom.

■ **Ätiologie/Pathophysiologie**

Bei malignen Weichteiltumoren finden sich häufig für die jeweilige Entität typische genetische Veränderungen. Die Pathogenese beim *Dermatofibrosarkoma protuberans* beruht auf einer Translokation mit neu entstandenem Fusionsgen, andere Sarkome entstehen durch mehrere Aberrationen, häufig in Kombination mit dem Verlust des Tumorsuppressors p53-Protein. Als allgemeine Risikofaktoren zählen hier frühere Strahlenbelastungen und chemische Noxen. Daneben können bei manchen *Sarkomen* genetische Erkrankungen und im Falle des Kaposi-Sarkoms ein Virus (Humanes Herpesvirus 8) krankheitsverursachend sein.

■ **Klinik**

Sarkome unterscheiden sich prinzipiell in ihrem Differenzierungsgrad. Je differenzierter ein Tumor ist, desto ähnlicher kann er dem ursprünglichen Gewebe oder entsprechenden gutartigen Läsionen sein. So imponiert ein gut differenziertes Liposarkom klinisch eventuell ähnlich einem Lipom. Ein Angiosarkom lässt zudem aufgrund der bläulich-roten Farbe häufig klinisch den vaskulären Ursprung des Gewebes erkennen (◘ Abb. 25.1). Kaposi-Sarkome, die ebenfalls zu den vaskulären Neoplasien zählen, sind typischerweise braunrot oder violett.

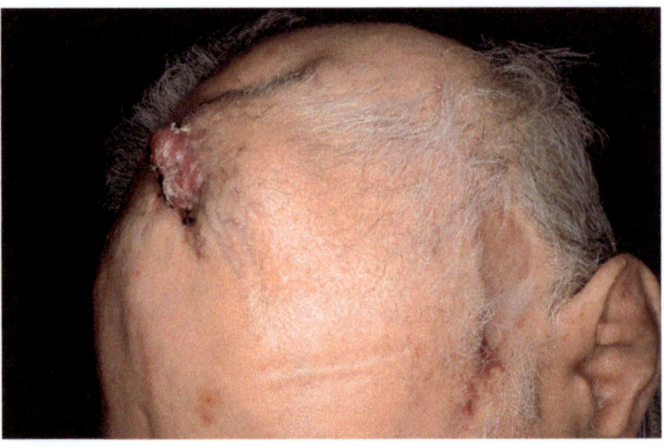

◘ **Abb. 25.1** Angiosarkom an der Kopfhaut. (Copyright: LMU Klinikum München, mit freundlicher Genehmigung)

Insgesamt ist das klinische Erscheinungsbild vieler Sarkome und Hautanhangstumore allerdings unspezifisch. Wie bei anderen malignen Neoplasien der Haut können folgende Kriterien einen Hinweis auf die Malignität und die Notwendigkeit einer weiteren Abklärung geben:

- fehlende Verschieblichkeit
- Ulzerationen mit Blutung
- inhomogenes und infiltrierendes Wachstum
- starke Vaskularisierung
- derbe Konsistenz

■ **Differentialdiagnosen**

Epitheliale maligne Tumore wie beispielsweise das (amelanotische) maligne Melanom.

Benigne Hauttumore können prinzipiell oft nur histologisch unterschieden werden.

Hautmetastasen maligner Tumoren erscheinen wie Sarkome häufig als derber, subkutaner Knoten.

Kutane B-Zelllymphome sind, im Gegensatz zu den T-Zelllymphomen, meist nodulär und solitär.

Zysten präsentieren sich ebenfalls häufig als subkutane, prallelastische Strukturen.

■ **Diagnosestellung**

Eine sichere Diagnosestellung kann aufgrund des oft unspezifischen Erscheinungsbildes nur histologisch erfolgen.

■ **Therapieprinzipien**

Grundlage der Behandlung und kurativer Heilversuch ist stets die operative Entfernung des Tumors.

Fortgeschrittene Sarkome erfordern oft eine interdisziplinäre Therapie (Chemotherapie, Radiatio, Multikinaseinhibitoren) in spezialisierten Zentren.

Relevanz für die Zahnmedizin/zahnmedizinische Behandlung

Auch in der Mund-Kiefer-Gesichts-Region treten Sarkome und vor allem Adnextumore auf.
Im Falle einer Chemo- oder Strahlentherapie können Patienten Nebenwirkungen wie eine Mukositis der Mundschleimhaut, eine strahleninduzierte Hyposalivation oder eine Osteoradionekrose des Kieferknochens entwickeln.

25.2 Mycosis fungoides

▪ Definition

Die Mycosis fungoides ist den primär kutanen Lymphomen (Syn. kutane Non-Hodgkin-Lymphome) zuzuordnen. Dies ist eine heterogene Gruppe von Erkrankungen, welche durch eine maligne klonale Proliferation von Lymphozyten in der Haut gekennzeichnet sind. Sie sind von nodalen Non-Hodgkin-Lymphomen (Primärmanifestation in Lymphknoten), die ebenfalls Hautveränderungen hervorrufen können, abzugrenzen.

Etwa zwei Drittel aller primär kutanen Lymphome sind Proliferationen von T-Lymphozyten. Hierzu gehört auch als häufigster Vertreter die Mycosis fungoides. Im Vergleich dazu seltener sind andere T-Zell-Lymphome wie das Sézary-Syndrom und kutane Neoplasien durch B-Lymphozyten.

▪ Ätiologie/Pathophysiologie

Die genaue Ätiologie ist nicht bekannt. Neben einer genetischen Prädisposition werden langzeitige bakterielle oder virale Antigenstimulationen sowie chronische Dermatitiden als Auslöser diskutiert. Zum Schutz vor äußeren Einflüssen ist das immunologisch hochaktive Hautorgan prinzipiell ein wichtiges und großes Reservoir für systemisch zirkulierende oder residente T-Zellen. Es wird angenommen, dass es durch chronische Stimulation der Immunzellen durch Antigene bei diesen zu einer genetischen Instabilität und Kumulation somatischer Mutationen mit der Folge einer klonalen Proliferation neoplastischer Lymphozyten kommt.

Kutane T-Zell-Lymphome präsentieren sich meist mit einem CD4 + T-Helferzelltyp und klonalem T-Zell-Rezeptor-Rearrangement. Patienten mit einer Mycosis fungoides weisen ein TH2-Muster auf, welches mit einem entsprechenden Zytokinprofil assoziiert ist (IL-4 und IL-10). Neoplastische B-Zellen bei kutanen B-Zell-Lymphomen exprimieren hingegen prinzipiell CD20 und CD79a.

▪ Klinik

Die Mycosis fungoides ist eine in Stadien verlaufende Erkrankung. Das Frühstadium ist durch ekzemartige Hauterscheinungen charakterisiert, einige Betroffene zeigen eine Progression der Erkrankung mit möglicher Beteiligung von Lymphknoten oder auch Organen und einer hämatogenen Ausschwemmung der malignen Zellen. Für Patienten im Frühstadium ist die Prognose exzellent, für Patienten im fortgeschrittenen Stadium ist die Überlebenswahrscheinlichkeit häufig deutlich eingeschränkt.

Abgesehen von selteneren Unterformen verläuft die Hautmanifestation einer Mycosis fungoides klassischerweise in 3 Stadien:

▪▪ Ekzematöses Stadium

Initial zeigen sich vor allem an nicht-sonnenexponierten Stellen (nur selten ist anfangs das Gesicht betroffen) scharfbegrenzte, erythematöse oder rotbräunliche, ekzematöse Makulae. Es findet sich eine feine Schuppung und manchmal eine Zigarettenpapierähnliche Oberfläche. Der Befund ist oft unspezifisch (siehe Differentialdiagnosen), was die Diagnosestellung häufig über Jahre verzögert. Letztlich lenken in vielen Fällen erst der chronisch-stationäre Verlauf sowie ein fehlender Erfolg durchgeführter topischer Therapien, mit Ausbleiben einer kompletten Abheilung, den Verdacht auf eine Mycosis fungoides.

▪▪ Plaquestadium

Bei weiterem Fortschreiten der Erkrankung kommt es zum Auftreten von stärker infiltrierten Plaques. In diesem Stadium wird häufig auch eine Zunahme von Juckreizsymptomatik zum klinischen Problem und es zeigen sich klinisch in der Regel palpable Lymphknoten.

▪▪ Tumorstadium

In diesem Stadium treten neben Plaques auch Knoten in Form oftmals ulzerierter, halbkugeliger Tumore auf (◘ Abb. 25.2). Das Fortschreiten der Erkrankung kann möglicherweise auch auf eine parallel verlaufende, systemische Mitbeteiligung hindeuten: Neben einem spezifischen Lymphknotenbefall kann sich ein möglicher gleichzeitiger allgemeiner Krankheitsprogress bei fortschreitendem Hautbefund in der Beteiligung weiterer Organe, einem herabgesetzten Allgemeinzustand sowie B-Symptomatik und einer zunehmenden Immunschwäche äußern.

Eine Organbeteiligung manifestiert sich häufig an Leber oder Milz, aber auch ein Befall von Lunge, Gastrointestinaltrakt und dem ZNS sind möglich.

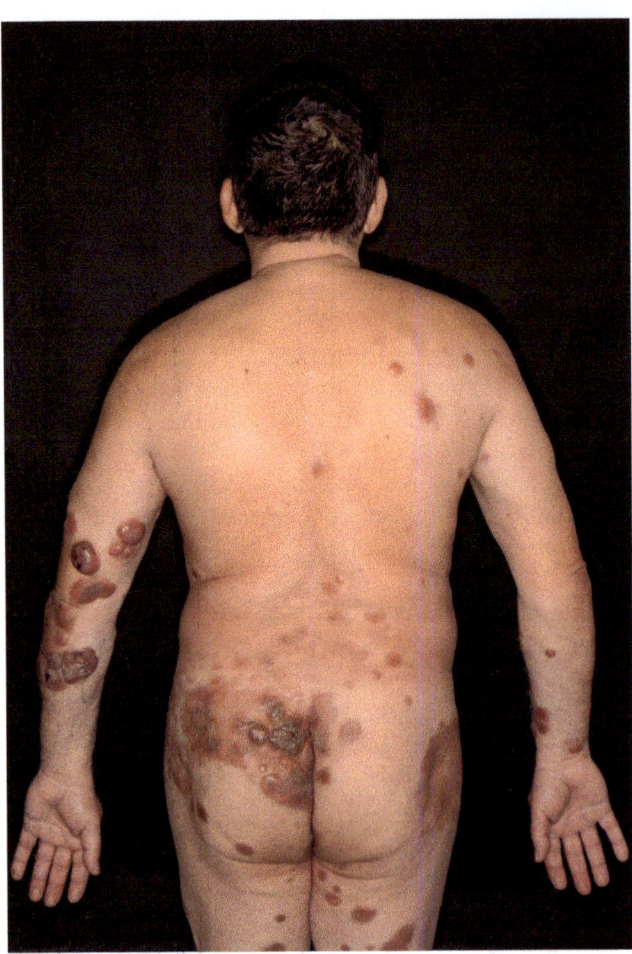

◘ Abb. 25.2 Mycosis fungoides im Tumorstadium. (Copyright: LMU-Klinikum München, mit freundlicher Genehmigung)

▪ Differentialdiagnosen

▪▪ Ekzemstadium

Parapsoriasis en plaque ist eine als mögliche Vorstufe einer Mycosis fungoides angesehene Dermatose.

Atopisches oder nummuläres Ekzem ist durch oben genanntes diagnostisches Prozedere auszuschließen. Bezüglich eines atopischen Ekzems sind Prädilektionsstellen und die Atopie-Anamnese zu berücksichtigen.

Psoriasis vulgaris: Vorgeschichte und Familienanamnese sowie Verteilungsmuster und klinische Psoriasis-Phänomene können bei der Abgrenzung zusätzlich hilfreich sein.

▪▪ Plaque und Tumorstadium

Tinea corporis: durch mykologische Untersuchung vom Plaquestadium abzugrenzen.

Andere kutane Lymphome und Pseudolymphome können im Tumorstadium durch die histologische Untersuchung unterschieden werden.

▪ Diagnostik

Zur Erstdiagnose der Erkrankung erfolgt zunächst eine ausführliche Anamneseerhebung. Wichtige Fragen umfassen Dauer, Art, Ausdehnung und zeitliche Entwicklung der Hautveränderungen sowie das Auftreten von B-Symptomatik. Als nächster Schritt folgt die klinische Untersuchung mit Dokumentation des genauen Hautbefundes (mit einsehbaren Schleimhäuten) und Palpation der Lymphknotenstationen (zervikal, axillär, inguinal) sowie von Leber und Milz. Wichtiger Bestandteil der Diagnostik ist dann wiederum eine histologische Untersuchung. Die histologische Aufarbeitung umfasst eine immunhistochemische und molekularbiologische Diagnostik (PCR-Untersuchung für die T-Zell-Rezeptorkette) zum Nachweis der klonalen T-Zell-Neoplasie. Dies kann in Frühstadien schwierig sein, auch eine Biopsieentnahme mit genannten Untersuchungen kann initial eine Mycosis fungoides häufig nicht mit Sicherheit nachweisen oder ausschließen. So ist auch der Klonalitätsnachweis im T-Zell-Rezeptorrearrangement nicht immer beweisend.

Sollte sich nach der Primärdiagnostik eine Mycosis fungoides bzw. zumindest der histologische Verdacht ergeben, erfolgt als nächster Schritt eine Staginguntersuchung. Wichtig ist eine Festlegung, ob es sich um ein primär kutanes Lymphom handelt.

Bei ausgeprägtem Hautbefall eines T-Zell-Lymphoms (Erythrodermie) muss zudem auch eine umfangreichere Blutuntersuchung erfolgen: Unter anderem erfolgt ein Blutausstrich sowie eine Durchflusszytometrie (Lymphozytensubpopulationsanalyse, CD4/8 Ratio) sowie eine Klonalitätsanalyse analog zu der Untersuchung im Biopsatgewebe zum Nachweis der Monoklonalität. Hiermit kann dann die Differentialdiagnose eines typischerweise erythroderm verlaufenden Sézary-Syndroms (hier typischerweise Sézary-Zellen im Ausstrich) abgegrenzt sowie eine mögliche hämatogene Ausschwemmung der Mycosis fungoides nachgewiesen werden.

▪ Therapieprinzipien

Die Therapie erfolgt stadienadaptiert. In Initialstadien werden bei guter Prognose Hautveränderungen und Juckreiz mit topischen Glukokortikoiden und Lichttherapien behandelt. Bei ausgeprägtem Hautbefall kommen beispielsweise häufig System- oder Bade-PUVA- Behandlungen zum Einsatz. Zudem werden bei ausgedehntem Hautbefall auch Systemtherapeutika wie Interferon oder Retinoide angewendet. In fortgeschrittenen Stadien werden neben Bestrahlungen einzelner Tumorknoten Monochemotherapien, neue Antikörpertherapien und Verfahren wie extrakorporale Photopherese eingesetzt.

Relevanz für die Zahnmedizin/zahnmedizinische Behandlung

In allen Stadien der Mycosis fungoides ist auch eine Beteiligung der Schleimhäute möglich. Hierbei können bei betroffenen Patienten beispielsweise die Mundschleimhaut und die Zunge von neoplastischen Infiltraten betroffen sein.

Bei Patienten in fortgeschrittenen Stadien muss bei Auftreten neuer Haut- oder Schleimhautveränderungen differentialdiagnostisch prinzipiell aufgrund der zunehmenden Immunsuppression allerdings immer ebenfalls die Anfälligkeit bezüglich infektiöser Erkrankungen bedacht werden. Infektiöse Erkrankungen der Gesichtshaut und der oralen Mukosa sind daher anhand des klinischen Bildes und gegebenenfalls einer weiterführenden Diagnostik (mikrobiologische Untersuchung beispielsweise zum Nachweis einer oralen Candidose oder einer Virusinfektion) vom Tumorprogress abzugrenzen und entsprechend zu therapieren.

Chemotherapien können eine Mukositis verursachen, welche mit entsprechenden Mundspüllösungen behandelt werden kann. Daneben gibt es auch substanzspezifische Nebenwirkungen im Mundschleimhautbereich, wie beispielsweise auftretende Ulzerationen unter einer Methotrexat-Therapie.

Bei Zustand nach durchgeführten Bestrahlungen im Kopfbereich sind ebenfalls das Risiko einer Mukositis und zusätzlich die Gefahr von Mundtrockenheit und Osteoradionekrosen zu bedenken.

Weiterführende Literatur

Dippel E, Assaf C, Becker JC, von Bergwelt-Baildon M, Bernreiter S, Cozzio A, Eich HT, Elsayad K, Follmann M, Grabbe S, Hillen U, Klapper W, Klemke CD, Loquai C, Meiss F, Mitteldorf C, Wehkamp U, Nashan D, Nicolay JP, Oschlies I, Schlaak M, Stranzenbach R, Moritz R, Stoll C, Vag T, Weichenthal M, Wobser M, Stadler R (2022) S2k-Leitlinie – Kutane Lymphome (ICD10 C82-C86): Update 2021. J Dtsch Dermatol Ges

Kohlmeyer J, Steimle-Grauer SA, Hein R (2017) Cutaneous sarcomas. J Dtsch Dermatol Ges 15(6):630–648. ► https://doi.org/10.1111/ddg.13249

Leitlinienprogramm Onkologie (Deutsche Krebsgesellschaft, Deutsche Krebshilfe, AWMF): S1-Leitlinie Kutane Angiosarkome-Update 2021, AWMF Registernummer: 032–056. ► www.awmf.org

Leitlinienprogramm Onkologie (Deutsche Krebsgesellschaft, Deutsche Krebshilfe, AWMF): S1 Leitlinie: Kaposi Sarkom, AWMF Registernummer: 032–025. ► www.awmf.org

Ugurel S, Kortmann RD, Mohr P, Mentzel T, Garbe C, Breuninger H, Bauer S, Grabbe S (2019) S1-Leitlinie Dermatofibrosarcoma protuberans (DFSP) – Update 2018. J Dtsch Dermatol Ges 17(6):663–668. ► https://doi.org/10.1111/ddg.13849_g

Mundschleimhaut-veränderungen

Mundschleimhautveränderungen als Folgeerkrankung

Doris Helbig

Inhaltsverzeichnis

26.1 Morbus Crohn – 196

26.2 Diabetes mellitus – 198

Weiterführende Literatur – 199

Die Texte zur Relevanz für die Zahnmedizin/zahnmedizinische Behandlung wurden von Frau PD Dr. Dr. Svenja Rink-Notzon, Köln überarbeitet

E. von Stebut und F. Ochsendorf (Hrsg.), *Hauterkrankungen in der Zahnmedizin, der Mund-Kiefer-Gesichtschirurgie, der Augenheilkunde und der Hals-Nasen-Ohrenheilkunde*,
https://doi.org/10.1007/978-3-662-66733-0_26

- **Einleitung**

Internistische Erkrankungen können häufig zu typischen oralen Manifestationen bzw. oralen Komplikationen führen. Bis zu zwei Drittel aller Morbus-Crohn (MC)-Patienten entwickeln innerhalb der ersten 3 Lebensdekaden orale Manifestationen. Diese werden in *spezifische* und *unspezifische* orale Manifestationen unterteilt. Zu den *spezifischen* oralen Manifestationen gehören die orofaziale Granulomatose mit ihren Sonderformen, die Pyostomatitis vegetans und „pflastersteinartige" Mundschleimhautveränderungen mit Ulzerationen und Fissuren. Histologisch findet man bei all diesen Veränderungen Granulome. Zu den häufigsten *unspezifischen* oralen Manifestationen zählen Aphthen bzw. die Stomatitis aphthosa neben erhöhten Prävalenzraten von Karies, Parodontitis und Gingivitis sowie Folgen von Mangelernährung/Malabsorption (z. B. Eisen- bzw. Vitamin-B12-Mangel). Die Therapie der oralen Manifestationen sollte in einen interdisziplinären Gesamtbehandlungsplan integriert werden.

Bis zu 50 % aller Patienten mit Diabetes mellitus (DM) entwickeln orale Komplikationen. Die Prävalenz und/oder Schwere von Karies und Parodontitis, aber auch Xerostomie (Mundtrockenheit), Halitosis (Mundgeruch), Dysgeusie (Geschmacksstörungen) sowie Candida-Infektionen, ist bei Diabetikern deutlich höher und korreliert mit der Dauer und Einstellung des DM. Zungen- bzw. Schleimhautbrennen können als DM-Begleitsymptom (insbesondere bei peripherer diabetischer Neuropathie) oder im Sinne des Hauptsymptoms des Burning-Mouth-Syndroms auftreten. Aufklärung und präventive Maßnahmen mit Kontrolle der Blutzuckereinstellung, Veränderung der Essgewohnheiten und konsequenter eigener und professioneller Oralhygiene tragen deshalb entscheidend zur Vermeidung von oralen Komplikationen und Verbesserung der Lebensqualität bei.

26.1 Morbus Crohn

- **Definition**

Der Morbus Crohn (MC) ist eine chronische, schubweise verlaufende Erkrankung, die den gesamten Verdauungstrakt einschließlich der Mundhöhle befallen kann. In den meisten Fällen ist er auf das terminale Ileum und Kolon beschränkt und geht mit blutigen Diarrhoen, abdominalen Schmerzen und Gewichtsverlust einher. Histologisch charakteristisch ist eine transmurale Entzündung mit Granulomen. Durch Entzündung auch tieferer Darmwandschichten kann es zu Abszedierungen, Fisteln und Perforationen kommen.

- **Ätiologie/Pathophysiologie**

Es wird eine abnorme, zum Teil genetisch determinierte Immunantwort auf Umweltreize als ursächlich angenommen. Mehrere Studien konnten genetische Veränderungen des *NOD2/CARD15*-Gens bei 20–40 % der Patienten nachweisen, welche zu Dysfunktionen der angeborenen und erworbenen Immunantwort sowie der Schleimhautbarriere führen. Daneben zeigt das intestinale Mikrobiom von Patienten mit MC typischerweise eine niedrigere Diversität im Vergleich zu Kontrollindividuen (Franke et al. 2010). In genetisch prädisponierten Individuen erhöht Rauchen das Erkrankungsrisiko signifikant. Die höchste altersspezifische Inzidenz liegt im dritten Lebensjahrzehnt. Bis zu 20 % der Erkrankungen beginnen bereits vor dem 20. Lebensjahr.

- **Klinik der oralen Manifestationen**

Bis zu zwei Drittel aller MC-Patienten entwickeln innerhalb der ersten 3 Lebensdekaden orale Manifestationen, bei 5–10 % der Patienten sind diese die Erstmanifestation der Erkrankung (insbesondere bei Kindern).

Orale Manifestationen werden in *spezifische* und *unspezifische* Läsionen unterteilt (◘ Tab. 26.1), wobei ein Patient simultan oder sequentiell unterschiedliche orale Manifestationen entwickeln kann.

Zu den *spezifischen* oralen Manifestationen gehören die orofaziale Granulomatose (OFG) mit ihren Sonderformen, die Pyostomatitis vegetans und „pflastersteinartige" Mundschleimhautveränderungen mit Ulzerationen und Fissuren. Der Begriff der OFG umfasst ein Spektrum granulomatöser Erkrankungen, die mit persistierenden Schwellungen des Gesichtes und/oder der Mundschleimhaut einhergehen. Der MC stellt die am häufigsten mit einer OFG assoziierte systemische Erkrankung dar. Diese granulomatösen Infiltrate können isoliert auf eine Gesichtsregion oder im Rahmen eines Melkersson-Rosenthal-Syndroms auftreten. In den meisten Fällen sind die Schwellungen asymmetrisch, im Bereich der Lippen gleich häufig auf Ober- und Unterlippe begrenzt. Sofern die chronisch-entzündliche Darmerkrankung bei Diagnosestellung dieser *spezifischen* oralen Manifestationen nicht bekannt ist, sollte eine subklinische Darmbeteiligung ausgeschlossen werden.

Zu den häufigsten *unspezifischen* oralen Manifestationen zählen Aphthen bzw. die Stomatitis aphthosa (20–40 % aller Patienten), wobei diese auch in der Allgemeinbevölkerung mit einer Häufigkeit von bis zu 25 % auftreten. Die erhöhten Prävalenzraten von Karies, Parodontitis und Gingivitis bei MC sind möglicherweise auf einen allgemein höheren Zucker-

Tab. 26.1 Orale Manifestationen bei MC

Spezifische orale Manifestationen	*Orofaziale Granulomatose (OFG) (Abb. 26.1)* Spektrum granulomatöser Erkrankungen mit persistierenden Schwellungen Isoliert: – Cheilitis granulomatosa (= Lippen) – Uranitis granulomatosa (= Gaumen) – Pareitis granulomatosa (= Wangen) – Metopitis granulomatosa (= Stirn) – Blepharitis granulomatosa (= Lider) Im **Rahmen eines Melkersson-Rosenthal-Syndroms**: Trias aus Cheilitis granulomatosa, intermittierender uni-/bilateraler peripherer Fazialisparese und Lingua plicata *Pyostomatitis vegetans* Multiple, konfluierende sterile Pusteln sowie Erosionen bis Ulzerationen an der labialen und bukkalen Mukosa *„Cobblestones"* Pflastersteinartig ödematös verdickte Schleimhaut, Fissuren/Ulzerationen *„Mucosal tags"* Kleine, oftmals asymptomatische weißliche Schleimhautvorwölbungen in der Mundhöhle
Unspezifische orale Manifestationen	*Aphthen/Stomatitis aphthosa (Abb. 26.2)* *Karies, Gingivitis und Parodontitis* – Parodontitis der Milchzähne als erster Hinweis auf einen MC *Cheilitis angularis/Glossitis* Mundwinkelrhagaden/Zungenbrennen *Weitere unspezifische orale Manifestationen* – Gingivahyperplasie – Halitosis (Mundgeruch) – Dysphagie (Schluckstörungen) – Dysgeusie (Geschmacksstörungen) – Xerostomie, durch reduzierte Speichelproduktion – Sekundäre Candidose

konsum bzw. häufigere Mahlzeiten (insbesondere bei akuten Exazerbationen oder ausgedehnten Darmresektionen) zurückzuführen. Alle weiteren unspezifischen oralen Manifestationen sind meist Folge von Mangelernährung/Malabsorption (z. B. Eisen- bzw. Vitamin-B12-Mangel).

▪ Differentialdiagnose

Habituelle Aphthen oder Aphthen im Rahmen eines M. Behcet.

Mundschleimhautveränderungen im Rahmen von Autoimmunerkrankungen wie Pemphigus vulgaris, Schleimhautpemphigoid, Lupus erythematodes.

▪ Diagnosestellung

Die Diagnosestellung erfolgt durch das klinische Erscheinungsbild, den Verlauf sowie eine Kombination aus endoskopischen, histologischen, radiologischen und laborchemischen Methoden.

▪ Therapieprinzipien

Sowohl medikamentöse als auch chirurgische therapeutische Ansätze der Darmerkrankung sollten unter Berücksichtigung der individuellen Krankheitsaktivität, des Befallsmusters (mit/ohne Vorhandensein extraintestinaler Manifestationen) und des Allgemeinzustands des Patienten (Alter, Ernährungszustand) festgelegt werden. Bei Patienten mit leichter Entzündungsaktivität im Bereich der Ileozökalregion/Colon ascendens kann initial mit dem topischen Glukokortikosteroid Budesonid oder alternativ mit 5-Aminosalicylsäure (5-ASA = Mesalazin) behandelt werden. Bei Befall längerer Darmabschnitte bzw. hoher Entzündungsaktivität sollten systemisch wirksame Glukokortikosteroide eingesetzt werden. Bei Steroidrefraktärität bzw. Prädiktoren für einen ungünstigen Verlauf kommen Azathoprin bzw. 6-Mercaptopurin, Methotrexat sowie anti-TNF-α-Antikörper (Infliximab, Adalimumab, Certolizumab-Pegol) zum Einsatz. Bei Abszessen sind neben Antibiotika drainierende Therapieverfahren bzw. primäre chirurgische Behandlungsoptionen zu prüfen.

Die Therapie der oralen Manifestationen sollte in einen Gesamtbehandlungsplan integriert werden. Alle entzündlichen oralen Manifestationen können mit topischen Glukokortikoiden in Form von Haftsalben (z. B. Triamcinolonacetonid Haftsalbe) oder Mundspüllösungen (z. B. Hydrocortisonacetat-Suspension 0,5 % mit Lidocainhydrochlorid und Dexpanthenol (NRF 7.14.)) behandelt werden, alternativ hat sich Tacrolimus lokal bewährt. In schweren Fällen kann die submuköse Injektion oder systemische Gabe von Glukokortikoiden notwendig sein, ggf. in Kombination mit anderen Immunsuppressiva bzw. anti-TNF-α-Antikörpern.

Bei stark schmerzhaften Läsionen wie Aphthen können lokal anästhesierende Substanzen wie Xylocain oder Lidocain ergänzend zum Einsatz kommen. Die Mundhygiene sollte insbesondere bei Patienten mit Gingivabeteiligung optimiert werden. Der gleichzeitige Gebrauch von topisch antiseptischen Präparaten wie Chlorhexidin bzw. topischer Antimykotika wie Amphotericin B oder Miconazol kann zur Vermeidung einer sekundären oralen Candidose sinnvoll sein. Im Falle von Mangelerscheinungen wie z. B. Eisen und Vitamin B12 sollten diese ausgeglichen werden.

Relevanz für die Zahnmedizin/zahnmedizinische Behandlung

Orale Manifestationen eines MC können als Erstmanifestation der Erkrankung (insbesondere bei Kindern) auftreten. Sie sind vielfältig und bedürfen eines

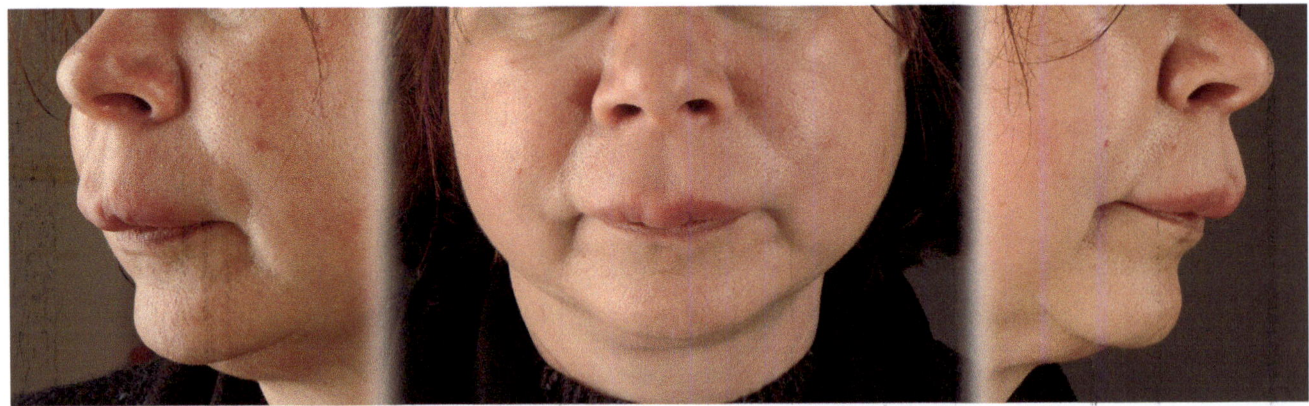

◘ **Abb. 26.1** Cheilitis granulomatosa bei MC. (Quelle: Klinik für Dermatologie und Venerologie, Universitätsklinikum Köln, mit freundlicher Genehmigung)

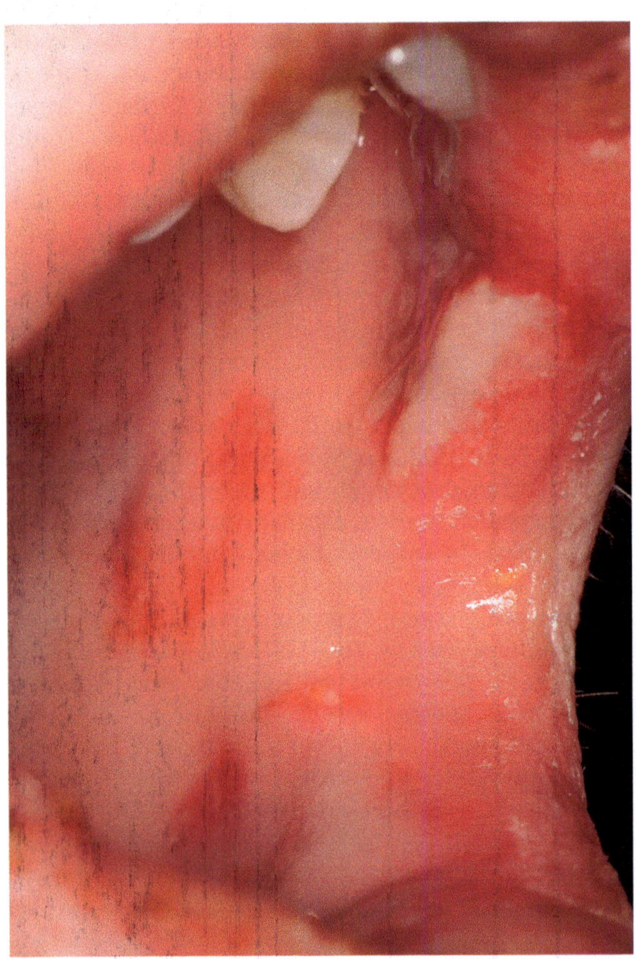

◘ **Abb. 26.2** Stomatitisaphthosa bei MC. (Quelle: Klinik für Dermatologie und Venerologie, Universitätsklinikum Köln, mit freundlicher Genehmigung)

interdisziplinären Therapiekonzeptes. Aufgrund der erhöhten Prävalenzraten von Karies, Parodontitis und Gingivitis kommt dem Zahnarzt dabei eine wichtige Funktion zur Frühdiagnose zu.

26.2 Diabetes mellitus

▪ Definition

Der Diabetes mellitus (DM) stellt eine heterogene, genetisch determinierte, metabolische Autoimmunerkrankung dar, welche durch eine gestörte Regulation der Glukosespiegel im Blut charakterisiert wird. Vereinfacht wird er unterteilt in den DM Typ 1 mit absolut verringerter Insulinsekretion durch Destruktion der pankreatischen β-Zellen und den häufigeren DM Typ 2 mit relativer reduzierter Insulinproduktion bzw. Insulinresistenz.

▪ Ätiologie/Pathophysiologie

Bis zu 9,4 % der Gesamtbevölkerung leiden an einem DM. Chronische Hyperglykämien führen zur erhöhten Expression von proinflammatorischen Zytokinen und oxidativem Stress mit Schwächung der Barrierefunktion und Immunabwehr gegen Pathogene. Durch zusätzliche nicht-enzymatische Glykosylierung von Proteinen wird die bestehende Entzündung verstärkt.

▪ Klinik

Patienten mit DM haben zudem eine hohe Prävalenz von oralen Komplikationen (>50 % der Patienten; ◘ Tab. 26.2).

Die Prävalenz und/oder Schwere von Karies und Parodontitis, aber auch Xerostomie (Mundtrockenheit), Halitosis (Mundgeruch), Dysgeusie (Geschmacksstörungen) sowie Candida-Infektionen, ist bei Diabetikern deutlich höher im Vergleich zu Kontrollpersonen und korreliert mit der Dauer und Einstellung des DM. Eine orale Candidose ist dabei oftmals ein frühes Zeichen eines schlecht kontrollierten DM.

Die Halitosis wird meist durch höhere Konzentrationen Schwefel-produzierender Mikroorganismen bedingt, in deren Folge es weiterhin zu Dysgeusie kommen kann. Ferner kann sich eine Xerostomie bzw. Hyposalivation negativ auf die Lebensqualität des Patienten mit Veränderungen im Essverhalten, Er-

Tab. 26.2 Orale Komplikationen bei DM

Karies und Parodontitis	– Insbesondere bei chronischer Hyperglykämie, diabetischer Neuropathie, Rauchen und zusätzlichem Zähneknirschen – Aufgrund der Schwere häufiger Zahnverluste
Orale Candidose	– Bis zu 25 % aller DM-Patienten betroffen – Oftmals Zeichen eines schlecht kontrollierten DM – Infektion mit C. albicans, häufiger auch C. glabrata/tropicalis
Xerostomie (Mundtrockenheit) Halitosis (Mundgeruch) Dysgeusie (Geschmacksstörungen)	– Ca. 50 % aller Diabetiker
Zungen-/Schleimhautbrennen Burning-Mouth-Syndrom	– Brennende, kribbelnde Missempfindungen, mitunter auch stechender Schmerz, die sich typischerweise über den Tag verstärken und zur Nacht verringern – Häufiger bei diabetischer Polyneuropathie oder Ernährungsmängeln (z. B. Eisenmangelanämie/perniziöse Anämie)
Orale Plattenepithelkarzinome	

nährungszustand und Sprechen auswirken. Daneben kann die Xerostomie Intoleranzen gegenüber Zahnprothesen und das Risiko oraler Infektionen erhöhen.

Zungen- bzw. Schleimhautbrennen können als DM-Begleitsymptom (insbesondere bei peripherer diabetischer Neuropathie) oder im Sinne des Hauptsymptoms des Burning-Mouth-Syndroms auftreten. Typischerweise verstärken sich die brennenden bzw. kribbelnden Beschwerden über den Tag und verringern sich zur Nacht. Sowohl in der Entstehung als auch Aufrechterhaltung der Beschwerden scheinen psychische und soziale Faktoren eine entscheidende Rolle zu spielen.

Außerdem konnten einige Studien eine erhöhte Prävalenz von in situ/invasiven Plattenepithelkarzinomen (insbesondere HPV-positiv) mit höherer Mortalität bei Diabetikern nachweisen.

- **Differenzialdiagnose**

Leukoplakie.

- **Diagnosestellung**

Die Diagnosestellung der unterschiedlichen Manifestationen erfolgt anhand der Klinik, ggf. mikrobiologischem Erregernachweis oder Probebiopsie.

- **Therapieprinzipien**

Aufklärung und präventive Maßnahmen mit Kontrolle der Blutzuckereinstellung, Veränderung der Essgewohnheiten und konsequenter eigener und professioneller Oralhygiene können entscheidend zur Vermeidung von allen oralen Komplikationen und Verbesserung der Lebensqualität beitragen. Jeder diabetische Patient sollte deshalb einem Parodontitis-Screening sowie regelmäßigen zahnärztlichen Vorstellungen zugeführt werden.

Eine orale Candidose kann meist oral mit Amphotericin B in Form von Lutschtabletten bzw. Suspension, alternativ mit Nystatin-Suspension behandelt werden. In refraktären Fällen kommen systemisch wirksame Antimykotika wie Fluconazol bzw. Itraconazol, die über einen Zeitraum von 7 bis 14 Tagen verabreicht werden sollen, zum Einsatz.

Eine symptomatische Therapie der Xerostomie kann mit Speichelersatzprodukten versucht werden.

Bei Zungen- bzw. Schleimhautbrennen sollte ein ggf. vorhandener Eisen- bzw. Vitamin-B12-Mangel ausgeglichen werden. In Einzelfallentscheidung kann eine psychotherapeutische bzw. psychiatrische Mitbetreuung sinnvoll sein.

Bei Verdacht auf orale (Prä-)Kanzerosen empfehlen sich Probebiopsien, ggf. mit HPV-Testung und anschließender Tumortherapie.

Relevanz für die Zahnmedizin/zahnmedizinische Behandlung

Aufklärung und präventive Maßnahmen können bei Patienten mit DM entscheidend zur Vermeidung von oralen Komplikationen und Verbesserung der Lebensqualität beitragen. In der Therapieplanung sollte daran gedacht werden, dass es bei Patienten mit DM zu einer verzögerten Wundheilung nach oralchirurgischen Eingriffen kommen kann und dass diese Patienten sehr häufig an einer Xerostomie leiden. Außerdem haben Patienten mit einem schlecht eingestellten DM eine erhöhte Prävalenz parodontaler Erkrankungen,

Weiterführende Literatur

Alawi F (2013) An update on granulomatous diseases of the oral tissues. Dent Clin North Am 57(4):657–671

Franke A, McGovern DP, Barrett JC, Wang K, Radford-Smith GL, Ahmad T, Lees CW, Balschun T, Lee J, Roberts R, Anderson CA, Bis JC, Bumpstead S, Ellinghaus D, Festen EM, Georges M, Green T, Haritunians T, Jostins L, Latiano A, Mathew CG, Montgomery GW, Prescott NJ, Raychaudhuri S, Rotter JI, Schumm P, Sharma Y, Simms LA, Taylor KD, Whiteman D, Wijmenga C, Baldassano RN, Barclay M, Bayless TM, Brand S, Buning C, Cohen A, Colombel JF, Cottone M, Stronati L, Den-

26

son T, De Vos M, D'Inca R, Dubinsky M, Edwards C, Florin T, Franchimont D, Gearry R, Glas J, Van Gossum A, Guthery SL, Halfvarson J, Verspaget HW, Hugot JP, Karban A, Laukens D, Lawrance I, Lemann M, Levine A, Libioulle C, Louis E, Mowat C, Newman W, Panes J, Phillips A, Proctor DD, Regueiro M, Russell R, Rutgeerts P, Sanderson J, Sans M, Seibold F, Steinhart AH, Stokkers PC, Torkvist L, Kullak-Ublick G, Wilson D, Walters T, Targan SR, Brant SR, Rioux JD, D'Amato M, Weersma RK, Kugathasan S, Griffiths AM, Mansfield JC, Vermeire S, Duerr RH, Silverberg MS, Satsangi J, Schreiber S, Cho JH, Annese V, Hakonarson H, Daly MJ, Parkes M (2010) Genome-wide meta-analysis increases to 71 the number of confirmed Crohn's disease susceptibility loci. Nat Genet 42(12):1118–1125

Gomollon F, Dignass A, Annese V, Tilg H, Van Assche G, Lindsay JO, Peyrin-Biroulet L, Cullen GJ, Daperno M, Kucharzik T, Rieder F, Almer S, Armuzzi A, Harbord M, Langhorst J, Sans M, Chowers Y, Fiorino G, Juillerat P, Mantzaris GJ, Rizzello F, Vavricka S, Gionchetti P, Ecco, (2017) 3rd European evidence-based consensus on the diagnosis and management of Crohn's disease 2016: Part 1: Diagnosis and medical management. J Crohns Colitis 11(1):3–25

Mentzer A, Goel R, Elliott T, Campbell H, Hullah E, Patel P, Challacombe S, Escudier M, Sanderson JD (2016) Azathioprine is effective for oral involvement in Crohn's disease but not for orofacial granulomatosis alone. J Oral Pathol Med 45(4):312–318

O'Neill ID (2012) Efficacy of tumour necrosis factor-alpha antagonists in aphthous ulceration: review of published individual patient data. J Eur Acad Dermatol Venereol 26(2):231–235

Mundschleimhautveränderungen aufgrund externer Einwirkungen

Michael Sticherling

Inhaltsverzeichnis

27.1 Mundschleimhautveränderungen als Therapiefolge – 202

27.2 Angioödem, ACE-Hemmer – 204

27.3 Schleimhauterkrankungen aufgrund physikalischer Noxen – 205

27.4 Verletzungen der Mundschleimhaut – 206

Weiterführende Literatur – 207

Die Texte zur Relevanz für die Zahnmedizin/zahnmedizinische Behandlung wurden von Frau PD Dr. Dr. Svenja Rink-Notzon, Köln erstellt.

E. von Stebut und F. Ochsendorf (Hrsg.), *Hauterkrankungen in der Zahnmedizin, der Mund-Kiefer-Gesichtschirurgie, der Augenheilkunde und der Hals-Nasen-Ohrenheilkunde*,
https://doi.org/10.1007/978-3-662-66733-0_27

▪ Einleitung

Die Reaktionsbreite der Mundschleimhaut auf pathologische Reize ist verglichen zum freien Integument eingeschränkt, viele Symptome sind daher unspezifisch. Verschiedene physikalische Noxen, Substanzen des täglichen Lebens bzw. der täglichen Zahnhygiene, zahnärztlich benutzte Materialien, aber auch systemisch oder lokal applizierte Medikamente sind in der Lage, Reaktionen an der Mundschleimhaut einschließlich der Zunge hervorzurufen. Pathogenetisch können entzündliche, immunologische und toxisch-irritative sowie regenerative bzw. neoplastisch-proliferative Vorgänge beteiligt sein. Im Folgenden sollen die wichtigsten entsprechenden Schleimhautreaktionen besprochen werden.

27.1 Mundschleimhautveränderungen als Therapiefolge

Durch Medikamente können sowohl unspezifische als auch charakteristische Reaktionen hervorgerufen werden (◘ Tab. 27.1).

▪ Glossitis und Stomatitis

Unspezifisch sind die Glossitis und Stomatitis. Auch aphthöse Schleimhautveränderungen geben in der Regel keinen spezifischen Hinweis auf die Ursache. Deshalb ist die Anamnese, speziell auch auf Medikamente, bei den Betroffenen bedeutsam. Dabei sollten auch nicht regelmäßig eingenommene Präparate, wie nicht-rezeptpflichtige Schmerzmittel, explizit erfragt werden.

Die häufig angewendete Gruppe der nicht-steroidalen Antirheumatika (NSAR) kann bei systemischer Gabe zu entzündlichen Veränderungen, wie einer Glossitis mit Zottenatrophie, führen. Insbesondere können bei prolongiertem lokalen Schleimhautkontakt, wie Lutschen von Tabletten, toxische Reaktionen auftreten. Hier entstehen erosive bzw. leukoplakische Veränderungen, besonders in den Umschlagfalten der Schleimhaut. Diese sind besonders typisch bei acetylsalicylsäurehaltigen Lutschtabletten (in Europa daher eher selten).

Auch Stomatologika, wie alkoholische Mundspüllösungen und in der Zahnheilkunde verwendete Medikamente wie Desinfizientien, können bei zu langer Anwendung und bei zu hohen Konzentrationen zu ausgeprägten lokalisierten irritativen Schleimhautveränderungen in der Mundhöhle und an der Zunge führen.

Unter Methotrexat (MTX), eine je nach Dosierung immunsuppressiv oder immunmodulatorisch wirksame Substanz, die bei verschiedenen chronisch-entzündlichen Erkrankungen, wie M. Crohn oder Psoriasis, eingesetzt wird, kann es bei Überdosierung zu einer diffusen Stomatitis, z. T. mit Erosionen oder aphthösen Veränderungen unter Einbeziehung der Zunge kommen. Dies ist das erste Zeichen einer (medikamenteninduzierten) Agranulozytose, die hinweisend für eine Überdosierung von MTX (oder eines anderen Medikaments!) ist und dringend abgeklärt werden muss. Unter der Einnahme von Azathioprin, einem weiteren Immunmodulator, können leicht brennende bis schmerzhafte entzündliche Schleimhautveränderungen auftreten. Insbesondere an der Zunge ist eine fleckförmige Papillenatrophie beschrieben worden, die einer Landkartenzunge ähnelt. Eine sehr schmerzhafte Stomatitis und Glossitis mit Papillenatrophie bis zur Exfoliation kann unter verschiedenen Chemotherapeutika entstehen.

Eher diffuse Rötung und Brennen der Mundschleimhaut können auch als Kontaktallergien durch zahnärztliche Materialien, Kunststoffe und Amalgam sowie Stomatologika (Mundwässer, Zahnpasta etc.) hervorgerufen werden. Letztere zeigen häufig eine Beteiligung der Lippen als akute bis chronische Cheilitis.

▪ Lichen-planus-ähnliche Veränderungen

Weißliche, festhaftende, netzförmige oder streifige Schleimhautverdickungen (Wickham-Steifung) werden als Lichen-planus-ähnliche Veränderungen bezeichnet (◘ Abb 27.1). Sie sind als eher spezifischere Reaktionen zu sehen und werden durch nicht-steroidale Antiphlogistika, Betablocker, Goldpräparate und Lithium hervorgerufen. Hier helfen die Anamnese sowie die Untersuchung des übrigen Integumentes auf klassische Lichen-ruber-Läsionen weiter. Die Schleimhaut sollte regelmäßig kontrolliert und ggf. bei Verschlechterung bzw. Veränderung erneut biopsiert werden.

▪ Infektionen der Mundschleimhaut

Infektionen der Mundschleimhaut erscheinen am häufigsten als Soor-Stomatitis oder -Glossitis, mit charakteristischen, lokalisierten oder flächigen, abstreifbaren weißlichen Belägen oder einer atrophischen Mukositis. Diese finden sich vor allem unter der systemischen und lokalen Anwendung von Glukokortikoiden, bei akuten oder chronischen Allgemeininfektionen bzw. Immunsuppression (wie HIV) und auch bei Patienten mit Diabetes mellitus. Ein besonderes Augenmerk muss dabei auf Patienten mit Zahnprothesen gelegt werden. Eine lokale und systemische Antibiotikatherapie kann einerseits zu einer Glossitis mit ausgeprägten Schmerzen und einer teilweisen oder vollständigen Papillenatrophie der Zunge führen. Andererseits kann diese durch eine Störung der Mundflora zu einer Übersiedlung mit Candida-Hefen oder Bakterien führen. Gruppiert stehende Aphthen auf erythematösem Grund sprechen für eine Infektion mit Herpes-simplex-

Tab. 27.1 Schleimhautveränderungen durch Medikamente

	NSAR	MTX	Azathioprin	Kortikosteroide	Ciclosporin	Betablocker	Chemotherapeutika	Betablocker
Stomatitis	+	+	+				+	
Aphthen	+	+	+				+	
Lichen-planus-artige Veränderungen						+		+
Infektionen				+	(+)		+	
Gingivahyperplasie					+			
Schleimhautpigmentierungen					+			

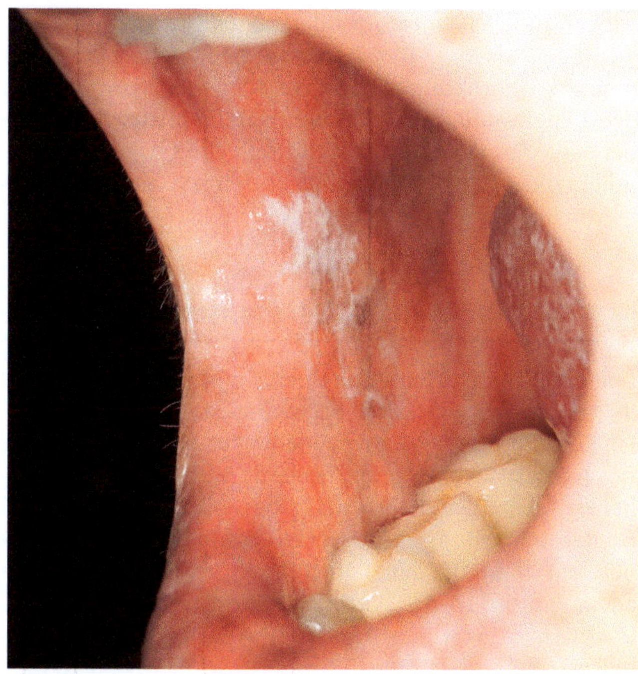

Abb. 27.1 Lichen-planus-artige Schleimhautveränderungen (streifenförmig netzförmige Zeichnung)

Viren, die auch durch eine immunsuppressive/immunmodulatorische Lokal- oder Systemtherapie einschließlich Kortikosteroiden induziert werden kann. In ausgeprägten Fällen können diese unter dem Bild flächig disseminierter „Aphthen" als Herpes-Stomatitis auftreten. Direkt medikamentös induzierte Aphthen sind dagegen einzelstehend, unregelmäßig groß, häufig bizarr und unscharf begrenzt.

▪ Xerostomie

Xerostomie ist die subjektive Trockenheit der Mundschleimhaut. Bei einer objektivierbaren Verringerung der Speichelfließrate spricht man von einer Hyposalivation. Das Sjögren-Syndrom ist eine entzündliche, rheumatische Autoimmunerkrankung, die zu Xerostomie führt. Das Symptom der Mundtrockenheit ist differentialdiagnostisch und therapeutisch anspruchsvoll. Es muss insbesondere vom klassischen, primären Sjögren-Syndrom als chronisch-entzündliche Systemerkrankung abgegrenzt werden (auch trockene Augen, immunserologische Marker). Häufig wird eine Xerostomie als Nebenwirkung von Systemtherapeutika, wie vor allem Antidepressiva, Tranquilizer, Antihypertensiva und Antihistaminika, verursacht. Umgekehrt entsteht ein erhöhter Speichelfluss als Nebenwirkung beispielsweise bei Behandlung der Myasthenia gravis durch den Einsatz von Cholinesterasehemmern.

Alle genannten Symptome der Mundschleimhaut gehen in der Regel mit Brennen und Schmerzen einher. Zudem steigt das Kariesrisiko, da der pH ohne die puffernde Wirkung des Speichels sinkt. Das sogenannte Burning-Mouth-Syndrom muss differentialdiagnostisch abgeklärt werden. Hier finden sich meist keine sichtbaren Schleimhautveränderungen. Oft wird es durch stressinduzierte, nicht objektivierbare Ursachen hervorgerufen und ist Zeichen einer larvierten Depression.

▪ Sialadenose

Schmerzhafte, nicht-entzündliche Schwellungen des Parenchyms der großen Speicheldrüsen (Sialadenose) können neben entzündlichen und malignen Erkrankungen durch Medikamente wie Propranolol, Methyldopa, Jod und Phenylbutazon hervorgerufen werden. Endokrine oder neurologische Störungen sind weitere Ursachen. Die Pathogenese ist nicht geklärt. Histologisch sind häufig eine Proliferation der sekretorischen Einheiten sowie eine Atrophie der Ausführungsgänge zu erkennen.

▪ Gingivahyperplasie

Die Gingivahyperplasie mit kissenartigen, relativ weichen Schwellungen im Zahnhalsbereich des Ober- und Unterkiefers (Abb. 27.2) ist besonders typisch für

27

Ciclosporin oder Cyclosporin A (CSA), das als T-Zell-modulierende Substanz in der Transplantationsmedizin und bei chronisch-entzündlichen Erkrankungen (atopisches Ekzem, Psoriasis) eingesetzt wird. Gingivahyperplasien treten auch bei Einnahme von Phenytoin und Kalziumantagonisten auf. Die pathogenetischen Ursachen sind nicht klar, möglicherweise wird medikamentös eine Proliferation von submukösen Fibroblasten induziert. Nach Absetzen der Medikation ist diese Hyperplasie meist rückläufig.

■ Schleimhautpigmentierungen

Pigmentierungen entstehen durch die Einlagerung von exogenem und endogenem Pigment in Haut und Schleimhaut. Endogenen Ursprungs finden sich vor allem Abbauprodukte von roten Blutzellen, Muskelgewebe und Gallenflüssigkeit wie Hämoglobin, Myoglobin und Bilirubin, aber auch das körpereigene Pigment Melanin. Dieses wird von Epidermis-ständigen Melanozyten produziert und an die Keratinozyten übertragen. Damit sind Pigmentierungen innerhalb einer physiologischen Variationsbreite Normvarianten und unbedenklich, können aber auch Ausdruck von zugrunde liegenden inneren Erkrankungen, insbesondere aus dem endokrinologischen Formenkreis, sein.

In Abgrenzung zu Schleimhautmelanomen sind bräunlich-schwärzliche Pigmentierungen der Mundschleimhaut differentialdiagnostisch herausfordernd. Neben endokrinologischen Ursachen und postinflammatorischen Reaktionen treten arzneimittelbedingte Melaninpigmentierungen vor allem bei oralen Kontrazeptiva, Antimalariamitteln, Phenothiazin und Methyldopa auf. Postinflammatorische Hyperpigmentierungen sind im Anschluss an entzündliche Schleimhauterkrankungen (Lichen ruber, Lupus eythematodes) möglich, aber sehr selten, wie auch eine Rauchermelanosis bei chronischem, starkem Zigaretten- oder Pfeifenrauchen. Auf der anderen Seite sind auch Pigmentverluste im Sinn einer Depigmentierung nach entzündlichen Erkrankungen wie kutanem Lupus erythematodes, Lichen ruber oder Arzneimittelexanthemen möglich.

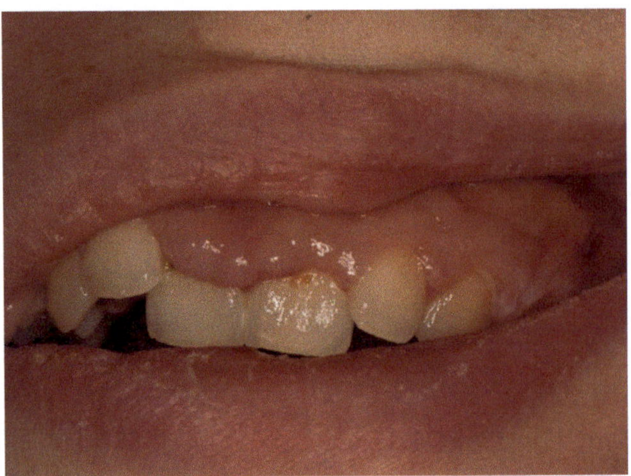

Abb. 27.2 Gingivahyperplasie

Exogene, nicht melanozytäre Pigmentierungen finden sich vor allen Dingen durch direktes Einbringen von Amalgam oder durch parenterale Aufnahme von Metallen und Schwermetallen. Diese sind heute sehr selten geworden, da Quecksilber- und Wismut-haltige Produkte kaum noch im Alltag oder in der Industrie verwendet werden. Früher traten marginale blaugrau bis blauschwarze Verfärbungen der Gingiva als Quecksilber- und Wismutsaum oder bei chronischen Bleivergiftungen als sog. Bleisaum auf. Hier helfen die Anamnese sowie häufig assoziierte Allgemeinsymptome in der Diagnosefindung. Differenzialdiagnostisch müssen bei schlechter Mundhygiene durch die Gingiva durchscheinende dunkle Nahrungsmittelreste und Konkremente mit einbezogen werden.

27.2 Angioödem, ACE-Hemmer

Da die Mundschleimhaut locker auf der Submukosa fixiert ist, können sich Schwellungen durch Flüssigkeitsansammlung unterschiedlicher Ursache sehr rasch entwickeln und (selten!) ein lebensbedrohliches Ausmaß annehmen. Insbesondere Zungen- und Rachenschwellung können zu Schluck- oder Atembeschwerden, die eine Notfallintervention nötig machen, führen. In der Notfallsituation werden zunächst, unabhängig von der Ursache, Adrenalin, Histaminrezeptorenblocker und intravenöse Kortikosteroide eingesetzt. Objekte, die zur mechanischen Verlegung der Atemwege führen können, wie Prothesen, müssen entfernt werden. Rezidivierende oder chronische Schwellungen der Mundschleimhaut sind abklärungsbedürftig und können vielfältige Ursachen haben, von denen allergologische bereits an anderer Stelle dieses Buches besprochen werden. Eine Reihe von Medikamenten, vor allem Antibiotika und nicht-steroidale Antiphlogistika, kann solche allergischen Reaktionen an der Mundschleimhaut hervorrufen. Dieses sind einerseits klassische anaphylaktische, IgE-vermittelte oder andererseits anaphylaktoide Soforttyp-Reaktionen, die sich mit diffusem Brennen oder Schwellung sowie Rötung der Mundschleimhaut zeigen, häufig dann mit gleichzeitigen Hautveränderungen am übrigen Körper als Urtikaria oder Exanthem.

Die akute Urtikaria, die meist vorübergehend und häufig Infekt-assoziiert, gelegentlich durch Nahrungsmittel- oder Arzneimittelreaktionen ausgelöst ist, wird definitionsgemäß von der chronischen Urtikaria, die mindestens sechs Wochen anhält, abgegrenzt. Beide Formen zeigen klassische, juckende, plötzlich aufschießende und maximal 24 h andauernde umschriebene Schwellungen, die Urticae. Hier führt plötzlicher Serumaustritt zu perivaskulären Ödemen in der oberen und mittleren Dermis. Im Gesicht und der Mundschleimhaut sind umschriebene Urticae eher selten, diese fließen meist zu diffusen Schwellungen und Erythemen zusammen, die auch eher brennen als jucken. Nach dem Erstbeschreiber Heinrich Irenaeus Quincke (1842–1922) werden diese häufig, aber nicht korrekt, als „Quincke-Ödem", d. h. plötzliche Gesichtsschwellung bezeichnet.

Quincke hatte 1882 jedoch das sog. Angioödem beschrieben, das eher schmerzlos ist und tiefere dermale Schichten, aber auch die Schleimhäute des Darmes einbeziehen kann, und durch akquirierte, häufig medikamentenassoziierte oder angeborene Störungen des Bradykinin- oder Kallikrein-Stoffwechsels verursacht ist. Die Bildung beider Substanzen wird vor allem durch den C1-Esterase-Inhibitor (C1-INH) gehemmt. Dessen Mangel führt damit zu deren Überproduktion und über eine ungehemmte Aktivierung des Komplementsystems zum klinischen Bild des Angioödems. Beim hereditären Angioödem findet sich, neben anderen genetischen Störungen, am häufigsten ein verminderter Spiegel des C1-INH (80 % der Fälle) oder eine beeinträchtigte Funktion quantitativ in normaler Menge gebildeten C1-INH (15 %). Auch die Bildung von Autoantiköpern gegen C1-INH ist möglich, die sich vor allem bei Lymphomen findet. Dieser empfindliche Regelmechanismus kann jedoch auch durch Medikamente, hier vor allem die ACE-Hemmer (wie Ramipril) gestört werden. Typisch ist ein dosisunabhängiges Auftreten auch noch nach längerer, u. U. jahrelanger ereignisloser Einnahme. Auch AT-1-Antagonisten können, wenn auch seltener, Angioödeme induzieren.

27.3 Schleimhauterkrankungen aufgrund physikalischer Noxen

Auch hier ist die Reaktionsbreite der Mundschleimhaut eingeschränkt mit flächiger oder umschriebener Mukositis und Glossitis bis hin zu Ulzerationen, die in der Regel schmerzhaft sind. Je nach Art, Einwirkungsdauer und Lokalisation der Einwirkung einer physikalischen Noxe finden sich unterschiedliche Schädigungen, die umgekehrt aufgrund ihrer Lokalisation und Ausformung jedoch Hinweise auf den Auslöser geben (◘ Tab. 27.2).

■ Hitze- und Kälteeinwirkung

Verbrühungen durch heiße Getränke finden sich in der Regel vornehmlich in der vorderen Mundhöhle, durch heiße und fetthaltige Speisen auch in der tieferen Mundhöhle mit Verbrennungen ersten bis zweiten Grades („pizza burn"). Auch die Folgen direkter Flammeneinwirkung, von Explosionen und heißen Dämpfen finden sich durch Abwehrreaktion in der Regel nur im vorderen Mundabschnitt und Lippenbereich.

Folgen einer relevanten Kälteeinwirkung sind deutlich seltener, aber bei eiskalten Getränken und geeisten Objekten möglich, benötigen aber eine entsprechende Kontaktzeit, um lokalisierte Erosionen der Schleimhaut hervorzurufen.

■ Elektromagnetische Strahlen

Ultraviolettes (UV-) Licht macht 5 % des Sonnenlichtes aus und lässt sich mit abnehmender Wellenlänge

◘ Tab. 27.2 Schleimhautveränderungen durch physikalische Traumen

	UV-Strahlung	Radiatio	Kälte	Wärme	Verletzungen	Mech. Reizungen
Stomatitis	Akute, chron. Cheilitis, Cheilitis actinica	+	+	+	+	
Erosionen		+	+	+	+	+
Ulzerationen		+		(+)	+	+
Gutartige Neubildungen						+
Leukoplakien	Cheilitis actinica (Präcancerose)					+
Schleimhautpigmentierungen		+			+ (exogenes Pigment)	+

in UV-A, -B und -C und absteigender Eindringtiefe ins Gewebe einteilen. UV-Licht ist klinisch-dermatologisch einerseits durch seine akuten (Sonnenbrand) und chronischen Wirkungen (beschleunigte Hautalterung, Induktion weißen und schwarzen Hautkrebses), andererseits durch seine therapeutische Anwendung bei entzündlichen Hauterkrankungen bedeutsam. Während UV-Licht am freien Integument eine Reihe von effektiven Schutzmaßnahmen (u. a. Melanin-Pigmentierung, Verdickung des Stratum corneum, aktive DNA-Reparaturmechanismen) induziert, erreicht es die Mundschleimhaut nur in Ausnahmefällen und führt daher hier nur selten zu klinischen Symptomen. Eine Reihe von phototoxischen Substanzen wie Bergamotte-Öl und Furocumarinen, die in Sprays, Cremes und Mundwässern enthalten sein können, führen an exponierten Arealen akut zu einer phototoxischen Reaktion mit Erythemen, Blasen und Erosionen und einer darauffolgenden länger anhaltenden Hyperpigmentierung. Diese Symptome finden sich besonders an den Lippen und perioral. Als Folgen einer langfristigen UV-Einwirkung kann an den Lippen eine Cheilitis actinica auftreten, die sich durch eine Atrophie und leichte Verletzlichkeit der Schleimhaut sowie weißliche festhaftende Plaques auszeichnet. Als Präkanzerose bedarf sie einer engmaschigen 3- bis 6-monatigen Kontrolle, wenn ausgeprägt einer adäquaten Therapie bis zur Exzision der betroffenen Schleimhaut mit Defektdeckung durch Schleimhaut der Lippeninnenseite.

Eine Stomatitis und Glossitis mit flächigen Erosionen bis Ulzerationen zeigen sich häufig in der Folge einer Strahlentherapie von bösartigen Kopf-Hals-Tumoren. Dabei lassen sich akute Schädigungen im unmittelbaren zeitlichen Zusammenhang, aber auch chronische, dann häufig atrophisierende Schleimhautveränderungen unterscheiden. In der Folge finden sich hier auch rezidivierende oder anhaltende Superinfektionen, am häufigsten mit Hefepilzen, die therapeutisch sehr hartnäckig sein können.

▪ Gutartige Gewebsneubildungen

Gutartige Gewebsneubildungen des Epithels und der Submukosa entstehen durch chronische Traumen, fehlende Zähne, zahnärztliche Eingriffe oder fehlerhafte Mundhygiene sowie auch durch schlecht passende Prothesen. Am häufigsten zeigen sich fibroepitheliale Polypen an der Wangeninnenseite auf Höhe der Okklusionsebene. Gutartige Schleimhautzysten können durch Bissverletzungen und chronische Traumata an den Lippen induziert werden. Prothesenreizfibrome zeichnen sich besonders durch die längliche Anordnung am Prothesenrand aus, können aber auch an der Wangenschleimhaut auftreten.

▪ Leukoplakien

Leukoplakien sind fest haftende, zum Teil flächige weißlich-hyperkeratotische Plaques, die durch eine vermehrte Proliferation und gestörte Keratinisierung in der unverhornten Schleimhaut auftreten. Im Gegensatz zu den Candida-bedingten Auflagerungen sind sie nicht abstreifbar. Leukoplakien sind häufig auf chronische Traumatisierung durch mechanische Reize, aber auch durch starkes Rauchen und schlecht angepasste Prothesen zurückzuführen und wie eine Schwiele an der freien Haut anzusehen. Histologisch zeigt sich eine Ortho-Hyperkeratose mit regelrechter Schichtung des Plattenepithels. Scharfe Zahnkanten, schlechtsitzender Zahnersatz oder dessen Befestigungselemente (z. B. Klammerverankerungen) sind häufig Auslöser, aber auch chronisches Fehlverhalten, wie Wangen- oder Lippenbeißen. In der Regel bilden sich diese Veränderungen nach Ausschalten der mechanischen Irritation zurück, sollten aber differenzialdiagnostisch von karzinomatösen, bösartigen Veränderungen abgegrenzt werden. Hier ist eine Palpation zu empfehlen: hart tastbare Verdickungen sollten histologisch untersucht werden!

Weit verbreitet und gut bekannt ist die sogenannte Morsicatio buccarum, die mit dem typischen, horizontal strichförmig verlaufenden weißlich-hyperkeratotischen Streifen an der Wangeninnenseite auftritt und gelegentlich auch erosiv sein kann.

Sehr häufig finden sich die sogenannte Leukokeratosen des Rauchers, bei denen am Gaumen durch thermische und chemische Reizung weißlich-hyperkeratotische Veränderungen besonders am harten, seltener am weichen Gaumens auftreten. Unterhalb von Prothesen finden sich diese Leukokeratosen nicht. Das Entartungsrisiko wird als eher gering eingeschätzt.

27.4 Verletzungen der Mundschleimhaut

Verletzungen der Mundschleimhaut zeigen sich als eher umschriebene, oberflächliche Erosionen, aber auch Ulzerationen, die häufig bizarr konfiguriert und schmerzhaft an ungewöhnlichen Lokalisationen auftreten und keiner natürlichen Dermatose zuzuordnen sind. Sie können exogen durch Objekte und Gerätschaften zufällig, aber auch durch Selbstverletzung entstehen. Diese kann unbeabsichtigt oder in psychischen und psychosozialen Konfliktsituationen sowie bei psychiatrischen Erkrankungen auftreten.

Akzidentelle Selbstverletzungen durch Kauarbeit zeigen sich an der Zunge, der bukkalen Schleimhaut und den Lippen. Zahnstocher, Nadeln, Fischgräten und Zahnbürsten können den Objektformen entsprechende oberflächliche oder tiefere Verletzungen verursachen. Bei Jugendlichen beliebt ist das „umgekehrte Rauchen", wobei die in die Mundhöhle gedrehte, brennende Zigarette umschriebene Verbrennungen bis Ulzerationen an der Kontaktstelle hervorruft. Prothesen, Zahnschienen und Atemgeräte/Tuben können an ihren Anlagestellen je nach Einwirkdauer und -stärke Erosionen, aber auch schmerzhafte, in der Regel geformte Ulzerationen verursachen. Bei längeren zahnärztlichen Eingriffen können auch in den Schleimhautfalten eingelegte Watterollen oder schlecht positionierte Kofferdam-Klammern am Zahnfleischrand lokalisierte Läsionen hervorrufen.

Eine Ablagerung von exogenem Pigment (Schmutztätowierungen) ergibt sich durch Unfälle und unfreiwillige Einbringung. In der Mundhöhle sind solche Tätowierungen eher selten und treten vor allem als sog. Amalgam-Tätowierung durch Versprengung von Metall bei der Entfernung von entsprechenden Füllungen auf. Diese zeigen sich typischerweise im Bereich der behandelten Zähne, aber auch an anderen Schleimhautlokalisationen. Sie erscheinen als blaugrau bis schieferfarbene Verfärbungen in der oberen Mucosa, die sich differentialdiagnostisch in Röntgenaufnahmen gut erkennen und von über dem Schleimhautniveau liegenden pigmentierten Veränderung abgrenzen lassen. Eine Abgrenzung gegenüber einem Schleimhautmelanom muss im Zweifelsfall durch eine Probeexzision erfolgen.

Insbesondere bei Kindern finden sich unterschiedliche Pigmenteinbringungen nach Verletzung mit Farbstift, Bleistiften und Kugelschreiber. Während die bei Farbstiften eingesetzten wasserlöslichen Farbstoffe sehr schnell wieder abgebaut werden, können die in Kugelschreiberminen enthaltenen Farbstoffe über längere Zeit verbleiben.

Absichtliche oder rituelle Tätowierungen in der Mundhöhle sind in Europa eher selten und finden sich bei manchen afrikanischen Kulturen. Meist werden rußhaltige Farbpigmente eingebracht. Herkunft und Anamnese der Betroffenen hilft hier in der Diagnostik weiter.

▪ **Therapie**

Die Therapie der meisten hier besprochenen Schleimhautveränderungen erfolgt symptomatisch unter Erkennen und Abstellen der auslösenden Noxe (Medikament, Kontaktsubstanz, mechanische Reizungen usw.). Akut aufgetretene Erosionen und Ulzerationen heilen in der Regel rasch wieder ab und bedürfen allenfalls einer lokalen, ggf. auch oralen Schmerzbehandlung und antiseptischer Maßnahmen. Chronische und proliferative Schleimhautveränderungen müssen regelmäßig kontrolliert und dokumentiert sowie differentialdiagnostisch abgeklärt, alternativ chirurgisch entfernt werden. Hier finden Laser, Kürettage oder chirurgische Exzision Anwendung.

Weiterführende Literatur

Bascones-Martınez A, Garcıa-Garcıa V, Meurman JH, Requena-Caballero L (2015) Immune-mediated diseases: what can be found in the oral cavity? Int J Dermatol 54(3):258–270

Straßburg M, Knolle G (1991) Farbatlas und Lehrbuch der Mundschleimhauterkrankungen. Qunitessenz-Verlag, Berlin

Tyldesley WR (1996) Atlas der Mundschleimhauterkrankungen. Ullstein Mosby Berlin, Wiesbaden Dt. Ausgabe

Teoh L, Moses G, McCullough MJ (2019) A review and guide to drug-associated oral adverse effects-Oral mucosal and lichenoid reactions. Part 2. J Oral Pathol Med 48:637–646

Khammissa RAG, Chandran R, Masilana A, Lemmer J, Feller L (2018) Adverse immunologically mediated oral mucosal reactions to systemic medication: lichenoid tissue reaction/interface dermatitis-stomatitis, autoimmune vesiculobullous disease, and IgE-Dependent and immune complex reactions. J Immunol Res 2018:7645465

Silvestre FJ, Silvestre-Rangil J, López-Jornet P (2015) Burning mouth syndrome: a review and update. Rev Neurol 60:457–463

Ślebioda Z, Lukaszewska-Kuska M, Dorocka-Bobkowska B (2020) Evaluation of the efficacy of treatment modalities in burning mouth syndrome-A systematic review. J Oral Rehabil 47(11):1435–1447

Andrologie

Andrologie

Falk Ochsendorf

Inhaltsverzeichnis

28.1 Begriffsdefinitionen – 212

28.2 Physiologische Grundlagen – 212

28.3 Männliche Infertilität und Zusammensetzung des Ejakulats – 213

28.4 Hypogonadismus – 215

28.5 Klinefelter-Syndrom – 217

28.6 Erektile Dysfunktion – 217

Weiterführende Literatur – 218

E. von Stebut und F. Ochsendorf (Hrsg.), *Hauterkrankungen in der Zahnmedizin, der Mund-Kiefer-Gesichtschirurgie, der Augenheilkunde und der Hals-Nasen-Ohrenheilkunde*,
https://doi.org/10.1007/978-3-662-66733-0_28

- **Einleitung**

Die Andrologie beschäftigt sich mit der „reproduktiven Gesundheit des Mannes". Inhaltlich werden für die Zusatzbezeichnung u. a. Kenntnisse zur interdisziplinären Indikationsstellung zu den Verfahren der assistierten Reproduktion, der andrologischen Beratung auch onkologischer Patienten einschließlich Kryokonservierung von Spermatozoen und Hodengewebe, die Grundlagen hereditärer Krankheitsbilder einschließlich der Indikationsstellung für eine humangenetische Beratung, von Störungen der Erektion und Ejakulation sowie der Ejakulatuntersuchung verlangt.

Die Andrologie entwickelte sich vor mehr als 100 Jahren, um der Gynäkologie eine spezifische Expertise, vor allem in der Reproduktionsmedizin, an die Seite zu stellen. In Deutschland waren es Dermatologen, welche sich als erste klinisch und wissenschaftlich mit andrologischen Fragen beschäftigten. Seit 2005 gibt es eine Zusatzbezeichnung „Andrologie", die von Urologen, Endokrinologen und Dermatologen erworben werden kann. Auch im NKLZ finden sich einige Stichworte aus diesem Bereich, sodass diese hier dargestellt werden.

28.1 Begriffsdefinitionen

Im Folgenden werden zunächst einige in der Reproduktionsmedizin häufig verwendete Begriffe erklärt (◘ Tab. 28.1).

Bis 1992 wurde der Begriff „Sterilität" auch in Medline als Suchbegriff verwendet, danach wurde er durch den Begriff „Infertility" ersetzt. Die dargestellte Trennung der Begriffe wird international und auch im klinischen Alltag nicht immer streng eingehalten.

Unter einer „assistierten Reproduktion" versteht man eine „künstliche Befruchtung" außerhalb des Körpers. Hierzu werden bei der Frau nach hormoneller Stimulation Eizellen mittels Punktion gewonnen und kultiviert. Diese werden dann entweder mit Spermien inkubiert (= „IVF" = in-vitro Fertilisation; hierzu müssen vorher genügend bewegliche und morphologisch normale Spermatozoen nach Aufbereitung des Ejakulats gewonnen werden können) oder mittels einer Mikro-Injektion eines einzigen Spermiums befruchtet (ICSI = Intracytoplasmatische Spermieninjektion):

28.2 Physiologische Grundlagen

Bei der Embryonalentwicklung gibt es verschiedene kritische Stufen, bei denen es sich entscheidet, ob das innere und äußere Genitale sich Richtung männlich oder weiblich differenziert. Sind in diesen relevanten Phasen keine Androgene aktiv, sei es durch einen Mangel an diesen Hormonen oder einen Rezeptordefekt, bilden sich weibliche oder intersexuelle Genitalien aus („It's a long and risky adventure to become a male"). Besteht ein Androgenüberschuss, entstehen intersexuelle oder männliche Phänotypen.

In der Pubertät beginnt der Hypothalamus mit der Produktion von Gonadotropin-Releasing-Hormon (GnRH), was zur pulsatilen Freisetzung der Gonadotropine LH und FSH führt. Das „Luteinisierende Hormon" (LH) stimuliert die Leydig-Zellen im Hoden zur Bildung von Testosteron. Dadurch bilden sich die sekundären Geschlechtsmerkmale aus: Größenzunahme Hoden, Penis-Wachstum, Kehlkopf-Wachstum mit Tieferwerden der Stimme, männliche Behaarung, Muskelaufbau, Knochenwachstum. Das follikelstimulierende Hormon (FSH) stimuliert das Wachstum der Tubuli in den Hoden und induziert die Spermiogenese. Beide Hormone unterliegen einem Regelkreis (s. ◘ Abb. 28.1).

Testosteron wird im Blut an das Transportprotein SHBG (Sexual-Hormon-bindendes Globulin) transportiert, wird durch eine Aromatase in Östrogene und eine Reduktase in Dihydrotestosteron umgewandelt.

◘ Tab. 28.1 Definition häufiger Begriffe

	Lexikon (Duden)	Andrologische Sicht	Gynäkologische Sicht
Fertilität	„fertil sein" = fruchtbar sein Zeugungsfähigkeit Fortpflanzungsfähigkeit	Fähigkeit, eine Schwangerschaft zu induzieren	Empfängnis- und Gebärfähigkeit
Subfertilität	–	Probleme, eine Schwangerschaft zu induzieren	Probleme, schwanger zu werden
Infertilität	Unfähig zur Fortpflanzung Unfähig, eine Schwangerschaft auszutragen	Unfähigkeit, eine SS zu induzieren	Unfähigkeit, eine eingetretene Schwangerschaft auszutragen
Sterilität	Unfruchtbarkeit Fortpflanzungsunfähigkeit	Absolute Zeugungsunfähigkeit	Keine Schwangerschaft innerhalb eines Jahres, Unfähigkeit zu empfangen

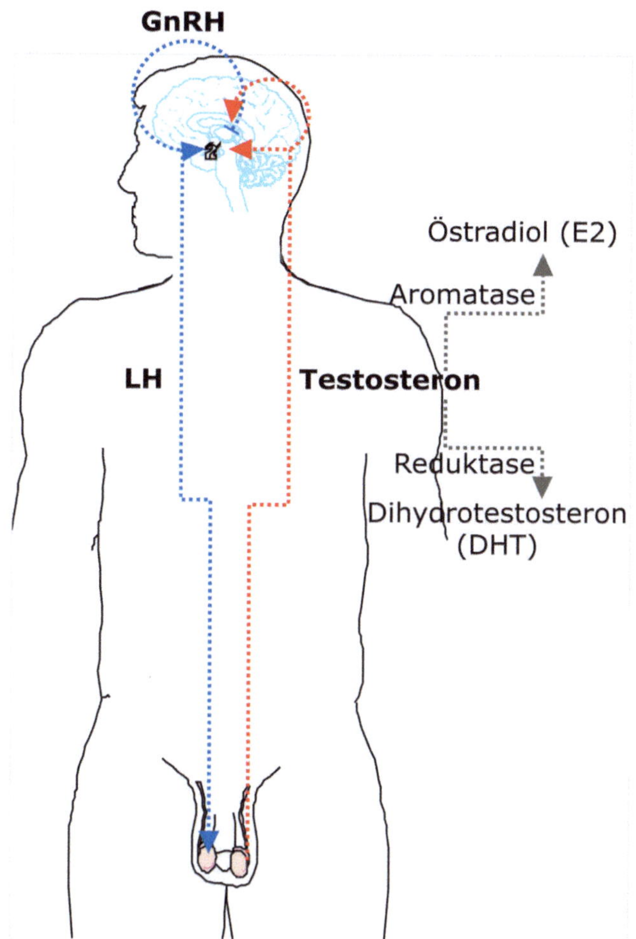

Abb. 28.1 Schematische Darstellung der hormonellen Achse in Bezug auf Testosteron. Blauer Pfeil: Stimulation; Roter Pfeil: negatives Feedback

Die Hormonwirkung wird nach Bindung an entsprechende Rezeptoren, wie den Androgen-Rezeptor, vermittelt. Testosteron wirkt daher direkt oder über die Metabolite. So vermitteln Östrogene die Effekte am Knochen, das Dihydrotestosteron das Wachstum der Prostata, die sekundäre Behaarung bzw. den männlichen Haarausfall und Testosteron stimuliert die Muskulatur sowie die Blutbildung und ist psychotrop (Libido-) wirksam (s. Abb. 28.2).

Ein Mangel an Testosteron („Hypogonadismus“) führt dementsprechend zu Symptomen, die sich durch eine unzureichende Stimulation dieser Strukturen ableiten lassen (s. u.). Ein klinischer Testosteronmangel kann Folge sein einer

- zu geringen Stimulation der Testosteronproduktion (zentrale Störung im Hypothalamus oder Hypophyse),
- Unfähigkeit der Leydigzellen im Hoden zur Testosteronbildung,
- erhöhten Bindung an SHBG oder
- Störung des Androgen-Rezeptors.

Die Spermiogenese findet in den Tubuli seminiferi des Hodens statt. An der Basis der Tubuli finden sich die Stammzellen, die Spermatogonien, und dazwischen Sertoli-Zellen. Letztere bilden die Blut-Hoden-Schranke aus, ernähren die Spermatogonien/sich differenzierenden Zellen und phagozytieren bei der Differenzierung entstehende Zellreste. Sie besitzen Androgen- und FSH-Rezeptoren. Die Spermatogonien differenzieren von basal nach luminal. Sie durchlaufen über verschiedene Zwischenstufen zwei meiotische Teilungen bis zu Spermatiden mit einem haploiden Chromosomensatz (23X oder 23Y). Aus diesen differenzieren sich die Spermatozoen (Ausbildung des Akrosoms, Kondensierung des Zellkerns und Ausbildung der Zilien).

28.3 Männliche Infertilität und Zusammensetzung des Ejakulats

Die WHO definiert unerfüllten Kinderwunsch als „ausbleibende Konzeption bei 12-monatigem regelmäßigem ungeschützten Verkehr“. Nach diesem Zeitraum ist bei 80–90 % der Paare eine Schwangerschaft eingetreten. Etwas 3–9 % der Paare mit Kinderwunsch sind ungewollt kinderlos. Passagere Fruchtbarkeitsstörungen kommen viel häufiger vor. So wartet jede dritte Frau mit Kinderwunsch länger als ein Jahr auf eine Schwangerschaft. Da das Durchschnittsalter der Erstgebärenden in den letzten Jahren deutlich ansteigt und mit zunehmendem Alter (>35 J) die Wahrscheinlichkeit einer Spontankonzeption deutlich abnimmt, ist mit einer Zunahme des Problems zu rechnen.

Man muss sich bewusst machen, dass sich männliche und weibliche reproduktive Funktionen gegenseitig beeinflussen (Abb. 28.3). Geringe Störungen auf einer Seite können durch den anderen Partner kompensiert werden. Bei starken Störungen oder leichten Störungen auf beiden Seiten entfällt die Kompensation. Diese Patienten stellen sich in der Sprechstunde vor. Deshalb ist eine parallele Untersuchung der Partnerin unerlässlich, wenn sich ein Mann wegen Kinderwunsch vorstellt.

Andrologie ist ein klinisches Fach. Deshalb versucht man, mittels Anamnese relevante Vorbefunde (wie Alter der Partnerin, Dauer des Kinderwunschs, Häufigkeit und Timing des Geschlechtsverkehrs, früherer Hodenhochstand) zu erfassen. Es folgt eine klinische Untersuchung, bei der ebenfalls auf mögliche für die Infertilität relevante Befunde geachtet werden sollte. Besonders relevant ist die Hodenpalpation. Die Größe korreliert mit der Zahl der samenbildenden Tubuli und kann daher auf die prinzipielle Funktionsfähigkeit hinweisen. Insbesondere umschriebene Verhärtungen können ein Hinweis auf ein Hodenkarzinom sein. Dies ist

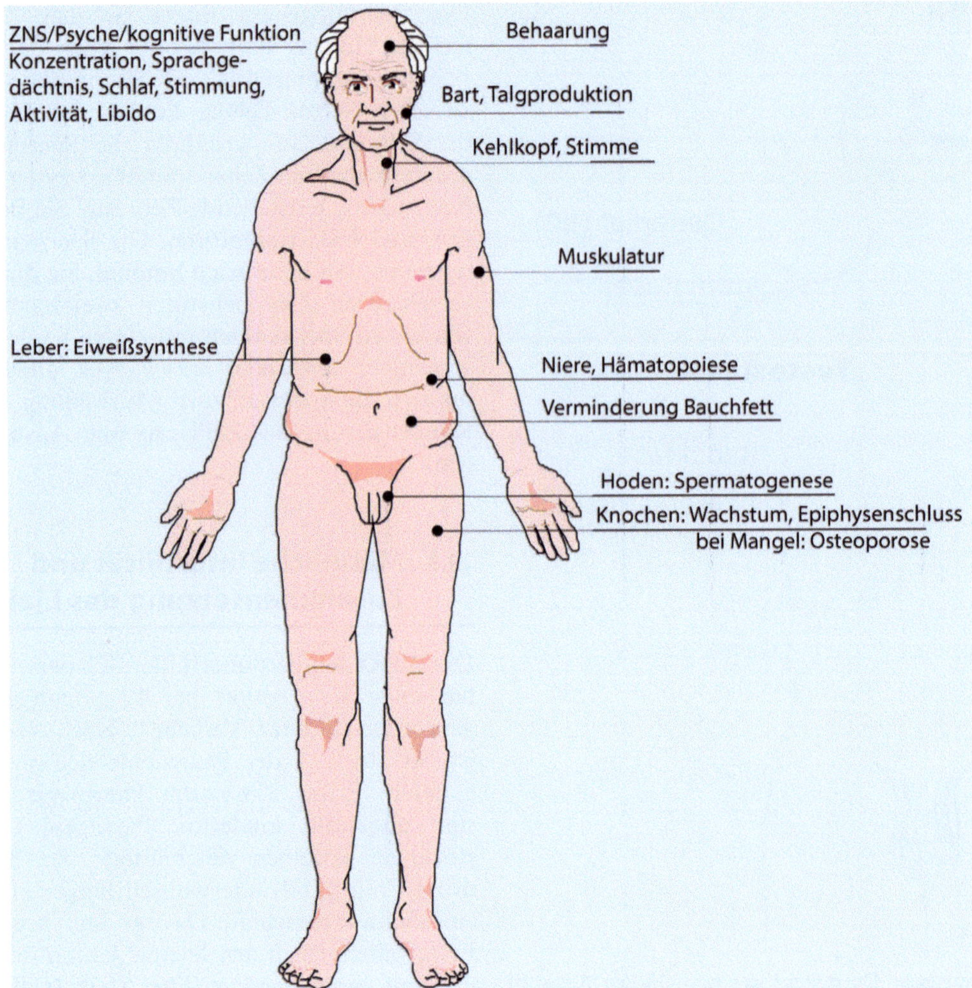

Abb. 28.2 Testosteronwirkung am männlichen Körper. (Quelle: SmartDraw) (aus Varwig-Janßen und Ochsendorf 2015)

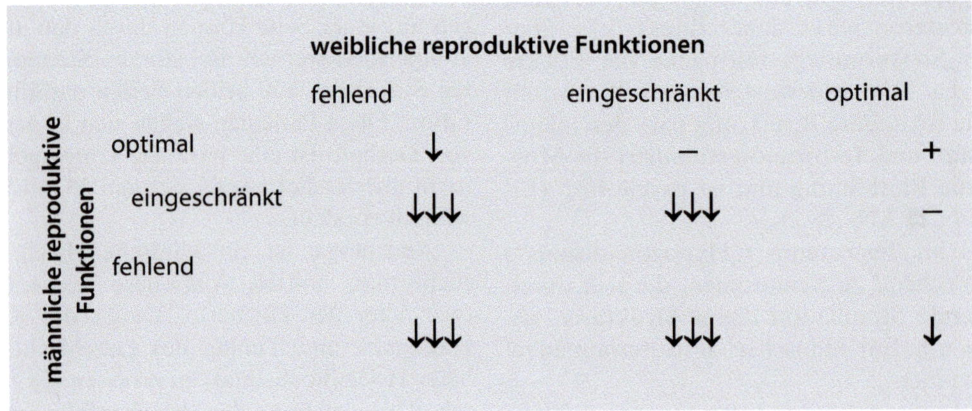

männliche reproduktive Funktionen	weibliche reproduktive Funktionen: fehlend	eingeschränkt	optimal
optimal	↓	–	+
eingeschränkt	↓↓↓	↓↓↓	–
fehlend	↓↓↓	↓↓↓	↓

Abb. 28.3 Wechselwirkung zwischen männlicher u. weiblicher reproduktiver Funktion (nach Nieschlag und Behre 2000). Erläuterungen:

\+ Die Paare dieser Gruppe werden den Arzt nicht aufsuchen, da beide Partner optimale Funktionen aufweisen.

– Bei diesen Paaren werden die suboptimalen Funktionen des einen Partners in vielen Fällen wahrscheinlich durch die optimalen Funktionen des anderen kompensiert.

↓ Bei diesen Paaren wird sich die Behandlung ganz auf einen der beiden Partner konzentrieren. Es wird ausreichen, wenn nur der Gynäkologe bzw. der Androloge tätig wird.

↓↓ bzw. ↓↓↓ Wenn beide Partner gestörte Reproduktionsfunktionen aufweisen, bedürfen beide Partner der Behandlung.

der häufigste Tumor in dieser Altersgruppe und hat bei infertilen Männern eine höhere Prävalenz als in der Allgemeinbevölkerung. Für weitere Einzelheiten wird auf die Literatur verwiesen.

Zur Beurteilung der Funktionsfähigkeit der reproduktiven Organe untersucht man das Ejakulat (s. ◘ Abb. 28.4, ◘ Tab. 28.2). 95 % des Ejakulats stammen aus Prostata (ca. 1/3) bzw. den Bläschendrüsen (ca. 2/3).

In ◘ Tab. 28.2 sind die relevantesten Ejakulatparameter, ihre Referenzwerte sowie die Interpretation zusammengefasst.

Die Ergebnisse der Ejakulatuntersuchung werden mit folgenden Bezeichnungen deskriptiv bewertet. Dabei bewerten die Suffixe „-spermie" das Ejakulat, diejenigen mit „zoo" die zellulären Bestandteile (siehe ◘ Tab. 28.3).

28.4 Hypogonadismus

Der männliche Hypogonadismus ist ein klinisches und biochemisches Syndrom, welches sich aus typischen klinischen Symptomen (s. u.) und dem laborchemischen Nachweis eines Testosteronmangels zusammensetzt.

Dieser Testosteronmangel kann bereits ab der Pubertät auftreten (z. B. ► Abschn. 28.5: Klinefelter-Syndrom) oder erst später im Leben. Mit zunehmendem Alter nimmt die Testosteronkonzentrationen (ca. 2 % pro Jahr) ab, ohne dass es aber, wie bei der Frau, einen abrupten Wechsel der Hormonkonzentrationen gibt. Auch chronische Erkrankungen (z. B. COPD, chronisch entzündliche Darmkrankheiten, Niereninsuffizienz, Medikamente) können zu einem Testosteronmangel führen. Da diese im Alter häufiger auftreten, ist mit einer weiteren Abnahme durch Allgemeinerkrankungen zu rechnen.

Je nach Ausmaß des Mangels und der individuellen Reaktion darauf können die subjektiven Symptome variieren (◘ Tab. 28.4).

Da viele der Beschwerden subjektiv sind, gilt es, die Diagnose durch wirklichen Nachweis eines Testosteronmangels zu sichern. Die aussagekräftigsten Symptome zum Nachweis eines Testosteronmangels sind die ersten drei in der Tabelle angeführten sexuellen Symptome.

Da Testosteron eine Tagesrhythmik aufweist, sollte die Blutentnahme morgens zwischen 8 und 10 Uhr erfolgen. Werte unter 8 nmol/l sprechen für einen Mangel, Werte über 12 nmol/l sprechen dagegen; Werte dazwischen sind in einer Grauzone, die vom Spezialisten zu klären ist.

> Eine erniedrigte Testosteronkonzentration ohne klinische Beschwerden ist kein Hypogonadismus!

Bei einem nachgewiesenen, klinisch relevanten Testosteronmangel profitiert der Patient von einer Testosteronsubstitution bezüglich seiner Lebensqualität und Morbidität (positive Effekte auf Osteoporose, Anämie, Muskelatrophie).

In den letzten Jahren zeigte sich zudem eine Assoziation zwischen einem Testosteronmangel und dem „metabolischen Syndrom" (= Vorliegen von 3 der folgenden 5 Kriterien: Hypertonie, Diabetes mellitus, Hypertriglyceridämie, HDL-Cholesterin-Mangel, Übergewicht). Hier scheinen wechselseitige Abhängigkeiten zu bestehen, denn Gewichtsabnahmen besserten auch die Testosteronkonzentrationen und eine Testosteronsubstitution die Parameter des metabolischen Syndroms.

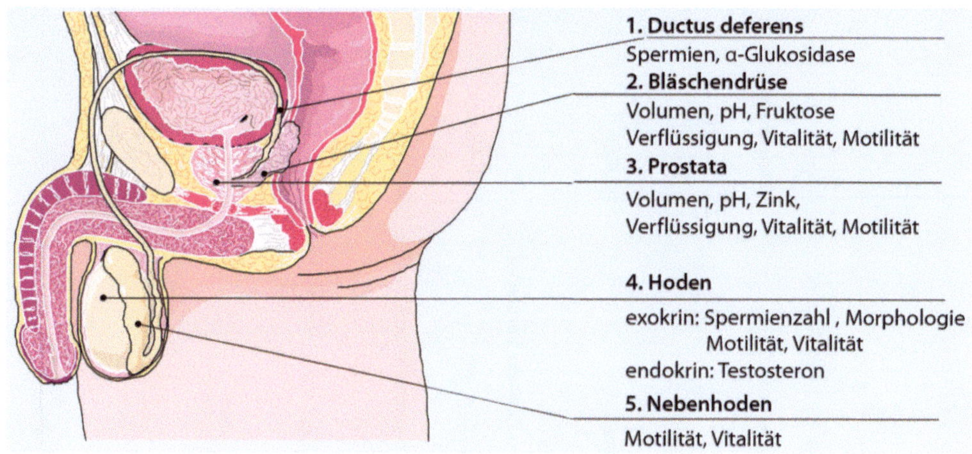

◘ **Abb. 28.4** Männliche Genitalorgane und deren Einfluss auf die Spermiogrammparameter. (Quelle: SmartDraw) (aus Weberschock et al. 2015)

Tab. 28.2 Ejakulatparameter, deren Referenzwerte und ihre Beurteilung

Variable	Referenzwert	5 % Perzentile fertiler Männer	
		Relevanz/Bedeutung	**Konsequenz**
Karenzzeit	3–5 Tage	Zunahme Volumen und Spermienzahl bei längerer Karenz	Standardisierung auf (3–)5 Tage bzw. auf die Zeit, die im täglichen Alltag relevant ist
Volumen	>1,4 ml	Sekretionskapazität Bläschendrüsen/Prostata	Niedrige Werte: unkorrekte Gewinnung, kurze Karenzzeit, Funktionsstörung, Testosteronmangel, retrograde Ejakulation
Mikroskopische Parameter			
Konzentration	≥ 16 Mio./ml	Spermienzahl/Volumeneinheit: weniger relevanter Parameter der Hodenfunktion als die Spermiengesamtzahl	Niedrige Konzentration durch Verdünnung?
Spermiengesamtzahl	≥39 Mio	Produkt aus Konzentration und Volumen: Ausdruck der Kapazität der Tubuli seminiferi beider Hoden zur Spermienproduktion	Bei niedrigen Werten: Ursachensuche (Anamnese, Klinik, Tastbefund, Ultraschall; Bestimmung von FSH, ggf. LH)
Motilität	Gesamtmotilität (progressiv und am Platz): ≥42 % Progressivmotilität: ≥30 %	Fähigkeit der Spermien zur Bewegung zur Eizelle; kann testikuläre, epididymale Ursachen haben oder durch das Seminalplasma bedingt sein	Bei eingeschränkter Motilität: Ursachensuche
Morphologie	≥4 %	Qualität der Spermiogenese: normale Morphologie assoziiert mit normaler Spermienfunktion und Fertilitätsprognose	Prognoseabschätzung und Wahl Verfahren künstlicher Befruchtung

■ Tab. 28.3 Nomenklatur zur Beschreibung der Ejakulatqualität

Aspermie	Keine Samenflüssigkeit (keine oder retrograde Ejakulation)
Azoospermie	Keine Spermatozoen im Ejakulat (zu verstehen als die Grenze der Quantifizierung für die jeweilige Bestimmungsmethode)
Kryptozoospermie	Keine Spermatozoen im Ejakulat, jedoch im zentrifugierten Pellet nachweisbar
Asthenozoospermie	Prozentanteil der progressiv-motilen Spermien (PR) liegt unterhalb des unteren Referenzwertes
Oligozoospermie	Gesamtzahl unterhalb des unteren Referenzwertes
Normozoospermie	Gesamtzahl der Spermatozoen im Ejakulat sowie Prozentanteil von progressiv-motilen (PR) und morphologisch normalen Spermatozoen gleich oder über dem jeweiligen unteren Referenzwert

■ Tab. 28.4 Klinische Manifestation eines Hypogonadismus (Einsetzen nach der Pubertät) (nach Varwig-Janßen und Ochsendorf 2015)

Abnahme	Häufigkeit spontaner, morgendlicher Erektionen (<11 nmol/l T)
	Sexuelle Gedanken (<8 nmol/l T)
	Libido
	Erektile Dysfunktion (<8,5 nmol/l T)
	Körperbehaarung (Rasurfrequenz)
	Muskelmasse
	Antrieb (Energie, Motivation)
	Hodenvolumen
	Knochendichte
Zunahme	Knochenbrüche nach geringfügigem Trauma; Körpergrößenverlust
	Hitzewallungen
	Gynäkomastie
	Erschöpfung

28.5 Klinefelter-Syndrom

Das Klinefelter-Syndrom hat eine Prävalenz von 0,2 % der männlichen Bevölkerung (1:500 Männern!). Hier liegt ein Chromosomensatz XXY oder Mosaike davon vor. Ursache ist eine Fehlverteilung durch Non-Disjunktion während der meiotischen/mitotischen Teilungen während der Keimzellentwicklungen. Als einziger Risikofaktor wurde bisher ein mütterliches Alter >40 J. ermittelt.

Die Folge dieser Chromosomen-Fehlverteilung ist eine Hodenfunktionsstörung mit verminderter Testosteronsynthese und stark eingeschränkter Spermiogenese, meist findet sich eine Azoospermie.

Diese Männer weisen nach der Pubertät kleine feste Hoden auf. Es zeigen sich dann ggf. Zeichen des Androgen-Mangels, wie geringer Bartwuchs bzw. Gynäkomastie. Da sich die Wachstumsfugen durch den Testosteronmangel erst später schließen, ist die Körpergröße überdurchschnittlich mit langen Beinen. Erst später im Leben (>25 J.) wird dieser Mangel deutlicher durch Nachlassen der Libido und Erektionsfähigkeit, Abnahme der Muskelkraft, Anämie und Osteoporose. Relativ häufig ist eine verbale Teilleistungsschwäche bei ansonsten gleichem allgemeinen Intelligenzniveau. Die klinische Ausprägung dieser Symptome ist sehr variabel, sodass nur etwa jeder 4. Mann mit diesem Syndrom diagnostiziert wird.

Männer mit Klinefelter-Syndrom weisen ein erhöhtes Risiko auf für Diabetes mellitus, Osteoporose, Gynäkomastie sowie Brustkrebs, Epilepsie, Thrombosen und Depressionen.

Die Diagnose kann klinisch vermutet, durch Nachweis eines Testosteronmangels bei erhöhten FSH/LH-Werten verstärkt und durch eine Chromosomenanalyse gesichert werden.

Therapeutisch steht die rechtzeitige Testosteronsubstitution im Vordergrund. Allerdings sollte vor (!!) Beginn dieser Substitution der Aspekt des späteren Kinderwunsches diskutiert werden, denn heute ist es sogar möglich, bei einem Teil der Patienten operativ Spermien aus dem Hoden zu gewinnen, um damit später mittels ICSI eigene Nachkommen zu ermöglichen.

28.6 Erektile Dysfunktion

Eine erektile Dysfunktion bezeichnet die dauerhafte Unfähigkeit, eine für einen befriedigenden Geschlechtsverkehr erforderliche Erektion aufzubauen oder zu erhalten. Dieser Zustand sollte mindestens 6 Monate bestehen, bevor man diese Diagnose stellt. Zwischen 5 und 20 % der Männer sollen an einer mittelgradigen bis schweren erektilen Dysfunktion leiden. Wegen der Zunahme insbesondere von vaskulären Faktoren nehmen Erektionsstörungen mit dem Alter zu.

Zur Erektion und deren Erhaltung ist ein komplexes Zusammenspiel verschiedener Faktoren erforderlich

28

(psychogene, neurogene, vaskuläre, hormonelle und myogene), die einzeln oder kombiniert pathologisch verändert sein können. Man geht davon aus, dass bei bis zu 80 % der Männer mit erektiler Dysfunktion organische Ursachen bestehen. Dabei hat jede Erektionsstörung unweigerlich psychogene Folgen und Einflüsse auf die Partnerbeziehung.

Durch eine Hemmung des Abbaus von Prostaglandinen (PDE5-Hemmer, Beispiel: Sildanefil) kann bei psychogenen oder bestimmten Formen organischer Erektionsschwierigkeiten der Blutfluss im Penis erhöht und eine Erektion erreicht werden. Zur Diagnostik und Therapie wird auf die spezielle Literatur verwiesen.

Weiterführende Literatur

Leiber C (2017) Erektile Dysfunktion. Urologe 56:519–529

Nieschlag E (2013) Klinefelter-Syndrom: Häufigste Form des Hypogonadismus, aber oft übersehen oder unbehandelt. Dtsch Arztebl Int 110(20):347–353

Nieschlag E, Behre H (2000) Andrologie, 2. Aufl. Springer Berlin Heidelberg

Ochsendorf F, Weberschock T (2019) Die andrologische Basisdiagnostik – von der körperlichen Untersuchung zum Spermiogramm. Gynäkologische Endokrinologie 17:210–218

Varwig-Janßen D, Ochsendorf F (2015) Der „dicke" und der „alte" Patient in der dermatologischen Praxis. Hautarzt 66:898–906. ► https://doi.org/10.1007/s00105-015-3716-8

Weberschock T, Valipour A, Ochsendorf F (2015) Spermiogramm bei unerfülltem Kinderwunsch. Hautarzt 66:924–932. ► https://doi.org/10.1007/s00105-015-3707-9

Befundorientierte Differenzialdiagnose

Befundorientierte Differentialdiagnose

Luisa Bopp und Esther von Stebut

Inhaltsverzeichnis

29.1 Papel/Nodus im Gesicht – 222

29.2 Ulzerationen im Gesicht – 226

29.3 Cheilitis (Lippenentzündung) – 227

29.4 Lippenschwellung – 228

29.5 Papel/Nodus an der Lippe – 228

29.6 Erosive Veränderungen der Mundschleimhaut und Lippe – 229

29.7 Enorale Verfärbungen – 231

Weiterführende Literatur – 234

E. von Stebut und F. Ochsendorf (Hrsg.), *Hauterkrankungen in der Zahnmedizin, der Mund-Kiefer-Gesichtschirurgie, der Augenheilkunde und der Hals-Nasen-Ohrenheilkunde*,
https://doi.org/10.1007/978-3-662-66733-0_29

Einleitung

Der bisherige Text stellte dermatologische Erkrankungen systematisch dar, Patientinnen und Patienten stellen sich aber mit einem Leitsymptom, wie Papeln oder Verfärbungen der Haut/Schleimhaut vor.

Die Leistung des Mediziners bzw. der Medizinerin besteht darin, aus der Vielzahl an möglichen Diagnosen anhand von Anamnese, Symptomen und Befund die richtige bzw. wahrscheinlichste Diagnose zu stellen und diese mittels ergänzender Maßnahmen zu bestätigen.

Dieses Kapitel stellt klinisch häufige Befunde im Gesicht und an der Mundschleimhaut synoptisch dar. Insbesondere soll zu den sich klinisch als Papel/Nodus oder Ulzeration im Gesicht präsentierenden Dermatosen Stellung genommen werden, außerdem die häufigsten Gründe für eine Cheilitis, Lippenschwellungen oder knotige Veränderungen an der Lippe aufgezeigt und die verschiedenen Ursachen für erosive oder pigmentierte Mundschleimhautveränderungen besprochen werden.

Die hierbei für den jeweiligen klinischen Befund infrage kommenden häufigen und auch selteneren Differentialdiagnosen werden tabellarisch aufgelistet. Teilweise wird hier eine weitere Unterteilung nach klinischen oder ätiologischen Gesichtspunkten vorgenommen. In der letzten Erklärungsspalte wird auf klinische Charakteristika („Clues") des entsprechenden Krankheitsbildes hingewiesen, um Anregungen zu geben und die Einordnung zu erleichtern. Ein vertieftes Lesen zu den einzelnen häufigeren Diagnosen in den vorherigen Kapiteln wird helfen, die richtigen diagnostischen oder therapeutischen Schritte einzuleiten. Zudem werden einige in den vorherigen Kapiteln nicht dargestellte Krankheitsbilder fotografisch dargestellt, um die Einordnung zu erleichtern. Die hier gezeigten Tabellen erheben keinen Anspruch auf Vollständigkeit. Sollte ein Befund nicht zu den im Buch dargestellten Krankheitsbildern passen, kommen seltene Differentialdiagnosen oder Varianten in Betracht, die fachärztlich abgeklärt werden sollten.

Tab. 29.1 Differentialdiagnose Papel im Gesicht

Erkrankung	Relevante klinische Charakteristika
Papel <1 cm	
Verruköse Oberfläche	
Verruca filiformis	Fadenförmiger Stiel, häufig an Naseneingang, Augenlidern, Bartbereich (Abb. 29.1)
Seborrhoische Keratose	Meist pigmentiert, breitbasig aufsitzend, speckige Oberfläche
Eingedellte Oberfläche	
Molluscum contagiosum	Zentral eingedellt, häufig multipel auftretend durch Autoinokulation, häufig bei Kindern
Talgdrüsenhyperplasie	Weißlich-gelblich, talgdrüsenreiche Hautareale, DD Basalzellkarzinom (Abb. 29.2)
Gestielt	
Fibroma molle	Weich, hautfarben, vor allem Hals, Achseln und Leisten (Abb. 29.3)
Glatte Oberfläche	
Fibröse (Nasen-)Papel	Weißlich bis bräunlich, derbe, glatt (Abb. 29.4)
Pilomatrixom	Derbe, initial zystisch, später durch sekundäre Verkalkung oder Verknöcherung sehr hart, vor allem bei Kindern (Abb. 29.5)
Granuloma pyogenicum	Schnell wachsend, glattglänzend, rötlich, teilweise ulzeriert (Abb. 29.6)
Komedonen	Meist multipel, offene (schwarzer Kegel) und geschlossene (weiß bzw. hautfarben)
Kutane Leishmaniasis	Initial klein, erythematös, langsam wachsend, später Plaque/Nodus mit hyperkeratotischem Randsaum und zentraler Ulzeration, häufig an unbedeckten Hautarealen

29.1 Papel/Nodus im Gesicht

Papel im Gesicht

Viele Gesichtspapeln sind benigne, häufig angeboren oder im mittleren bis höheren Erwachsenenalter entstehend. Eine Übersicht über die häufigsten Differenzialdiagnosen von Papeln mit verruköser, eingedellter oder glatter Oberfläche sowie von gestielten Papeln bietet Tab. 29.1.

Bei der Anamnese ist es insbesondere von Bedeutung, seit wann die Papel besteht und ob eine Wachstumstendenz vorliegt.

Nodus im Gesicht

Neben einigen der unter „Papel im Gesicht" genannten Entitäten, die sich, meist nach längerem Bestehen und bei vertikalem Wachstum, auch als Nodus präsentie-

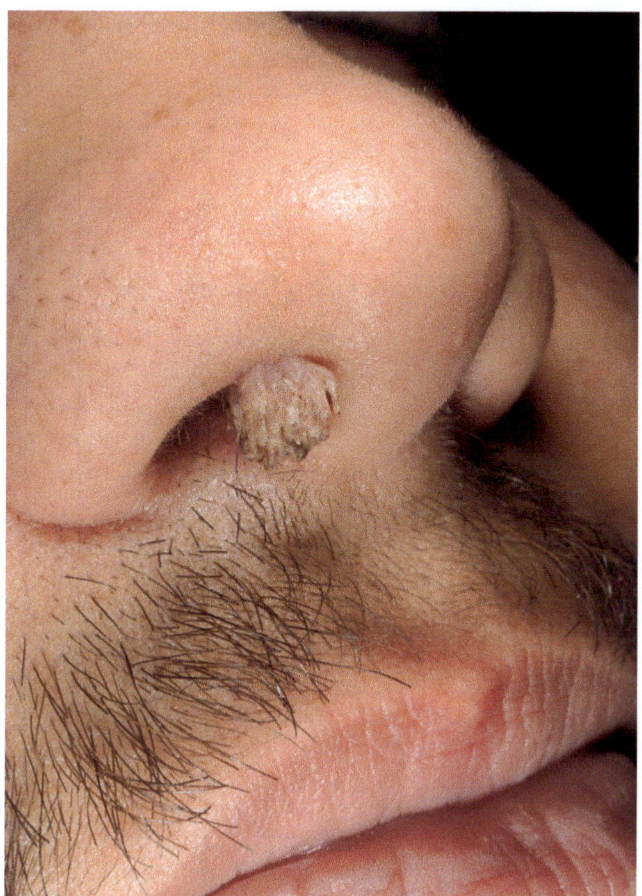

◘ Abb. 29.1 Verruca filiformis. Verruköse Papel mit fadenförmigem Stiel am Naseneingang eines erwachsenen Mannes. (Aus Nindl und Stockfleth 2018)

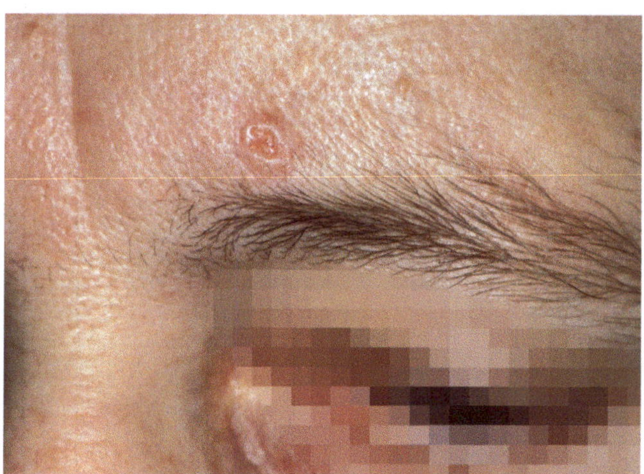

◘ Abb. 29.2 Talgdrüsenhyperplasie. Scharf begrenzte erythematösgelbliche Papel mit eingedellter Oberfläche oberhalb der Augenbraue. (Aus Rütten 2018)

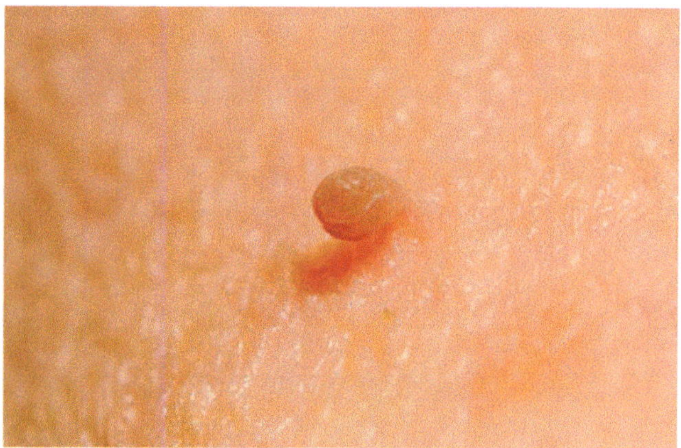

◘ Abb. 29.3 Fibroma molle. Weiche gestielte hautfarbene Papel. (Aus Plötz et al. 2012)

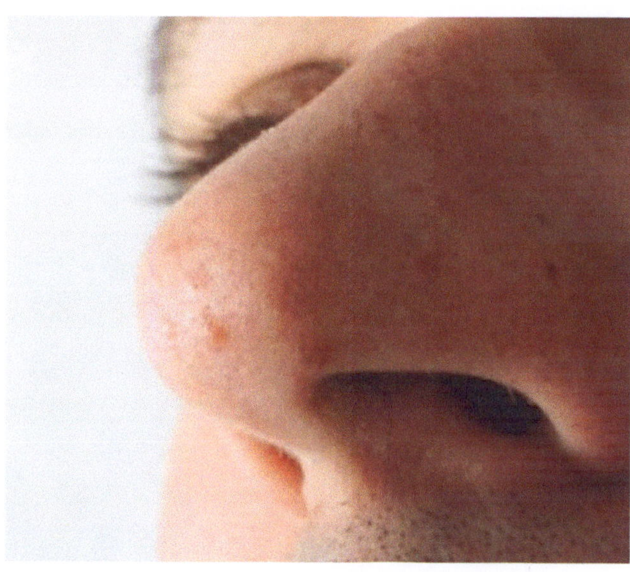

◘ Abb. 29.4 Fibröse Nasenpapel. Weißliche glatte derbe Papel an der Nasenspitze. (Aus Plötz et al. 2012)

29

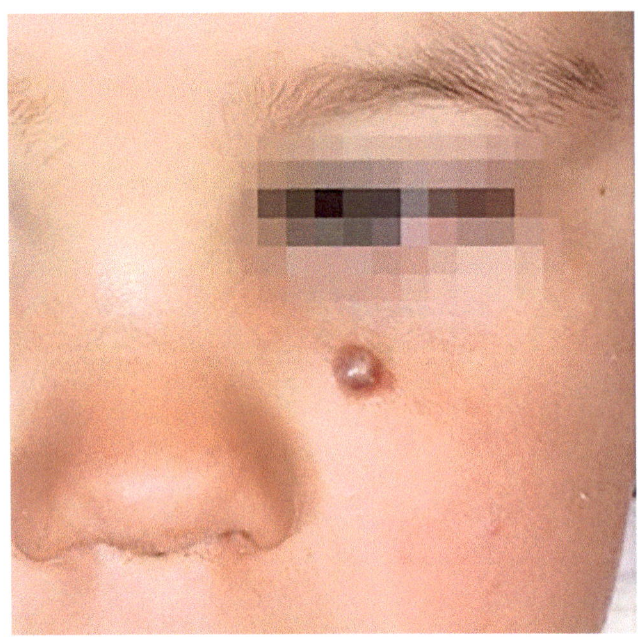

■ **Abb. 29.5** Pilomatrixom. Derbe tastbare Papel an der linken Wange eines einjährigen Jungen. (Aus Meissner et al. 2008)

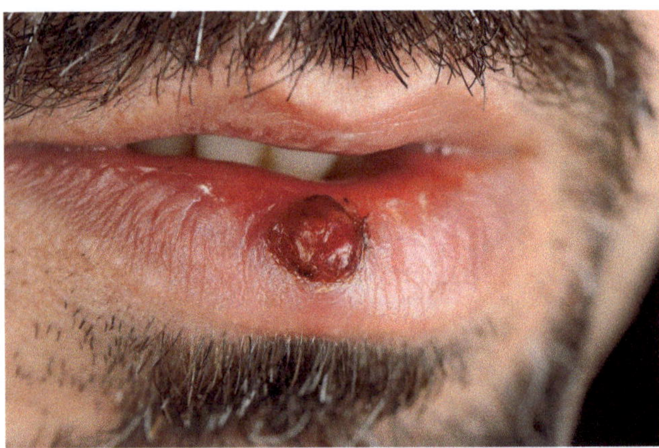

■ **Abb. 29.6** Granuloma pyogenicum. Glattglänzende rötliche ulzerierte Papel an der Unterlippe. (Copyright: UK Köln, Dermatologie; mit freundlicher Genehmigung)

ren können (z. B. Pilomatrixom, Granuloma pyogenicum), sind bei meist primär als Nodus auffallenden Hautveränderungen insbesondere die benignen von den malignen Tumoren abzugrenzen. Eine Übersicht der häufigsten und wichtigsten Nodi im Gesicht bietet ■ Tab. 29.2.

■ **Tab. 29.2** Differentialdiagnose Nodus im Gesicht

Erkrankung	**Relevante klinische Charakteristika**
Nodus >1 cm	
Benigne	
Epidermalzyste	Solitär oder multipel, hautfarben, prallelastisch, vor allem im Gesicht, retroaurikulär, Hals, Rücken, proximale Extremitäten (■ Abb. 29.7)
Neurofibrom	Oft gestielt, weich, positives „Klingelknopfphänomen"
Keloid	Wulstig, sehr derbe, nach Trauma (■ Abb. 29.8)
Hämangiom	Prall, weich, rötlich bis livide, bei Kindern in den ersten Lebensmonaten (■ Abb. 29.9)
Pseudolymphom	Scharf begrenzt, rötlich, infiltriert, multiple Herde möglich (■ Abb. 29.10)
Maligne	
Noduläres Basalzellkarzinom	Wachsartig, perlschnurartig aufgeworfener Randsaum, Teleangiektasien, im Verlauf Krusten und Ulzeration
Plattenepithelkarzinom	Derbe, exophytisch, später zentrale Ulzeration, häufig darauf liegende, leicht zu entfernende Hornschicht
Keratoakanthom	Rasch wachsend, zentrale Einsenkung mit keratotischem Pfropf (■ Abb. 29.11)
Cornu cutaneum	Hornartiges Wachstum eines keratotischen Tumors, meist solitär, vor allem Schläfe, Wange, Ohrmuschel
Noduläres Melanom	Schwarz, braun oder blauschwarz, gelegentlich auch rötlich, häufig ulzeriert, im Randbereich pigmentiert
Amelanotisches Melanom	Scharf begrenzt, rosafarben, manchmal ulzeriert, Teleangiektasien
Merkelzellkarzinom	Dunkelrosa bis bläulich-livide, fleischig (■ Abb. 29.12)

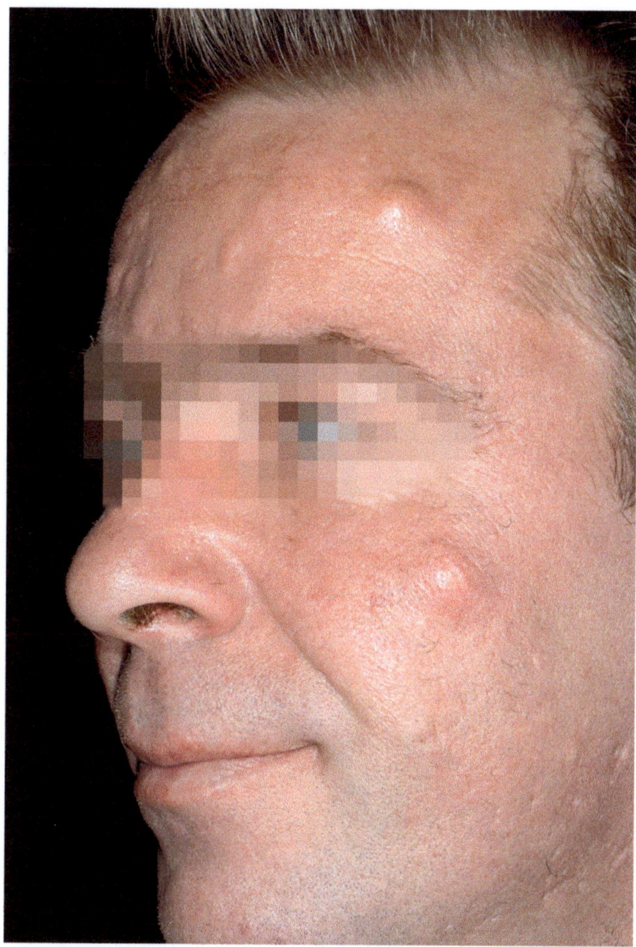

Abb. 29.7 Epidermalzysten. Subkutane fluktuierende hautfarbene prallelastische Knoten im Gesicht eines erwachsenen Mannes. (Aus Braun-Falco 2018)

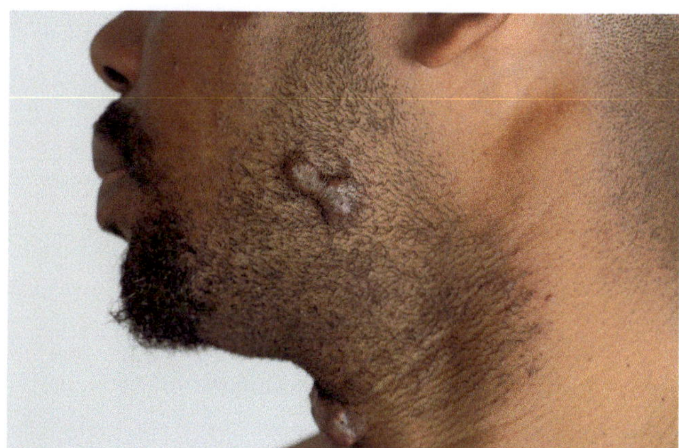

Abb. 29.8 Keloid. Derbe tastbarer narbiger Nodus an der linken Wange und am vorderen Hals, entstanden durch wiederholte Traumata bei der Rasur. (Copyright: Dermatologie, UK Köln; mit freundlicher Genehmigung)

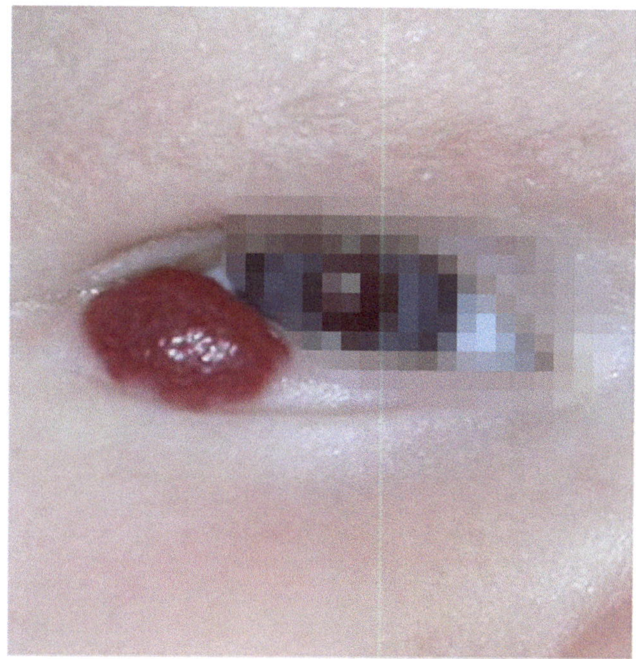

Abb. 29.9 Hämangiom. Praller rötlicher Nodus am Augenunterlid eines Säuglings. (Aus Hämangiome 2012)

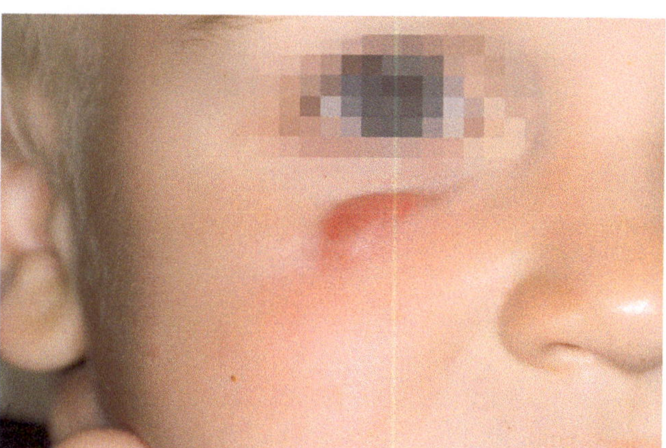

Abb. 29.10 Pseudolymphom. Scharf begrenzter rötlicher infiltrierter Nodus infraorbital rechts bei einem Kleinkind. (Aus Sander 2018)

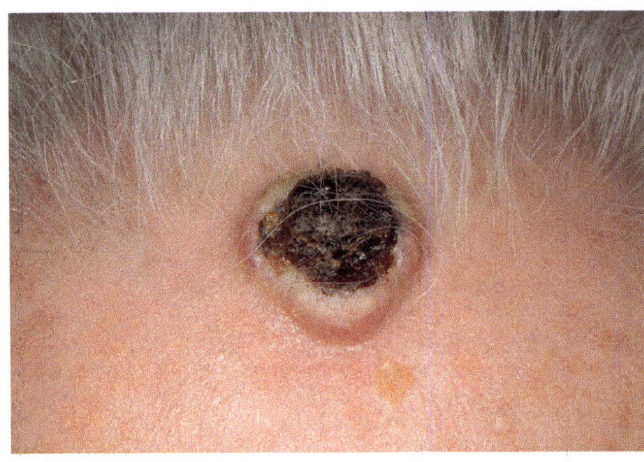

Abb. 29.11 Keratoakanthom. Rasch gewachsener Tumor mit zentralem keratotischen Propf an der Stirn eines älteren Herrn. (Aus Sterry und Stockfleth 2018)

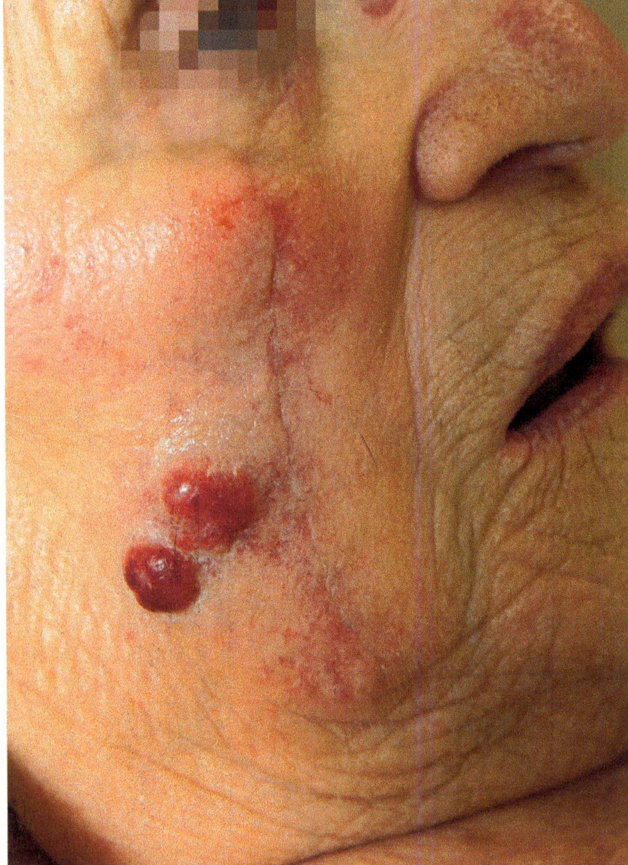

Abb. 29.12 Merkelzellkarzinom. Zwei nah beieinander stehende dunkelrote fleischige Nodi an der rechten Wange einer älteren Frau. (Aus Zelger 2018)

29.2 Ulzerationen im Gesicht

Ein Geschwür (Ulkus) stellt einen bis in die Dermis oder Subkutis reichenden Substanzdefekt mit schlechter Heilungstendenz dar. Die Hautschädigung kann exogen durch z. B. Verbrennung, Verbrühung, Verätzung, Strahlenschädigung, durch örtliche Infektionen oder vaskuläre Minderversorgung entstehen, weiterhin ist ein ulzeröser Zerfall bei Granulomen oder malignen Tumoren möglich. Eine Übersicht über die wichtigsten Differentialdiagnosen ulzerierender Hautveränderungen im Gesicht bietet Tab. 29.3.

Tab. 29.3 Differentialdiagnose Ulzeration im Gesicht

Erkrankung	Beschreibung (Klinik, Ätiopathogenese)
Rasche Entstehung	
Impetigo contagiosa	Initial scharf begrenzte rote Makulae, dann Ausbildung direkt wieder platzender wasserklarer Bläschen mit Übergang zu honiggelben Krusten auf erythematösem Grund, im Verlauf erosive/ulzerierende Veränderungen möglich
Herpes labialis (Sekundärinfektion)	Polyzyklische Bläschen auf gerötetem Grund, Lippenschwellung, später gelblich-bräunliche Krusten und Erosionen, prodromal Spannungsgefühl, Juckreiz, dann Brennen
Hämorrhagischer Herpes zoster	Zunächst oberflächliche, später tiefe Ulcera, häufig nicht mehr erkennbare polyzyklische Bläschen, dermatombezogen
Langsam größer werdend	
Ulcus rodens und Ulcus terebrans (Basalzellkarzinom)	Schmerzloses scharf begrenztes kraterförmiges Ulkus mit aufgeworfenem Randwall, Wachstum über Jahre
Leishmaniasis	Initial klein, erythematös, langsam wachsend, später Plaque/Nodus mit hyperkeratotischem Randsaum und zentraler Ulzeration, häufig an unbedeckten Hautarealen (Abb. 29.13)
Vielgestaltig	
Artefakt	Läsionen unterschiedlichen Alters, äußerst vielgestaltig (Erytheme, Blasen, Hautdefekte unterschiedlicher Tiefe, bizarre, linienförmige Konfigurationen, scharfe Begrenzungslinien, sprunghafter Verlauf, widersprüchliche Anamnese, keine ursprüngliche oder sekundär induzierte Dermatose erkennbar, rasches Abheilen unter Okklusionsverband (Abb. 29.14)
Granulomatose mit Polyangiitis	Schmerzlos, paranasal, nasal oder oral, Begleitsymptome: Allgemeinzustandsreduktion, Otitis media, Hämoptoe, Glomerulonephritis, Episkleritis/Skleritis, Uveitis, Arthralgien

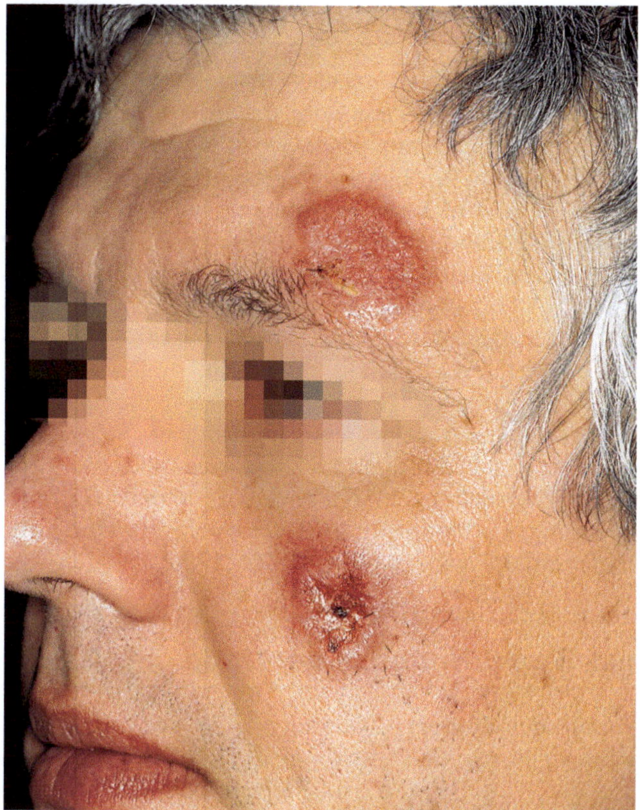

■ **Abb. 29.13** Leishmaniasis. Zwei rötlich-livide Plaques mit zentraler Ulzeration an der Stirn und Wange eines Patienten. (Aus von Stebut 2018)

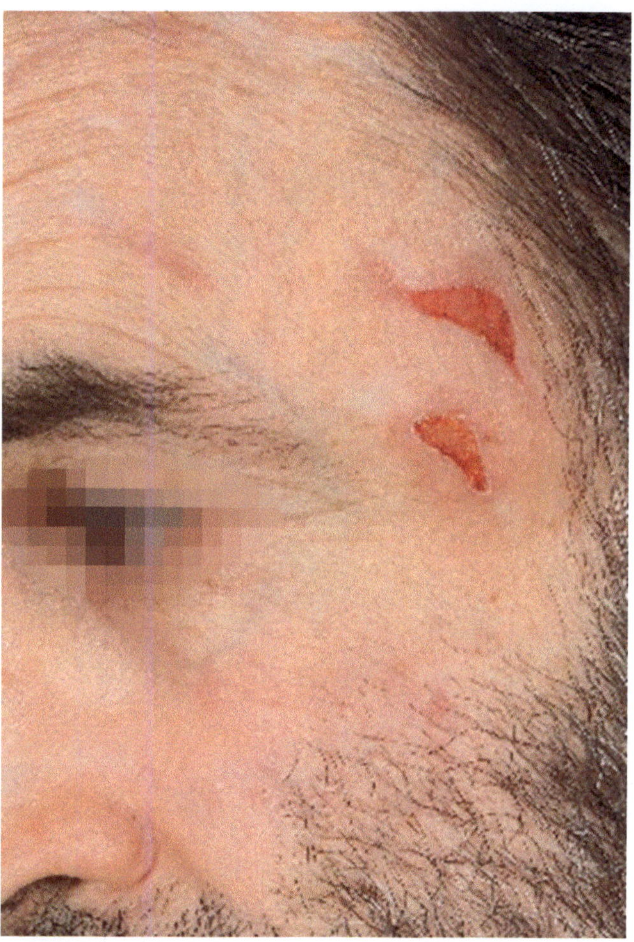

■ **Abb. 29.14** Artefakt. Bizarr konfigurierte Ulzerationen und ältere Narben im Gesichtsbereich eines 58-jährigen Patienten nach eigenständiger okklusiver Anwendung von Diclofenac Schmerzgel und mehrfacher Manipulation bei selbstdiagnostizierten aktinischen Lichtschäden. (Copyright: UK Köln, Dermatologie; mit freundlicher Genehmigung)

29.3 Cheilitis (Lippenentzündung)

Das Lippenrot, das histologisch nur eine dünne Hornschicht und keine Talg- oder Schweißdrüsen aufweist, ist für Austrocknungsprozesse, aber auch Umwelteinflüsse (UV-Strahlung!) besonders anfällig. Die Cheilitis (Lippenentzündung) ist klinisch durch das Auftreten flächiger Hautveränderungen mit epidermaler Beteiligung (= Schuppung) am Lippenrot gekennzeichnet. Man unterscheidet eine akute von einer chronischen Cheilitis. Letztere tritt fast immer als Zeichen einer chronischen Lichtschädigung auf und stellt eine Präkanzerose dar. ■ Tab. 29.4 stellt die häufigsten Differentialdiagnosen einer Cheilitis dar.

■ **Tab. 29.4** Differentialdiagnose Cheilitis

Name der Erkrankung	Beschreibung (Klinik, Ätiopathogenese)
Cheilitis simplex	Raues, trockenes, pergamentartig verändertes Lippenrot mit fein- bis groblammellärer Schuppung und radiären Rhagaden (■ Abb. 29.15) Sonderform: Leckekzem, scharf begrenztes, über das Lippenrot herausragendes Ekzem, häufig kombiniert mit Perlèche (s. u.)
Perlèche (anguläre Cheilitis)	Mundwinkelrhagaden mit Risiko der Sekundärinfektion (■ Abb. 29.16)
Cheilitis actinica chronica	Weißlich verfärbtes Lippenrot, unscharfe Begrenzung zur Normalhaut, Atrophie, Keratosen, teils Erosionen (■ Abb. 29.17)

29

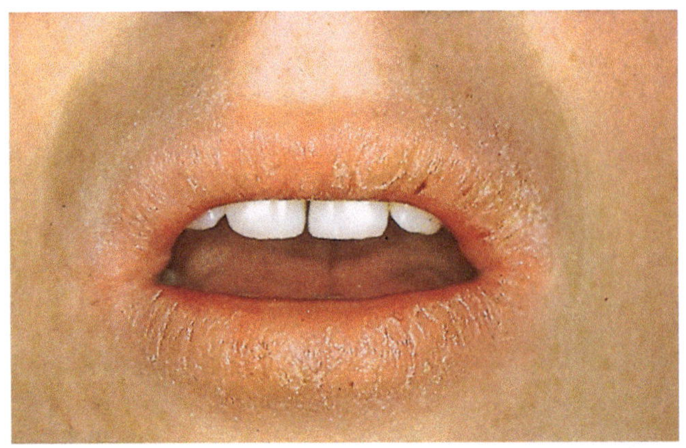

■ Abb. 29.15 Leckekzem als Sonderform einer Cheilitis simplex. Scharf begrenztes, über das Lippenrot herausragendes Ekzem mit rauer, trockener geschuppter Haut. (Aus Herzinger 2018)

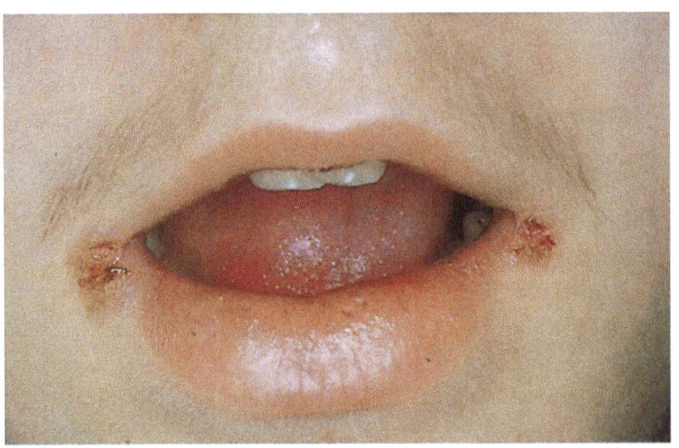

■ Abb. 29.16 Perlèche. Mundwinkelrhagaden. (Aus Herzinger 2018)

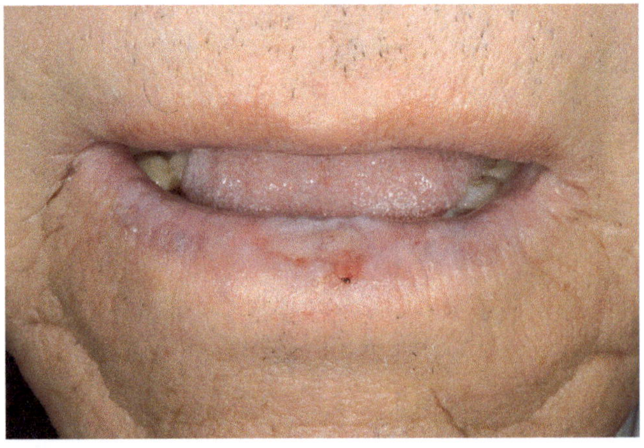

■ Abb. 29.17 Cheilitis actinica chronica. Weißliches Lippenrot mit zentraler Ulzeration und atrophen Arealen. (Aus Herzinger 2018)

29.4 Lippenschwellung

Lippenschwellungen sind polyätiologische Verdickungen der Ober- und/oder Unterlippe.

Die für den Zahnmediziner wegen der Notwendigkeit einer schnellen Behandlung wichtigste Differentialdiagnose ist die Lippenschwellung als Zeichen eines histaminvermittelten Angioödems (z. B. nach Einnahme von nicht-steroidalen Antiphlogistika). In anderen Fällen können Lippenschwellungen als Vorbote oder Begleitsymptom anderer Erkrankungen, so z. B. beim Herpes labialis oder beim oralen Allergiesyndrom, auftreten. Hier erweisen sich manchmal, insbesondere wenn keine lebensbedrohliche Schwellung vorliegt, ein beobachtendes Abwarten und die klinische Untersuchung in Hinblick auf andere Hautveränderungen als sinnvoll. Eine Übersicht über mögliche Differentialdiagnosen bietet ■ Tab. 29.5.

29.5 Papel/Nodus an der Lippe

Papulöse/nodöse Hautveränderungen der Lippe sind häufig gutartig und mit lokalen Traumata (z. B. Biss auf die Unterlippe, Reizung durch Implantate) asso-

■ Tab. 29.5 Differentialdiagnose Lippenschwellung

Name der Erkrankung	Relevante klinische Charakteristika
Angioödem	In der Regel einseitig, scharf begrenzt, meist blass, eher schmerzhaft, Maximum der Schwellung nach einigen Stunden, Dauer 1 Tag oder länger
Cheilitis granulomatosa	Initial wechselnd, später persistierend, diffus, hautfarben oder blaurötlich, v. a. Oberlippe, manchmal Ausweitung auf Wangen, Augenlider, Stirn, Gaumen (■ Abb. 29.18)
Lippenfurunkel	Akut, entzündlich, fluktuierend, schmerzhaft
Vaskuläre Malformation	Bereits bei Geburt angelegt, klinische Manifestation im Säuglings- oder Kindesalter, Druckgefühl, Größenzunahme bei Kopf-Tiefhaltung, Blutungen möglich
Hämangiom	Prall, weich, rötlich bis livide, bei Kindern in den ersten Lebensmonaten
Herpes labialis	Zusätzlich polyzyklische Bläschen
Orales Allergiesyndrom	Zusätzlich Kribbeln, Jucken, Rötung, Kontakturtikaria

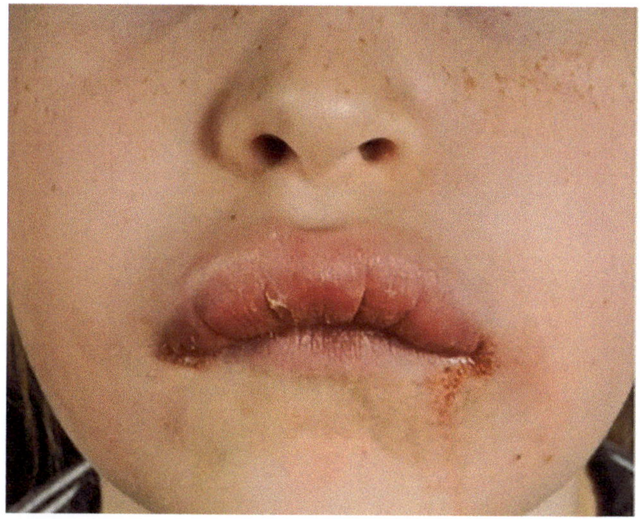

Abb. 29.18 Makrocheilie mit (sekundär bedingter) Cheilitis simplex und Perlèche bei Cheilitis granulomatosa. (Aus Franz und Andres 2014)

ziiert, können aber auch infektiöse Ursachen haben oder bösartig sein. Eine Übersicht über die häufigsten Differentialdiagnosen bietet Tab. 29.6.

Tab. 29.6 Differentialdiagnose Papel/Nodus an der Lippe

Name der Erkrankung	Relevante klinische Charakteristika
Rötlich/livide	
Granuloma pyogenicum	Schnell wachsend, glattglänzend, rötlich, teilweise ulzeriert
Seniles Angiom	Erbsengroß, weich, dunkelviolett, kugelig, teilweise ausdrückbar, meist an der Unterlippe (Abb. 29.19)
Morbus Osler (Teleangiectasia hereditaria hämorrhagica)	Gefäßknötchen, dunkelrot, 1–3 mm durchmessend, knopf-, manchmal sternenförmig (vor allem Lippen, Gesicht, Ohren, Hände, Füße, Zunge, Mund- und Nasenschleimhaut), zusätzlich Nasen- und Schleimhautblutungen
Hautfarben	
Verruca vulgaris der Lippe	Verruköse Oberfläche
Fokale epitheliale Hyperplasie (Morbus Heck)	Multipel, flach, breitbasig aufsitzend, rund oder oval, weißlich oder schleimhautfarben, 1–8 mm Durchmesser, vor allem Unterlippe, bukkal, spontane Abheilung nach Monaten bis Jahren (Abb. 29.20)
Mukozele (Schleimretentionszyste)	Schnell entstehend, weich, teils fluktuierend oder durchschimmernd (Abb. 29.21)
Fokale fibröse Hyperplasie	1–2 cm groß, gestielt, polypös, keine Wachstumstendenz, weißliche Färbung möglich (Abb. 29.22)
Lippenkarzinom	Ulzeriert, verhärtet, rötlich, weißlich, gelblich oder braun, fast immer an der Unterlippe, periläsional fast immer Cheilitis actinica
Syphilitischer Primäraffekt (Ulcus durum)	Initial derbe Papel, im Verlauf derbes schmerzloses Ulkus, sauberer Grund ohne Fibrinbelag, begleitend einseitige schmerzlose Lymphknotenschwellung, spontane Abheilung innerhalb von 3–10 Wochen
Ektope Talgdrüsen	2–3 mm durchmessend, gelblich, flach, einzelne oder mehrere, teilweise zu gelblichen flachen Plaques konfluierend (Abb. 29.23)

29.6 Erosive Veränderungen der Mundschleimhaut und Lippe

Erosionen entstehen nach mechanischer Verletzung oder nach Platzen von Bläschen, Blasen oder Pusteln. Da die Mundschleimhaut im Vergleich zur Haut eine andersartige Gewebestruktur besitzt und durch Sprechen und Nahrungsaufnahme einer anderen mechanischen Belastung ausgesetzt ist, bleiben Primäreffloreszenzen wie z. B. Blasen kaum längere Zeit intakt, sodass an ihrer Stelle häufig ausschließlich Erosionen sichtbar werden. Die Übergänge zu tieferen Substanzdefekten (Ulzerationen) sind mitunter fließend.

Da die Mundschleimhaut zu den wichtigsten Eintrittspforten für pathogene Mikroorganismen gehört, müssen immer auch virale, bakterielle oder mykotische Infektionen als zugrunde liegende Ursache für eine erosive Mundschleimhautentzündung (Stomatitis) erwogen werden. Häufige Begleitsymptome sind Schmerzen, Blutungen und erhöhter Speichelfluss sowie, insbesondere bei infektiösen Erkrankungen, Fieber und Allgemeinsymptome. Auf diese und eventuell zusätzlich bestehende Effloreszenzen an der Normalhaut sollte zur Eingrenzung der Differentialdiagnosen unbedingt geachtet werden.

Eine eindeutige Diagnosestellung allein aufgrund des klinischen Befundes ist häufig nicht möglich, sodass hier ergänzende laborchemische, virologische, mikrobiologische und histologische Untersuchungen erforderlich sind. Beim Vorliegen akuter erosiver Mundschleimhautveränderungen sollte **immer** eine Untersuchung der restlichen Schleimhäute (Augen, Genitale) und der Normalhaut erfolgen, je nach Klinik sind dann Testungen auf HSV, VZV, Syphilis oder HIV nötig. Bei längerem Bestehen sollten zusätzlich eine Histologie zum Ausschluss eines Malignoms sowie eine Diagnostik auf bullöse Autoimmundermatosen durchgeführt werden.

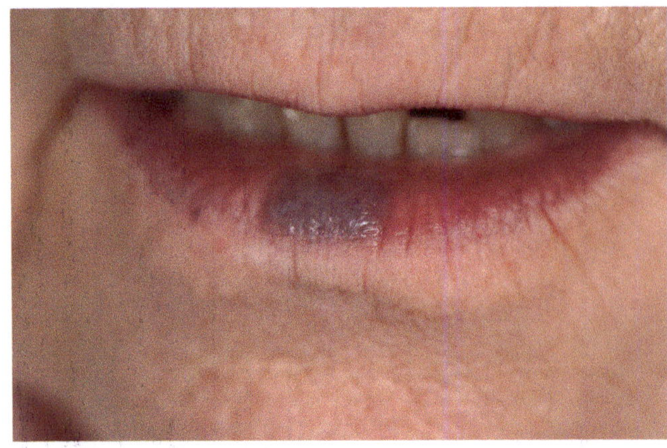

■ **Abb. 29.19** Lippenrandangiom. Dunkelviolette Papel an der Unterlippe. (Copyright: Dermatologie, UK Köln; mit freundlicher Genehmigung)

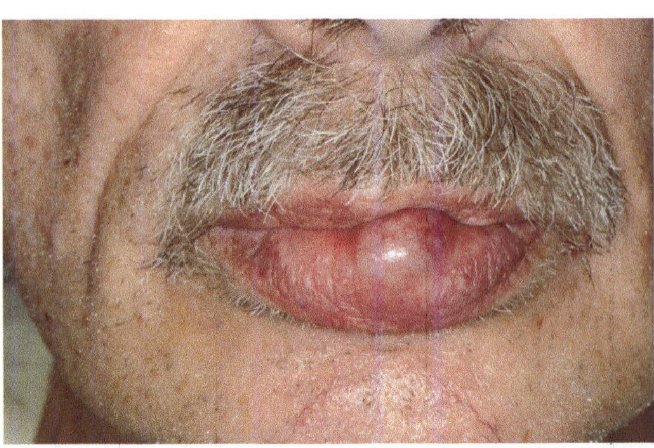

■ **Abb. 29.21** Mukozele (Schleimretentionszyste). Durchschimmernder Nodus an der Unterlippe. (Aus Herzinger 2018)

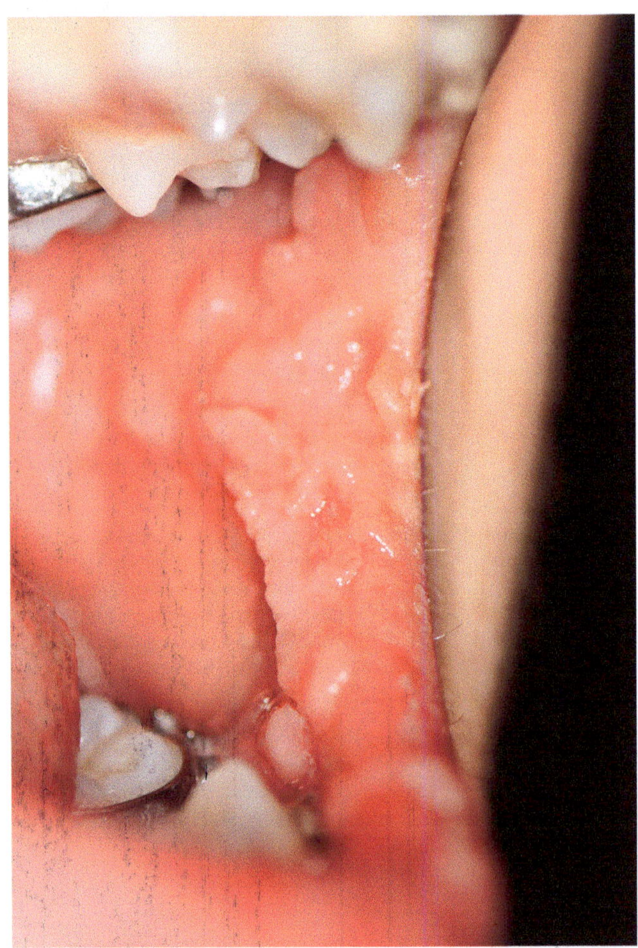

■ **Abb. 29.20** Morbus Heck (Fokale epitheliale Hyperplasie). Multiple breitbasig aufsitzende Papeln mit teils glänzender, teils verruköser Oberfläche am Mundwinkel links. (Copyright: UK Köln; mit freundlicher Genehmigung)

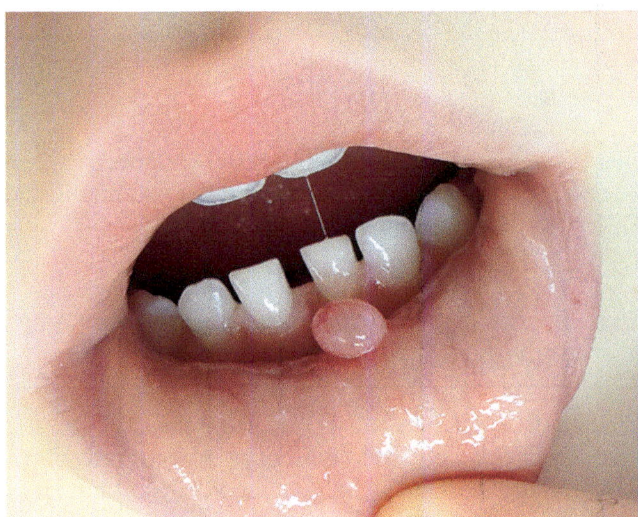

■ **Abb. 29.22** Fokale fibröse Hyperplasie. Polypöse Schleimhautpapel an der Unterlippe. (Aus Georgiou et al. 2019)

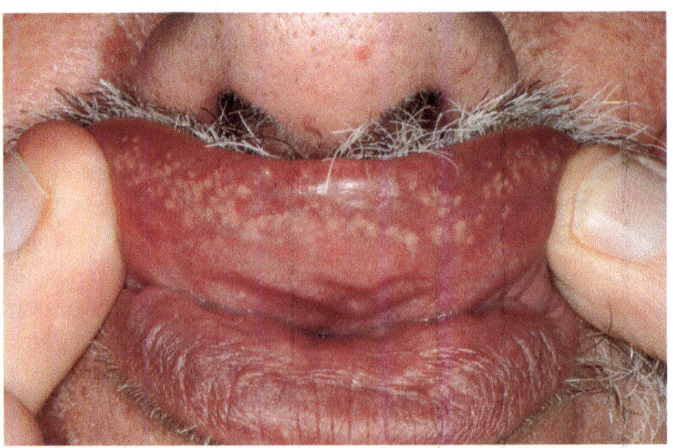

■ **Abb. 29.23** Ektope Talgdrüsen. Multiple gelbliche 2 mm durchmessende flache Papeln an der Oberlippe. (Aus Herzinger 2018)

Eine Übersicht über die wichtigsten Differentialdiagnosen flächiger, einzelnstehender und gruppierter bzw. multipler Erosionen der Mundschleimhaut und Lippe bietet ◻ Tab. 29.7.

29.7 Enorale Verfärbungen

1. **Leukoplakie/weißliche Verfärbungen**
   Als Leukoplakie wird eine weiße, nicht abwischbare Verfärbung, meist Verdickung („Plaque")

◻ **Tab. 29.7** Differentialdiagnosen erosiver Veränderungen der Mundschleimhaut und Lippe

Name der Erkrankung	Relevante klinische Charakteristika
Flächige Erosionen	
Pemphigus vulgaris	Schmerzhaft, vor allem hintere Wangenschleimhaut, auch Gaumen, Gingiva, Zunge oder Mundboden, Belag mit hämorrhagischen Krusten, häufig auch Erosionen an der Körperhaut
Mundschleimhautbeteiligung bei bullösem Pemphigoid	Meist gleichzeitig Beteiligung der Körperhaut (pralle Blasen!)
Vernarbendes Schleimhautpemphigoid	Initial Erytheme, Blasen und fibrinbelegte Erosionen an der Mundschleimhaut, häufig desquamative Gingivitis, Mitbefall der Konjunktiven, Nasen, Larynx- und Ösophagusschleimhaut
Erythema exsudativum multiforme	Akut, schmerzhaft, flächig, an der Haut typische kokardenförmige erythematöse Plaques
Lichen ruber mucosae (erosiver Typ)	Schmerzhaft, in der Peripherie streifig, netzförmig, nicht wegwischbar (Wickham-Streifung)
Orale Manifestation eines Lupus erythematodes	Scharf begrenzt, Erytheme oder Erosionen mit weißen Papeln, teilweise Striae (DD Lichen ruber), meist harter Gaumen, aber auch Gingiva, Lippen- und Wangenschleimhaut
Candidose der Mundschleimhaut	Stippchenförmige, weiße, abstreifbare Beläge, darunter hochrote blutende Schleimhaut, vor allem Wangenschleimhaut und Gaumen, brennende Schmerzen
Stomatitis im Rahmen eines Stevens-Johnson-Syndroms	Stark ausgeprägte Erosionen vor allem vorderer Abschnitte der Mundschleimhaut, Lippen, Zunge ödematös, zusätzlich erosive Mukositis von Konjunktiven und/oder Genitalschleimhaut, generalisiertes Exanthem mit kokardenartigen erythematösen Plaques, subepithelialen Blasen und Hautablösungen, Fieber, Allgemeinsymptome

(Fortsetzung)

◻ **Tab. 29.7** (Fortsetzung)

Einzelnstehende Erosionen	
Aphthen	Isoliert, scharf begrenzt, 2–5 mm durchmessend, rund oder oval, mit einem roten Saum umgeben, schmerzhaft, gelblicher Fibrinbelag (◻ Abb. 29.24)
CMV-Ulkus	Persistierende Ulzera, bei Menschen mit HIV, häufig Koinfektion mit HSV
Mundschleimhautkarzinom	Knotige oder strangförmige Verhärtung mit Ulzeration, v. a. Mundboden und Zunge
Gruppierte, multiple Erosionen	
Gingivostomatitis herpetica (Primärmanifestation einer HSV-Infektion)	Vesikuloaphthöse Mundschleimhautveränderungen und/oder ulzerierende Pharyngitis, Foetor ex ore, behinderte Nahrungsaufnahme, Fieber, Abgeschlagenheit, Erbrechen; Erstmanifestation häufig im Kindheitsalter, aber auch im Erwachsenenalter möglich!
Herpes recidivans in loco der keratinisierten Mundschleimhaut	In regelmäßigen Abständen stets am selben Ort
Mundschleimhautbeteiligung bei Herpes zoster	Herpetiform angeordnete aphthoide flache Erosionen auf gerötetem Grund an Gaumenrachen (V2), hemilateraler Wangenschleimhaut und Zungenpartie (V3), zusätzlich polyzyklische Bläschen an der Haut des Dermatoms V2 und V3
Hand-Fuß-Mund-Erkrankung	Ovale, gräuliche Bläschen auf gerötetem Grund, papulovesikuläres Exanthem an Händen und Füßen, v. a. palmar und plantar, mäßiges Fieber, allgemeines Unwohlsein (◻ Abb. 29.25)
Herpangina Zahorsky	An Gaumenbögen, Uvula, Tonsillen 3–5 mm von einem roten Hof umgebene Bläschen, platzen nach wenigen Tagen, dann flache gelbgräuliche Ulzerationen, die nach 2 Wochen abheilen, schweres Krankheitsbild mit hohem Fieber
Plaques muqueuses	Initial Papeln und Plaques, entzündlich belegt, weißlich, später schmerzlose Erosionen und Ulzerationen, Mundschleimhaut, Gingiva, Gaumen, Lippen, Tonsillen, Zunge und hinterem Pharynx (◻ Abb. 29.26)
Morbus Behçet	Auffällig große Aphthen, hinterer Anteil der Mundhöhle betroffen, häufig mehr als fünf Aphthen, gleichzeitiges Bestehen von genitalen Aphthen und Hypopyoniritis

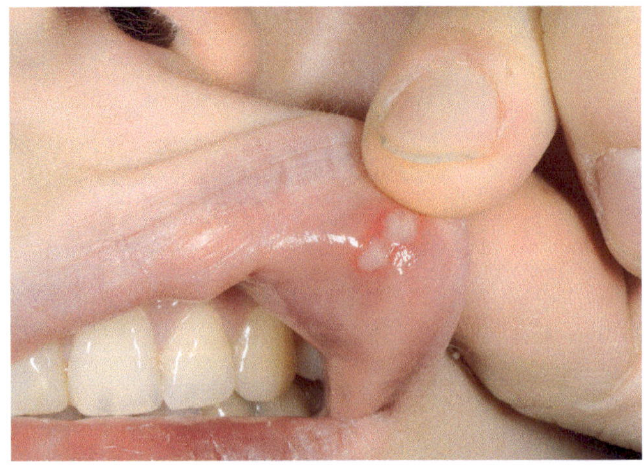

Abb. 29.24 Aphthen. Scharf begrenzte schmerzhafte Ulzeration mit Fibrinbelag an der Unterlippe. (Aus Herzinger 2018)

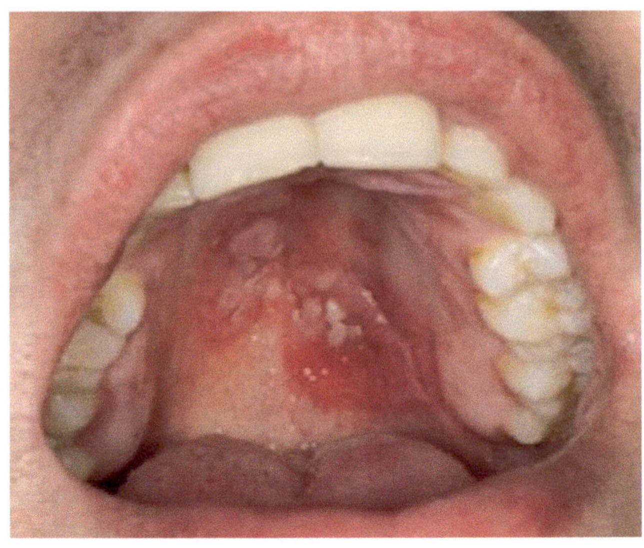

Abb. 29.26 Plaque muqueuses bei Syphilis. Unscharf begrenzte schmierig belegte Ulzerationen am Gaumen eines Patienten mit gesicherter Syphilisinfektion. (Aus Kraus 2013; Copyright: Uniklinik Köln; mit freundlicher Genehmigung)

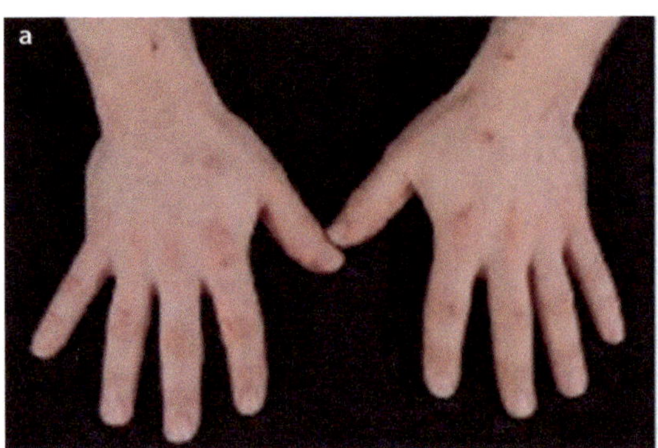

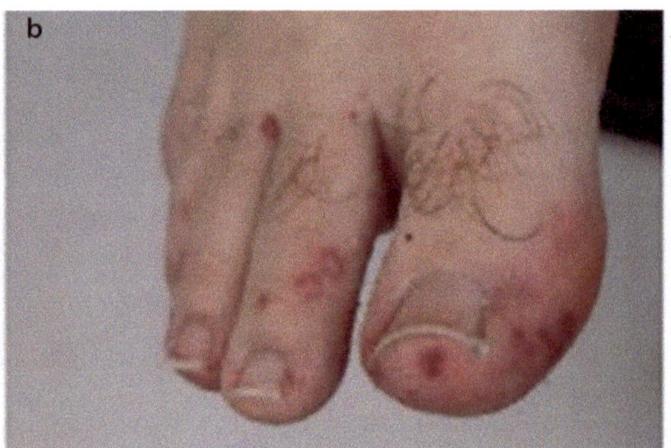

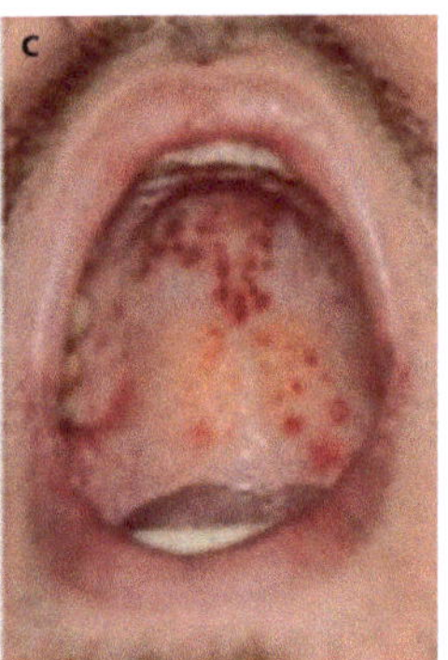

Abb. 29.25 Hand-Mund-Fuß-Erkrankung. Papeln und Bläschen an Händen, Füßen und intraoral bei typischer Hand-Fuß-Mund-Erkrankung. (Copyright: Uniklinik Köln Dermatologie; mit freundlicher Genehmigung)

der Schleimhaut bezeichnet. Pathophysiologisch handelt es sich um eine Reaktion der Schleimhaut mit vermehrter oder abnormer Verhornung, die verschiedene Ursachen haben und Teil verschiedener Krankheiten sein kann. Meist tritt sie solitär und symptomlos und bevorzugt auf der retroangulären oder seitlichen Mundschleimhaut auf. Da die Leukoplakie bei einem Teil der Patienten eine Präkanzerose ist, sollte die Indikation zur Probebiopsie zur histologischen Einordnung großzügig erfolgen. Ein spinozelluläres Karzinom kann sich grundsätzlich aus allen Leukoplakien entwickeln.

Leukoplakien und ihre verschiedenartigen Ursachen werden im ► Abschn. 23.3 behandelt

2. **Hyperpigmentierungen der Mundschleimhaut**
   Hyperpigmentierungen der Mundschleimhaut sind in der weißen Bevölkerung selten. In den meisten Fällen handelt es sich um exogene Ursachen oder eine lokale Melaninanreicherung. Da sie meistens symptomlos sind, fallen sie häufig erst bei genauer Inspektion, z. B. auf dem Zahnarztstuhl, auf. Die wichtigste Maßnahme beim Auffinden einer solchen Läsion besteht im Ausschluss oder Nachweis eines malignen Melanoms.
   Hyperpigmentierungen der Mundschleimhaut können in exogene (z. B. traumatische), endogene (d. h. durch gesteigerte Melaninbildung bedingte) Hyperpigmentierungen und Fehlbildungen/Neoplasien eingeteilt werden. Eine Übersicht bietet ◘ Tab. 29.8.

Tab. 29.8 Differentialdiagnose Hyperpigmentierung der Mundschleimhaut

Name der Erkrankung	Beschreibung (Klinik, Ätiopathogenese)
Exogen bedingte Hyperpigmentierung der Mundschleimhaut	
a) Lokale Verletzung durch Verunreinigung	
Amalgamtätowierung	Bläulich-schwärzlich, können auf Röntgenbildern sichtbar sein (Abb. 29.27)
Rauchermelanose (Smokers' melanosis)	Irregulär, teils diffus, vor allem bukkal im Frontzahnbereich des Unterkiefers (Abb. 29.28)
b) Systemisch bedingte Pigmentierungen	
Arzneimittelassoziierte Hyperpigmentierung	Abhellen der Hyperpigmentierung nach Absetzen der auslösenden Medikamente
Chronische Schwermetallvergiftung	Sehr selten, generalisierte Hyperpigmentierung, zusätzlich Bauch-, Kopfschmerzen, Durchfall, Erbrechen, Müdigkeit, Schlafstörungen
Endogene Ursachen (erhöhte Melaninproduktion)	
Ethnische Hyperpigmentierung	Gleichmäßig und flächig, häufig auch an anderen Schleimhäuten oder Nägeln (Abb. 29.29)
Pigmentierungen bei Morbus Addison	Generalisierte Hyperpigmentierung
Pigmentierung bei Peutz-Jeghers-Syndrom	Perioral, Lippenschleimhaut, benigne Polyposis im Dünndarm
Fehlbildungen und Neoplasien	
Orale melanotische Makula (Melaninvermehrung)	Häufig Unterlippe, selten intraoral
Oraler Nävus (Vermehrung von melaninproduzierenden Nävuszellen)	Im Laufe des Alters in tiefere Schleimhautschichten wandernd, dann gräulich-bläulich erscheinend (Abb. 29.30)
Orales Schleimhautmelanom	Vor allem Gaumen und Oberkiefer, Zahnlockerungen, Schmerzen oder Blutungen möglich (Abb. 29.31)
Kaposi-Sarkom der Mundschleimhaut	Klinisch livide Flecken, später Plaques und Knoten, vor allem harter Gaumen, in dieser Form fast nur bei Menschen mit HIV

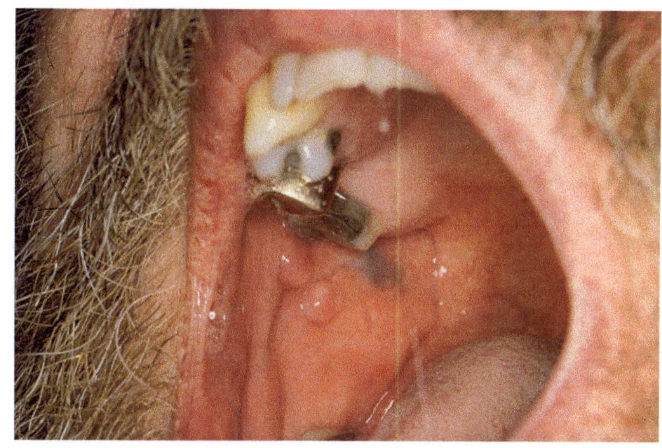

Abb. 29.27 Amalgamtätowierung. (Aus Herzinger 2017)

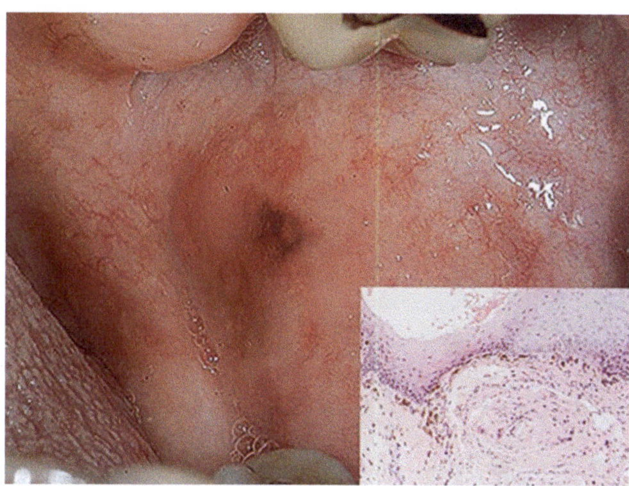

Abb. 29.28 Rauchermelanose. Irregulär geformte braune Makula an der Wangenschleimhaut. (Aus Beck-Mannagetta und Hutarew 2012)

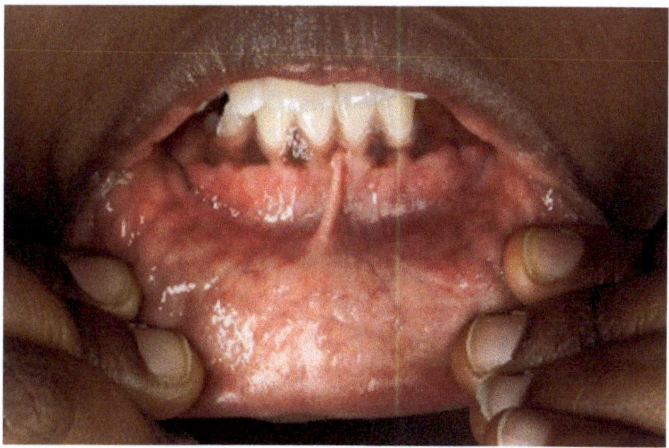

Abb. 29.29 Ethnische Hyperpigmentierung. Symmetrische ausgedehnte Hyperpigmentierung an der Gingiva eines Menschen mit Hauttyp V. (Copyright: Dermatologie, UK Köln; mit freundlicher Genehmigung)

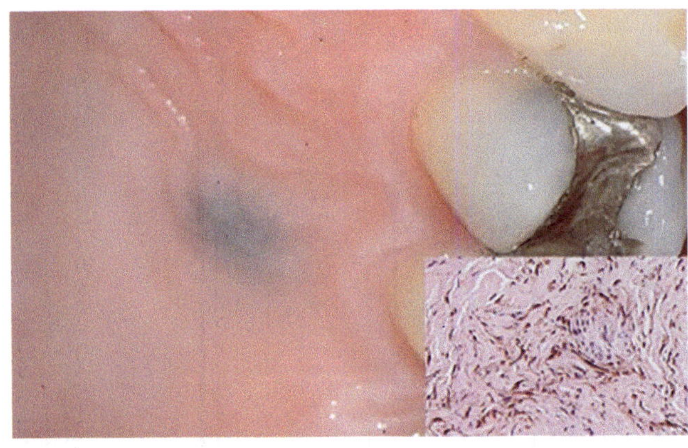

■ **Abb. 29.30** Oraler Nävus. Bläulich durchschimmernde Makula am Gaumen. (Aus Beck-Mannagetta und Hutarew 2012)

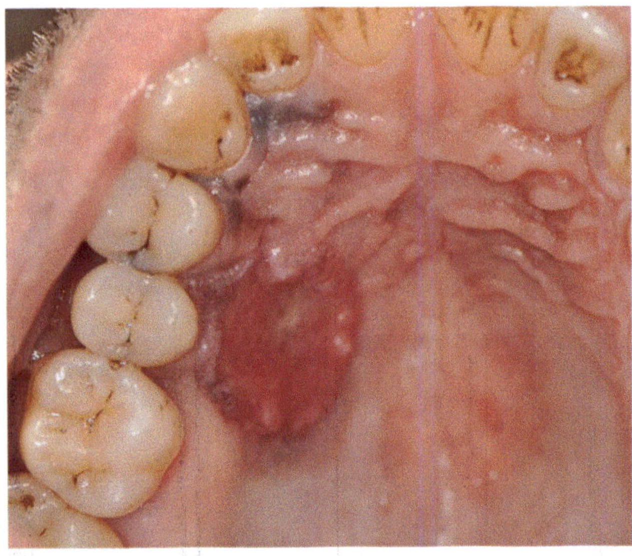

■ **Abb. 29.31** Orales Schleimhautmelanom. (Aus Rahimi-Nedjat et al. 2016)

29

Weiterführende Literatur

Beck-Mannagetta J, Hutarew G (2012) Pigmentierte Veränderungen der Mundschleimhaut. Hautarzt 63:704–709. ► https://doi.org/10.1007/s00105-012-2351-x

Braun-Falco M (2018) Zysten und Pseudozysen. In: Plewig G et al (Hrsg) Braun-Falco's Dermatologie, Venerologie und Allergologie, 7. Aufl. Springer, Berlin

Franz R, Andres C (2014) Cheilitis granulomatosa und Melkersson-Rosenthal-Syndrom. Pathologe 35:177–181. ► https://doi.org/10.1007/s00292-013-1850-6

Georgiou A, Cameron A, Balasubramaniam R (2019) Pediatric Oral Medicine. In: Farah C, Balasubramaniam R, McCullough M (Hrsg) Contemporary oral medicine. Springer, Cham. ► https://doi.org/10.1007/978-3-319-72303-7_25

Hämangiome (2012) Neue Aspekte zu Pathogenese, Differenzialdiagnosen und Therapie. Hautarzt 63:112–120. ► https://doi.org/10.1007/s00105-011-2312-9

Herzinger T (2018) Erkrankungen der Lippen und der Mundhöhle. In: Plewig G et al (Hrsg) Braun-Falco's Dermatologie, Venerologie und Allergologie, 7. Aufl. Springer, Berlin

Herzinger T (2017) Erkrankungen der Lippen und der Mundhöhle. In: Plewig G, Ruzicka T, Kaufmann R, Hertl M (Hrsg) Braun-Falco's Dermatologie, Venerologie und Allergologie. Springer Reference Medizin. Springer, Berlin. ► https://doi.org/10.1007/978-3-662-49546-9_75-1

Kraus D (2013) Tripper & Co. am Mund erkennen. CME 10:28–29. ► https://doi.org/10.1007/s11298-013-0696-9

Meissner M, Wolter M, Kneisel L et al (2008) Schnell wachsender Tumor bei einem 1-jährigen Jungen. Hautarzt 59:252–254. ► https://doi.org/10.1007/s00105-007-1400-3

Nindl I, Stockfleth E (2018) Humane Papillomviren. In: Plewig G, Ruzicka T Kaufmann R, Hertl M (Hrsg) Braun-Falco's Dermatologie, Venerologie und Allergologie. Springer Reference Medizin. Springer, Berlin. ► https://doi.org/10.1007/978-3-662-49544-5_8

Plötz SG, Hein R, Ring J (2012) Benigne mesenchymale Tumoren. In: Häufige Hauttumoren in der Praxis. Springer, Berlin

Rahimi-Nedjat RK, Sagheb K, Tuettenberg A et al (2016) Lokale, ungleichmäßige Pigmentierung der Oberkiefergingiva. Hautarzt 67:326–330. ► https://doi.org/10.1007/s00105-016-3763-9

Rütten A (2018) Tumoren der Hautadnexe. In: Plewig G et al (Hrsg) Braun-Falco's Dermatologie, Venerologie und Allergologie, 7. Aufl. Springer, Berlin

Sander CA (2018) Pseudolymphome. In: Plewig G et al (Hrsg) Braun-Falco's Dermatologie, Venerologie und Allergologie. 7. Aufl. Springer, Berlin

Sterry W, Stockfleth E (2018) Maligne epitheliale Tumoren. In: Plewig G et al (Hrsg) Braun-Falco's Dermatologie, Venerologie und Allergologie, 7. Aufl. Springer, Berlin

von Stebut E (2018) Protozoonosen der Haut. In: Plewig G et al (Hrsg) Braun-Falco's Dermatologie, Venerologie und Allergologie, 7. Aufl. Springer, Berlin

Zelger B (2018) Mesenchymale und neuronale Tumoren. In: Plewig G et al (Hrsg) Braun-Falco's Dermatologie, Venerologie und Allergologie, 7. Aufl. Springer, Berlin

Praktische Übung/ Kompetenzüberprüfung anhand von typischen Fallbeispielen

Praktische Übungen

Falk Ochsendorf

Inhaltsverzeichnis

30.1 Solitäres Knötchen – 238

30.2 Rotes Gesicht – 239

30.3 Rötung am Hals – 240

30.4 Brauner Flecke an der Stirn – 241

30.5 Pickel im Gesicht – 242

30.6 Rotes Gesicht – 242

30.7 Schuppen und Knoten auf dem Kopf – 243

30.8 Ausschlag am Auge – 244

30.9 Krusten am Mund – 245

30.10 Gesichtsschwellung – 246

E. von Stebut und F. Ochsendorf (Hrsg.), *Hauterkrankungen in der Zahnmedizin, der Mund-Kiefer-Gesichtschirurgie, der Augenheilkunde und der Hals-Nasen-Ohrenheilkunde*,
https://doi.org/10.1007/978-3-662-66733-0_30

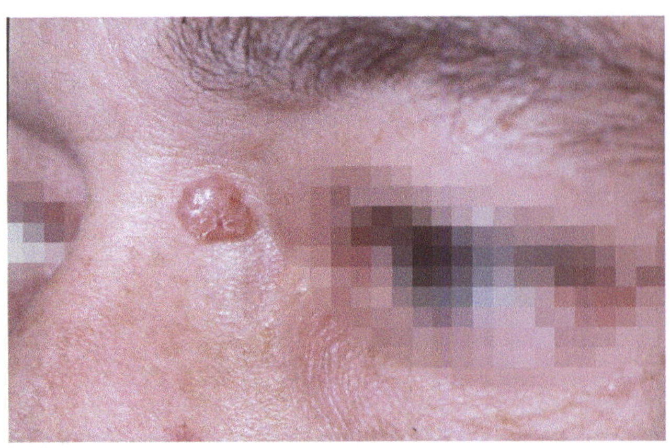

- **Einleitung**

In den folgenden Abschnitten werden Ihnen Patienten vorgestellt, die eigentlich zur zahnärztlichen Behandlung kommen. Sie sehen dermatologische Befunde und müssen sich fragen, ob Sie die Patienten diesbezüglich ansprechen.

Bevor Sie den Text einfach durchlesen, decken Sie bitte die nächsten Zeilen ab. Überlegen Sie zunächst Ihre Antwort und schreiben sich Ihr Vorgehen stichpunktartig auf. Nur so können Sie reflektieren, an welcher Stelle des Vorgehens noch Defizite bestehen.

Die Erklärungen beschränken sich auf die Prinzipien bzw. machen die Gedankengänge eines Experten nachvollziehbar. Die Details zu genannten Erkrankungen werden in den entsprechenden Buchkapiteln behandelt.

30.1 Solitäres Knötchen

Bei Ihnen stellt sich ein 58-jähriger Patient zur Zahnbehandlung vor. Ihnen fällt der nachfolgend dargestellte Befund auf:

1. **Wie gehen Sie vor?**
   Das Vorgehen folgt dem SOAP-Schema (s. ► Kap. 4).
   - S: Kurze Anamnese: Seit wann? Symptome? Salben (= Vortherapie)?
   - O: Befundbeschreibung
   - A: Analyse, d. h. Stellen von Differentialdiagnosen
   - P: Plan, d. h. Festlegen des diagnostischen/therapeutischen Procedere

   S: Der Patient berichtet, dass er das seit Monaten habe, die Haut sei „vielleicht ein bisschen dicker geworden". Ohne Brille sehe er das nicht gut und mit Brille kann er den Befund wegen des Gestells nicht so genau sehen. Er habe aber bemerkt, dass dort immer mal wieder leichte Krusten aufgetreten seien. Vermutlich hätte er sich da gekratzt oder er sei beim Aufsetzen der Brille hängen geblieben.

2. **O: Befundbeschreibung**
   Es findet sich an der Nasenwurzel links ein hautfarbenes, circa 8 mm großes Knötchen (Nodulus, Papel), ca. 2 mm erhaben. Am unteren Rand sieht man eine leichte Schuppung. Das Knötchen hat einen glasigen Aspekt.

3. **A: Welche Überlegungen stellen Sie an?**
   Es handelt sich um eine Gewebsvermehrung. Dies kann benigne oder maligne sein. Die wiederholte Krustenbildung muss an ein Basalzellkarzinom (BCC) denken lassen. Die Schuppung bestätigt diese anamnestische Angabe der oberflächlichen Verletzung der Hautintegrität. Alternativ könne es sich handeln um einen
   - dermalen Nävuszellnävus
     - keine Krusten/Schuppung, anamnestisch früher brauner papillomatöser Nävus
   - Molluscum contagiosum
     - kein solitärer Herd, tritt im Kindesalter auf, keine Krusten/Schuppung
   - benignen Adnextumor
     - jede Struktur der Haut kann gutartige Proliferationen der entsprechenden Zelltypen ausbilden.
     - glasige Knötchen finden sich solitär oder multipel bei
   - Syringomen: Vermehrung von Schweißdrüsenausführungsgänge, meist multipel
   - apokrinem oder ekkrinem Hidrozystom: solitär oder multipel
   - Trichoepitheliom, Trichoadenom: von den Haarfollikeln ausgehend
   - Neurofibrom: von den Nervenscheiden ausgehend, eher am Stamm/Extremitäten

   Diese Adnextumore verkrusten/schuppen nicht. Eine eindeutige Zuordnung gelingt nur histologisch.

4. **P: Wie gehen Sie vor? Begründen Sie Ihre Entscheidung.**
   Es kann sich um ein BCC oder einen benignen Adnextumor handeln. Aufgrund der wiederholten Krustenbildung und des Alters des Patienten ist ein BCC am wahrscheinlichsten. Deshalb muss bei dem Patienten eine definitive Klärung der Diagnose mittels Biopsie und Histologie erfolgen. Der Patient muss darauf angesprochen und entsprechend verwiesen werden.

5. **Der Patient will wissen, ob die Hautprobe nicht die Prognose verschlechtern würde, falls es sich um einen malignen Tumor handeln sollte?**
   Hautstanzen induzieren weder eine Metastasierung, noch verschlechtern diese die Prognose, wenn der Diagnostik auch die definitive Therapie folgt.

Ergebnis: Die Zahnbehandlung kann erfolgen. Der Patient stellte sich beim Hautarzt vor. Die histologische Untersuchung einer Hautbiopsie zeigte ein solides Basalzellkarzinom. Der Befund wurde anschließend mikrographisch kontrolliert exzidiert. Klinische Kontrollen wurden vereinbart, um a) ein Lokalrezidiv im ersten Jahr und b) das Auftreten weiterer epithelialer Hauttumore in den folgenden Jahren zu erfassen.

30.2 Rotes Gesicht

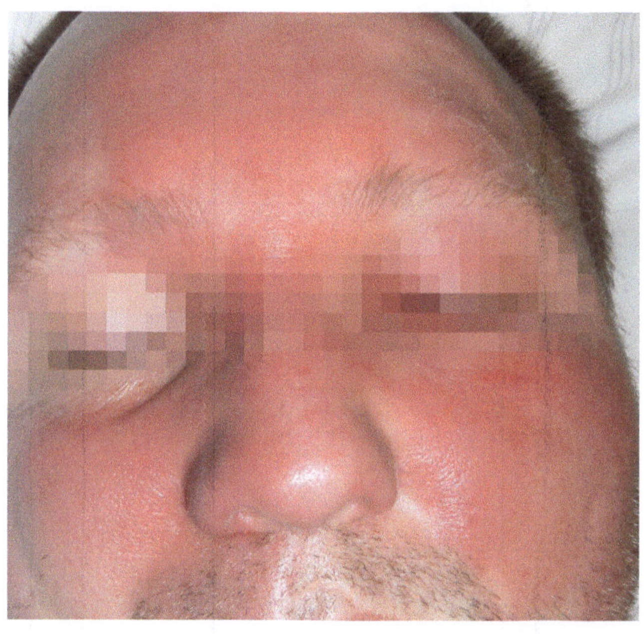

Bei Ihnen stellt sich ein 38-jähriger Patient zur Zahnbehandlung vor. Ihnen fällt der nachfolgend dargestellte Befund auf.

1. **Wie gehen Sie vor?**
   Das Vorgehen folgt dem SOAP-Schema (s. ► Kap. 4).
   S: Der Patient berichtet, dass er diesen Hautausschlag seit gestern Abend bemerkt habe. Bis heute früh hätte er sich auf die zu sehende Größe ausgebreitet. Subjektiv merke er kaum etwas, er habe etwas schlecht geschlafen. Eine Vortherapie erfolgte bisher nicht. Eigentlich hätte er lieber zum Hausarzt gehen wollen wegen des Ausschlags, aber da der Zahnarzttermin schon länger vereinbart worden war, sei er trotz des Befundes zum Zahnarzt gegangen.

2. **O: Befundbeschreibung**
   Es findet sich an der Stirn, an den Wangen, links stärker als rechts, ein flächiges, hellrotes Erythem und eine Schwellung der Haut. Beim Anfassen ist die Haut stark überwärmt.

3. **A: Welche Überlegungen stellen Sie an?**
   Es handelt sich um eine akute Entzündungsreaktion. Diese kann infektiös oder immunologisch bedingt sein. Offensichtlich hat sich der Befund sehr schnell entwickelt. Deshalb sind Autoimmunerkrankungen, wie ein systemischer bzw. subakuter Lupus erythematodes oder eine Dermatomyositis, sehr unwahrscheinlich. Das Fehlen von Hautveränderungen an anderen Körperstellen spricht zusätzlich gegen eine Auslösung „von innen", wie eine Arzneimittelreaktion.
   Eine lokale toxische Reaktion auf einen akuten exogenen Reiz, wie Verbrennung/Verbrühung/Sonnenbrand hätte der Patient vermutlich spontan geäußert. Zudem spricht das „Verdämmern" der Erytheme in die Umgebung dagegen: toxische Reaktionen sind scharf begrenzt.
   Ein Zoster tritt streng einseitig in einem Dermatom auf. Es fehlen prä-monitorische, einschießende Schmerzen vor Beginn der Hautveränderungen. Es fehlen gruppierte Bläschen.
   Als wahrscheinlichste Ursache kommen daher ein Erysipel oder ein Kontaktekzem in Betracht.
   Für das Erysipel spricht der akute Beginn, die flammende Rötung, die Überwärmung. Dagegen sprechen das Fehlen von Allgemeinsymptomen, wie Fieber/Schüttelfrost/Krankheitsgefühl, sowie die angedeutete Beidseitigkeit.
   Für ein Kontaktekzem sprechen die Beidseitigkeit, dagegen dieser sehr akute Verlauf, das Fehlen von Bläschen/Krusten sowie den Symptomen Brennen oder Juckreiz.

4. **P: Wie gehen Sie vor? Begründen Sie Ihre Entscheidung.**
   Man sollte den Befund nochmal genauer inspizieren. Es fällt das „Verdämmern" der Erytheme an den Rändern auf. An den Rändern kann man angedeutet „flammenartige" Ausläufer erahnen (an der Stirn rechts, am Oberlippenbart links).
   Die fehlende scharfe Begrenzung schließt toxische Reaktionen eigentlich schon aus, aber Fragen nach exogenen Noxen kann das noch erhärten. Der Patient verneint jeden Kontakt mit chemischen (Säure, Lauge) oder physikalischen Einflüssen (UV, Hitze, Kälte).
   Die Frage nach Auftragen von Externa, insbesondere neue Pflegeprodukte in den letzten Wochen, ergibt, dass der Patient sich trocken rasiert, seit Jahren das gleiche Shampoo verwendet, keine Haare färbt und auch keine sonstigen Pflegecremes im Gesicht verwendet. Eine Entwicklung innerhalb von 12 h auf dieses Ausmaß wäre auch sehr ungewöhnlich für eine kontaktallergische Dermatitis.
   Insofern konkretisiert sich der Verdacht auf ein Erysipel. Es sollten die Lymphknoten retroaurikulär sowie am Hals getastet werden. Diese sind vergrößert. Typisch für ein Erysipel sind zudem Schmerzen bei Druck. Deshalb sollte der Befund

palpiert werden, hier gibt der Patient eine leichte Schmerzhaftigkeit an. Ein Erysipel wird wahrscheinlicher. Doch warum fehlen die Allgemeinsymptome? Hier sollte nach Einnahme von Medikamenten, welche die Immunreaktionen modulieren können, gefragt werden, wie nicht-steroidale Antiphlogistika oder Kortikosteroide.
Der Patient gibt daraufhin an, vor einigen Tagen beim Orthopäden wegen Kreuzschmerzen eine „entzündungshemmende Spritze" erhalten zu haben. Dies könnte das Ausbleiben der Allgemeinsymptome erklären.
In dieser Situation wäre es, je nach Akuität der zahnärztlichen Problematik, vordringlich, das Erysipel antibiotisch zu behandeln.

5. **Der Patient möchte nach entsprechender Aufklärung von Ihnen ein Antibiotikum verschrieben haben. Welches Antibiotikum wäre hier indiziert? Warum? Wo erhalten Sie Informationen für aktuelle Therapie-Empfehlungen?**
Die meisten Erysipele werden durch Streptokokken verursacht. Diese sind zu 100 % sensibel auf Penicillin V (oral) oder G (parenteral). Deshalb sind diese Antibiotika die Therapie der Wahl. Bei ausgeprägten Befunden, insbesondere bei adipösen Patienten oder Vorliegen einer Blasenbildung (Auslösung durch Staphylokokken!), ist eine stationäre intravenöse Behandlung zu empfehlen. Aktuelle Leitlinien finden sich auf der Homepage der AWMF (Arbeitsgemeinschaft wissenschaftlich-medizinische Fachgesellschaften; ► https://www.awmf.org/awmf-online-das-portal-der-wissenschaftlichen-medizin/awmf-aktuell.html).

30.3 Rötung am Hals

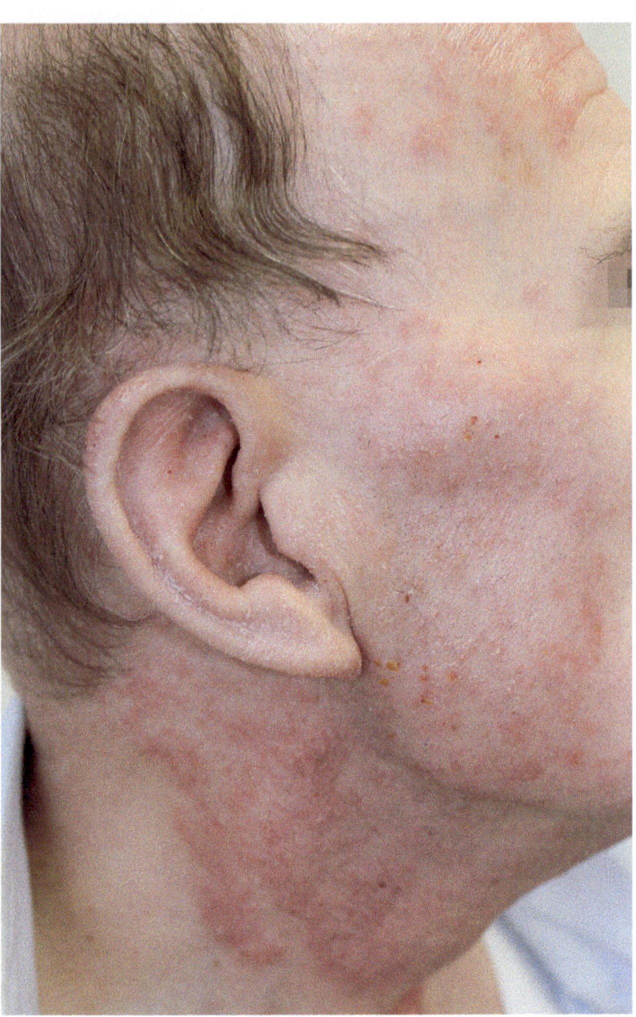

Bei Ihnen stellt sich ein 69-jähriger Patient zur Zahnbehandlung vor. Ihnen fällt der nachfolgend dargestellte Befund auf.

1. **Wie gehen Sie vor?**
   Das Vorgehen folgt dem SOAP-Schema (s. ► Kap. 4).
   S: Der Hautausschlag bestehe seit etwa 6 Wochen. Er sei langsam größer geworden. Es besteht leichter Juckreiz. Das Auftragen einer frei verkäuflichen Hydrocortison-Creme beseitigte den Juckreiz fast völlig.

2. **O: Befundbeschreibung**
   Es findet sich an der rechten Wange und am Hals rechts ein etwas 10 × 10 cm großer, randbetonter, polyzyklisch konfigurierter roter Plaque. Vereinzelt sieht man darin Pusteln. Auch sieht man innerhalb Areale mit fast normaler Haut. Die übrige Haut ist unauffällig.

3. **A: Welche Überlegungen stellen Sie an?**
   Es handelt sich um eine entzündliche Hautveränderung. Der umschriebene Befall spricht für die Auslösung durch einen lokalen Faktor. Infrage kommt eine Infektion oder ein Kontaktekzem. Bei beiden Erkrankungen würde man eine Schuppung erwarten. Diese kann durch die Vorbehandlung fehlen.
   Bei einem Kontaktekzem – sei es toxisch oder allergisch – wäre das Zentrum stärker betont als der Rand und es gäbe keine hellen Areale. Pusteln gehören zudem nicht zum klinischen Bild.
   Infektionen können durch Bakterien, Viren, Pilze oder Protozoen hervorgerufen werden. Das klinische Bild passt nicht zu Infektionen durch Viren (HSV: gruppierte Bläschen; HPV: verruköse Papeln) und Protozoen (Leishmaniasis: verkrusteter Knoten). Pusteln könnten zu einer bakteriellen Infektion (Follikulitis, Impetigo) passen, aber die langsame Ausbreitung und das Fehlen von Krusten sprechen dagegen. Für ein Erysipel ist der Verlauf zu lang, es fehlen die Allgemeinsymptome und die Randbetonung passt nicht. Randbetonte, bogig konfigurierte Hautrötungen müssen immer an eine Tinea denken lassen.

4. **P: Welche diagnostische Maßnahme erlaubt eine definitive Diagnosestellung?**
   Zunächst kann man nach möglichen Infektionsquellen fragen. Der Patient hat Kontakt mit Kühen („Kälberflechte"). Zum Nachweis einer bakteriellen Infektion könnte man einen Pustel-Abstrich entnehmen und diesen bezüglich Bakterien untersuchen. Da die Dermatophyten in der Hornschicht leben, wäre der Pilznachweis in einem Schuppenpräparat vom Rand der Plaques anzustreben. Der bakterielle Abstrich war steril. Die Pilzkultur wies Trichophyton verrucosum nach.

5. **Wie behandelt man eine Tinea?**
   Das wirksamste Antimykotikum gegen Dermatophyten ist Terbinafin. Es könnten aber auch Cremes mit Azolen oder Ciclopiroxolamin verwendet werden. Die zahnärztliche Behandlung ist problemlos möglich.

30.4 Brauner Flecke an der Stirn

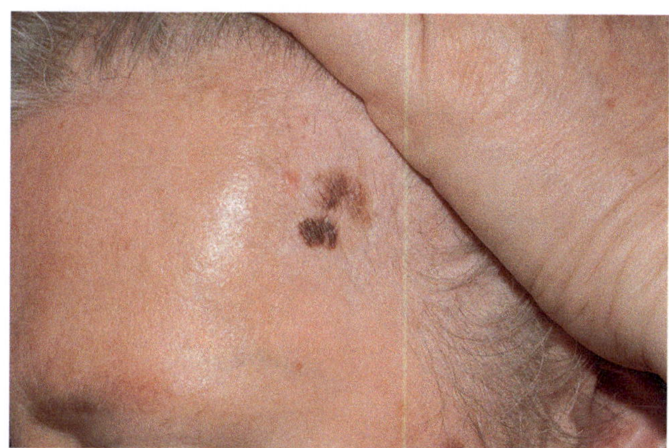

Bei Ihnen stellt sich eine 62-jährige Patientin zur Zahnbehandlung vor. Ihnen fällt der nachfolgend dargestellte Befund auf.

1. **Wie gehen Sie vor?**
   Das Vorgehen folgt dem SOAP-Schema (s. ► Kap. 4).
   S: Der braune Fleck bestehe schon lange. Ob er sich verändert hätte, kann nicht gesagt werden. Es bestehen keine Beschwerden, es erfolgte keine Vorbehandlung.

2. **O: Befundbeschreibung**
   Es findet sich am Haaransatz links ein ca. 1 cm großer brauner Fleck mit zwei Anteilen: einem oberen hellbraunen, polyzyklischen und einem unteren ovalen, dunkelbraunen Fleck.

3. **A: Welche Überlegungen stellen Sie an?**
   Es liegt ein Pigmentfleck vor. Dabei könnte sich um eine banale altersentsprechende Hautveränderung handeln (Lentigo solaris, seborrhoische Keratose), um einen Nävuszellnävus oder um ein malignes Melanom.

4. **P: Wie gehen Sie weiter vor?**
   Es sollten die ABCD-Kriterien angewendet werden
   Asymmetrie: liegt vor in 2 Ebenen
   Border/Begrenzung: irregulärer, bogiger Rand
   Color: mindestens 3 Farben
   Durchmesser: größer als 6 mm

5. **Wie gehen Sie vor?**
   Die zahnärztliche Behandlung kann durchgeführt werden. Allerdings sollte die Patientin unbedingt darauf angesprochen und angehalten werden, einen Dermatologen aufzusuchen!
   Bei einer Kontrolle bei Ihnen berichtete die Patientin, der Befund sei exzidiert worden. Es sei ein Melanoma in situ festgestellt und dann nochmal nachexzidiert worden. Sie ist jetzt in regelmäßiger dermatologischer Kontrolle.

30.5 Pickel im Gesicht

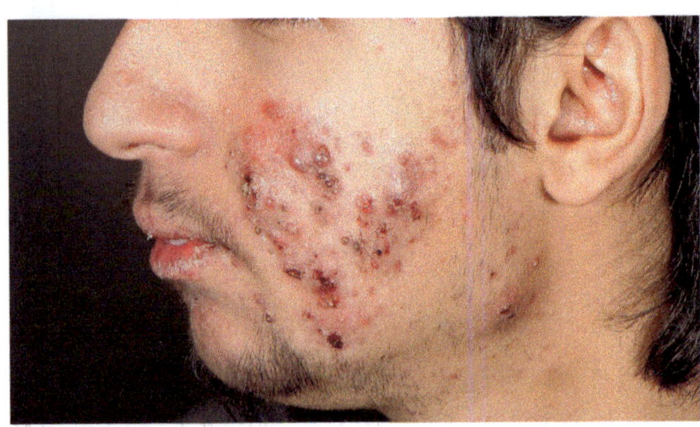

Bei Ihnen stellt sich ein 17-jähriger Patient zur Zahnbehandlung vor. Ihnen fällt der nachfolgend dargestellte Befund auf.

1. **Wie gehen Sie vor?**
   Das Vorgehen folgt dem SOAP-Schema (s. ► Kap. 4).
   S: Der Hautausschlag bestehe seit 2 Jahren. In den letzten 2 Monaten hätte er sich massiv verschlechtert. Einzelne Knoten seien schmerzhaft. Die Vorbehandlung erfolgt mit frei verkäuflichen Akne-Cremes.

2. **O: Befundbeschreibung (beide Wangen sehen etwa gleich aus)**
   Es finden sich an beiden Wangen disseminiert Papeln, Pusteln, Knoten und Krusten. Bei genauer Inspektion können geschlossene Komedonen erahnt werden.

3. **A: Welche Überlegungen stellen Sie an?**
   Aufgrund des Alters liegt am ehesten eine entzündliche Akne vor (A. papulopustulosa, teils auch A. conglobata, d. h. Akne mit Knoten). Falls nur einzelne verkrustete Papeln/Pusteln bestünden, käme auch eine bakterielle Staphylokokken-Infektion (Follikulitis, Abszess, Furunkel) infrage. Der lange Verlauf und die Ausprägung sprechen dagegen.

4. **P: Ist der Patient ansteckend?**
   Nein, die zahnärztliche Behandlung kann problemlos durchgeführt werden. *Cutibacterium acnes*, das die Entzündung bei Akne moduliert, gehört zur physiologischen Standortflora der Haut.

5. **Sprechen Sie den Patienten bezüglich seiner Hauterkrankung an?**
   Sie sollten den Patienten informieren, dass es effektive Behandlungsoptionen für die Akne gibt und eine hautärztliche Therapie empfehlen. Dies ist relevant, als durch eine rechtzeitige adäquate Behandlung einer lebenslang anhaltenden Narbenbildung vorgebeugt werden kann.

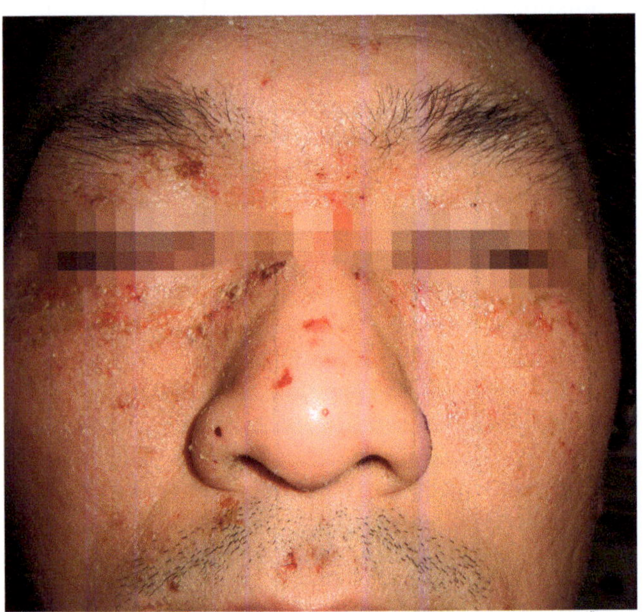

30.6 Rotes Gesicht

Bei Ihnen stellt sich ein 21-jähriger Patient zur Zahnbehandlung vor. Ihnen fällt der nachfolgend dargestellte Befund auf.

1. **Wie gehen Sie vor?**
   Das Vorgehen folgt dem SOAP-Schema (s. ► Kap. 4).
   S: Er berichtet, schon seit der Kindheit Hautprobleme gehabt zu haben. In der letzten Woche hätte sich der Befund im Gesicht massiv verschlechtert. Es besteht starker Juckreiz. Die Vorbehandlung erfolgte mit Pflegecremes.

2. **O: Befundbeschreibung**
   Es finden sich an beiden Wangen flächige, blassrote Plaques. Auf diesen finden sich Exkoriationen und gelbliche Krusten.

3. **A: Welche Überlegungen stellen Sie an?**
   Das klinische Bild zeigt ein Ekzem. Dieses erscheint aufgrund der gelblichen Krusten superinfiziert. Die Anamnese spricht für eine lang bestehende Ekzem-Neigung, am ehesten liegt also ein atopisches Ekzem mit Superinfektion vor.

4. **P: Wie gehen Sie mit dem Patienten um?**
   Man könnte zur Sicherung der Diagnose eines atopischen Ekzems eine eingehendere Anamnese (Frage nach Atopie in der Familie, Beugenekzeme, Wollunverträglichkeit etc.) erheben. Unabhängig davon liegt aber eine akute bakterielle Superinfektion eines Ekzems vor. Eine mögliche Komplikation ist eine zusätzliche Superinfektion des Ekzems mit Herpes-simplex-Viren („Eccema herpeticatum"). Die Behandlung dieser Infektion ist vordringlich und sollte vor der zahnärztlichen Behandlung erfolgen. Eine akute Vorstellung beim Hautarzt ist indiziert.

5. **Wie könnte eine etwaige Herpes-simplex-Infektion nachgewiesen werden?**
   Viren vermehren sich in den Keratinozyten. Ein Abstrich vom Blasengrund müsste zur Diagnostik (PCR oder Viruskultur) eingeschickt werden. Die Serologie ist aufgrund der hohen Durchseuchung nicht hilfreich.
   Der Patient berichtet bei der Wiedervorstellung, dass er vom Dermatologen stationär eingewiesen worden sei. Man habe dabei auch HSV-1 aus Hautläsionen, die später noch dazu gekommen seien, nachweisen können. Es erfolgte eine antivirale Therapie mit Aciclovir, eine systemische antibiotische sowie eine topische Behandlung mit Glukokortikoiden, was zur Abheilung der akuten Problematik führte. Eine antientzündliche, pro-aktive Behandlung mit Calcineurin-Inhibitoren im Gesicht schloss sich an.

30.7 Schuppen und Knoten auf dem Kopf

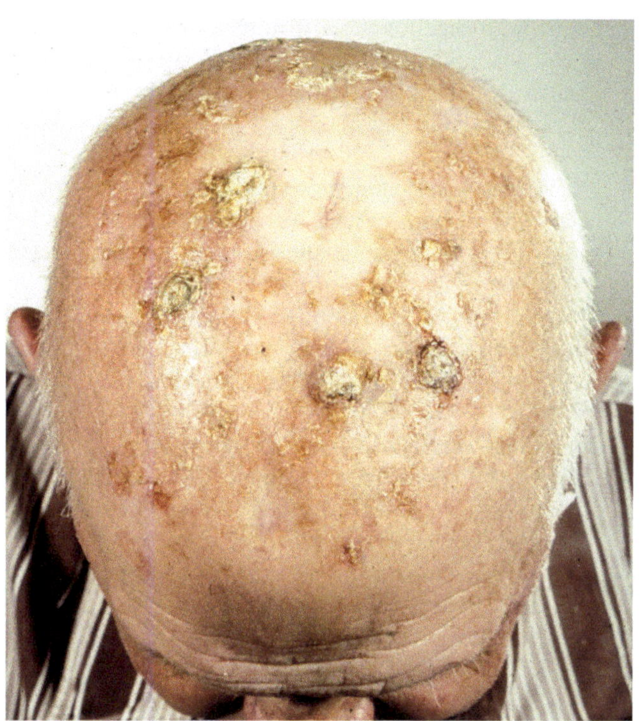

Bei Ihnen stellt sich ein 79-jähriger Patient zur Zahnbehandlung vor. Ihnen fällt der nachfolgend dargestellte Befund auf.

1. **Wie gehen Sie vor?**
   Das Vorgehen folgt dem SOAP-Schema (s. ► Kap. 4).
   S: Der Patient berichtet, dass er seit einigen Jahren eine raue Haut auf der Kopfhaut bemerkt habe. Vor Jahren sei schon mal etwas bestrahlt worden. In den letzten Monaten seien zusätzlich etwas dickere Veränderungen aufgetreten. Es bestehen keine Beschwerden, eine Vorbehandlung erfolgte bisher nicht.

2. **O: Befundbeschreibung**
Der Patient hat eine Glatze. Es finden sich an der gesamten haarlosen Kopfhaut Keratosen. Daneben sieht man regellos verteilt unterschiedlich dicke, bis 1 cm große Krusten und bis 2 mm dicke Keratosen. Zentral oben findet sich eine weiße, irregulär konfigurierte Narbe.

3. **A: Welche Überlegungen stellen Sie an?**
Der Patient hatte wegen des Fehlens der Haare keinen Lichtschutz mehr. Die Hautveränderungen entsprechen multiplen aktinischen Keratosen. Die dickeren, teils verkrusteten Keratosen könnten hypertrophe aktinischen Keratosen oder bereits daraus entstandene Plattenepithelkarzinome sein.

4. **P: Wie gehen Sie mit dem Patienten um?**
Die Zahnbehandlung kann erfolgen. Allerdings muss dem Patienten dringend empfohlen werden, einen Hautarzt aufzusuchen, um a) zu klären, ob es sich um Plattenepithelkarzinome handelt und b) diese sowie die aktinischen Keratosen behandeln zu lassen.

5. **Wie kann zwischen einer aktinischen Keratose und einem Plattenepithelkarzinom differenziert werden?**
Dies kann nur durch eine Biopsie mit nachfolgender Histologie geklärt werden. Lokalisierte aktinische Keratosen können mittels Kürettage oder Kryotherapie entfernt werden, flächenhafte aktinische Keratosen mit verschiedenen Flächentherapien (wie 5-Fluoruracil (FU)- Creme, Imiquimod-Gel, photodynamischer Therapie). Plattenepithelkarzinome werden exzidiert oder im höheren Lebensalter bestrahlt.
Der Patient hat bei der Wiedervorstellung nach 6 Monaten keine Knoten mehr, die Haut ist viel glatter. Er berichtet, dass an zwei Stellen ein Plattenepithelkarzinom exzidiert wurde. Weitere Herde seien kürettiert worden und es erfolgte eine mehrwöchige Behandlung mit einer 5-FU-Creme. Er müsse sich aber regelmäßig beim Dermatologen vorstellen.

30.8 Ausschlag am Auge

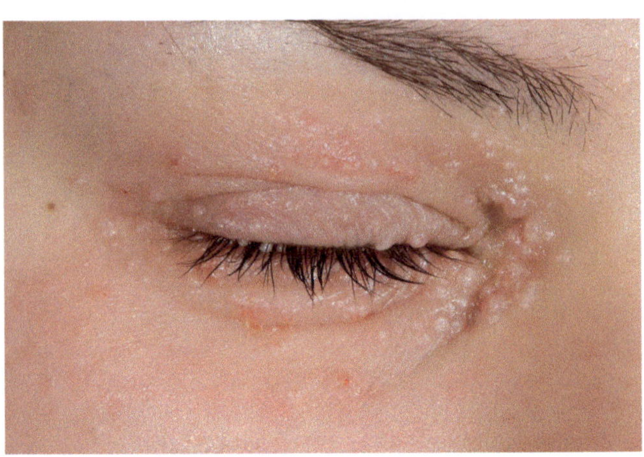

Bei Ihnen stellt sich ein 27-jähriger Patient zur Zahnbehandlung vor. Ihnen fällt der nachfolgend dargestellte Befund auf. Das andere Auge sieht ähnlich aus, einzelne gleichartig aussehende Veränderungen sieht man auch an der Stirn und am Kinn.

1. **Wie gehen Sie vor?**
Das Vorgehen folgt dem SOAP-Schema (s. ► Kap. 4).
S: Der Patient berichtet, dass er seit einigen Monaten zunehmend diese symptomlosen Veränderungen im Gesicht bemerkte. Sie hätten über die Zeit zugenommen. Er fühlt sich insgesamt „schlapper" als sonst. Eine Vorbehandlung erfolgte bisher nicht.

2. **O: Befundbeschreibung**
Es finden sich um das rechte Auge multiple hautfarbene, glasige, bis 2 mm große Papeln. Teils sieht es so aus, als ob zentral ein „Pfropf" mit einer anderen Struktur zu sehen ist.

3. **A: Welche Überlegungen stellen Sie an?**
Auf den ersten Blick erinnern die Hautveränderungen an Bläschen. Bei dem langen Bestand

hätten diese aber platzen müssen und es wären Krusten und Erosionen sichtbar. Es muss sich also um solide Substanzvermehrungen handeln. Derartige glasige Knötchen können bei gutartigen Schweißdrüsentumoren (= Syringome) auftreten. Der disseminierte Befall, das plötzliche flächige, sich ausbreitende Auftreten passen nicht. Diese Fakten lassen an ein Infektionsgeschehen denken. Eine zentrale Einsenkung bzw. der zentrale Pfropf passen sehr gut zu Mollusca contagiosa. Allerdings treten Mollusken eigentlich bei Kindern auf. In dieser Situation muss an einen Immundefekt gedacht werden.

4. **P: Wie gehen Sie mit dem Patienten um?**
   Die Zahnbehandlung kann erfolgen. Es sollte nach einem Immundefekt, wie Organtransplantation oder Chemotherapie, gefragt werden. Dies wird verneint. Bei jungen Männern ist auch an eine bisher nicht erkannte HIV-Infektion zu denken. Man könnte bei diesem Verdacht nach weiteren Zeichen eines Immundefekts suchen: seborrhoische Dermatitis, Candida der Mundschleimhaut, orale Haar-Leukoplakie, Kaposi-Sarkom in der Mundschleimhaut. Keine der Erkrankungen ist spezifisch für HIV, aber bei niedrigen CD4-Zahlen treten diese häufiger auf. Eine Vorstellung beim Hausarzt zur weiteren Klärung und beim Dermatologen zur Therapie wird empfohlen.
   Der Patient hat bei der Wiedervorstellung nach 6 Monaten fast keine Papeln mehr. Er berichtet, dass bei ihm eine bisher unbekannte HIV-Infektion festgestellt wurde. Er ist jetzt unter antiretroviraler Therapie, die Helferzellen sind im Normbereich. Die Mollusken wurden mechanisch entfernt und verschwanden nach Einleitung der HIV-Behandlung teils auch spontan.

30.9 Krusten am Mund

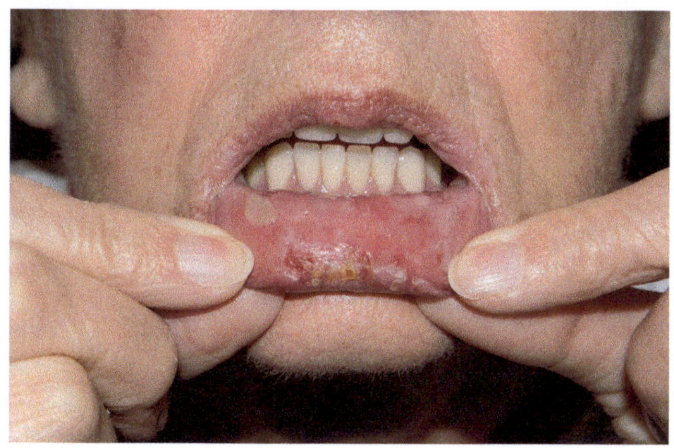

Bei Ihnen stellt sich eine 63-jährige Patientin zur Zahnbehandlung vor. Ihnen fällt der nachfolgend dargestellte Befund auf.

1. **Wie gehen Sie vor?**
   Das Vorgehen folgt dem SOAP-Schema (s. ► Kap. 4).
   S: Die Patientin berichtet, dass sie seit ca. vier Wochen offene Stellen an der Unterlippe bemerkt habe. Daneben seien offene Stellen auch im Mund aufgetreten, die nur ganz langsam, wenn überhaupt, abheilten. Die Herde sind sehr schmerzhaft, v. a. beim Essen. Sie habe 2 kg Gewicht verloren. Eine Vorbehandlung erfolgte bisher nicht.

2. **O: Befundbeschreibung**
   Es findet sich an der Unterlippe innen in der Mitte eine mit gelben Krusten bedeckte, irregulär konfigurierte, ca. 2 × 1 cm große Erosion. Neben dem rechten Mundwinkel sieht man an der Unterlippe innen eine mit einem Fibrinbelag bedeckte ca. 8 mm große Erosion.

3. **A: Welche Überlegungen stellen Sie an?**
   Erosionen entstehen, wenn das Epithel zerstört wird. Dies kann geschehen durch physikalische oder chemische Noxen (= akute Dermatitis), Infektionen (wie Herpes) oder immunologische Vorgänge (wie Arzneimittelreaktion, Aphthen, Autoimmunerkrankungen). Noxen lassen sich anamnestisch erfragen, der Befund ist meist scharf begrenzt (Mustererkrankung einer akuten Dermatitis ist der Sonnenbrand!). Für eine Herpes-simplex-Virus-Infektion ist die Patientin zu alt, es fehlen die Bläschen, die polyzyklischen Ränder und der Verlauf wäre zu lang. Aphthen sind in der Regel kleiner, zeigen einen roten Hof und kommen und gehen. Derartig umschriebene Arzneireaktionen wären extrem ungewöhnlich. Die regellose Verteilung muss an einen Pemphigus vulgaris denken lassen. Fragen nach Blasen oder Krusten an anderen Körperstellen würden die Diagnose erhärten.

4. **P: Wie gehen Sie mit dem Patienten um?**
   Die Zahnbehandlung kann erfolgen. Der Patientin muss dringend empfohlen werden, einen Hautarzt zur Diagnostik aufzusuchen, da ein Pemphigus vulgaris immunsuppressiv behandelt werden muss.

5. **Wie kann die Erkrankung gesichert werden?**
   Mit einer Biopsie am Rand der Erosion kann die intraepidermale Spaltbildung nachgewiesen werden. Mit einer direkten Immunfluoreszenz aus einer periläsionalen Biopsie können die intraepidermalen Immunglobulin-Ablagerungen sichtbar gemacht werden. Serologisch lassen sich Anti-Desmoglein-3-Antikörper bestimmen.

Die Patientin hat bei der Wiedervorstellung nach 6 Monaten keine offenen Stellen mehr. Ein Pemphigus vulgaris wurde mit den geschilderten Verfahren nachgewiesen. Sie wird mit Glukokortikoiden und Azathioprin behandelt, ist damit fast erscheinungsfrei und unter hautfachärztlicher Kontrolle.

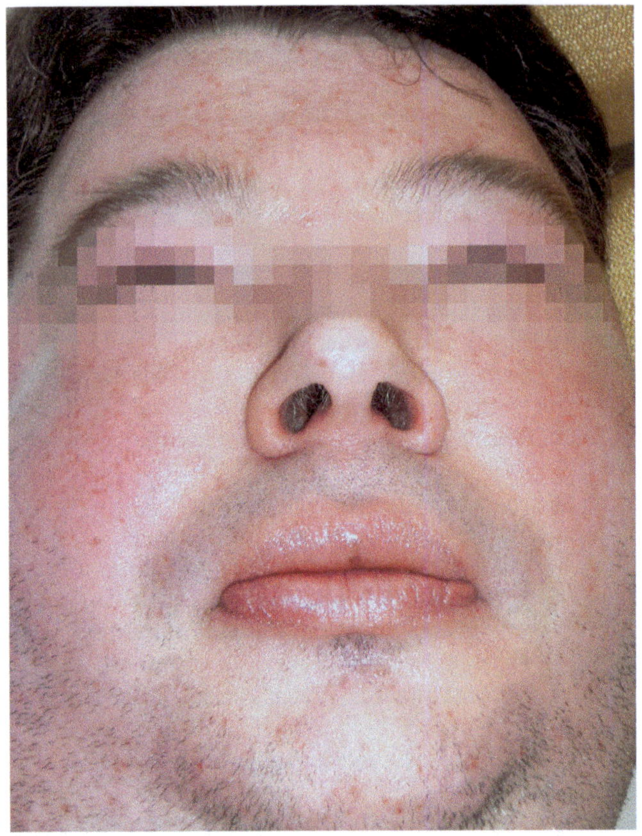

30.10 Gesichtsschwellung

Bei Ihnen stellt sich nachmittags gegen 16.00 Uhr ein 31-jähriger Patient vor, bei dem Sie morgens um 8.00 Uhr eine Wurzelbehandlung in Lokalanästhesie vorgenommen hatten. Ihnen fällt der nachfolgend dargestellte Befund auf.

1. **Wie gehen Sie vor?**
   Das Vorgehen folgt dem SOAP-Schema (s. ► Kap. 4).
   S: Der Patient berichtet, dass er gegen Mittag Schmerzen bekommen hätte. Daraufhin hätte er eine Tablette Acetylsalicylsäure (ASS) eingenommen, bei fehlendem Ansprechen nach 1 h noch zwei weitere. ASS hätte er bisher immer problemlos vertragen. Gegen 15.00 Uhr seien dann diese Schwellungen im Gesicht aufgetreten. Er vermutet deshalb eine Allergie gegen das Lokalanästhetikum. Es bestehen weder Atemnot noch Schluckbeschwerden. Weitere Beschwerden hat der Patient nicht.

2. **O: Befundbeschreibung**
   Es findet sich an beiden Augenlidern, den Wangen und der Oberlippe eine diffuse Schwellung sowie an den Wangen eine Rötung.

3. **A: Welche Überlegungen stellen Sie an?**
   Es handelt sich klinisch um ein Angioödem. Bezüglich der Auslösung ist die Reaktion für eine Allergie/Intoleranzreaktion gegen Lokalanästhetika zu spät aufgetreten. Eine allergische Reaktion wäre innerhalb von Minuten aufgetreten, eine Intoleranzreaktion auch noch Stunden danach. Wahrscheinlicher ist eine Auslösung durch die ASS-Einnahme. Vermutlich liegt eine Intoleranzreaktion gegen nicht-steroidale Antiphlogistika (NSAID) vor, die dosisabhängig und verzögert auftritt.

4. **P: Wie gehen Sie mit dem Patienten um?**
   Akut können Antihistaminika gegeben werden. Der Patient ist an Hausarzt/Hautarzt zu verweisen. Eine allergologische Testung ist in der Regel nicht aussagekräftig, da hier keine immunologische Überreaktion vorliegt. Geklärt werden kann die Frage nur über eine Expositionstestung. Bei der klaren Anamnese exponiert man häufig gegen andere NSAID, um festzustellen, welche Substanzen vertragen werden. Die weitere Zahnbehandlung inklusive der Lokalanästhesie kann erfolgen. ASS sollte gemieden werden. Paracetamol wird in der Regel vertragen, aber gelegentlich sind auch darunter derartige Reaktionen möglich.

Serviceteil

Stichwortverzeichnis 249

E. von Stebut und F. Ochsendorf (Hrsg *Hauterkrankungen in der Zahnmedizin, der Mund-Kiefer-Gesichtschirurgie, der Augenheilkunde und der Hals-Nasen-Ohrenheilkunde*, https://doi.org/10.1007/978-3-662-66733-0

Stichwortverzeichnis

A

ABCDE-Regel 185
Abstrich 23
Abszess 42
– perimandibulärer 43
Abwehrreaktion 66
Acinetobacter Baumanii 43
Acne comedonica 116
Acne conglobata 116
Acne excoriée des jeunes filles 116
Acne keloidalis nuchae 41
Acne papulopustulosa 116
Acne vulgaris 116
Acrodermatitis chronica atrophicans 45
Acrylate 99, 101
Actinomyces 56
Actinomyces israelii 56
Adjuvante Therapie 186
Adrenalin 91
Adrenalin-Autoinjektor 91
Aeroallergene 88
AIT 89, 92
Akantholyse 17
Akrozyanose 45
Aktinische Keratosen 150
Aktinomykose 42, 56
– zervikofaziale 56
Akute generalisierte exanthematische Pustulose (AGEP) 41
Akute nekrotisierende ulzerierende Gingivitis (ANUG) 75
Alkoholkonsum 175
Allergen 26
Allergie 26
Allergiepass 91
Allergietest 28
Allergisch 98
Allergische Rhinokonjunktivitis 88
Allergologischer Test 23
Alopezie 16
Amalgam 163
Amalgam-Tätowierung 207
Amidtyp 93
Ammoniumbituminosulfonat 42
Amorolfin 55
Amoxicillin 95
Amphotericin B 53
Ampicillin 95
Analgetikaintoleranz 93
Anamnese 20
Anaphylaktischer Schock 90
Anaphylaktoid 27
Anaphylaxie 89
Anaphylaxiefragment 90
Anaphylaxieschulung 91
Andrologie 212
Angiomatose 157
Angioödem 84, 205
– hereditäres 205
Angioödem, histaminvermitteltes 228
Angulus infectiosus 39, 52
Anidulafungin 53
Antibiotika-Allergie 94
Antihistaminika 90
Antihistaminikum 85, 89
Antikörper 27
Antinukleärer Antikörper 128
Antiseptika 34
Antiseptische Maßnahmen 207
Aphthe 16, 196
Aphthose 109
Apokrine Drüse 5
Arthus-Reaktion 28
ASS 94
Assessment 20
Asthma bronchiale 88
Atherom 153
Atopie 26
Atopische Krankheit 26
atopisches Ekzem 98
Atopisches Ekzem 98
Atrophie 13
Atypischer Nävus 145
Augenentzündung 118
Auslösephase 28
Ausweichpräparat 94
Ausweichtestung 93
Autoimmundermatosen
– bullöse 120
Autoimmunreaktion 26
Autoinokulation 66
Azathioprin 202
Azetylsalizylsäure 94

B

Basalzellkarzinom 150
Basalzellkarzinomsyndrom 170
Basalzellpapillom 150
Basophilenaktivierungstest 95
Baumpollen 88
Behandlungsansatz 137
– prophylaktischer 137
– symptomatischer 137
Behcet 109
Berotralstat 86
Betablocker 151
β-Lactamase 95
β-Lactame 95
β-Laktamase-Hemmer 95
β-Mimetika 90
Beurteilung 20
Bienengiftallergie 91
Bifonazol 55
Bildgebende Verfahren 22
Bläschen 12
Blasenbildende Erkrankungen, erworbene 138
Blutdruck 90
Borrelien-Lymphozytom 45
BP-180 122
BRAF 186
Bronchiale Hyperreagibilität 88
Bronchiale Obstruktion 88
Bullöses Pemphigoid 122
Burning-Mouth-Syndrom 199, 203

C

C1-Inhibitor 84
C5a-Rezeptor 95
C. albicans 52
Calcineurininhibitor 33
Candida 52
Candida-Infektionen 198
Candida-Leukoplakie 52
Candidose, orale 74
Candidose
– orale 52
– pseudomembranöse 52
Carbapenem 95
CARPA 95
Caspofungin 53
Celecoxib 93
Cephalosporine 42
Checkpointinhibitoren 186
Cheilitis 222
Cheilitis actinica 173, 206
Cheilitis granulomatosa 112
Cheilits angularis 39
Chinolone 95
Chirurgisches Verfahren 174
Chloasma 162
Chronisch diskoider Lupus erythematodes 127
Ciclopirox olamin 55
Ciprofloxacin 95
Clarithromycin 95
Clavulansäure 95
Clindamycin 95
Clopidogrel 94
Clotrimazol 55
Clues 222
Complement Activation-Related Pseudoallergy 95
Compound-Nävus 144
Condyloma acuminata 67
Cornu cutaneum 173
Coxibe 93
COX-II-Antagonist 93
– selektiver 93
CRD 92
CREST-Syndrom 129
Cyclooxigenase 93

D

DAP Penicillin Test Kit 95
Dapson 34
Darier-Zeichen 87
Dellwarzen 66
Demodex-Follikulitis 41
Dentalmetalle 29, 100, 101
Depigmentierung 162, 164
Dermatofibrom 154

Dermatologische Grundbegriffe 16
Dermatomyositis 130
Dermatophyten 53
– geophile 54
– zoophile 54
Dermatoskop 22
Dermatoskopie 171
Dermis 4
– papilläre 4
– retikuläre 4
Dermographismus 22
Desaktivierung 94
Desmogleine 120
Desmosomen 4
Diabetes mellitus 198
Diagnosestellung 137
– frühzeitige 137
Diaskopie 22
Diclophenac 94
Dimetinden 90
Disseminiert 16
Drei-Phasen-Ekzem 98
Drusen 56
Dysgeusie 198
Dysplastischer Nävus 145

E

EB dystrophica 138
EB junctionalis 138
EB simplex 138
Echinocandinen 53
Ecthyma 39
Eczema herpeticatum 69
Ejakulat 213
Ejakulatparameter 216
Ejakulatuntersuchung 215
Ekzem 16
Ekzematöses Stadium 189
Enanthem 16
Encasing 89
Entzündungsreaktion 174
Enzyme 27
Epidermalzyste 153
Epidermis 4
Epidermolysen 137
Epikutantest 24, 100, 102
Epikutan-Testreihen, Deutsche Kontaktallergiegruppe (DKG) 101
Epithelialer maligner Tumor 188
Epstein-Barr-Virus (EBV) 176
Epulis gravidarum 157
Erektile Dysfunktion 217
Erektion 217
Erosion 13
Eruptives Angiom 156
Erysipel 39
Erythem 16, 101
Erythema migrans 40, 45
Erythema nodosum 39, 111
Erythrodermie 16, 190
Erythromycin 95
Estertyp 93
Etoricoxib 93
Exanthem 16
Exfoliatin A 44
Exfoliatin B 44
Exkoriation 13
Exotoxin 39
Expositionstest 24, 93, 95
Exzision 183

F

Faktoren
– disponierende 52
Fasziitis
– nekrotisierende 43
Fazialisparese 112
Feigwarzen 67
Feldgerichtetes Verfahren 174
Fertilität 212
Feuchtarbeit 99
Feuermal 152
Fibrom 154
Filzlaus 61
Fissur 13
Fleck 11
Flucloxacillin 95
Fluconazol 53, 55
Folliculitis decalvans 41
Folliculitis sclerotisans nuchae 41
Follikelstimulierendes Hormon 212
Follikulitis 40
Form 20
Fortpflanzungsfähigkeit 212
Fosfomycin 95
Fournier'sche Gangrän 43
Furunkel 41

G

Galenische Grundlage 32
Gesamt-IgE 28
Gesundheit, reproduktive 212
Gingivahyperplasie 203
Gingivostomatitis herpetica 68
Glasspatel 22
Glossitis 52, 202, 206
Glukokortikoide 86, 90
Gonadotropine 212
Gonorrhoe 78
Granuloma anulare 45
Granuloma pyogenicum 156
Gräserpollen 88
Grützbeutel 153
Gürtelrose 69
Gyrasehemmer 95

H

H1-Blocker 85, 89, 90
Haarfollikel 5
HAE 84
Halitosis 198
Hämangioendotheliom 151
Hämangiom 151
Hamartom 152
Hausstaubmilbe 88
Hautadnexe 5
Hautanhangstumor 188
Hautbarrierestabilisierende Maßnahme 100
Hautbiopsie 22
Hautfragilitätssyndrom 138
Hautkrebs 136, 137, 172, 178, 183, 206
Hautmetastase 188
Hautpilz 53
Hauttumor 34, 177, 182, 183, 188, 239
– benigner 188
Hautverdickung 137
Hedgehog-Inhibitor 172
Hedgehog-Signalweg 170
Hefepilz 52
Hemidesmosomen 4
Herpes zoster 40
Hidradenitis suppurativa 41
Histamin 27
Histamin-Liberator 94
Histiozytome 154
HIV-Infektion, akute 75
Hordeolum 41
HPV 175
Hypergranulose 17
Hyperkeratose 13, 17
Hyperpigmentierung 162
– physiologische 162
Hyperproliferationen 137
Hypersensitivitätsreaktion 26, 101
– nach Coombs und Gell 27
– Typ IV 101
– Typ IV nach Coombs und Gell 100
Hypersensitivitätsreaktion Typ IV nach Coombs und Gell 29
Hypogonadismus 213, 215
Hypopigmentierung 162
– postinflammatorische 164
Hypopyon 109
Hyposensibilisierung 89, 92

I

Ibuprofen 94
Icatibant 86
IgE 24
– spezifisches 24, 91
IgE-Antikörper, spezifischer 89, 95
IgE-Antikörper 26
– allergenspezifischer 28
IgE-Antikörper-Titer 100
IgE-Bestimmung, spezifische 92
Imipenem 95
Immunkomplex 28
Immuntherapie, spezifische 89, 92
Immuntherapie 89
Impetigo
– contagiosa 39
– großblasige 38
– kleinblasige 38
Infertilität 212
Insektengiftallergie 91
Interface Dermatitis 17
Intoleranzreaktion 26
Intraepitheliale Neoplasie 68
Intrakutantest 29, 91
Irritativ 98
Itraconazol 53, 55
Ivermectin 61
Ixodes ricinus 44

J

Junktionsnävus 144

K

Kaposi-Sarkom (KS) 75
Karbunkel 41
Karenztest 24
Keloid 155
Keratose 13
Kleiderlaus 61
Klinefelter-Syndrom 217
Klinische Relevanz 89
Knötchen 12
Kofferdam-Klammern 207
Komedo 16
Komplementsystem 28
Komponenten-Diagnostik 92
Kongenitaler Nävus 144
Konjunktivitis 88
Konservierungsstoffe 93
Kontaktekzem 98
Kopflaus 61
Kortikosteroid 32
Kortison 32, 89
Krätze 60
Kräuterpollen 88
Kruste 13
Kürettage 23
Kutaner Lupus erythematodes 126

L

Lanadelumab 86
Lancefield 39
Latex-Allergie 92
Latexfrei 92
Latex-Frucht-Syndrom 92
Leishmaniasis 47
Leitlinien 30, 96
Lentigo maligna 182
Lentigo senilis 146
Lentigo simplex 146
Lepra 47
Leukokeratose 206
Leukoplakie 174
– exogen-irritative 175
Leukoplakien 206
Leukotriene 27
Leukozidin 41
Levofloxacin 95
Lichenifikation 16
Lichenoide Kontaktreaktion 101
Lichenoides Infiltrat 17
Lichen planus 109
Lichen-planus-ähnliche Veränderungen 202
Lichen ruber 109
Lincosamide 95
Linezolid 95
Lingua plicata 112
Lipom 153
Lippenrandangiom 151
Lippenschwellung 222
Lokalanästhetikum 93
Lokaltherapie 32, 203
Lungenfunktionstest 89
Lupus erythematodes tumidus 127
Lupus vulgaris 47
Luteinisierendes Hormon 212
Lyme-Arthritis 44
Lyme-Borreliose 44
Lymphangiom 151
Lymphangitis 41
Lymphogranuloma venereum 42

M

Macula 11
Makrolide 95
Malignes Melanom 164, 183
MAS-Related GPR Family Member X2 95
Mastozytom 86
Mastozytose 86
Mastzelldegranulation 95
Mastzelle 27
MEK 186
Melaninanreicherung 232
Melanoakanthome 150
Melanoma in situ 182
Melanozyten 4, 164
Melasma 162
Melkersson-Rosenthal-Syndrom 112, 196
Meningitis 42
Meropenem 95
Metabolisches Syndrom 215
Metamizol 94
Methacrylate 101
Methicillin 95
Methotrexat (MTX) 202
Metronidazol 95
Micafungin 53
Miconazol 53, 55
Microsporum canis 54
Mikrokolonien 56
Milien 153
Monitorüberwachung 91
Mononucleose
– infektiöse 71
Morbus Addison 162
Morbus Crohn 196
Morphin 94
Morsicatio buccarum 206
MRG-PX2 95
MRSA 41
Mucosa 6
Mundbodenphlegmone 43
Mundschleimhautveränderungen 222
Muttermal 144
M. Widal 94
Mycobacterium tuberculosis 46
Mycosis fungoides 189
Mykobakteriose
– atypische 47

N

Nachsorge 172
Nachweisverfahren
– mikrobiologisches 23
Nannizzia gypsea 54
Naproxen 94
Narbe 13, 155
Narbenreifung 155
Nasenpapel 154
Nationale Versorgungsleitline (NVL) 89
Natriumcromoglykat 88
Nävoide Lentigo 146
Nävus bleu 144
Nävus flammeus 152
Nävus pilosus 144
Nävus teleangiektaticus 152
Nävuszellen 144
Nekrose 13
Neuralgie 70
Neuroborreliose 44
Neurodermitis 98
Neurofibrom 145
Nicht-steroidale Antiphlogistika (NSAR) 202
Nichtsteroidale Antiphlogistika 93
Nichtsteroidale Antirheumatika 93
Nikolski-I 120
Nikotinabusus 175
Nitril 92
Noduläres Melanom 184
Nodus 222
Notfallset 86, 92
Novaminsulfon 94
NSAID 93
NSAR 93
Nystatin 53

O

Octenidin 42
Omalizumab 86
Onychomykosen 53
Orale Haarleukoplakie (OHL) 71, 75
Orales Allergiesyndrom 88
Orbitaphlegmone 42
Orofaziale Granulomatose 196
Orthohyperkeratose 17
Ostiofollikulitis 41
Overlap-Syndrom 126

P

Panton-Valentin-Leukozidin 42
Papel 12, 222
Papillomatose 17
Parabene 93
Paracetamol 93
Parakeratose 17
Parapsoriasis en plaque 190
Parastoffallergie 93
Paronychie 41
PDE5-Hemmer 218
Pemphigus vulgaris 120
Penicillin 95
Penicillin Test Kit 95
Periorale Dermatitis 118
Peritonsillarabszess 39
Perlèche 39, 52
Petechie 16
Peutz-Jeghers-Syndrom 147, 162
Pfeiffersches Drüsenfieber 71
Phlegmone 43

Photodynamische Therapie 172
Phototoxische Substanz 206
Pigmentierung 204
– exogene, nicht melanozytäre 204
Pigmentierungen 136
Pilz
– anthropophiler 54
Pilznachweis
– kultureller 55
– mikroskopischer 55
Pimecrolimus 33
Piperacillin 95
Pizza Burn 205
Plan 20
Plaquestadium 189
Polyhexanid 42
Polymerasekettenreaktion (Polymerase Chain Reaction, PCR) 55
Polyposis nasi 94
Porokeratosis superficialis disseminata actinica 174
Postinflammatorische Hyperpigmentierung 204
Povidon-Jod 42
Prednisolon 90
Prick-Lanzette 29
Pricktest 24
Prick-Test 29, 89, 91, 92
Prick-zu-Prick-Test 29, 92
Primäreffloreszenzen 10
Primärtumor 185
Provokationstest 94
– bronchialer 89
– nasaler 89
Prozeduren 22
Pseudoallergie 26
Pseudolymphom 45
Pseudomonas aeruginosa 41
Psoriasis 108
Psychogene Reaktion 93
Puls 90
Purpura 16
Pustel 12
Pyodermie 38
Pyostomatitis vegetans 196

Q

Quaddel 12

R

Radiatio 172
Raucher-Melanose 162
Raynaud-Phänomen 128
Red Man Syndrome 95
Reizfaktoren 175
Remissionsrate, AK 174
Reproduktion, assistierte 212
Reproduktive Gesundheit 212
Retinoide 34
Rhagade 13
Rheumatisches Fieber 39
Rhinitis 88
Rhinomanometrie 89
Riesenaphthen 109
Riesenkomedo 154
Rifampicin 95
Risikoberuf 99
Risikofaktoren 173
Rosazea 117

S

Samter-Trias 94
Sarcopes scabiei 60
Sarkoidose 47, 111
Sarkom 188
Sauerstoffgabe 91
Sauerstoffsättigung 90
Scabies crustosa 60
Scharlach 39
Schimmelpilze 88
Schleimhautfibrom 155
Schleimhautmelanom 184
Schleimhautpemphigoid 121
Schleimhautpigmentierung 184
Schleimhautveränderung 202
– aphthöse 202
Schmerzbehandlung 207
Schmetterlingserythem 126
Schmutztätowierung 207
Schnittrandkontrollierte Exzision 172
Schuppe 13
Schuppenpräparat 23
Schweinerotlauf 40
Schweißdrüse
– ekkrine 5
Schweißdrüsenabszess 41
Schwellungen der Mundschleimhaut
– rezidivierende oder chronische 204
SCIT 89
Seborrhoische Keratose 150
Sekundäreffloreszenzen 13
Selbstverletzung 206
Seltene Erkrankung 136
Sensibilisierung 89
Sensibilisierungsphase 28
Sexuell übertragene Infektionen (STI) 74
Sézary-Syndrom 190
SHBG 212
Sinus-cavernosus-Thrombose 40, 42
SIT 89, 92
Sklerodermie 129
– progressive systemische 129
– zirkumskripte 129
Sklerose 16
Skrofuloderm 47
SLIT 89
SOAP 20
Soforttyp 26
Sonnenschutzmittel 174
Sonnenterrassen 173
Spermiogenese 213
Spirochäte 44
Spongiose 17
Stanzbiopsie 22
Staphylococcal Salded Skin Syndrome (SSSS) 41
Staphylococcal scalded skin syndrome (SSSS) 44
Staphylococcus aureus 40
Staphylokokken 38
Sterilität 212
Stomatitis 202, 206
Stomatitis aphthosa 196
Stomatologika 202
Strahlenpilzerkrankung 56
Streptococcus pyogenes 39
Streptokokken 38
Subakut kutaner Lupus erythematodes (SCLE) 127
Subfertilität 212
Subkutis 5
Sulbactam 95
Sulfamethoxazol 95
Sulfite 93
Sulfonamide 95
Superfiziell spreitendes Melanom 184
Syphilis 47, 76
Systemischer Lupus erythematodes 126, 127
Systemtherapie 203

T

Tacrolimus 33
Talgdrüse 5
Talgdrüsenfollikel 116
Talgretentionszysten 153
Tazobactam 95
T. benhamiae 54
Teleangiektasie 16
Terbinafin 55
Testosteron 212
Testosteronmangel 213
Tetrazyklin 34
Tilidin 94
Tinea barbae 54
Tinea capitis 54
Tinea faciei 54
T. mentagrophytes 54
Tolnaftat 55
Topisches Medikament 101
Toxic Shock Syndrome 39, 41
Toxische epidermale Nekrolyse (TEN) 44
Tramadol 94
Trichilemmalzyste 153
Trichophyton (T.) rubrum 54
Trimethoprim 95
Triptane 94
Tryptase 27, 92
Tuberculosis cutis colliquativa 47
Tuberkulide 48
Tuberkulose 46
Tumordicke 185
Tumorstadium 189
Typ-III-Reaktion 28
Typ-II-Reaktion 27
Typ-I-Reaktion 26

U

Ulcus 13
Ulcus rodens 171
Ulcus terebrans 171
Ulzeration 222
Unfruchtbarkeit 212

Untersuchung 20
Untersuchungsgang
– dermatologischer 20
Untersuchungstechnik 22
Urtica 12
Urticaria pigmentosa 86
Urtikaria 84, 205
UV-Belastung 170
UV-Exposition 172, 183
UV-Licht 205

V

Vancomycin 95
Varizella-Zoster-Virus (VZV) 76
Vellushaarfollikel 118
venöser Zugang 91
Verhornung 175
Vermillionektomie 174
Verrucae vulgares 67
Verruca seborrhoica 150
Verteilung 20
Verträglichkeitstestung 94
Vesicula 12
Vibrio vulnificus 43
Videodermatoskopie 146
Vinyl 92
Viruserkrankungen 66
Viruswarzen 66
Vorgehen 20
Vulkanisationsbeschleuniger 92

W

Wächterlymphknoten 185
Warzen 66
Weichmacher 92
Weichteiltumor 188
Wespengift-Allergie 91
Whirlpool-Follikulitis 41
Wickham-Streifung 110, 176
Windpocken 69
Wood-Licht 22

X

Xerostomie 198

Z

Zahnmedizin 34
Zahntechniker-Hauptreihe 29, 100
Zeugungsfähigkeit 212
Ziehl-Neelsen-Färbung 47
Zoster ophthalmicus 70
Zungenrandangiom 151
Zytokine 27

MIX
Papier aus verantwortungsvollen Quellen
Paper from responsible sources
FSC® C105338

If you have any concerns about our products,
you can contact us on
ProductSafety@springernature.com

In case Publisher is established outside the EU,
the EU authorized representative is:
Springer Nature Customer Service Center GmbH
Europaplatz 3, 69115 Heidelberg, Germany

Printed by Libri Plureos GmbH
in Hamburg, Germany